Jennifer Freeman, David Epston & Dean Lobovits

Ernsten Problemen spielerisch begegnen

Narrative Therapie mit Kindern und ihren Familien

systemische Studien Band 20

herausgegeben von Jürgen Hargens

Jennifer Freeman, David Epston & Dean Lobovits

Ernsten Problemen spielerisch begegnen

Narrative Therapie mit Kindern und ihren Familien

verlag modernes lernen - Dortmund

systemische Studien

herausgegeben von Jürgen Hargens (Meyn)

In dieser Buchreihe erscheinen Arbeiten, die systemische Ansätze in der Therapie weiterentwickeln und Möglichkeiten der praktischen Umsetzung mit einbeziehen. Die Reihe wendet sich an praktisch tätige KlinikerInnen, theoretisch interessierte ForscherInnen und alle an systemischem Denken Interessierte.

Dieses Buch erschien unter dem Titel *Playful Approaches to Serious Problems. Narrative Therapy with Children and Their Families* bei Norton, New York-London, 1997. Alle Rechte der deutschen Ausgabe liegen bei verlag modernes lernen, Dortmund.

Aus dem Englischen übersetzt von übersetzt von Brigitte Eckert (Medelby) unter Mitarbeit von Jürgen Hargens (Meyn)

Band 20
Jennifer Freeman, David Epston & Dean Lobovits
Ernsten Problemen spielerisch begegnen
Narrative Therapie mit Kindern und ihren Familien

Gesamtherstellung: Löer Druck GmbH, D - 44139 Dortmund

Bestell-Nr. 4320 ISBN 3-8080-0450-9

Inhalt

Vorwort

Als ich das Buch von Jennifer Freeman, David Epston und Dean Lobovits zum erstenmal in Originalsprache in die Hand bekam, dachte ich: Das richtige Buch zur (nur für mich?) richtigen Zeit! Dieser Eindruck bestätigte sich beim späteren genaueren Lesen. Dafür gab es vor allem zwei Gründe. Zum einen beschäftigte mich zur damaligen Zeit die Frage, welche originären Ideen die Systemische Therapie der Psychotherapie mit Kindern beigesteuert habe. Die erste Anwort lag auf der Hand: selbstverständlich, den Fokus der Aufmerksamkeit vom Kind auf die Familie als Ganzes, ihre Regeln und Verhaltensmuster, ihre Vorannahmen und ihre erzählte Geschichte zu verlagern. Aber gibt es auch spezifische systemische Ansätze, die die besonderen Erlebens- und Verhaltensweisen von – insbesondere jüngeren – Kindern, ihre speziellen Denkstile und Problemlösefähigkeiten aufgreifen und nutzen? Mit einem Kollegen sprach ich damals gerade über die Frage einer Systemischen Spieltherapie, ob es sie gibt oder geben sollte, und wie sie aussieht oder aussehen könnte. Wie begegne ich als systemisch denkender Therapeut (kleinen) Kindern im Einzelkontakt – eine Frage, die mir bei Jugendlichen wesentlich leichter zu beantworten scheint.

Zum anderen beschäftigte mich zum damaligen Zeitpunkt einmal mehr die Frage: Wie gewinne ich die aktive Mitarbeit des Kindes an dem präsentierten Problem? In sehr vielen Fällen ist das ja gar nicht schwierig. Kinder sind loyal zu ihren Eltern und deren Wünschen und haben auch selbst das Bedürfnis, das Problem loszuwerden. Manche aber haben solange schon Vorwürfe und Beschuldigungen, so oft die Frage nach dem Warum, die sie nicht beantworten können, hören müssen, daß sie nur noch eine Lösung haben: schweigen und sich verweigern. Und in solchen Fällen sah ich Systemische Therapeuten, die sich nach vergeblichem Bemühen um Kontakt um das Kind resigniert und auch ein wenig verärgert den Eltern zuwandten, um dann Elterntherapie bei (körperlicher) Anwesenheit des Kindes zu machen. Generell machte ich in Fortbildungssituationen nicht selten die Erfahrung, daß nach einer gespielten Familientherapiesitzung im Identifikationsfeedback die „Kinder" berichteten, daß sie sich in ihren spezifischen Wünschen und Bedürfnissen wenig verstanden fühlten und einen Mangel an Aufmerksamkeit und Respekt erlebt hatten. Sie hatten gespürt, daß sie Objekt zwar nicht nur von Ärger und Beschuldigung, sondern auch von liebevoller Fürsorge und elterlichem Verantwortungsgefühl waren, aber sie hatten sich als Subjekt mit ihren individuellen Gedanken und Wünschen, Enttäuschungen und Hoffnungen nicht wahrgenommen gefühlt.

Ich habe in diesem Buch viele Antworten auf diese Fragen gefunden. Nicht alles ist neu, z.B. aus *Die Zähmung der Monster* von Michael White und David Epston schon durchaus vertraut. Aber die Darstellung ist so systematisch und gleichzeitig doch so kreativ und von Ideen überschäumend, theoretisch fundiert und doch so anschaulich, daß man den Spaß am Lesen hat, den die AutorInnen so gerne auch in jede ihrer Therapien bringen.

Gut gefallen hat mir, daß die AutorInnen sich trauen, Kinder als gleichwertige, gleichwürdige Partner anzusehen, als menschliche Wesen auf anderem, aber nicht defizitärem, sondern genauso „richtigem“ und interessantem Entwicklungsstand mit vielen Ressourcen und Kompetenzen, wie sie Erwachsenen selten noch zur Verfügung stehen. Die AutorInnen ermöglichen den Kindern, als Personen zu sprechen, die in Bezug auf ihr eigenes Leben Expertise besitzen, und suchen zu verhindern, daß man über sie als Objekte spricht, und daß von anderen an ihnen gehandelt wird.

Großen Raum nehmen die Bemühungen der AutorInnen ein, das jeweilige Problem zu externalisieren, die Aufmerksamkeit fortzulenken vom Problemkind hin zur Kind-Problem-Beziehung. Diese Bewegung läßt Schuld- und Schamgefühle, die sprachlos und bewegungsunfähig machen, in den Hintergrund treten. Sie befreit alle an der Therapie Beteiligten, so daß sie sich todernsten Problemen heiter und spielerisch, mit kindgemäßen Ideen und Lösungsstrategien nähern können.

Angenehmerweise führt das die AutorInnen nicht dazu, sich allzu rasch in die Suche nach Lösungen zu stürzen oder das Problem positiv umzudeuten, was bekanntlich leicht dazu führt, daß die Familienmitglieder sich in ihrem bisherigen Leiden und Kämpfen nicht anerkannt und respektiert fühlen. Im Gegenteil bietet die externalisierende Kommunikation die Möglichkeit, genau zuzuhören und sich auf die Seite des Kindes und aller anderen Familienmitglieder zu stellen, ohne ihre einschränkenden Ideen bestätigen zu müssen.

Die AutorInnen betonen den narrativen Aspekt ihres Vorgehens. Sie beobachten, wie die „problemgesättigte Geschichte“ ihrer Klienten eine selektive Aufmerksamkeit und ein selektives Gedächtnis erzeugt, so daß die Familienmitglieder alle Informationen aus dem Auge verlieren, die nicht in die problemgesättigte Geschichte passen, aber solche Informationen besonders aufmerksam wahrnehmen, die diese Geschichte bestätigen. Sie zeigen auf, wie man der Familie helfen kann, eine neue Geschichte zu schreiben, warnen aber zugleich vor übereilten Erwartungen im Hinblick auf die Stabilität der neuen Geschichte. In ihr müßten vielmehr die Charaktere, ihre Absichten und situativen Bedingungen so verfaßt werden, daß sie mindestens ebenso farbenfroh, überzeugend und zwingend sind wie in der Problemgeschichte. Mit Michael WHITE nennen sie dies eine „Therapie von literarischem Wert".

Ob die AutorInnen nun die „irren" Erfahrungen und Begabungen von Kindern zu entdecken suchen oder ob sie durch den Einsatz von Puppen hilfreiche Begleiter aufspüren oder das Kind zur Erfindung solcher Phantasiebegleiter anregen – immer geht es ihnen darum, die Art und Weise herauszufinden, wie Kinder Dinge deuten und mit Problemen umgehen. Sie versuchen in ihrer durch Heiterkeit und Spaß gekennzeichneten Arbeit alle Beteiligten zur aktiven Teilnahme und Verantwortung anzuregen und die „Begabungen aller Betroffenen unabhängig von Alter und Status (zu) achten, besonders jene, die bis dahin für unangemessen und unwichtig gehalten wurden".

Viersen, im März 2000 *Wilhelm Rotthaus*

Vorwort
des (Reihen-) Herausgebers

Ein praxisbezogenes Buch über systemisches/narratives Arbeiten mit Kindern – das hat bei mir Erinnerungen aktualisiert; Erinnerungen an die Anfangsjahre der Familientherapie hier in Deutschland. Da waren Kinder einige Zeit beinahe so etwas wie später das Selbst in der systemischen Therapie – sie existierten, aber niemand wußte so recht, ob sie wirklich und wahrhaftig existierten und wie mit ihnen umzugehen sei. Anfangs gab es sogar einige Artikel zur Frage des Einbeziehens von Kindern in die Familientherapie; heute heißt es lapidar, daß niemand – auch kein Selbst – ein System küssen kann.

Und jetzt – *Ernsten Problemen spielerisch begegnen. Narrative Therapie mit Kindern und ihren Familien*. Mich hat der Titel interessiert und neugierig gemacht, ich habe mir das Buch besorgt, gelesen und war überaus angetan. FREEMAN, EPSTON und LOBOVITS beschreiben ihren respektvollen Umgang mit Kindern – diese Idee stellen sie im Vorwort zur deutschen Ausgabe noch einmal besonders heraus. Kinder sind in ihren Augen eigenständige, gleichberechtigte Wesen mit durchaus eigenen und besonderen Fähigkeiten und Fertigkeiten – wo wir Erwachsene durchaus von ihnen lernen können.

Mich hat diese respektvolle, zugewandte Haltung beeindruckt, die sich für mich durch alle Beschreibungen der AutorInnen hindurchzieht. Respektieren, zuwenden, ernstnehmen – alles Bestandteile, die sich in einem alten deutschen Wort wiederfinden: Liebe.

Mich hat darüber hinaus beeindruckt, wie die AutorInnen – gleichsam an der langen Leine systemischer Theorieentwicklungen – immer bereit sind, die Anliegen, Wünsche, Ziele und Fertigkeiten der Kinder in den Mittelpunkt zu stellen – und zwar auf eine Weise, die den besonderen Fertigkeiten der Kinder hervorragend zu entsprechend scheint.

Ich denke, die Idee des Externalisierens, die die AutorInnen gekonnt vorstellen, paßt zu dieser Grundhaltung – es geht nicht darum, Schuld zu suchen, Ursachen zu erkunden. Es geht immer und ausschließlich darum, Beziehungen zu gestalten, zu beeinflussen und so zu verändern, daß die BeziehungspartnerInnen, seien es Eltern, Großeltern, LehrerInnen, Kinder, für sich sagen können, daß sie die Beziehung ihren Vorstellungen gemäßer und befriedigender gestalten. Einfach gesagt, einfach vorgestellt, wohl aber nicht immer ganz einfach umzusetzen.

Und noch etwas hat mich beeindruckt und überzeugt – die Freude, der Spaß, der Humor, den die AutorInnen für mich erkennen lassen. Immer respektvoll, nämlich immer zusammen mit den Kindern, den jungen Menschen.

In einem solchen Kontext, das kann ich mir gut vorstellen, wächst die Bereitschaft, voneinander zu lernen, zu experimentieren, zu probieren – verantwortungsbewußt an klaren Zielen ausgerichtet.

Mich hat das Buch positiv angerührt – ich habe angefangen, mich stärker zu beobachten, wie ich mit Kindern in meiner Arbeit (und – natürlich – mit meinen Kindern in meiner Familie) umgehe, wie ernst ich sie nehme, wie ich meinen Respekt vor ihrer Einzigartigkeit ausdrücke und wie ich von ihnen lernen kann. Nicht immer einfach, aber immer angenehm, lohnend und bereichernd.

Ernsten Problemen spielerisch begegnen, das ist Haltung, Programm, Technik, Ansatz, Intervention, Therapie ... und wirksam wie anregend. Wie zitieren die AutorInnen Michael Searle: „Ist Spiel so abstoßend für ein Problem wie Knoblauch für Vampire?“

Mich hat das Buch weiter ermutigt, mit Möglichkeiten zu spielen, denn Spielen scheint mir eine der ernsthaftesten und tiefgreifendsten Möglichkeiten, mein Leben zu gestalten. So wünsche ich den LeserInnen Freude und Anregung für sich selber und Unterstützung und Ermutigung, respektvoll unerkannte Ressourcen spielerisch zu erkunden – die eigenen wie die der Kinder und ihrer Eltern. Das könnte den Blick auf *Möglichkeiten* erweitern und das würde dann vielleicht...

Meyn, im Januar 2000 *Jürgen Hargens*

Vorwort zur deutschen Ausgabe

Die Bitte, ein Vorwort für diese Ausgabe zu schreiben, gibt uns die Möglichkeit, aufs neue darüber nachzudenken, was wir über die Treffen mit Kindern und ihren Familien besonders akzentuieren möchten. Im Buch schreiben wir viel über die Vorteile von Spiel, Humor und kreativen Mitteln, wenn wir Problemen gegenüberstehen. Als ich (J.F.) auf einer meiner letzten Reisen mit David EPSTON darüber debattierte, waren wir uns über ein Element von vitalem Interesse einig, das wir vielleicht zu wenig betont haben. Und das ist: Respekt für Kinder.

David schlug die Frage vor: Gibt es so etwas wie zuviel Respekt, wenn wir mit Kindern zu tun haben? Die Tiefen waren überraschenderweise unermeßlich. Die Frage fordert mich heraus und führt mich tiefer. Unser Interesse an der Therapie fokussiert auf den Effekten unterschiedlicher Praktiken im Denken und Handeln. Es verlangt von mir ständige Bewußtheit, eine Haltung von Respekt für das Kind oder die Kinder zu pflegen, mit denen ich zusammentreffe. Es bestehen viele Ablenkungen – kulturell wie praktisch!

Die Idee des Respekts mag offensichtlich sein. Es entspricht aber unseren Erfahrungen, daß in unserer Kultur Kinder tatsächlich nicht mit sehr viel Respekt behandelt werden. Da sie sich entwicklungsmäßig von Erwachsenen unterscheiden und Kenntnis und Wissen über sich selber und ihre (Um-) Welt suchen, brauchen Kinder einerseits Anleitung und Erleben von Grenzen. Andererseits können die Sorgen, Kinder seien unvorsichtig oder könnten außer Kontrolle geraten, dazu beitragen, daß wir Überlegenheit suchen und die Fertigkeiten der Kinder unterschätzen. Viel im Leben der Kinder wird von einem Erwachsenenstandpunkt aus kontrolliert – den lieben langen Tag wird ihnen gesagt, was sie tun, sagen, fühlen und denken sollen. Sie werden Schritt für Schritt ohne große Erklärungen geführt.

Was sind die Wirkungen auf Kinder, die sich Erwachsenen (oder anderen) beugen oder sie fürchten, anstatt zu lernen, moralisch, klug und kreativ für sich selber zu denken und zu handeln? Wir staunen, wie sehr Kinder – in der Therapie wie in der Kultur überhaupt – geformt und geführt werden, um den Interessen Erwachsener zu gefallen. Unterstützt unsere Therapie Kinder, ihre Ressourcen und Problem-Löse-Fähigkeiten zu entdecken oder kriegen wir sie nur dazu, sich gut zu verhalten?

Wie oft begegnen Erwachsene Kindern wirklich? Werden Kinder oft mit wirklichem Interesse nach ihren Gedanken, Träumen, Sorgen, Interessen, Motiven, Gefühlen und Ansichten gefragt? Bemühen wir uns täglich darum, Einzelnen auf ihrer Ebene zu begegnen; uns einzustellen; echten respektvollen Kontakt zu knüpfen; ihnen zu helfen, ihre eigenen weisen Entscheidungen zu treffen und ihre Moral zu leben? Wie verhält es sich damit, sich kreativ zu strecken, sich ihnen anzuschließen und mit ihnen auf ihre bevorzugte Weise zu kommunizieren?

Trauen wir uns, Kinder als menschliche Wesen anderer Entwicklung, aber gleicher Selbstbestimmung zu sehen und zu behandeln? Welche Implikationen verbergen sich in dieser Idee? Würden Dinge außer Kontrolle geraten? Würden wir diese letzte Idee ernstnehmen, dann meine ich, daß wir Erwachsenen als menschliche Wesen uns großartig entwickeln würden, während unsere Kinder heranwachsen. Nicht leicht. Es scheint, ich müsse mich ständig um mich kümmern, um Handlungen und Haltungen von Respektlosigkeit zu vermeiden. Es gilt, einiges an Geschichte von erwachsenen-zentrierter Unterdrückung wie von kindlicher Romantisierung zu überwinden.

Wir hoffen, daß Sie, wenn Sie dieses Buch lesen, offen dafür sind, Geist und Herz der vielen Kinder zu erleben, die großzügigerweise bereit waren, Teil dieses Projekts zu sein. Hören Sie respektvoll zu. Was läßt sich von ihnen über ihre Ideen, Möglichkeiten und die Weisheit ihrer Art, sich auszudrücken, lernen? Was können wir über ihre einzigartigen Beiträge zu ihren Familien und ihrer Kultur lernen? Wir haben es als Freude empfunden, Eltern zu erleben, die all dies über ihre Kinder ganz direkt durch unsere Therapie bezeugen – durch Fragen und kind-zentrierte Kommunikationsmittel und durch die Antworten der Kinder.

Wenn Sie unsere narrative Arbeit mit Kindern und ihren Eltern weiter interessiert, sind sie eingeladen, unsere Web-Site zu besuchen: http://www.narrativeapproaches.com

Dort finden Sie Artikel zum Herunterladen, Informationen über Fragen wie Peace Family Project, Hinweise auf Trainingsmöglichkeiten, weitere Links und Literaturhinweise.

Berkeley und Auckland
im Dezember 1999

Jennifer Freeman
David Epston
Dean Lobovits

Danksagung

Wir, Dean und Jenny, möchten unseren Familien danken und jeder einzelnen Person in unserem Leben, die uns je geliebt, unterstützt, ermutigt, begleitend geleitet oder über unsere Witze gelacht hat. Leider, aber wohlweislich hat uns unsere Herausgeberin angeraten, daß wir unseren Dank nur denjenigen gegenüber ausdrücken, die direkt am Entstehen dieses Buches beteiligt waren.

Wir möchten unseren herzlichsten Dank allen Kindern und ihren Familien aussprechen, die unser Leben durch unsere gemeinsame Arbeit und unser gemeinsames Spielen bereichert haben, insbesondere denjenigen, die großzügigerweise ihre Geschichten diesem Buch geliehen haben.

Wir möchten gerne Michael und Cheryl White danken. Michael ist Davids Bruder im Hervorbringen und Cheryl seine Schwester im Aufgreifen und Publizieren der Ideen, die dieses Buch leiten und inspirieren. Fast jede Idee hier ließe sich auf irgendeine Art und Weise auf ihre Vision und Begeisterung zurückverfolgen. Wir danken Michael ausdrücklich für seinen persönlichen Beitrag zu diesem Buch „Die Bypass-Operation."

Für unseren Ko-Autoren David war es eine riesige Freude, alle unsere Ideen zu literarischem Leben zu erwecken, Sätze zu schmieden, Ideen zu diskutieren und zu wissen, daß ihr an ihn glaubt. Und Dir, Anne Epston, Dank, daß Du den Glauben am Leben gehalten hast!

Wir sind denjenigen zu besonderem Dank verpflichtet, die unser Schreiben unterstützt haben: Ein großer Dank geht an Susan Barrows Munro für ihren herausgeberischen Rat, ihre Geduld und ihren Humor. Wir ziehen den Hut vor Zeena Janowsky, Marcus Mann, Margaret Rossoff und Adrienne Wolfert, die über dem Manuskript gebrütet, uns ermutigt, sachverständige Rückmeldungen und herausgeberische Unterstützung gegeben haben. Davida Cohen, Wendy Davis Larkin, Sallyann Roth, Julie Searle und Susan Andrea Weiner verbrachten Stunden damit, sich unseren Text anzuhören, hatten Freude daran, mit uns nach den richtigen Ausdrücken zu suchen und versorgten uns mit guten kritischen Anmerkungen und schriftstellerischem Rat. Dankesgrüße auch an Jill Kelly, die Davids Bearbeitungen einfügte und sie dann über den virtuellen Ozean zwischen uns übermittelte, sowie an Jane Hales, die unseren Bitten um Information nachkam und uns bei Michael Whites Beitrag half. Dank auch an Johannah Gray für die kunstvollen und spaßigen Fototermine.

Kristy Sotelo, Jenessa Joffe, Clover Catskill und Debbie Maxine stellten großzügig ihre Zeit und Energie zur Verfügung, um sich liebevoll um Elena zu kümmern, und sie unterstützten uns noch auf vielfältige Weise, so daß wir schreiben konnten. Alle diese Leute haben einen besonderen Humor und ihr Lachen war eine große Hilfe. Ohne sie wäre dieses Buch nie fertig geworden.

Unsere kleine Elena hatte dasselbe „Fälligkeitsdatum“ wie das Manuskript und mußte die eingeschränkte elterliche Aufmerksamkeit mit diesem „Zwilling“ während der Schwangerschaft und einem Großteil ihres ersten Lebensjahres teilen.

Unser Dank gilt den vielen Familienmitgliedern, FreundInnen und KollegInnen, die sich mit den Kompromissen in Bezug auf unser gesellschaftliches Leben und die üblichen Verpflichtungen abfanden. Wir wissen es zu schätzen, daß sie uns aufmunterten und nicht die Augen verdrehten, wenn wir über die Anforderungen des Schreibens schimpften.

Es haben sich um diese Arbeit herum wunderbare Gemeinschaften mit KollegInnen und Ko-InspiratorInnen entwickelt. Wir danken denen, mit denen wir in verschiedenen Gruppen zusammengearbeitet und gelernt haben: Andrea Aidells, Erin Donahue, Sheila Jacobs, Anne Jauregi, Jane Lobell, Rick Maisel, Michelle Martin, Nurit Mussen, Susanne Pregerson und Michael Searle sowie Lucia Gattone, Susan Shaw und den anderen Mitgliedern einer Geschwister-Studien-Gruppe in Sonoma. Wir möchten auch einigen anderen Personen der größeren Gemeinschaft für ihre Ermutigung, ihre Ideen und Inspiration danken: Jennifer Andrews, Johnella Bird, David Clark, Gene Combs, Joanne DePetro, Vicki Dickerson, Jill Freedman, James Griffith, Melissa Griffith, Jeffrey Kerr, Stephen Madigan, John Neal, David Nylund, Sallyann Roth, Karl Tomm und Jeff Zimmermann; und in ihrer besonderen Funktion als Jennys Kindertherapie-KollegInnen: Lisa Berndt, Cathy Lopston und Kathleen Stacey sowie als Mitarbeiterinnen aus dem Bereich der darstellen Kunst Pamela Barregar Dunne und Craig Smith.

Ronald Levinson und Keith McConnell unterstützten Dean beim Schreiben und in seiner persönlichen und beruflichen Entwicklung an der John F. Kennedy Universität.

Priscilla Caputo, John Carr, Karen Moore und Emily Seidel gehörten zum Reflektierenden Xanthos Team, das mit Dean zusammenarbeitete und viele der hier vorgestellten Ideen entwickelte.

Für die Ideen über soziale Gerechtigkeit und die Rollen der TherapeutIn in der Gemeinde schulden wir Dank: Warihi Campbell, Winnie Laban, Kiwi Tamasese, Flora Tuhaka, Charles Waldegrave und dem *Just Therapy Team* aus Lower Hutt, Neuseeland; und für ihre diesbezügliche Arbeit in den Staaten: Ram Gokul, Sheila Jacobs, Zoy Kazan, Linda Kuwatani, Ellen Peskin, John Prowell, Archie Smith Jr., Yvette Flores Ortiz, Mathew Mock und Veronique Thompson.

Bei denen, die wir leider unvermeidlicherweise ausgelassen haben, möchten wir uns entschuldigen. Wenn es ein Dorf braucht, ein Kind großzuziehen, so braucht es ganz sicher eines, um zur selben Zeit ein Buch zu schreiben. Dank Euch allen.

David Epston möchte Jennys und Deans Hingabe danken, mit der sie einen solchen Reichtum an Material in ein angenehm lesbares Buch umformten. Viel davon geschah als Tandem während einer herausfordernden Schwangerschaft und Elenas erstem Lebensjahr. Ohne sie wäre dieses Buch nur ein Sammelsurium von Transkripten und liebevollen Erinnerungen an über viele Jahre hinweg geführten Gespräche.

Davids Freundin und Ko-Direktorin des *Family Therapy Center*, Johnella Bird, war eine aus dem damaligen Quartett der Ko-AutorInnen in der Phase des „darüber Redens“. Bedauerlicherweise erlaubten es ihr die Umstände nicht, so dazu beizutragen, daß sie damit zufrieden war und deshalb entschied sie sich, nicht weiter mitzuarbeiten. Wir glauben, daß dieses Buch durch ihr Fehlen verloren hat. So viel von Davids Arbeit hat sich über Gespräche, beginnend mit „Was hältst Du davon, Johnella?“ in den letzten zwölf Jahren entwickelt.

Einleitung

Mit funkelnden braunen Augen und erwartungsvollem Blick marschierte die achtjährige Maria in Jennys Therapiezimmer und verkündete: „Ich muß Dir von einer neuen Idee über meine Wut erzählen!“ Das war das zweite Mal, daß Jenny in nur einer einzigen Woche überrascht war. Die erste Überraschung passierte, als Sarah, Marias Mutter, am Montag anrief, um zu sagen, daß Maria diesen Therapietermin aus heiterem Himmel selbst initiiert hatte, indem sie ihre Mutter gefragt hatte, ob sie „wieder zu Jenny gehen könne.“ Die zweite Überraschung passierte, als Jenny Marias ungezügelte Begeisterung über ihre neue Idee, mit ihrer Wut umzugehen, sah. Jenny erinnerte sich daran, wie scheu und zurückhaltend Maria schien, als sie sich vor anderthalb Jahren zum ersten Mal trafen.

Als Jenny Maria und ihre Familie das letzte Mal gesehen hatte, waren sie sich alle einig, daß Maria auf dem besten Wege war, zu einer „Wut-Bändigerin“ zu werden. In ihren Treffen hatten alle mitgeholfen, Maria zu unterstützen, der Wut und ihrer Begleiterin, der Qual, ins Auge zu schauen, die beide ihre Leben beherrscht hatten. Ihre Zusammenarbeit beruhte darauf, daß alle genug davon hatten, wie Wut und Qual die Freude in der Familie zerstört hatten. Die Familie hatte Maria anfangs so beschrieben, daß sie „in Wut ausbrach, kreischte, Türen knallte und jeden, der ihr zu nahe kam, bedrohte.“ Ein kleiner Ausbruch am Frühstück würde den restlichen Tag mit Streit, geschwisterlichen Auseinandersetzungen, Eingeschnapptsein, Weinen und Wutanfällen verdunkeln.

Maria hat mit Möglichkeiten experimentiert, diese Probleme in den Griff zu bekommen, die bislang so überwältigend schienen. Sie entdeckte prompt eine ihrer besten Anti-Wut-Techniken: sie konnte die Wut abschütteln, indem sie sich verdrückte und einige Minuten allein in einem ruhigen Raum verbrachte. Jetzt, etwa acht Monate später, wo sie diese Anti-Wut-Technik praktizierte, hatte Maria eine neue Idee erfunden, von der sie überzeugt war, daß Jenny sie unbedingt gerne wissen wollte.

Sie betrat das Spielzimmer, lächelte, während sie sich fallen ließ und begann atemlos: „Letzten Samstag habe ich mich furchtbar über eine Freundin geärgert. Sie wollte mir nicht ihr Fahrrad leihen. Ich war dabei, einen bösen Wut-Tag zu kriegen. Dann ging ich ins Bad, um eine Pause zu machen. Ich fing gerade an, das Klopapier abzureißen. Da hatte ich eine Idee. Ich riß das Papier ab in der Form des ersten Buchstaben des Tages, ‚S‘, und spülte es im Klo runter!“

Maria grinste, schaute Jenny an und erwartete offenbar, von ihr zu hören, daß sie verstand, worum es ging. Jenny riet: „Hilft Dir das, die Wut abzuschütteln?“

„Ja! Ich spülte die böse Wut einfach im Klo runter!“

„Und diese gute Idee von Dir öffnete Dir die Tür zu einem anderen Tag?“

„Jaja, dann beschloß ich, ich könnte einen glücklichen neuen Tag haben!“

Aufgrund ihrer bisherigen Therapieerfahrung nahm Maria an, Jenny würde sie bitten, ihre neueste Geschichte für *Das Handbuch der Wut-BändigerInnen. Ruhig werden und ruhig bleiben*, eine Chronik von Kindern über ihr Wissen und ihre Ideen, Wut zu bändigen, aufzuschreiben. Nachdem Maria ihre Geschichte Jenny diktiert und mit einer Zeichnung versehen hatte, sprach sie darüber, sie auch ihrer Familie zu zeigen.

Jenny war nicht nur erfreut, über Marias „Wegspül“-Technik zu hören, sondern war auch von dem Konzept, das Maria offenbar von Therapie hatte, beeindruckt. Maria hatte um eine Konsultation mit Jenny nachgesucht, um ihr von einem aufregenden Durchbruch zu berichten. In Marias Vorstellung war Therapie offenbar ein Platz, ihr Wissen und ihre Kompetenzen mitzuteilen. Irgendwie schien Maria Wut und Qual nicht länger so persönlich zu nehmen. Zusammen mit ihrer Familie ging sie diese einstmals beschämenden Probleme als interessante Herausforderungen an, als fortlaufenden Test ihrer Stärken und Fertigkeiten.

Für uns Familientherapeutinnen ist es eine Herausforderung, Wege zu finden, Kinder in Hinblick auf die Probleme, denen sie sich gegenübersehen, zu motivieren und zu inspirieren. Wie können Kinder wie Erwachsene gleichermaßen vollständig in Familientherapie einbezogen werden? Wie laden wir Kinder ein, ihre Verspieltheit, Vorstellungskraft und ihren Erfindungsreichtum angesichts ernster Probleme hervorzubringen? In diesem Buch schauen wir darauf, welche Haltungen und Vorgehensweisen einer Therapeutin helfen, den hoffnungsvollsten Blick zu behalten, die Fertigkeiten des Kindes hervorzulocken, wie auch den Glauben der Familie wieder herzustellen, daß sich ein Problem lösen läßt. Was macht es möglich, daß die Stimmen junger Menschen gehört werden und sie selber sich ermutigt fühlen, wenn sie eigene Beiträge leisten? Wie bleiben wir verantwortliche Erwachsene gegenüber einem Kind, wenn wir leichtfüßig schwerwiegenden Problemen gegenüberstehen? Wie ist es möglich zu spielen, einen Sinn für Humor zu bewahren und sogar Spaß mit den Kindern zu haben und zugleich unangenehmen, furchteinflößenden oder gefährlichen Situationen wirksam zu begegnen?

Wir haben uns einer weltweit wachsenden Zahl von Therapeutinnen zugesellt, die mit Kindern und Familien auf eine Art zusammenarbeiten, die es uns allen (Therapeutinnen, Kindern und Eltern gleichermaßen) erlaubt, fröhlich, humorvoll und kreativ zu sein – und überraschend wirksam, viele der Probleme zu lösen, denen wir heute gegenüberstehen. Nach unserer Sichtweise bieten die Entwicklungen, die allgemein als narrative Therapie bekannt sind, einige einzigartigen und hilfreichen Perspektiven für Kinder- und Familientherapie. Auf den folgenden Seiten stellen wir einige Ansätze vor – zuallererst geleitet von Theorie und Praxis narrativer Therapie –, die neue Betrachtungsmöglichkeiten für die genannten Fragen anbieten. Wir hoffen bei Ihnen, wenn Sie am Ende des Buches angelangt sind, eigene Fragen und Ideen hervorgelockt zu haben.

Warum „narrative" Therapie

Der Begriff „narrativ" impliziert ein Zuhören zu und Erzählen oder Wiedererzählen von Geschichten über Personen und deren Problemen. Angesichts ernster und manchmal möglicherweise tödlicher Probleme könnte die Idee des Zuhörens zu und Erzählens von Geschichten eine triviale Beschäftigung scheinen. Es fällt schwer zu glauben, daß Konversationen neue Wirklichkeiten formen können. Aber sie können das. Die Brücken der Bedeutungen, die wir mit Kindern bauen, helfen, daß heilende Entwicklungen erblühen, anstatt zu verdorren und vergessen zu werden. Sprache kann Ereignisse in Geschichten von Hoffnung umformen.

Wir Menschen haben uns als eine Spezies entwickelt, die Narrative (Geschichten) nutzt, um die Komplexitäten unserer gelebten Erfahrungen zu organisieren, vorherzusagen und zu verstehen. Unsere Wahl und unsere Entscheidungen werden weitgehend von den Bedeutungen geformt, die wir Ereignissen zuschreiben und den Optionen, die wir betrachten. Ein Problem mag persönliche, psychologische, soziokulturelle oder biologische Wurzeln haben – oder, was wahrscheinlicher ist, eine komplexe Mischung aus allem. Und junge Menschen und ihre Familien mögen keine Kontrolle darüber haben, ob ein bestimmtes Problem in ihrem Leben besteht. Aber selbst dann liegt es innerhalb ihrer Wahlmöglichkeiten, wie sie leben. So wie es Aldous Huxley einmal anmerkte: „Erfahrung ist nicht das, was dir geschieht. Sie ist das, was du mit dem machst, was dir geschieht."

Warum ein spielerischer narrativer Ansatz?

Narrative Therapie benutzt eine linguistische Technik, die Externalisierung genannt wird und die Personen von Problemen trennt bzw. unterscheidet. Das Problem von der Person in einer externalisierenden Konversation zu trennen, befreit vom Druck der Schuld und der Rechtfertigung. Anstatt als jemand definiert zu werden, der oder die grundsätzlich ein Problem *ist*, kann ein junger Mensch nun eine *Beziehung* mit dem externalisierten Problem haben.

Es erstaunt uns immer wieder, wie ressourcenreich, verantwortlich und wirksam Kinder angesichts von Problemen sein können! Externalisierende Sprache ermöglicht einen fröhlichen Ansatz gegenüber dem, was üblicherweise als ernstes Geschäft gilt. Verspieltheit betritt dann die Familientherapie, wenn wir die Beziehung zwischen einem Kind und einem Problem erzählen.

Wenn Erwachsene und Kinder aktiv zusammenarbeiten, ist Spiel eine gemeinsame Freundin. Sie inspiriert Kinder, ihre Ressourcen auf Probleme anzuwenden und ihre eigenen einzigartigen Beiträge zur Familientherapie zu leisten. Spielerische Ansätze der narrativen Therapie lenken die Aufmerksamkeit weg vom Kind als Problem und hin zur Kind-Problem-Beziehung und das auf eine Art und Weise, die für Erwachsene bedeutsam ist wie auch für Kinder anregend und eben nicht schwerfällig oder langweilig.

Der Kontext dieses Buches

Wir möchten kurz klarstellen, was dieses Buch ist und was es nicht ist. Zuerst, als wir es planten, dachten wir, wir würden eine Geschichte der Familien- und Kindertherapie präsentieren und einen zusammenfassenden Überblick über die Arbeit vieler TherapeutInnen auf der Welt in dem sich rasch entwickelnden Feld der narrativen Therapie geben. Wir haben uns jedoch für einen anderen Weg entschieden.

Wir verstehen uns selbst als Teil des umfassenderen Feldes von Familien- und Kindertherapie, dem wir uns verpflichtet fühlen. Was uns zusammengeführt hat, ist unsere gemeinsame Begeisterung für narrative Therapie. Das hat uns angeregt, ausgehend von unseren eigenen klinischen Erfahrungen zu schreiben und unsere Versionen der Ideen und Vorgehensweisen narrativer Therapie, so wie wir sie bei jungen Menschen und ihren Familien anwenden, vorzustellen. Aus diesem Grund bitten wir um Ihre Nachsicht für die unübersehbare Begeisterung, die manchmal aus diesen Seiten spricht. Nicht daß wir Begeisterung verdammen. Sie ist nicht nur allein aus der Hingabe an eine Theorie entstanden, sondern sie ist von den tiefen und gemeinsam geteilten Augenblicken der Gemeinsamkeit mit Kindern und Familien hervorgerufen worden.

Jeder neue Ansatz entwickelt sich in einem bestimmten Kontext und einem bestimmten Zeitpunkt. Und jedes Paradigma, selbst ein kritisches, schuldet vieles denen, die vorher kamen. Familientherapie blickt auf eine umfangreiche Geschichten mit Wellen von Entdeckungen und Begeisterung zurück. Wir schätzen diese Wellen, die vor uns kamen und freuen uns auf jene, die sich jetzt weit draußen auf See formen.

Einige Anmerkungen zur Sprache

Im Text ist oft von *wir* die Rede und damit meinen wir uns Menschen, uns – Autorin und Autoren – und Sie, die Leserinnen.

Der heikle Gebrauch der Geschlechtspronomina wurde so gelöst, daß in verschiedenen Kapiteln unterschiedliche Formen gewählt wurden, weibliche in der Einleitung und in den geraden Kapiteln und männliche in den ungeraden Kapiteln.*

Wenn wir die Bezeichnung *soziokulturell* benutzen, sollte sie so verstanden werden, daß sie die soziokulturellen Aspekte solcher Faktoren wie Fähigkeiten, Alter, ethnische Zugehörigkeit, Gender-Rollen, Rasse, sexuelle Orientierung, sozioökonomischer Status und Spiritualität einschließt.

Überblick über das Buch

In Teil 1 werden die Begründung sowie Ideen und Vorgehensweisen vorgestellt, die spielerische Konversationen im Kontext narrativer Therapie mit Kindern und ihren Familien erleichtern. Dieser Teil ist großzügig mit Vignetten und Falldarstellungen angereichert.

---

* **Anm.d.Hrsg.:** Wir haben uns bemüht, dieser Vorgabe in der Übersetzung zu folgen.

In Teil 2 werden einige Interessengebiete der Autorin und der Autoren vorgestellt: Jenny trifft Familien in einem Spielzimmer, mit künstlerischen Materialien, Puppenhaus, Puppen, Sandkiste und Regalen mit kleinen Figuren. Sie hat Spieltherapie und künstlerische Ansätze als eine Möglichkeit untersucht, sich sowohl um verbale wie um nonverbale Kommunikation zu kümmern. Diese Vorgehensweisen erleichtern Ausdrucksformen, die oft von Kindern bevorzugt werden und erweitern die Möglichkeiten spielerischer Kommunikation in narrativer Therapie. Für David sind die besonderen Fähigkeiten von Kindern ein einzigartiges Mittel für diese, zu eigenen Änderungen und zu Änderungen im Familienleben beizutragen. Seine Aufmerksamkeit für solche seltsamen und besonderen Fähigkeiten bestätigt und unterstützt einige der einzigartigen Kräfte von Kindern und Familien, die meist von der vorherrschenden Kultur gemieden, etikettiert oder entwertet werden. Deans Schwerpunkt liegt auf den sozialen, kulturellen und wirtschaftlichen Belastungen, die Familien „teilen und besiegen." Er hat Ideen entwickelt wie das „Familien-Frieden-Projekt" für Kinder, Jugendliche und Familien, die im Kreuzfeuer sozialer und intrafamiliärer Konflikte gefangen sind.

Teil 2 endet mit einem Aufsatz über die reiche kindliche Vorstellungswelt. Die Vorstellung eines Kindes kann es in Schwierigkeiten bringen, Furcht oder Enttäuschung auslösen; sie kann auch Ideen über und Lösungen für Probleme hervorbringen. Wenn die kindliche Vorstellung gegen das Kind arbeitet, indem sie Probleme schafft oder aufrechterhält, kann es bemüht sein, sie wieder für die bevorzugte Verwendung zurückzugewinnen.

In Teil 3 stellen wir fünf ausführliche Fallgeschichten vor und laden die Leserinnen ein, sich selbst in die Besonderheiten narrativer therapeutischer Konversationen zu vertiefen. Jede Geschichte bietet eine Variante des Vorgehens, mit dem wir experimentieren. Wir haben dies in narrativer Form geschrieben, um so auch die Gedanken und Wahrnehmungen der Therapeutin zu veröffentlichen.

Dies ist kein Buch mit Rezepten, Formeln oder Fällen, die eine Klasse von Problemen repräsentieren. Die Fallgeschichten in diesem Buch erzählen von Konversationen mit einzigartigen Menschen, die sich spezifischen Problemen gegenübersehen. Bei dieser Auswahl hofften wir, daß sie gemeinsam etwas vom Geist dieser Arbeit (oder ist es Spiel?) verkörpern.

I.

Spielerische Kommunikation

Kapitel 1

Spielerische Kommunikation in der Familientherapie

Probleme sind im allgemeinen grausam. Wenn sie ein Credo hätten, könnte es sehr wohl lauten: „Nimm uns ernst!" Und so müssen ernste Probleme denn ja wohl auch aufgefaßt werden, oder? In dem Maße, wie ein Problem uns bedrückt, scheinen die Intensität unserer Aufmerksamkeit und die Ernsthaftigkeit der Maßnahmen, die wir ergreifen, um es abzustellen, wachsen zu müssen. Da sie Sorge, Verzweiflung und Hoffnungslosigkeit auf sich ziehen, können schwerwiegende Probleme Familien wie auch die Menschen, die ihnen beistehen, bewegungsunfähig machen. Wir fragen uns, ob es für die Probleme vorteilhaft ist, so ernst genommen zu werden. Wir können die Frage auch umgekehrt stellen: Wird ihre Existenz durch Humor und Verspieltheit bedroht?

Wenn Kinder die Wahl haben, ziehen die meisten von ihnen es vor, in spielerischer Weise miteinander umzugehen. Ernsthafte Diskussionen und methodisches Problemlösen können für die Kommunikation der Kinder eine Bürde sein, indem sie ihre Stimmen ausschalten und ihre speziellen Fähigkeiten, ihr Wissen und ihre kreativen Ressourcen behindern (Freeman, Loptson & Stacey, 1995; Stacey, 1995). Der Preis dafür, daß wir als Therapeuten uns für die Ernsthaftigkeit entscheiden, liegt im Unterdrücken unserer eigenen Ressourcen, wie zum Beispiel der Fähigkeit, lateral zu denken, neugierig zu sein, genügend unbeschwert zu sein, um uns auf spielerischen Umgang mit dem Kind einzulassen, und den Glauben an die Lösbarkeit der Situation zu bewahren. Wenn uns dieses alles fehlt, sind unsere intellektuellen Fähigkeiten gedämpft, wir verlieren unsere Attraktivität für die Kinder, oder wir sind überwältigt. Haben wir den Mut, angesichts bedrückender Probleme spielerisch kreativ zu sein? Was geschieht, wenn wir Phantasie, Humor und Erfindungsreichtum den todernsten Problemen gegenüberstellen? Wir sind hier der Auffassung, daß es damit zum Anstieg einfallsreicher Problemlösungen kommt und zum Niedergang ernsthafter Probleme. Wie unser Freund Michael Searle (persönliche Mitteilung, August, 1995) sinnierte: „Ist Spiel so abstoßend für ein Problem wie Knoblauch für den Vampir?"

Gewichtige Probleme scheinen besonders gut den Dreh heraus zu haben, verantwortliche Erwachsene davon zu überzeugen, daß es an der

Zeit ist, mit der Spielerei aufzuhören und sich an die Arbeit zu machen. Solche Sorgen sind sehr verständlich. Es ist frustrierend für Erwachsene, wenn sie sich gerade abmühen, eine bestimmte Situation in Angriff zu nehmen – und das Kind möchte lieber mit den kleinen Figuren spielen, im Raum herumspringen, ein Spiel anfangen, ein Bild malen, über einen Film sprechen oder aus dem Fenster starren. In der Familientherapie werden Therapeuten und Familienmitglieder leicht in Bemühungen hineingezogen, die Kinder auf ihre „Aufgabe" auszurichten und sich dabei auf Wege der Problemlösung zu konzentrieren, die Erwachsenen geläufig sind. Von mühelosen oder sogar spielerischen Vorgehensweisen zu sprechen, scheint vielleicht angesichts dieser Dinge läppisch, unbedarft oder oberflächlich. Ein ernster Ansatz könnte jedoch Kinder ausschließen oder entfremden und förderlich für das Problem sein.

Es mag schon angehen, mit einem vierjährigen Kind humorvoll und spielerisch umzugehen, wenn es um *Sneaky Pee* („Hinterlistiges Pipi") geht, das Schuld am Bettnässen ist, oder um Wutausbrüche, die die Mahlzeiten der Familie stören. Aber wie ist es angesichts eines erschreckenden und gefährlichen Problems, wie z. B. einer Eßstörung, selbstzerstörerischen Verhaltens, rücksichtslosem Weglaufen eines Teenagers, Gewalt in der Familie, der Gesundung eines Kindes nach sexuellem Mißbrauch[1] oder einer lebensbedrohlichen Krankheit?

Spielerische Ansätze sollten als wertvolle Herausforderungen für ernste Probleme nicht unterschätzt werden. Wie die Zwillingsmasken von Komödie und Tragödie reflektiert Spiel sowohl die Freude wie auch das Pathos der menschlichen Erfahrung. Wenn Kinder und Erwachsene zusammentreffen, bietet das Spiel eine gemeinsame Sprache, in der die Breite und Tiefe von Gedanken, Gefühlen und Erfahrung ausgedrückt werden können – und hierin haben wir eine gemeinsame lingua franca. Zudem hängt spielerische Kommunikation nicht völlig von der kognitiven Entwicklung ab, da sie die Fähigkeit hat, äußerst ansteckend zu wirken und alle Altersstufen zu umfassen.

[1] Da nur eine Falldarstellung in diesem Buch die Arbeit mit sexuellem Kindesmißbrauch erwähnt, verweisen wir Leser, die am narrativen Ansatz für die Therapie bei sexuellem Kindesmißbrauch interessiert sind, auf ADAMS-WESTCOTT und ISENBART (1990, 1996), LAING und KAMSLER (1990) und ROBERTS (1993).

In einer auf das Kind fokussierenden Familientherapie wird die Wesensart von Kindern und ihre Art zu kommunizieren, anerkannt und respektiert. Wenn ein Erwachsener eine spielerische Interaktion mit einem Kind aufnimmt, erweitern sich Kompetenz und Kreativität des Kindes. Die Erwachsenen einer Familie sind oft überrascht, wenn spielerische Kommunikation es den Kindern erlaubt, Verantwortung für Probleme zu übernehmen und erfindungsreich nach einer Lösung zu suchen. Das Interesse der Kinder an spielerischen Vorgehensweisen mit Phantasievorstellungen, Einbildungen, Mysterien, Zauber, Symbolismus, Metaphern, Geschichtenerzählen und verschiedenen Spielen mag anfänglich unbedeutend erscheinen. Aber innerhalb dieser eher unvollständigen Bereiche der Bedeutungsgebung entdecken wir Schätze, die von zentraler Wichtigkeit für die Motivation und Fähigkeit des Kindes sind, Probleme zu lösen.

Junge Menschen benutzen ihre Vorstellungskraft und ihre Fähigkeiten in einer Weise, die von Erwachsenen oft nicht wahrgenommen werden; sie können besondere Fähigkeiten besitzen, die man nie erraten hätte. Jenny war neugierig, wie Kinder, die nie in einer Therapie gewesen sind, mit Problemen alleine fertig werden. Sie beschloß, einige Kinder, die sie kannte, zu befragen; sie begann mit einer Reihe offener Fragen: Hast du jemals ein Problem gehabt, mit dem du dich allein auseinandergesetzt hast? Hat deine Phantasie dir dabei geholfen?

Jenny fragte eine elfjährige australische Freundin, Annie, ob sie sie darüber befragen dürfte, „wie junge Menschen Probleme allein lösen." Annie führte sie an einen ruhigen Ort, wo sie nicht gestört werden würden. Sie kletterten auf einen mit Flechten bewachsenen Felsen, von dem aus sie die Weiden mit den Schafen sehen konnten, und Annie überlegte eine Weile, während sie und Jenny ruhig zusammen saßen und sich von der Sonne den Rücken wärmen ließen. Dann erzählte sie Jenny, daß sie, als sie sechs war, unglücklich gewesen sei, weil sie nachts das Bett naß machte. Sie hatte einen Weg gefunden, das abzustellen.

Annie war abends nach draußen gegangen, um in die Sterne zu gukken, und sang dann ein Wunschlied, das sie einmal gehört hatte: „Heller Stern, Sternenpracht, erster Stern, den ich seh' heute Nacht, ich wünsche ich könnte, ich hätte die Macht, bekäme den Wunsch, den ich wünsch' heut Nacht." Annie erklärte, daß es der erste Stern sein mußte, sonst würde es nicht funktionieren. Dieses nächtliche Ritual half ihr zu beschließen: „Ich kann aufhören, wenn ich wirklich will" und „zu denken, es wird funktionieren.“ Mit Freude stellte sie nach einer Weile fest, daß es wirklich funktionierte und sie mit Freude in einem trockenen Bett aufwachen konnte.

Dann wurde sie nach anderen Malen gefragt, wo die Phantasie ihr eine Freundin gewesen sei, und Annie berichtete Jenny weiter von einem Phantasiehund, der ihr in traurigen Zeiten geholfen habe. Dieser Phantasiehund brauchte regelmäßig Phantasiefutter und -wasser und schlief in seinem Korb neben ihrem Bett. Er war ein toller Spielgefährte, konnte in Kreisen um sie herumrennen, um sie aufzumuntern, „konnte aber auch sanft und lieb sein, wenn man ihn brauchte.“ Wenn Annie traurig war, konnte sie mit ihm spazierengehen auf den Weiden, wo sie dann anhielt, mit ihm schmuste oder trostsuchend in sein Fell weinte.

Megan, ein anderes Kind, das befragt wurde, hatte eine ausgelassene Phantasiefreundin namens Julie, die immer mit ihr zur Vorschule und zum Kindergarten kam. Julie kletterte dann in die Gepäckrahmen im Schulbus und sprang herum und winkte. Wenn Julie auf den Lehrer wütend war, kletterte Julie immer auf ihre Schulter und schnitt Gesichter, und dadurch fühlte sich Megan besser in der Klasse. Wenn Megan sich Sorgen machte, Julies Frechheit könnte ihr Ärger machen, flüsterte sie ihr zu: „Komm schnell runter.“ Glücklicherweise schien der Lehrer nie etwas zu bemerken.

Die achtjährige Jane hatte einen Phantasiefreund, der ihr immer bei den Hausaufgaben half. Dieser Freund war ein erwachsener Mann, der von einer Tropeninsel kam und der freundlich, klug und ruhig war. Er wohnte in einer Maske an der Wand, und Jane konnte ihn herunterrufen, damit er sie besuchte, mit ihr spielte oder ihr aushalf. Sie brauchte viel Hilfe bei Fächern wie Mathematik und Geographie. Ihr Freund würde sie daran erinnern, wie man die Rechenaufgaben machte. Aber dann mußte sie weitermachen und sie allein zu Ende bringen. Manchmal jedoch, wenn sie sehr drängte, ging er so weit, daß er ihr besonders schwierig Antworten lieferte!

Es ist eine Freude, die Wahrnehmungen eines Kindes zu erleben, das sich frei auf entspannte und natürliche Weise ausdrücken kann. Zum Beispiel spielt Laura Ranger in dem Gedicht (1995, S.22), das sie als Sechsjährige schrieb, mit der Komplexität ihrer Gefühle gegenüber ihrem kleinen Bruder und ihrer Wahrnehmungen der Wörter, die er beim Sprechen durcheinanderbringt.

Pete und ich

Ich liebe Pete
und Pete liebt mich.
Pete wird bald drei,
und sieben bin ich.

Meine Mama und mein Papa
lassen uns oft Rollschuhfahren
in dem Flur und anderswo:
wir landen oft auf dem Popo.
Heil in die Küche schaff' ich's nie
und krache ständig auf mein Knie.

Im Dunkeln sagt der Pete zu mir:
da ist ein Monster an der Tür.
Er glaubt, da ist ein Dinosaurier
soeben in Mamas Zimmer gewesen.
Den vertreiben wir mit dem Besen.

Pete ist süß,
er lernt jetzt sprechen.
Er nennt den Hund vom Onkel „Kino“
doch wirklich ist sein Name „Dino“
Pete sagt,
„Trockodiele leben im Lamm“,
und meint,
„Krokodile leben im Schlamm“.

Pete ist urkomisch.
Im Schuppen hat er Quatsch gemacht.
Dort fand er Öl und Papas Pinsel,
bemalte schnell
das Bettgestell,
dadrunter gab's ein Ölgerinsel.

In meinem Zimmer
spiel' ich immer
mit meiner Freundin Brigitte.
„Laß' uns allein, Pete, bitte.“
Er haßt mich,
wenn das so geschieht,
und ich haß' meinen Bruder Pete,

Wo sich Phantasien von Kindern und Erwachsenen überschneiden

Der Geist eines Kindes ist anders als der eines Erwachsenen, wird aber wesentlich von der Phantasie der Erwachsenen beeinflußt. Denken wir nur an all die Geschichten, Lieder und Märchen, die den Kindern Freude machen. Die meisten wurden von Erwachsenen geschrieben, die sich für Kinder neue Welten erdachten. *Alice im Wunderland* wurde von einem Mann geschrieben, der keine Kinder hatte: Lewis Carroll (1989); *Pooh der Bär* von einem Vater (Milne, 1957), der sich in Gegenwart seines Sohnes Robin befangen fühlte, aber einen Weg suchte, ihn zu erreichen. Kinder lieben diese Geschichten. Sie hören zu, lassen ihrer Phantasie freien Lauf und bilden ihre eigenen Vorstellungen. Sie nehmen Fäden aus dem, was ihnen die Erwachsenen anbieten, und weben sie in beständiges Spiel und Geschichtenerzählen. Die erwachsenen Geschichtenerzähler bieten ein Gerüst an, an dem die Phantasien und Narrative der Kinder wie Weinlaub ranken.

In der Therapie sind wir an einer Beziehung zwischen Erwachsenen und Kindern interessiert, bei der jede Seite ihre eigenen einzigartigen Ressourcen einbringt. Kinder sind erstaunlich fähig, ihre eigenen Probleme zu lösen. Unser Ziel ist, Zugang zu ihrer Phantasie und ihrem Wissen zu erhalten und mit ihnen zusammenzuarbeiten. Das Zusammenspiel zwischen Kindern und Erwachsenen führt zu einer Bereicherung der Narrative. Statt einfach die Sprache eines Kindes zu reflektieren oder zuzuhören und theoretisch begründete Interpretationen zu liefern, bemühen wir uns, willkommene und aktive Teilhaber an der Bedeutungswelt des Kindes zu sein. Indem wir zulassen, daß unsere eigenen Phantasien entzündet werden, entdecken wir mit den Kindern und den Familienmitgliedern gemeinsam neue Alternativen und Möglichkeiten. Da das Kind eine andersartige Konversation über ein Problem führt oder mit uns in seiner Phantasie spielt, findet es oft eine „Lösung“, die wir nie hätten voraussehen können.

Wir benutzen Fragen, um sprachliche Ressourcen bereitzustellen, die das Kind mit seinem Wissen und seiner Phantasie verbinden kann, um mögliche Bedeutungen auszuweiten und um neuen Ideen die Türen zu öffnen (Bruner, 1986). Es ist wichtig, daß wir uns bei der Wahl unserer Beiträge und Fragen unseres Einflusses bewußt sind. Loptson und Stacey (1995, S.19) schreiben:

Da Kinder sich verglichen mit Erwachsenen in einem formbareren Entwicklungsstadium befinden, obliegt es uns, mit der Macht unseres Einflusses verantwortlich umzugehen, wenn es darum geht, das Leben und die Narrative der Kinder, mit deren Hilfe sie ihr Leben beschreiben, zu gestalten. Auch ihnen muß es erlaubt sein, als Personen zu sprechen, die in bezug auf ihr eigenes Leben Expertise besitzen, statt daß man über sie als Objekte spricht, an denen von anderen gehandelt wird.

Während es jungen Menschen oft gefällt, wenn man ihren Fähigkeiten und ihrem Wissen Aufmerksamkeit schenkt, ist ihnen Beachtung ihrer Probleme vermutlich nicht so willkommen. Wenn sie gefragt werden: „Warum hast du das gemacht?", „Kannst du mir sagen, was in dir geschieht?", „Was ist los mit dir?" oder „Warum hast du Angst?" reagieren Kinder häufig, indem sie sagen: „Ich weiß nicht", die Augen abwenden oder verdrehen, sich winden, mit Bruder oder Schwester einen Streit anfangen oder ins Leere starren. Jungen Menschen scheint es oft zu widerstreben, Beschreibungen von sich selbst im Sinne von „Ich bin das Problem" in Angriff zu nehmen; sie ziehen es vor, sich verdeckt über Probleme mitzuteilen – durch Metaphern oder Spiel. Hierbei hilft eine externalisierende Sprache.

Ein Problem ist ein Problem ist ein Problem

„Das Problem ist das Problem, die Person ist nicht das Problem" ist eine oft zitierte Maxime der narrativen Therapie. Die linguistische Praxis des Externalisieren (White, 1989/1997; White & Epston, 1990b), bei der Person und Problem getrennt werden, stellt eine spielerische Art dar, Kinder zu motivieren, sich Schwierigkeiten zu stellen und sie zu verringern.

In einer Familie haben Vorwürfe und Scham wegen eines Problems meist eine verheimlichende und bewegungsunfähig machende Wirkung. Zudem ist es schwierig für Menschen, sich zu ändern, wenn sie ein Problem für einen wesentlichen Bestandteil ihres Charakters oder ihrer Beziehung halten, da das Problem zu sehr „unter die Haut geht". Trennt man in einer externalisierenden Konversation das Problem von der Person, wird der Druck, der durch Scham und Rechtfertigungszwang entsteht, geringer. Da der junge Mensch nicht mehr als derjenige definiert wird, der an sich das Problem darstellt, kann er eine Beziehung zum externalisierten Problem herstellen. Diese Praxis erlaubt es einer Person oder einer Gruppe von Personen, dem Problem gegenüber eine reflektierendere und kritischere Position einzunehmen. Sobald eine gewisse Distanz zwischen dem Ich und dem Problem hergestellt ist, können die Familienmitglieder über die Auswirkungen des Problems auf ihr Leben nachdenken und ihre eigenen Ressourcen zum Tragen kommen lassen, wenn sie ihre Beziehung zum Problem neu überdenken. Im Raum zwischen Person und Problem weiten sich im allgemeinen Verantwortung, Entscheidungsmöglichkeit und persönliche Handlungsfähigkeit aus.

Diese Praxis schafft meistens auch eine lockerere Atmosphäre, in der die Kinder aufgefordert werden, erfindungsreich mit ihrem Problem umzugehen, statt durch Beschuldigungen, Schuldgefühle und Scham so bewegungsunfähig zu werden, daß ihre Eltern die ganze Last der Problemlösung tragen müssen. Wie WHITE (1989/1997, S. 6) bemerkt, „befreit [eine externalisierende Konversation] die Menschen, so daß sie sich 'todernsten Problemen' leichter, effektiver und weniger gestreßt nähern können."

„In die Hose machen" war eines der ersten Probleme, das von Michael WHITE (1984/1997) externalisiert wurde. Durch eine ganz einfache Externalisation wurde Enkopresis in *Sneaky Poo* („Hinterlistiges Aa") umbenannt. Enkopresis ist ein medizinischer diagnostischer Begriff; an und für sich spricht nichts gegen seine Verwendung. Dennoch hat die Grammatik, mit der wir zu jungen Menschen und über sie sprechen, gewisse Auswirkungen. Wenn man sagt: „Tom ist enkopretisch" impliziert das etwas über seine Identität. Wenn man sagt: „Toms Problem ist, daß er seine Hosen vollmacht", ist das richtig, fügt aber der an sich schon erniedrigenden Situation zusätzliche Beschämung hinzu. Wenn man sagt: „Das hinterlistige Aa verpestet Tom das Leben, weil es sich in seine Hosen hinausschleicht", benutzt man eine spielerische Form, um Toms Beziehung zu seinem Problem mit dem Beschmutzen zu beschreiben. Sie wird wahrscheinlich eher Toms Teilnahme an der Diskussion über sein Problem bewirken. Sie kann auch eine eher sportliche Haltung in Tom gegenüber dem Problem hervorrufen, da wir nun darüber sprechen können, wie „Tom das hinterlistige Aa überlisten und daran hindern kann, sich aus ihm herauszuschleichen." Tom braucht nicht ein anderer Mensch zu sein als den er sich versteht. Im Gegenteil, betrachtet man noch einmal seine Beziehung zu solch einem Problem wie dem „Hinterlistigen Aa", könnte sich herausstellen, daß er genau die richtige Person für die bevorstehende Aufgabe ist – nämlich „das hinterlistige Aa zu überlisten".

Als Alternative zur Diagnose und Behandlung von Pathologie konzentriert sich die externalisierende Konversation darauf, Entscheidungsmöglichkeiten und Handlungsspielräume in der Beziehung zwischen Personen und Problemen zu erweitern. ROTH und EPSTON (1996, S. 5) schreiben:

> Im Gegensatz zu der in Beruf und unserer Kultur vorherrschenden Praxis, die Person als das Problem oder das Problem als innerhalb der Person bestehend zu identifizieren, wird in dieser Arbeit das Problem als außerhalb der Person befindlich beschrieben. Dies geschieht nicht aus der Überzeugung heraus, daß ein Problem etwas objektiv Separates ist, sondern als linguistische Gegenmaßnahme, die uns befreiende Konstruktionen verfügbar macht.

Wenn Mitglieder der von einem Problem überwältigten Familie eine Therapie beginnen, erwarten sie möglicherweise, daß der Kliniker weitere unterschwellige Konflikte in ihren Köpfen oder Beziehungen entdeckt. Therapeuten spielen eine aktive Rolle, wenn es darum geht, Attributionen zu formulieren, die benutzt werden, um junge Menschen und Familien zu beschreiben und ihre problematische Situation zu erklären. Wenn ein Therapeut sich die pathologische Beschreibung eines Kindes anhört, sie akzeptiert und die Untersuchung unterstützt, kann die Identität des Kindes leiden.[2]

Wenn ein Problem externalisiert ist, verändert sich normalerweise die Haltung der jungen Menschen in der Therapie. Wenn sie feststellen, daß statt ihrer nun das Problem auf den Präsentierteller kommt oder unter die Lupe genommen wird, schalten sie sich enthusiastisch in die Konversation mit ein. Auf ihren Gesichtern zeigt sich Erleichterung. Ihre Augen leuchten auf, als wollten sie sagen: „Ja, genau. So seh' ich das auch. Es ist nicht meine Schuld." Sie sind dann in der Lage anzuerkennen, daß „das Problem" zufällig sie und andere unglücklich macht, und sie sind bereit, über die Dinge mit manchmal bemerkenswerter Offenheit zu diskutieren.

Obwohl es sich so gesehen hierbei durchaus um eine ernsthafte Beschäftigung handelt, halten wir diese Praxis ihrer Natur nach für spielerisch und attraktiv für Kinder. Die in der Einleitung erwähnte Maria schickte Jenny in einem Jahr eine Valentinskarte mit dem Titel: „Aa an Angst und Wut" und einer kleinen Zeichnung von den beiden auf der Vorderseite. Auf der Rückseite hatte sie geschrieben: „Ich rede gern mit

---

2 Siehe EPSTON (1993), GERGEN (1994)

dir und ich beschimpfe gern die Angst und die Wut. Deine Maria." Jenna, eine Neunjährige, deren Geschichte in Kapitel 8 erscheint, schrieb einmal in Bezug auf eine Maske, die sie von dem „Schwindler Angst" gemacht hatte: "Du bist nicht mehr Nichts ... als du Nichts warst, konnte ich dich eigentlich nicht erkennen. Jetzt, wo du einen Namen hast, kann man dich kennen und besiegen!"

Abgesehen von dem verständlichen Widerstand dagegen, Schuld oder Schande zugesprochen zu bekommen, zeigen Kinder vielleicht gesunden Menschenverstand, wenn sie sich dagegen wehren, durch Beschreibungen definiert zu werden, die implizieren, daß ihre Identität begrenzt oder festgelegt ist. Selbst Erwachsene finden starre negative Beschreibungen von sich nicht besonders motivierend bei dem Versuch sich zu ändern. Warum sollten Kinder sich nicht einer festgelegten, von Erwachsenen aufgedrängten Definition oder normativen Charakterisierung widersetzen? Schließlich bleibt Identität bis weit in die Erwachsenenzeit hinein auf der Suche und in einem relativ fließenden Zustand.

Betrachtet man das Kind als jemanden, der sich einem Problem gegenübersieht und nicht selbst das Problem ist, so ist damit ein hilfreicher Anfang gemacht, um das Fließende der Identitätsbildung zu bewahren. Externalisieren scheint für viele Kinder ganz selbstverständlich zu passen. Es ist mit der Art und Weise vereinbar, wie sie sich normalerweise in der dynamischen Lernumgebung des Spiels Schwierigkeiten nähern. Beim „Verkleiden" und anderen Spielen werden vielfältige Perspektiven, Persönlichkeiten und Rollen zusammen mit Hüten, Kostümen und Akzenten ausprobiert. Dieses Fließende erlaubt es dem Kind, eine ganze Spielbreite von Haltungen, Identität und Verhalten zu erkunden – und den emotionalen Geschmack des Augenblicks oder Tages auszuprobieren. Wenn das Spiel eines Kindes sich nur ständig in ritualisierter Form wiederholt oder in der Variation seiner Rollen und Verhaltensweisen eingeschränkt ist, sollte man sich tatsächlich fragen, ob es Mißbrauch oder andere schwerwiegende Unterbrechungen in der Identitätsentwicklung gegeben hat.

Für das Kind ist Externalisieren so ein Spiel wie „wir tun jetzt so, als ob". Implizit oder manchmal sogar explizit sagen wir zu dem Kind: „Laß uns so tun, als ob das Problem außerhalb von dir ist, und dann spielen wir mit ihm von da aus." Wie Paley (1990, S. 7) schreibt: „'So tun, als ob' verwirrt den Erwachsenen, aber für das Kind ist es die wirkliche und ernsthafte Welt, die Bühne, auf der jede Identität möglich ist und geheime Gedanken gefahrlos aufgedeckt werden können."

Als Therapeuten sind wir besonders im Gebrauch von Wörtern ausgebildet. Aber wenn wir die Sprache der externalisierenden Konversation üben, geht es bei uns, wie bei vielen anderen, nicht so sehr um das Erlernen einer Technik, sondern um das Entwickeln einer bestimmten Sichtweise der Dinge. ROTH und EPSTON (1996a, S. 149) schreiben diesbezüglich:[3]

> Wir betrachten Externalisieren nicht als eine technische Vorgehensweise oder als eine Methode. Es ist eine Sprachpraxis, die generative und respektvolle Denk- und Verhaltensmöglichkeiten aufzeigt, erfordert und hervorruft, wenn es um Menschen geht, die sich abmühen, die Art von Beziehung zu entwickeln, die sie gern zu ihrem beunruhigenden Problem hätten.

Wir haben dabei einige Vorzüge für uns ganz persönlich entdeckt. Wenn wir unsere Aufmerksamkeit auf Werte, Hoffnungen und Vorlieben bezüglich der Probleme lenken statt auf das Pathologische, stellen wir fest, daß wir vom Gewicht der Schwierigkeiten, denen wir begegnen, weniger ermüden. Da wir jetzt das Problem ins Rampenlicht rücken können, können wir in unseren Fragen und Kommentaren ehrlicher sein. Zum einen erlaubt uns diese Praxis, uns den Kindern dort anzuschließen, „wo sie leben", zum anderen stimuliert sie auch unsere Kreativität.

Dieser Ansatz unterscheidet sich insofern von den meisten offenen, unstrukturierten Spieltherapien, als wir eng mit den Kindern in einem Spiel zusammenarbeiten, das sich aktiv auf die Auseinandersetzung mit dem Problem konzentriert. In ihrer Funktion als Handelnde in einer Veränderung wächst das Gefühl der Effektivität bei Kindern, wenn sie mit Möglichkeiten in Bezug auf ein externalisiertes Problem experimentieren. In der Therapie mit Familien wird hauptsächlich mit Worten gespielt, wobei Humor eingesetzt wird, wann immer das möglich ist! Aber eine externalisierende Konversation wird leicht durch andere Ausdrucksformen unterstützt, die von Kindern bevorzugt werden, wie z. B. durch Spiel und Therapie mit Hilfe von Ausdruckskunst.[4]

---

[3] Siehe auch DICKERSON und ZIMMERMAN (1996)

[4] Wenn wir von Spiel in der Therapie sprechen, wollen wir dies nicht trennen von der verbalen Diskussion. Beide gehen Hand in Hand. Eines der Hauptbestandteile der narrativen Therapie ist das verbale Spiel. Die Praktiker, die in diesem Buch vorgestellt werden, unterscheiden sich, wie auch andere in diesem Bereich, weit voneinander in Hinblick darauf, wieviel Zeit in einem Interview der Konversation gewidmet wird und wie sehr die verbale Konversation von anderen Kommunikationsweisen durchwoben ist, wie z. B. vom symbolischen Spiel mit dem Sandkasten, Puppenhaus oder Marionettentheater.

Den Glauben hochhalten

Als wir Kinder waren, hätten wir geschworen, daß wir uns immer daran erinnern würden, wie es ist, ein Kind zu sein. Aber wie schnell man vergißt! Es überrascht uns vielleicht, daß wir uns richtig anstrengen müssen, um die Kunst der spielerischen Kommunikation wiederzugewinnen. Man sorgt sich leicht, daß man zu verspielt ist – oder nicht verspielt genug – oder daß man über delikate Momente im therapeutischen Prozeß hinwegstolpert, weil man sich für alles und jedes verantwortlich fühlt.

Es gibt das gewisse dunkle Reich, wo das ernste Problem herrscht. Und wie der Hobbit Frodo auf den drohenden Berg Doom in Mordor (Tolkien, 1965) blickt, so finden auch wir es unglaublich schwer, darauf zu vertrauen, daß wir zusammen mit unseren jungen Freunden einen Weg aus dieser schwierigen Lage heraus finden werden. Aber macht nicht genau dies die spannendsten Geschichten aus?

Manchmal scheint der Faden der Hoffnung, wie die Spur der Brotbröckchen in Hänsels und Gretels Wald, gefährlich dünn zu sein, wenn wir unsere Reise aus dem düsteren Reich des Problems beginnen. Augenblicke der Unsicherheit oder Mangel an neuen Ideen bedrohen unsere Zuversicht. Angesichts der Versuchung, zu verzweifeln oder ernst zu sein, holen wir tief Luft und versuchen, im Hier und Jetzt gegenwärtig zu sein. Es kann sehr schwer fallen, darauf zu vertrauen, daß die narrative Spur irgendwo hinführen wird.

Wir versuchen uns daran zu erinnern, daß wir die Last des Erfindens nicht allein tragen. Die meisten Kinder sind Experten für kreatives Spiel und kommen mit ihren eigenen Ideen an, wenn man sie nur läßt. Wenn wir neugierig und offen bleiben, wird unser Glauben durch die wechselseitige Kreativität belohnt, die in unseren Beziehungen zu den Kindern entsteht. Die sprachlichen Brücken, die sich zwischen Erwachsenen und Kindern spannen, müssen dem Entwicklungsstand des Kindes angepaßt sein. Wenn die Fragen des Erwachsenen zu weitläufig oder zu abstrakt oder seine Ideen nicht angepaßt sind, wird das Kind sich nicht mit ihnen identifizieren können. Ganz eindeutig müssen wir uns bei unterschiedlichen Entwicklungsstufen auf individuelle Narrative einstellen und uns bewußt sein, daß „es reichlich Hinweise darauf gibt, welche wichtigen Unterschiede darin bestehen, wie Kinder und Erwachsene denken, erkennen und verstehen, und daß Kinder nicht einfach unwissende oder unerfahrene Erwachsene sind" (Garbarino, Stott et al., 1992, S.41).

Sensibilität und Respekt sind notwendig, um die Spielbreite der Narrative von Kindern würdigen zu können, die nicht immer verbal sind und oft andere Ausdrucksformen benutzen. Wenn wir auf die kognitive Fähigkeit eines Kindes eingestimmt sind, wird das Kind uns Feedback geben, indem es verbal und non-verbal auf unsere Konversation reagiert und unsere Ideen und Fragen mit seinen eigenen verbindet.

Man kann ein Kind auffordern, über die Bedingungen eines spielerischen Umgangs zu diskutieren: „Wie könnte man spaßiger darüber reden?" „Könnte uns ein Zaubertrick einfallen, wie wir dieses Problem, das du siehst, lösen könnten?", „Wie wäre es, wenn wir anders darüber reden würden (oder anders damit spielen würden)?" Wenn wir in Betracht ziehen, uns über die verbale Konversation hinaus zu anderen Ausdrucksformen hin zu bewegen, wissen Kinder normalerweise, welche sie davon am liebsten wählen. Wenn das nicht der Fall ist, funktioniert es meist, wenn man einiges zur Auswahl anbietet. Zum Beispiel: „Würdest du es gern mit einem Sandbild zeigen oder eine Geschichte darüber schreiben oder mit den Marionetten darüber reden?"

Es gibt unendlich viele Möglichkeiten, mit Kindern in der narrativen Therapie zu spielen. Manchmal hat das Kind oder die Familie eine Idee; manchmal fällt dem Therapeuten etwas ein, was gefällt. Einerlei, ob nun die Ansätze, die bei dem jeweiligen Kind funktionieren, eher abstrakt oder konkret sind – wichtig bei dieser Arbeit ist oft, eine Verbindung zur Phantasie des Kindes herzustellen.

Andrés Spionierbeutel

Die Unterbringung des siebenjährigen André bei Pflegeeltern war durch seine häufigen gewalttätigen Zorn- und Wutausbrüche zu Hause und in der Schule gefährdet. Jenny arbeitete mit Andrés Pflegefamilie und unterstützte André dabei, seine schmerzvollen Geschichten über vergangene Traumen zu erzählen, einschließlich des Verlustes seiner Ursprungsfamilie. Um der Unterbringung willen, an der ihm wirklich gelegen war, bestand eine gewissen Dringlichkeit, die Wutausbrüche unter Kontrolle zu bekommen. Jenny führte eine Konversation mit André, in der über jeden vernünftigen Zweifel erhaben festgestellt wurde, daß er es leid war, der Wut die Führung zu überlassen, und daß ihm wirklich daran gelegen war, „Wutbändiger" zu werden (Durrant, 1989; Epston, 1989b/1997). André wurde gefragt, ob er seine Fähigkeit verfeinern wolle, das Erscheinen der Wut zu entdecken, bevor sie alles übernahm. Er war entschlossen zu üben, wie er sie auf dem Anmarsch anhalten konnte. Er meinte, es sei eine gute Idee, „die Wut auszuspionieren".

Während ihrer Arbeit mit André versuchte Jenny, sich konkrete Wege einfallen zu lassen, wie man das verbale Spiel der externalisierenden Sprache mit jüngeren Kindern ergänzen könnte. Angeregt durch eine Idee von Davida Cohen (persönliche Mitteilung, Juni 1993) ging Jenny los und kaufte einen Beutel für Wutbändiger und Zubehör ein. Der Beutel hatte mehrere Taschen und konnte von einem Kind um die Taille gebunden werden. Bei ihrem nächsten Treffen holte Jenny den Beutel hervor. Andrés Augen leuchteten, als er den Inhalt untersuchte. Jenny schlug vor, das kleine Plastikfernglas dafür zu benutzen, um die Wut auszuspionieren, und die Trillerpfeife, um darauf zu pfeifen, wenn sie entdeckt wurde. Das Notizbuch und der winzige Bleistift sollten dazu dienen, seine Punkte gegen die Wut aufzuzeichnen (die Male, wo er sich beruhigte); dann waren da noch einige Aufkleber für seine Erfolgsliste und ein Stein zum Berühren, der ihn daran erinnern sollte, ruhig zu bleiben. André hatte die Idee, noch eine kleine Ninja-Figur hinzuzufügen, die ihm helfen sollte, Kraft zu finden und die Wut zu stoppen. Er beschloß, daß er diese Objekte, wenn nötig, berühren konnte, um sich an seine Entschlossenheit und Macht zu erinnern.

André konnte es gar nicht erwarten, den Beutel auszuprobieren. In der nächsten Woche erzählte er, er habe die Wut mehrere Male erwischt, bevor sie ihn erwischt habe. Dies gab Jenny die Möglichkeit, André nach den Implikationen seines Erfolges zu fragen und anzufangen, um seine Fähigkeiten als Wutbändiger herum eine Geschichte zu entwickeln.

Mehrere Monate später machte André eine Zeichnung mit dem Titel: „Das Haus der Wut" (Abbildung 1.1) und diktierte einen Bericht über seine neue Beziehung zur Wut.

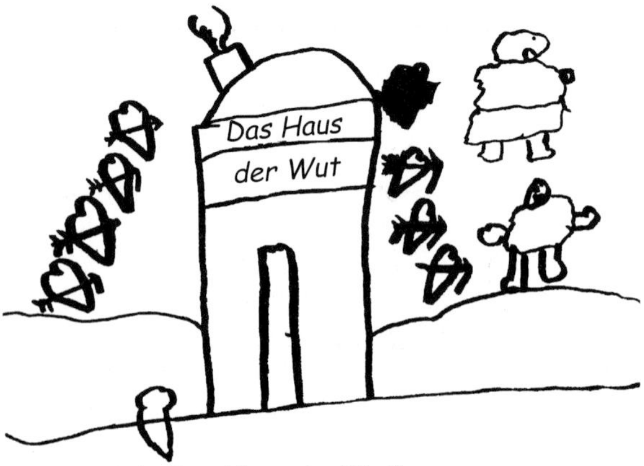

Abbildung 1.1: „Das Haus der Wut"

Das Haus der Wut ist schön. Sie hat eine Wut-Pflanze angebaut. Sie hat die Herzen der Menschen um ihr Haus herum. Sie ist eine Diebin und hat sie gestohlen. Meins war auch irgendwo da.

Mein Freund möchte nicht Wutbändiger werden. Ich habe gesagt: „Komm hinter mir her. Ich gehe zum richtigen Ort." Die Wut sagt: „Du bist mein Partner", dann schleicht sie sich herein und stiehlt dein Herz. Sie hält sich dicht an dich und dann bringt sie dich in Schwierigkeiten. Dann mußt du dich wehren und sie bekämpfen. Sie will, daß ich auf meine Lehrerin losgehe, wenn die über meinen Freund spricht. Ich habe ihr (der Wut) gesagt, daß sie mich belügt. Sie hat versucht, mich dazu zu bringen, die Lehrerin zu schlagen, aber ich bin wütend auf sie geworden und habe sie eine blöde Kuh genannt. Ich habe die Ninjas in die Hand genommen, damit sie mir helfen, sie zu zähmen. Ich kann dir zeigen, wie ich mich umdrehen und von der Wut fortgehen kann.

Ein Tag in Aarons Leben

Wenn wir der Geschichte eines Kindes und einer Familie mit einem Gespür für Symbolismus und Metaphern zuhören, haben wir vielleicht einige phantasievolle Ideen. Es ist jedoch leicht, Vermutungen darüber anzustellen, was im Erleben eines Kindes vor sich geht, und dann zu einer voreiligen Externalisierung zu kommen oder „Lösungen" zu finden, die nicht mit dem Problemverständnis des Kindes übereinstimmen. Darum versuchen wir, genau und unvoreingenommen auf die Bedeutungen zu hören, die ein Kind den Ereignissen zuschreibt. Manchmal, wenn die Gefühle eines Kindes rätselhaft oder irrational zu sein scheinen, bringt eine genaue Untersuchung seine Version der Geschichte ans Tageslicht. Läßt man ein Kind Schritt für Schritt in Worten, Handlungen oder künstlerischem Ausdruck ein Ereignis durchlaufen, werden wichtige Nuancen und Bedeutungen seines Berichtes herausgelockt. Wir können diese „Schritte" mit dem Kind im verbalen Kontext machen oder in einem darstellenden Spiel (Chasin & White, 1989).

Zum Beispiel berichteten Lehrer und Eltern des sechsjährigen Aaron von seiner plötzlichen Ablehnung der Schule. Es wurden mehrere Hypothesen über Aaron angeboten, aber seine Eltern hatten eigentlich nicht das Gefühl, daß irgend etwas mit Aaron nicht in Ordnung war. Niemand konnte ihn dazu bringen zu erklären, warum sich seine Haltung der Schule gegenüber geändert hatte. Dean versuchte, Aarons Schulängste zu externalisieren, und durch Spiel zu seiner Geschichte über die Schule zu gelangen, aber alles, was er sagen konnte, war: „Ich will nicht hingehen."

Dean verabredete einen Besuch bei Aaron in der Vorschule. Durch das Zusammentreffen mit den Lehrern und die Begegnung mit Aaron vor Ort hoffte Dean, einige Hinweise zu erhalten, was für Aaron im Schulleben so bedrückend war. Aaron und Dean trafen sich früh, bevor die Schule anfing, damit Aaron ihm seine Schule zeigen konnte und mit ihm gemeinsam einen typischen Tag durchlaufen konnte. Sie fingen im Musikraum an, wo Aaron ihm die Instrumente zeigte, mit denen er gern trommelte und rasselte. Er machte weiter und ging mit Dean einen typischen Tag durch, wobei er ihm zeigte, wo die verschiedenen Aktivitäten stattfanden. Als sie am Raum der 1. Klasse vorbeikamen, bemerkte Dean eine Anspannung in Aaron. Etwas in Aarons Stimme, als er sagte: „Das ist der Raum, in den wir nächstes Jahr kommen", machte Dean mißtrauisch.

Als sie sich auf einen Baumstamm auf dem Spielplatz setzten, fragte Dean Aaron, woran er gedacht hat, als sie am Raum der 1. Klasse vorbeigekommen waren. Aaron erklärte besorgt: „Mrs. Mathews hat ihn uns gezeigt; da kommen wir nächstes Jahr hin." „Warum macht dir das Sorgen?" fragte Dean. „Das wird furchtbar voll dadrin," rief Aaron aus, „und einige von den großen Jungs werden mit mir kämpfen!" Dean war verwirrt. „Wieso wird es furchtbar voll?" Aaron blickte ihn von der Seite an und sagte: „Weil, du weißt doch, wir sind dann da mit den Erstkläßlern." Schließlich dämmerte es Dean, woher die ganze Angst kam. Er vergewisserte sich bei Mrs. Mathews. Ein oder zwei Monate vorher hatte sie die Vorschulkinder in die Räume der 1. Klassen mitgenommen und ihnen erzählt, daß sie hier im nächsten Jahr sein würden. Aaron hatte dies mißverstanden und gemeint, wenn die Vorschüler zu den Erstkläßlern dazukämen, würde es furchtbar voll werden. Und nicht nur das, sondern er würde auch einigen der furchterregenden größeren Jungen nicht aus dem Weg gehen können. Aaron war sehr erleichtert, als er herausfand, daß die Erstkläßler den Raum frei machen und in die zweite Klasse kommen würden, und so reichlich Platz da sein würde![5]

Der Anti-Anti-Matheclub: Mathefans, sozusagen

Nicht untersuchte soziokulturelle Annahmen geben Aufschluß über viele Probleme, denen junge Menschen sich gegenübersehen; unser therapeutisches Spiel schließt auch Überlegungen zu diesen Botschaften und ihren Wirkungen ein. Der Anti-Anti-Matheclub wurde von zwei

---

[5] Zum Thema Kinder und Schule siehe die Sonderausgabe (1995) von *Dulwich Centre Newsletter: Schooling and Education: Exploring New Possibilities.*

neunjährigen Mädchen gegründet, die mit ihren Mathezensuren zu kämpfen hatten. Es fing alles an, als Jenny Shawna traf (die schon früher mit ihr gearbeitet hatte), um mit ihr über das rasante Absinken ihrer Mathezensur zu reden. Als Jenny Shawna über den sozialen Kontext des Problems befragte, entdeckte sie, ohne davon überrascht zu sein, daß in Shawnas Peergruppe die Vorstellung Fuß gefaßt hatte, gute Zensuren in Mathe bei einem Mädchen könnten dazu führen, von den anderen als „uncool" betrachtet zu werden. Shawna wurde gebeten, sich zu überlegen, ob die Jungen genau so beurteilt wurden, und wenn nicht, woher das käme. Als sie darüber nachdachte, ärgerte sich Shawna darüber, wie unfair es war, die Fähigkeiten der Mädchen aufgrund ihres Geschlechts einzuschränken. Sie fand dies diskriminierend. Da Shawna zwei Rassen angehört – der kaukasischen und der afroamerikanischen – warf Jenny die Frage der Rassendiskriminierung auf. Aber Shawna sagte, daß Problem habe mehr mit Gender als mit ihrem Rassenhintergrund zu tun.

In der folgenden Woche erinnerte Shawna sich, daß ihre Freundin Alice ebenfalls Probleme mit ihren Mathezensuren hatte. Shawna lud sie ein, um mit ihr darüber zu diskutieren, „wie unfair es war, wenn Mädchen es schwer hatten, weil sie Mathe mochten". Alice machte bereitwillig mit und hatte schnell die Idee erfaßt, ihr gemeinsames Problem als eine Einschränkung zu betrachten, die denjenigen Mädchen von der Peergruppe auferlegt wurde, die ihre Fähigkeiten in Mathematik zeigten.

Jenny fragte danach, welche Wünsche Shawna und Alice für die Zukunft hatten. Daraufhin malten sie Bilder von ihren Berufszielen. Eine wollte Ärztin werden, die andere Juristin. Noch bevor sich in Jennys Kopf die Frage bilden konnte, wurde beiden klar, wie wichtig Mathematik für ihr berufliche Laufbahn war. Alice argumentierte: „Es ist nicht fair, daß man uns die Freude an Mathe verdirbt", angesichts der Tatsache, daß dies das Ende ihrer Träume bedeuten könnte.

Dann beschlossen die beiden, ein Puppenspiel aufzuführen mit dem Titel: „Leute, die Mädchen und Mathe diskriminieren, und Mädchen, die diese Leute diskriminieren." Das Puppenspiel zeigte zwei weibliche Hauptdarstellerinnen, die andere weibliche und männliche Personen wegen ihrer „dummen" Meinungen über Mädchen und Mathematik tadeln. Shawna und Alice riefen eine Revolution gegen die Diskriminierung von Mädchen aus, die ihre mathematischen Fähigkeiten entwikkeln wollten, und sprachen darüber, einen Club zu gründen, um ihre Revolution voranzutreiben.

Zu Beginn ihres zweiten Treffens stieß Jennys Vorschlag, den Club den „Anti-Anti-Matheclub“ zu nennen, auf Neugier. Shawna fand die Bedeutung des Namens heraus, daß sie nämlich gegen die Idee waren, Mädchen sollten gegen Mathematik sein, einfach weil sie Mädchen waren. Des weiteren produzierten Shawna und Alice Revolutionsbilder und -geschichten für ihren Club. Sie einigten sich auch, für andere Mädchen zur Verfügung zu stehen, die sich in einem ähnlichen Dilemma befanden.

Die Mädchen fingen an, gemeinsam an einer Serie von neun Zeichnungen zu arbeiten. Auf dem ersten Bild mit dem Titel: „Die große braune Mathegrube“ steht ein Mädchen weinend neben einer Schultafel mit Rechenaufgaben und sagt: „Ich konnte noch nie Mathe. Ich glaube, die Jungs sind besser“ während die Lehrerin sagt: „Nicht gut!“ (Abb. 1.2).

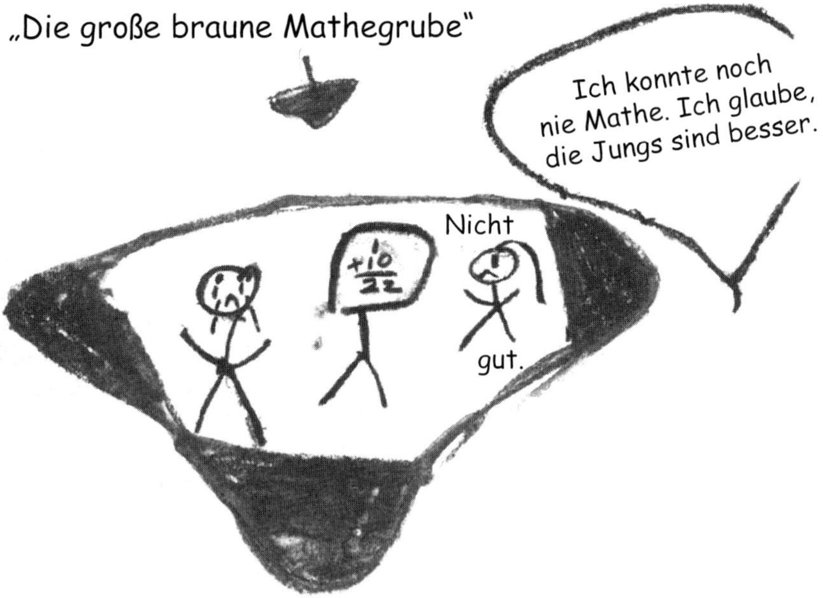

Abbildung 1.2: „Die große braune Mathegrube“

Alice dachte noch einmal über die Bedeutung nach, die Mathematik möglicherweise für ihre Karriere haben könnte, und malte ein Bild von sich als Anwältin, die mit einem des Mordes Angeklagten vor Gericht stand und sagte: „Die Tat dauerte dreißig Minuten. Und um zu seinem Haus zu kommen brauchte man dreißig Minuten. Das macht also eine Stunde.“ Der Angeklagte greift diese Argumentation auf: „Also bin ich nicht schuldig, denn es soll angeblich anderthalb Stunden dauern." (Abbildung 1.3)

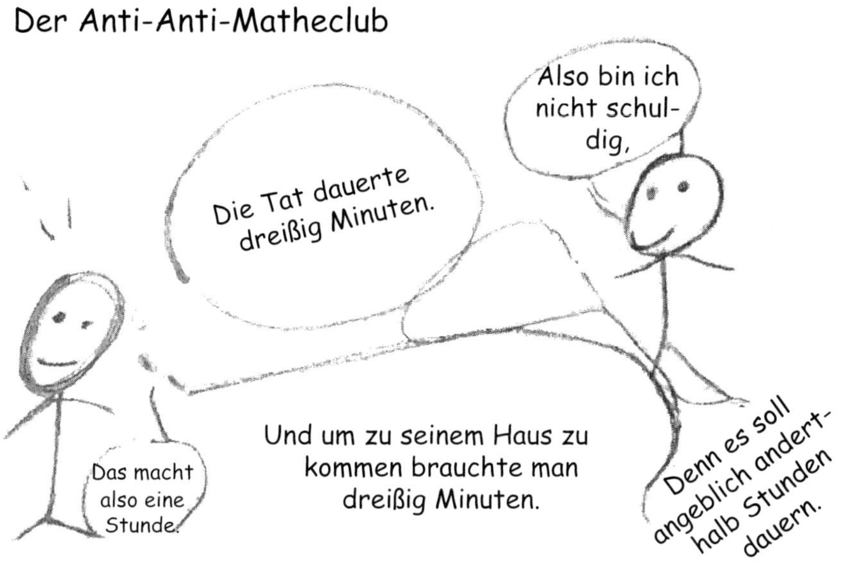

Abbildung 1.3: Der Anti-Anti-Matheclub

Auf dem nächsten Bild stehen zwei Mädchen. Die eine sagt: „Früher dachten wir, wir sind dumm. Aber jetzt nicht mehr!" Und ihre Freundin sagt: „Früher dachten wir, Jungs sind besser in Mathe als wir. Aber jetzt nicht mehr!" (Abbildung 1.4). Als Abschluß der Serie malten die Mädchen gemeinsam ein Bild, auf dem Rechenaufgaben in einem Meer von Farbe treiben. Sie nannten es: „Mathefans, sozusagen."

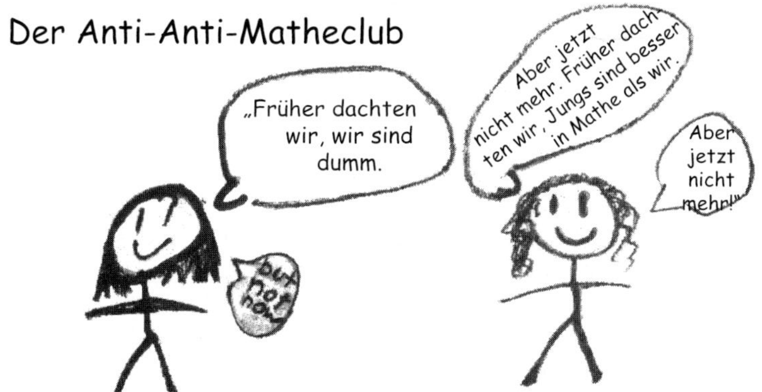

Abbildung 1.4: Der Anti-Anti-Matheclub

Shawna und Alice beschlossen zur Feier ihres Clubs eigene Einträge in ein Handbuch von Jenny zu machen, das für Probleme in der Schule da war. Sie meinten, ihre Einsichten könnten vielleicht für einige andere Mädchen nützlich sein. Hier ist ein Beispiel:

„Das Problem mit Mathe. Weißt du, einige Mädchen denken, nur weil man reingelegt wird, mag man kein Mathe. Ich meine, man sagt: man mag es nicht, und nach ganz kurzer Zeit mag man es dann auch nicht. Laß dich also nicht reinlegen, wie mir das passiert ist." (Shawna, neun Jahre)

„Hör nicht auf Leute, die dir sagen, einige Fächer zählen nicht, denn sie brauchen nur jemanden, der genauso dumm ist wie sie." (Alice, neun Jahre)

Nach zwei Treffen des Anti Anti-Matheclubs organisierten die Mädchen Nachhilfestunden in Mathematik und schafften es nicht nur, Versäumtes aufzuholen sondern auch, ihre Zensuren zu verbessern.

Durch Fragen Erfahrung schaffen

In der narrativen Therapie werden Kinder und Familien aufgefordert, Berichte vergangener Ereignisse gemeinsam anzuhören und im Rahmen einer neu entstehenden Geschichte über die Zukunft zu spekulieren (Freedman & Combs, 1995; Tomm, 1987, 1988; White, 1988a/1997; White & Epston, 1990b). Dieser Ansatz wird durch die Neugier des Therapeuten unterstützt und durch sein lebhaftes Interesse an vorhandenen und möglichen Welten der Kinder und Familien. Narrative Interviews schreiten in der Regel mit Hilfe von Fragen und Antworten voran und nicht so sehr durch die Aussagen, Interpretationen und Erklärungen des Therapeuten. Karl Tomm hat gewisse Fragen als „reflexiv" typisiert, da sie ihrer Intention nach etwas ermöglichen; im allgemeinen entzünden sie den Einfallsreichtum des Therapeuten und erzeugen Nachdenken und Auswahlmöglichkeiten bei Kind und Familie. Tomm (1988, S. 2) schreibt:

> Normalerweise stellen Aussagen Themen, Positionen oder Ansichten auf, wohingegen Fragen Themen, Positionen und Ansichten herausfordern. Fragen haben die Tendenz, nach Antworten zu verlangen, während Aussagen Antworten geben.

Narrative Fragen dienen dazu, Kind und Familie darauf zu verweisen, wie sie durch Absichten oder Handlungen, die sie erwogen oder für die sie sich entschieden haben, neue Pfade eingeschlagen haben oder bei bevorzugten Zielen angelangt sind. FREEDMAN und COMBS (1996, S. 113) schreiben:

> Als narrative Therapeuten denken wir über Fragen nach, stellen sie zusammen und benutzen sie anders als vorher. Der größte Unterschied liegt darin, daß wir Fragen benutzen, um Erfahrungen zu erzeugen, statt um Information zu sammeln. Wenn Fragen Erfahrungen einer bevorzugten Wirklichkeit erzeugen, können sie in sich selbst und für sich selbst therapeutisch sein.

Fragen eröffnen einem Kind auch wichtige sprachliche Ressourcen, indem sie ihm mögliche Wege, über eine Situation zu sprechen, anbieten. Auf diese Weise entwickelt der Therapeut zusammen mit dem jungen Menschen und der Familie Alternativen zu den problembeladenen Narrativen, die ihr Leben beeinträchtigen. Wenn Fragen nicht bewußt dazu benutzt werden, um mit dem jungen Menschen zusammen Bedeutung zu schaffen, könnte dem Kind der Rahmen fehlen, innerhalb dessen es einen überzeugenden alternativen Bericht über seine Beziehung zu einem Problem geben könnte.

Obwohl der Einsatz von Fragen mit aktiver Neugier und nicht so sehr mit professioneller Sicherheit einhergeht, so treibt doch die Teilnahme des Therapeuten an der Konversation diese unvermeidlich in bestimmte Richtungen. Bei der Therapie mit Kindern besitzen wir als Erwachsene und besonders als Therapeuten so viel Autorität, daß wir leicht eine Konversation an uns reißen und lenken können. Wir müssen dicht an der Erfahrung des Kindes bleiben und uns in unseren Fragen so eng wie möglich an seine Details halten. Wenn wir uns daran halten, werden uns die einzigartigen Beiträge, die Kinder leisten, nicht entgehen ebensowenig wie die Synergie, die zwischen uns entsteht.

Fragen und Gedanken können sich auf einem Kontinuum von reflexiv bis direktiv bewegen (TOMM, 1988). Unsere übliche Richtlinie lautet, daß unser Aktivismus proportional zu dem Grad des Druckes, der von einem Problem ausgeht, ansteigt. Anders ausgedrückt, wenn ein Kind angesichts eines Problems verstummt und sich machtlos fühlt, müssen wir möglicherweise eine aktive und sogar führende Rolle in der Befragung übernehmen, die dann zu einer alternativen Geschichte führen kann. Hierdurch stellen wir unsere Vorstellungskraft und Energie zur Verfügung, formulieren Ideen und Fragen, die den Raum schaffen, in dem neue Möglichkeiten erdacht werden können.

Ben und die Geheimsprache Kind-Junghund

Bens Familie war furchtbar in Sorge um ihn, da er sich häufig und unberechenbar übergab. Er hatte eine viröse Mageninfektion gehabt, deren auffälligste Symptome Übelkeit und Erbrechen waren. Jeder rechnete damit, daß nach Ausheilung der Infektion auch die Symptome aufhören würden. Unglücklicherweise trat das bei Ben nicht ein. Wenn überhaupt eine Veränderung bei der Übelkeit und dem Erbrechen eintrat, dann zum Schlimmeren, bis der Punkt erreicht war, an dem er in ein Krankenhaus eingewiesen wurde und seine Ernährung durch intravenös verabreichte Nahrung sichergestellt werden mußte.

Als David Ben zuerst traf, hatte dieser seit über sechs Monaten keine Nahrung oral zu sich genommen. Obwohl Ben recht schwach war, konnten er und seine Mutter Tessa, zusammen mit seinem ständigen Begleiter, dem Tropf, zum ersten Besuch in Davids Büro erscheinen. Bens Gesicht zeigte eine kränkliche Blässe, und er fand es schwer, das Gespräch aufrecht zu erhalten, da seine Gedanken hin und her zu treiben schienen. Tessa berichtete David über die Beziehung zu den medizinischen Beratern, die auf dem bisher schlechtesten Stand angelangt war. Die Familie war frustriert über das Krankenhaus und das Krankenhauspersonal war frustriert über Bens Zustand.

David wollte als erstes Kontakt zu ihrem medizinischen Berater aufnehmen, um sich Tessas Eindruck über Bens medizinische Situation bestätigen zu lassen. Da Ben immer noch stationärer Patient im Kinderkrankenhaus war, entschied David, der beste Weg wäre zu sehen, ob er allen, die mit Bens Versorgung zu tun hatten, beistehen konnte. Er schrieb folgenden Brief:

Liebe Eltern, liebe medizinischen Berater von Ben,

Ich schreibe diesen Brief, um Ihnen allen meine Gedanken mitzuteilen. Situationen, wie Ben sie jetzt erlebt, sind äußerst schwer für ihn zu ertragen, aber ebenso schwer auch für liebende Eltern und besorgte Ärzte. Gegenwärtig besteht Übereinstimmung – wenn ich das richtig verstanden habe –, daß Bens Übelkeit ein Überbleibsel ist, eine Art Vermächtnis, das anfängt, ein Eigenleben zu entwickeln. Bis zu diesem Zeitpunkt war Ben ein „Patient", und wir alle hofften, eine medizinische Intervention würde alles richten. Vielleicht hat sie das tatsächlich auch, obwohl das Vermächtnis weiter existiert.

Von einem jungen Menschen als „Patient" wird erwartet, daß er sein Leben/seinen Körper den medizinischen Beratern überantwortet. Sie als Eltern mußten ja sogar zu diesem Zweck vor Bens Aufnahme in das Krankenhaus eine Einverständniserklärung unterzeichnen. In gewisser Weise ist es die Aufgabe des „Patienten“, sich einfach hinzulegen und sich „operieren“ zu lassen. Wie schafft es aber ein junger Mensch zu verstehen, daß ein Teil der Lösung bei ihm selbst liegt? Wenn wir das richtig verstehen, kann allein Ben mit unserer Unterstützung seine Phantasie und seine Fähigkeiten in Bezug auf seine Bauchgefühle zum Tragen bringen, die jetzt eine Bedeutung für ihn haben. Ich denke, er setzt sie gleich mit dem Beginn des Erbrechens, und daher rechnet er natürlich damit. Zieht man seine Erfahrung der letzten sechs Monate in Betracht, wäre es töricht, es anders zu machen.

Die Frage, die ich an uns alle habe, lautet folgendermaßen: wie helfen wir einem jungen Menschen, der durch Erbrechen krank geworden ist und dessen Wille geschwächt wurde, das Problem wieder in den Griff zu bekommen oder, noch besser, sich ihm entgegen zu stellen? Von Bens Warte aus gesehen ist es nur vernünftig, wenn er zu dem Schluß gekommen ist, es handle sich um ein Problem seines Arztes oder seiner Eltern. Und er hat zum Teil auch Recht. Aber wenn wir die gegenwärtige Situation richtig sehen, sind dies hier seine Bauchgefühle und seine Phantasie, ganz gleich, was seine Ärzte machen, und ganz gleich, was seine Eltern machen.

Ich glaube auch, daß es nichts Schmerzlicheres für Eltern geben kann, als zu sehen, wie ihre kleinen Kinder in dieser Weise leiden. Angesichts dieses Leidens fühlt man sich sehr hilflos. Ich glaube, für einen teilnahmsvollen Arzt gibt es nichts Frustrierenderes, als zu sehen, wie ihre jungen Patienten leiden, und nicht in der Lage zu sein, medizinisch eingreifen zu können. In solchen Zeiten können die Frustration des Arztes und die Verzweiflung der Eltern zu gegenseitigem Mißtrauen und offenem Konkurrenzkampf führen. Solch ein Konkurrenzkampf könnte das zunichte machen, was beide Seiten anzubieten haben, und den Respekt und die Achtung, die Sie für einander empfinden, verringern. Dies habe ich schon häufig mit angesehen und denke daher, daß man sorgfältig überlegen muß, damit man nicht in diese Falle gerät. Es hilft, wenn den Eltern die Frustration ihrer medizinischen Berater bewußt wird und den medizinischen Beratern die Verzweiflung der Eltern.

Wie können Sie alle zu Übereinstimmung, gegenseitiger Achtung und Respekt für einander gelangen, damit man kooperative Maßnahmen ergreifen kann?

Wie kann man Ben helfen, sich das Problem mit der Übelkeit trotz seiner Krankheit zu eigen zu machen und seine Eltern/Ärzte/Krankenschwestern usw. aufzufordern, ihn darin zu unterstützen, das Vermächtnis seiner Krankheit zu verleugnen?

Gemeinsames Handeln ist jetzt gefragt und das kann meiner Meinung nach nur aus der Kooperation, aus übereinstimmender Interpretation der Situation und aus Kreativität heraus entstehen. Kreativität stellt sich nicht in einem Konflikt ein. Bens Situation ist verwirrend und jeder muß dem anderen zugestehen, daß er bis vor kurzem verwirrt war.

Ich hoffe einfach, einen Beitrag geleistet zu haben, indem ich Ihre Aufmerksamkeit auf die Vorbedingungen für Kreativität gelenkt habe und darauf, was dieser sehr wohl entgegenwirken könnte.

Mit freundlichen Grüßen

David Epston

Mehrere Monate später erhielt David sowohl vom Krankenhauspersonal wie auch von Bens Familie wieder Anrufe. Obwohl es insgesamt zu einer besseren Kooperation gekommen war, hielten sich die Symptome, die von Ben Besitz ergriffen hatten, weiterhin hartnäckig. Er erbrach sich fast beständig; sogar einfaches Einatmen konnte manchmal eine Erschütterung seines zarten Körpers auslösen. Die Situation hatte sich derart verschlechtert, daß er kurz vor dem Tod stand. Das Krankenhaus hatte eine große, irreversible Operation vorgeschlagen, bei der ein Bypass gelegt werden sollte, um den Magen auszuschalten. Tessa, die bei Ben im Krankenhaus geblieben war, quälte sich furchtbar mit der Entscheidung und hatte in den drei vorhergegangenen Nächten nicht schlafen können. Die Familie beschloß, sich noch einmal an David zu wenden, da vor der geplanten Operation keine Zeit mehr zu verlieren war, und es, obwohl niemand für diesen Schritt war, gefährlich wenig Alternativen zu geben schien.

David traf sich acht Tage vor Weihnachten mit der Familie im Krankenhaus. Eine Woche vorher hatten Bens Mutter, Vater und sein achtjähriger Bruder Jonathan ihm eine wunderbare Überraschung mitgebracht – einen verspielten Welpen. Dort auf der Krankenhausstation sah David zum ersten Mal Renée, die unwahrscheinlichste „Hundeperson", die er je in einem Krankenhaus zu treffen erwartet hatte. Man konnte nicht anders, als sich angesichts ihrer munteren Welpenverspieltheit fröhlich zu fühlen. Trotz ihrer verzweifelten Sorge bot uns Tessa einen Hoffnungsschimmer. Anscheinend hatte Ben positiv auf den Welpen reagiert und war für kurze Augenblicke vom Erbrechen abgelenkt worden. David war bewußt, daß diese unerwartete Wende der Ereignisse potentiell von großer Bedeutung war. Unter Umständen würde der Welpe Ben helfen können, sich auf seine Verspieltheit zu besinnen und sich vom Problem des Erbrechens zu lösen.

David sprach mit Tessa und beschloß noch im selben Augenblick, Ben in seinem Rollstuhl nach draußen in den nahegelegenen Park zu fahren, um ihn dort mit Renée spielen zu lassen. Sie hatten alle zusammen eine wunderbare Zeit und redeten und spielten miteinander. Am nächsten Tag machte David wieder einen Besuch und begleitete Ben noch einmal, damit dieser im Park mit Renée spielen konnte. Bens Verfassung hatte sich bereits so weit verbessert, daß er vom Rollstuhl aufstehen und die Gänse scheuchen konnte, die in der Nähe des Teiches herumwatschelten. Schließlich einigten David und Ben sich darauf, über das, was geschah, zu reden und das Gespräch für die Krankenhausangestellten aufzunehmen, damit sie in das Geheimnis von Bens Besserung eingeweiht werden konnten. David bestand darauf, daß Ben sich die Möglichkeit offen hielt, später zu entscheiden, mit wem er seine Entdeckung teilen wollte.

Das folgende Interview faßt den Inhalt der ersten beiden Treffen zusammen und versucht, die Geschichte von Bens Besserung zu bestätigen und auszuweiten. David fing an, indem er auf die Überraschung mit dem Welpen zurückkam; dann bat er Ben, noch einmal über das, was geschehen war, zu sprechen. „Kannst du mir erzählen, wie deine Mutter, dein Vater und Jonathan ins Krankenhaus kamen und eine Überraschung für dich hatten, auf die du nicht gekommen wärst? Wie war das?"

„Sie kamen rein mit einem Korb und einem Welpen und sagten: 'Fröhliche Weihnachten und ein glückliches Neues Jahr'", antwortete Ben.

„Hast du überlegt, was in dem Korb war oder konntest du gleich sehen, was darin war?"

„Ich habe es nicht gesehen, aber sie haben mir gleich gesagt, was es war."

„Und wann war dir zum ersten Mal bewußt, daß dies ein lebendiges Weihnachtsgeschenk war? Nicht ein Spielzeug, sondern eine wirkliche Hundeperson?"

„Als ich sie zum ersten Mal gesehen habe."

„Und glaubst du, sie hat sich sofort in dich verliebt?"

„Oh, ja."

„Und hast du dich sofort in sie verliebt?"

„Ja."

„Warum?", wollte David wissen. „Warum hast du dich in sie verliebt?"

Ben dachte über diese Frage nach und hatte keine Antwort parat. David war geduldig, weil er wußte, daß sich die Antwort aus der schönen Aufregung ergeben würde, die sie beide bei diesem wundervollen Geschenk empfanden; er fuhr fort:

„Welchen Namen hast du dieser Welpenperson gegeben?"

„Renée."

„Renée. Warum hast du ihr diesen Namen gegeben?"

„Ich dachte, das ist ein netter Name."

„Weil sie ein netter Hund ist, hast du ihr einen netten Namen gegeben?"

„Ja."

David hielt dies für ein wichtiges Urteil seitens Ben. Wenn er einem netten Hund einen netten Namen geben konnte, bedeutete dies, er war ein guter Beurteiler von Hundepersönlichkeiten. David beschloß, seine Theorie auf die Probe zu stellen: „Wenn sie ein richtig trauriger Hund gewesen wäre, hättest du sie dann 'Mieseliese' oder 'Grummeltante' genannt?"

„Vielleicht", antwortete Ben.

„Du hast ihr also einen netten Namen gegeben, weil sie ein netter Hund ist", fuhr David fort. „Was ist das netteste an Renée? Was magst du am liebsten an Renée?" Bens Antwort war sehr wichtig, weil sie zeigte, worauf sich sein Urteil, Renée sei „nett", gründete.

„Sie ist verspielt", sagte Ben. „Verspielt", wiederholte David. „Meinst du, Renée hat die Vorstellung von Spaß und Spiel in dein Leben zurückgebracht?"

„Ja."

„Hat sie dir zu Weihnachten Spaß und Spiel zurückgebracht?"

„Ja."

Da er immer auf der Suche nach einer Chance war, zwischen Problem und Person einen Vergleich zu ziehen, fragte David dann: „Glaubst du, das Problem mit dem Erbrechen hat dir Spaß und Spiel weggenommen?"

„Ja", sagte Ben kläglich.

Anscheinend war hier der Finger in die tiefste Wunde des Problems gelegt worden. David wollte, daß Ben Renées Einfluß auf sein Leben dem Einfluß des Problems mit dem Erbrechen gegenüberstellte. Er fragte Ben nach seinem Leben, bevor es zu dem Problem gekommen war. „Sag's mir noch mal, denn ich kannte dich ja nicht in der Zeit, bevor das Problem angefangen hatte, dir allen Spaß im Leben zu nehmen, was für ein Junge warst du, bevor das Problem angefangen hat, dir allen Spaß im Leben zu nehmen?"

„Ein sehr guter Junge", antwortete Ben bereitwillig.

David beschloß, Bens Meinung darüber, wie er vorher gewesen war, von anderer Seite her zu überprüfen, nämlich wie seiner Meinung nach ein bester Freund ihn gesehen hätte, und fragte, wer Bens bester Freund war. David fordert Kinder gern auf, sich selbst erst mit ihren eigenen Augen zu betrachten und dann mit den Augen irgendeines anderen Menschen – manchmal, um ihre positive Meinung von sich selbst zu verstärken, wie bei Ben, manchmal, um ihnen eine positivere Meinung von sich selbst anzubieten, als sie selbst wagen würden auszudrücken, und manchmal um sie mit einer klugen oder liebevollen erwachsenen Person in Verbindung zu bringen, die sie leiten könnte.

David stellte folgende Frage an Ben: „Wenn ich zu deinem besten Freund Daniel ginge und ihn fragte: 'Daniel, was für ein Junge war Ben, bevor das Problem mit dem Erbrechen ihm alle Freude genommen hat?', was würde Daniel sagen?"

Ben antwortete bereitwillig: „Ich war verspielt."

„Ein verspielter Junge", wiederholte David. „Würde er sagen, daß du Witze erzählen kannst und ihn zum Lachen bringen kannst? Kannst du Daniel zum Lachen bringen?"

„Manchmal" gestand Ben ein.

David forderte Ben auf, ihm einen seiner Witze zu erzählen, was dieser auch tat. Das erste Mal war Bens Witz sogar vom Radiosender „Lollie" ausgesendet worden, dem Radiosender des Kinderkrankenhauses!

Als nächstes kam David wieder auf Renée zu sprechen, und zwar auf etwas, was Ben ihm früher erzählt hatte und was ein Geheimnis bleiben sollte. „Du hast mir im geheimen erzählt, daß ... . Nicht wahr?“ vergewisserte sich David bei Ben. „Es ist ein Geheimnis und niemand hat das bis heute erfahren.“ Ben nickte verschwörerisch. David deckte das Geheimnis auf, da sie überein gekommen waren, man könnte es unter Umständen mit anderen teilen: „Renée hat mit dir in der Junghund-Kind-Sprache gesprochen!“

„Ja“, gab Ben zu.

David fuhr fort: „Renée hat dir gesagt, wie du wieder Spaß haben kannst. Und irgendwie ist es so, je mehr Spaß du hast, desto weniger stört dich dein Problem, nicht?“

„Ja,“ bestätigte Ben, „Junghund-Kind-Sprache.“

„War das dein besonderes Geheimnis, das du niemandem erzählt hast? Nur du und Renée wußten das?“ fragte David noch einmal prüfend.

„Ja“, sagte Ben.

„Glaubst du, jeder Junge sollte einen Welpen haben oder nur ein Junge mit Problemen?“ fragte David. Ben überlegte. „Jede Art von Junge sollte einen Welpen haben.“

„Du weißt, wenn du größer wirst und Renée größer wird, wirst du ein Mann und Renée ein erwachsener Hund. Meinst du, ihr werdet immer besonders gute Freunde sein?“

„Ja.“

„Wenn Renée jemals ein Problem hätte und traurig, mißmutig oder böse mit sich selbst oder mit dem Problem werden würde, würdest du dann in der Junghund-Kind-Sprache mit ihr reden?“

„Ja.“

„Würdest du ihr helfen?“ fragte David.

„Ja.“

„Also, dann hat sie wirklich Glück. Und du hast auch Glück.“

„Ja“, stimmte Ben zu.

„Glaubst du, du hast eine ziemlich nette Mutter und einen ziemlich netten Vater und einen ziemlich netten Bruder, weil sie sich so etwas ausgedacht haben?“

„Ja.“

„Meinst du, sie wußten, daß Renée in der Welpen-Junge-Sprache mit dir reden würde?“

„Nein.“

„War das nur deine und Renées Idee?“

„Ja.“

„Übrigens, wie alt ist Renée?“ wollte David wissen.

„Sieben Wochen“, erzählte ihm Ben.

„Sie muß noch viel lernen, nicht?“ bemerkte David und Ben stimmte zu. „Glaubst du, sie könnte noch mehr lernen, wenn sie älter wird, weil sie jetzt schon so viel weiß?“ fragte David.

„Ja“, stimmte Ben zu.

David wußte, daß Ben unter recht schlimmen Träumen gelitten hatte, als er krank war, und wollte sehen, ob er und Renée Ben helfen könnten, sie ein wenig schöner zu machen. „Ben, du weißt jetzt, daß der Spaß wieder in dein Leben zurückkehrt und das Erbrechen daraus verschwindet. Bedeutet das, nun hast du wieder gute Träume?“ Zu Davids großer Freude war das bereits der Fall. „Das also ist der Grund, warum du schönere Träume hast?“ fuhr David fort. „Hattest du eher einen Renée-Traum als einen Traum mit Erbrechen? Was für Träume hast du jetzt?“

„Schöne Träume“, sagte Ben.

„Waren die Träume mit dem Erbrechen stinkende und furchtbare Träume?“ fragte David, und sprach eine ziemlich sichere Vermutung aus, in der er die beiden Arten von Träumen gegenüberstellte. Ben stimmte zu, daß die Träume mit dem Erbrechen „furchtbar“ waren.

„Wann fingst du an, schöne Träume zu haben?“ war Davids nächste Frage.

„Vor ein paar Nächten.“

„Was für einen Traum, meinst du, wirst du heute Nacht haben?“

„Einen schönen Traum.“

„Ist es nicht toll, schöne Träume zu haben?“

„Ja.“

David wandte sich dann Bens Aussichten auf eine Zukunft ohne das Problem zu: „Ben, wird es eine Zeit in der Zukunft geben, wo du älter bist und das Problem hinter dir liegt und eine Sache aus der Vergangenheit ist?“

„Ja.“

David prüfte dann, ob Ben bereit wäre, seine Anti-Erbrechen-Expertise mit anderen Kindern zu teilen, die das brauchten. Dies würde nicht nur anderen Kindern helfen, sondern Ben würde vielleicht auch mehr über sein eigenes Wissen erfahren, indem er es anderen beibrachte. „Könnte es einmal eine Zeit geben, wo du anderen Jungen oder Mädchen, die so ein Problem haben, helfen würdest?“

„Vielleicht“, antwortete Ben nachdenklich.

„Vielleicht“, wiederholte David und überlegte, daß Ben vielleicht genauer wissen müßte, was das beinhaltete. „Könnte ich dich also vielleicht in sechs Monaten anrufen und sagen, ‘Ben, ich habe hier diesen kleinen Jungen getroffen, der ist ungefähr sechs und hat dies Problem mit dem Erbrechen, und er bekommt es nicht in den Griff, würdest du ihm helfen?’“

„Ja“, antwortete Ben entschieden.

„Was meinst du, welchen Rat würdest du ihm geben?“ überlegte David. Er mutmaßte, daß Ben, wenn er darüber nachdachte, ermuntert würde, sein eigenes Wissen auszuloten.

„Es ist ein ziemlich langer Kampf“, fing Ben an.

„Es ist ein langer Kampf“, schrieb David auf, wobei er Bens Worte wiederholte.

„Und wenn man erstmal den Dreh raus hat, fängt man an, darauf aufzubauen“, schloß er ab.

„Was meinst du, wie lange es dauert, bevor man anfängt zu kämpfen, bis man den Dreh raus hat?“ fragte David.

„Wenn man richtig hart kämpft, dauert es nur ungefähr drei Wochen“, meinte Ben. „Und dann übergeben einige Leute sich ein paar Tage lang nicht, aber der Grund, warum ich so lange brauchte, war, daß ich nicht so gut kämpfen konnte.“

„Wann kannst du denn gut kämpfen?“ wollte David wissen.

„Nur manchmal.“

„Manchmal kannst du gut kämpfen ... und manchmal nicht?“

„Ja.“

„Was hilft einem Jungen dabei, gut zu kämpfen?

„Hmm ... Welpen.“

„Welpen helfen dir dabei, gut zu kämpfen. Sonst noch was?“ fragte David, stets bereit, eine Liste mit hilfreichen Ideen zusammen zu stellen.

„Eine Katze“, fügte Ben hinzu.

„Eine Katze könnte das? Es ist die Liebe, die das ausmacht, meinst du nicht auch?“

„Ja.“

„Und spielen?“ schlug David vor, wobei er Ben an Renées offensichtlichste Fähigkeit erinnerte.

„Ja“, stimmte Ben zu.

David wollte, daß Ben für sich selbst Überlegungen anstellte, wie er sein eigenes Kämpfen empfand: „Als du anfingst zu kämpfen, warst du da ziemlich stolz auf dich?“ Dann stellte er Bens Gefühle der Meinung gegenüber, die das Problem von seinem durch Renée unterstützten Opponenten hatte: „Was hat das Problem von Ben gedacht? Hat es gedacht, daß es dich nicht so leicht herumschubsen kann? Meinst du, es fing an zu erkennen, daß es einem ganz schön starken Jungen gegenüber stand?“

„Nein“, antwortete Ben und erinnerte daran, wie das Problem am Anfang meinte, es könnte ihn völlig dirigieren, als er sich das erste Mal übergeben hatte.

David verstand, was er meinte. „Wußtest du, als das Problem dich völlig im Griff hatte und dich ziemlich niedermachte, meinst du, es dachte, du seist ein ziemlicher Schwächling?“

„Ja“, bestätigte Ben.

David stellte die Meinung, die das Problem von Ben hatte, als er so unterlegen war, der Meinung gegenüber, die es jetzt vielleicht von ihm hatte, wo er zurückkämpfte: „Und was, meinst du, hält es jetzt von dir? Glaubst du, es hält dich jetzt für recht stark?“

„Ja.“

David fühlte Bens Zutrauen in seine neue Stärke, und daher eröffnete er mit seiner nächsten Frage in diesem Gespräch einen neuen Blickwinkel: „Und meinst du, es hat etwas Angst vor dir?“

„Ja.“

„Findest du das in Ordnung?“

„Ja.“

„Bist du ein bißchen böse auf dein Problem?“

„Ja.“

„Warum? Warum bist du böse auf dein Problem?"

„Weil ich es hasse."

„Das kann ich dir nicht verdenken. Weißt du, daß ich es auch hasse?"

„Ja."

„Ich mag dich, aber ich mag das Problem nicht. Findest du das in Ordnung?"

„Ja."

„Macht es dir was aus, wenn ich dich sehr gern mag, aber dein Problem überhaupt nicht mag?"

„Nein."

David war sich sehr sicher, daß Ben und sein Problem sich auf den gegenüberliegenden Seiten eines sehr wichtigen Zaunes befanden. Er sah gern, wie Ben sich dem Problem entgegenstellte, aber er wollte prüfen, wie Ben ein Wiederauftauchen des Problems anpacken würde – etwas, was sehr, sehr wahrscheinlich war.

„Wenn dein Problem ab und zu mal ein Tor gegen dich schießt, wäre das in Ordnung?"

„Oh nein", antwortete Ben, der dem Problem kein Pardon gewährte.

David wollte Bens Strategie festlegen, bevor ein Comeback diesen überraschte und ihm den Kampfgeist raubte. „Na ja, man kann nicht immer gewinnen! Wärst du also sehr unglücklich, wenn es ab und zu mal ein Tor schießt? Oder würdest du dann um so mehr kämpfen?"

„Um so mehr kämpfen", sagte Ben entschlossen. Nun hatte David ein gewisses Maß an Absicherung, daß Ben in der Lage sein würde, der Mutlosigkeit zu widerstehen, wenn er mit wahrscheinlichen Rückschlägen zu ringen hatte.

David beendete das Treffen mit Ben mit einem kurzen Rückblick: „Bevor dies Problem in deinem Leben auftrat, warst du ein Junge, der ziemlich stark war?" Ben erklärte David, daß er zwar seine ursprüngliche Kraft zurückgewonnen hatte, aber daß jetzt in gewisser Weise eine neue Art von Spiel in sein Leben getreten sei.

„Obwohl dir das Problem die Kraft geraubt hat, meinst du, du bekommst sie zurück?" David fragte dies noch einmal, um zu sehen, ob er es richtig verstanden hatte.

„Ja."

„Macht es Spaß, wieder stark zu sein?"

„Ja."

„Macht es Spaß, Spaß zu haben?“

„Ja.“

David fuhr mit seinem Rückblick fort und stellte Fragen, in denen er Ben in seiner Rolle als Konsultant ansprach: „Ich verstehe. Nehmen wir mal an, ich treffe einen Jungen, der dies Problem hat und der sich richtig schlecht fühlt. Und ich sage zu dem Jungen: ‘Hör zu, es kann besser werden – in drei Tagen oder drei Wochen – wenn du anfängst zu kämpfen.’ Aber der Junge sagt: ‘Es ist hoffnungslos! Es nützt nichts. Ich schaffe es nicht! Es ist zu stark!’ Was würdest du dem Jungen sagen, um ihm Mut zu machen?“

Ben hatte tatsächlich einen sehr angemessenen Rat: „Es ist schwer, aber wenn du nicht sterben willst, mußt du kämpfen. Und das werde ich machen. Ich will nicht sterben.“

„Kämpfst du um dein Leben?“ fragte David, der Bens Intensität spürte, ernst.

„Ja“, antwortete Ben entschieden.

„Das ist gut für dich. Es ist schon komisch, aber seit du angefangen hast, um dein Leben zu kämpfen, machst du das sehr gut.“

„Ja.“

„Und ist es nicht interessant, wie du dein Leben zurückgewinnst?“

„Ja“, antwortete Ben, der wie David den Zusammenhang feststellte.

David fiel ein Ereignis vom Vortag ein, als Tessa, Ben und er zum Park gegangen waren. „Erinnerst du dich an gestern, als du im Park herumgelaufen bist und die Gänse gejagt hast, und sie haben dich gejagt? Wie lange ist es her, seit du herumlaufen und so viel Spaß haben konntest?“

„Ich weiß es nicht.“

„Ziemlich lange? Wann bist du das letzte Mal herumgelaufen und hattest Spaß?“

„Ich weiß es nicht.“

„War es schön, so herumzulaufen?“

„Ja.“

„Erinnere dich an vorgestern, als du in den Park gingst. Ich glaube, du fandest es schön, aber du mußtest im Rollstuhl umherfahren. Was ist gestern passiert? Du hast den Rollstuhl zurückgelassen und bist gelaufen?“

„Ja“, sagte Ben.

„Es ist schrecklich, daß dieses Problem dir alle Freude genommen hat, nicht wahr?“ fragte David und verglich den spielerischen Tag, den Ben im Park erlebt hatte, mit dem Tag davor, als er noch an den Rollstuhl gebunden war.

„Ja.“

„Und es hat versucht, dir das Leben zu nehmen; das ist noch schlimmer.“

David erinnerte sich voller Freude an das, was Ben nun vor sich hatte – eine Zukunft ohne das Problem. „Glaubst du, Daniel freut sich darauf, dich wieder in der Schule zu sehen?“

„Oh ja.“

„Glaubst du, er kommt zu dir und spielt mit dir?“

„Vielleicht.“

„Fandest du den Brief nett, den er dir gestern geschrieben hat?“

„Ja.“

„Wie hast du dich in deinem Inneren gefühlt, als du diesen Brief gelesen hast?“

„Gut.“

„Gut ... und hat dir das gezeigt, daß du leben solltest?“

„Ja.“

„Und daß er möchte, daß du wiederkommen und sein Freund sein sollst?“

„Ja.“

„Glaubst du, Daniel ist stolz darauf, wie du kämpfst?“

„Ja.“ Ben zweifelte daran nicht.

„Was passiert, wenn das Problem schwerer wird?“ David wollte wissen, wie Bens Strategie hierfür aussah. Ben erklärte, je schwerer das Problem werden würde, desto härter würde er kämpfen. Er lehnte auch Davids Vorschläge ab, jemand könnte ihm helfen zu kämpfen oder könnte an seiner Stelle kämpfen. Das mußte er selbst machen, sagte er. David dachte, vielleicht hätte Ben vergessen, wer mit ihm kämpfen könnte. Ben stimmte ihm zu – das hatte er tatsächlich – nämlich Renée. „Ich vergesse Renée nie“, versprach David. „Ich weiß, Renée ist immer bei dir. Glaubst du, Erwachsene könnten glauben, daß ein Welpe einem Jungen so viel helfen kann?“

„Einige Leute glauben es nicht.“

„Meinst du nicht, du solltest einigen Leuten dein Geheimnis mitteilen? Es einigen vertrauenswürdigen Erwachsenen erzählen?“

„Ja.“

„Gibt es hier im Krankenhaus einige Leute, denen du vertrauen kannst, oder meinst du, du solltest es einfach für dich behalten?“

„Allen Schwestern kann man vertrauen“, versicherte Ben David. „Auch Dr. Webster“, fügte er hinzu.

David beendete das Interview, indem er mit Ben überlegte, was sie mit der Tonbandaufzeichnung, die sie von ihrem Gespräch gemacht hatten, tun könnten. „Möchtest du das Band mit nach Hause nehmen und dir an den Wochenenden vorspielen?“ fragte David. „Es ist vielleicht schön, wenn du es dir am Abend vorspielst, bevor du schlafen gehst. Es verhilft dir zu schönen Träumen und hilft dir einzuschlafen. Es ist schön, gute Träume zu haben, nicht?“

„Ja.“

„Ich wette, deine Probleme haben dir deine Träume verdorben. Glaubst, du hast heute Nacht einen spaßigen Traum?“

„Ja.“

„Hast du eine Vorstellung, wovon du gern träumen würdest? Irgend etwas besonderes? Weißt du, wenn du ein Video sehen willst, gehst du zum Laden und holst dir das Video, das du haben willst. Welchen Traum würdest du heute abend gern sehen? Hättest du gern einen Traum von ‘Ben gegen das Problem’?“

„Nicht so gern.“

„Nicht so gern. Einen Traum ‘Ben besiegt das Problem’? Einen Traum ‘Ben ist glücklich’?“ David hatte an der falschen Stelle gefischt. Ben wollte überhaupt keine Träume. „Du willst also überhaupt keine Träume haben. Nur einen friedlichen Schlaf?“ sagte David.

„Ja“, antwortete Ben.

„Okay. Also, ‘träum schön’, wenn du träumen möchtest, und ‘schlaf schön’, wenn du einfach nur schlafen möchtest.“

Nicht lange nach diesem Treffen wurde Ben entlassen und wurde nur noch einmal wieder eingewiesen. Drei Monate später schrieb Tessa:

Ich bin sehr glücklich über die augenblickliche Lage. Ben schafft es, fünfmal am Tag zu essen, und erfüllt damit den Zeitplan, den wir aufgestellt haben; er hat sich dadurch sogar zwei Nächte pro Woche ohne die künstliche Ernährung durch die Nase verdient! Dazu kommt dreimal die Woche ein normaler Schulbesuch und außerdem kann er einfach all die Dinge machen, die kleine Jungen sich eben so einfallen lassen.

Es ist so wunderbar, diesen lärmenden Sonnenschein wieder im Haus zu haben, obwohl wir noch überhaupt keine Vorhersage machen, wann alles hinter ihm liegen wird. Die größte Hürde, die ich sehe, wird die sein, Ben die Verantwortung für sein Essen zu geben. Im Augenblick müssen wir alle Mahlzeiten beaufsichtigen, da er es sonst vorzieht, sie zu vergessen. Das Erbrechen tritt immer mal wieder als Störfaktor auf, wobei es normalerweise durch Husten ausgelöst wird. Im großen und ganzen sind wir glücklich, die Zeit als Familie zusammen genießen zu können, und können auch die Vorteile sehen, die sich aus dem ganzen ergeben haben, vor allem die Veränderungen in Ben. Er ist viel liebevoller geworden und kann seine Gefühle leichter ausdrücken. Und erstaunlicherweise ist ihm sein wunderbarer Sinn für Humor erhalten geblieben! Die Nachrichten werden also hoffentlich weiterhin immer besser werden. Vielen Dank, daß Sie den Kontakt aufrecht erhalten haben. Übrigens, wenn sich jemals die Gelegenheit ergeben sollte, wo unsere Erfahrung anderen nützen könnte, zögern Sie bitte nicht, uns anzusprechen. Ich mache nun Schluß und überlasse Ben den Rest der Seite.

Ben füllte den Rest der Seite mit einem Gruß: „Hallo, David!" und einer Zeichnung von Renée zu Hause (Abbildung 1.5)

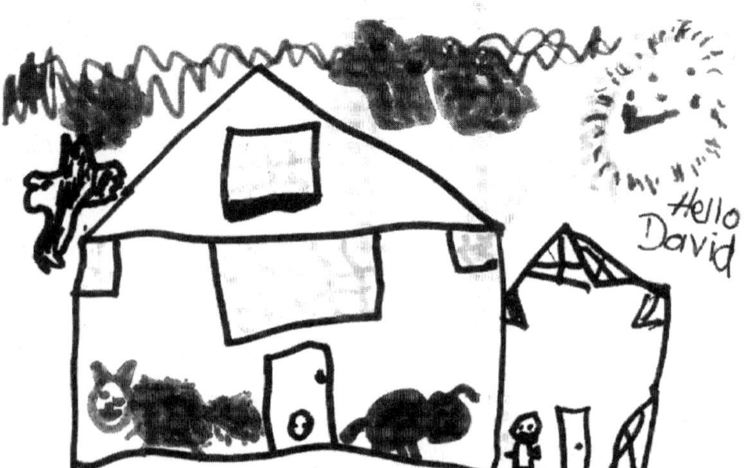

Abbildung 1.5: „Wie wunderbar, den lärmenden Sonnenschein wieder zu Hause zu haben."

Fast ein Jahr später und völlig unerwartet erhielt David einen Brief von Ben:

Für David,

Ich bin völlig gesund! Und ich bin im Chor. Wir lernen Weihnachtslieder. Ich habe Streit in der Schule, weil die Kinder sagen, daß ich beim Spiel mit den Flaschendeckeln schummel, und dann gehe ich weg, denn ich schummel nicht. Und ich spare für das Jugendlager im Dezember, für Weihnachtsgeschenke, Schulbücher, Schuhe und die kaputte Dachrinne.

Viele Grüße von Ben

PS. Ich wünsche dir super Weihnachten.

David antwortete:

Lieber Ben,

was für eine wunderbare Weihnachtsüberraschung es für mich war zu hören, daß du wieder VÖLLIG GESUND bist! Das hätte zu keinem besseren Zeitpunkt für mich kommen können. Und ich erinnere mich auch, daß es schon fast ein Jahr her ist, seit Renée dieses Junghund-Kind-Gespräch mit dir hatte, das dir so sehr geholfen hat. Magst du Renée jetzt, wo es dir besser geht, immer noch so sehr? Wirst du ihr immer dankbar sein, weil sie genau zu dem Zeitpunkt in dein Leben gekommen ist, wo du sie so brauchtest? Ist sie ein ganz besonderer Hund geworden? Wirst du ein ganz besonderer Junge? Wenn ja, meinst du, das hat irgend etwas damit zu tun, wie du selbst für deine Besserung gesorgt hast? Ich bin froh, daß du nicht schummelst. Ich habe dich immer für einen sehr ehrlichen Jungen gehalten. Freust du dich auf das Weihnachtslager? Warum sparst du für die Dachrinne? Hast du sie kaputt gemacht?

Vielen Dank für deine Wünsche für ein super Weihnachten. Weißt du, ich glaube, es wird super werden. Wenn du Zeit hast, schreibe mir wieder und beantworte meine Fragen. Grüße Tessa und deinen Papa und Bruder und gib Renée heute abend etwas extra Hundefutter von mir, wenn es dir nichts ausmacht.

Ich wünsche dir ein schönes Jahr 1994 ohne dein Problem,

David

Ein Jahr später schickte Ben David eine Karte mit einer Zeichnung von einem muskulösen Jungen in einer Jacke der Chicago White Sox (Abbildung 1.6) und folgender Information:

WIE BEN IST. Ben ist toll! UND WIE! Er spielt Fußball und tanzt Mambo, Chachacha, Rock'n Roll und Jive!

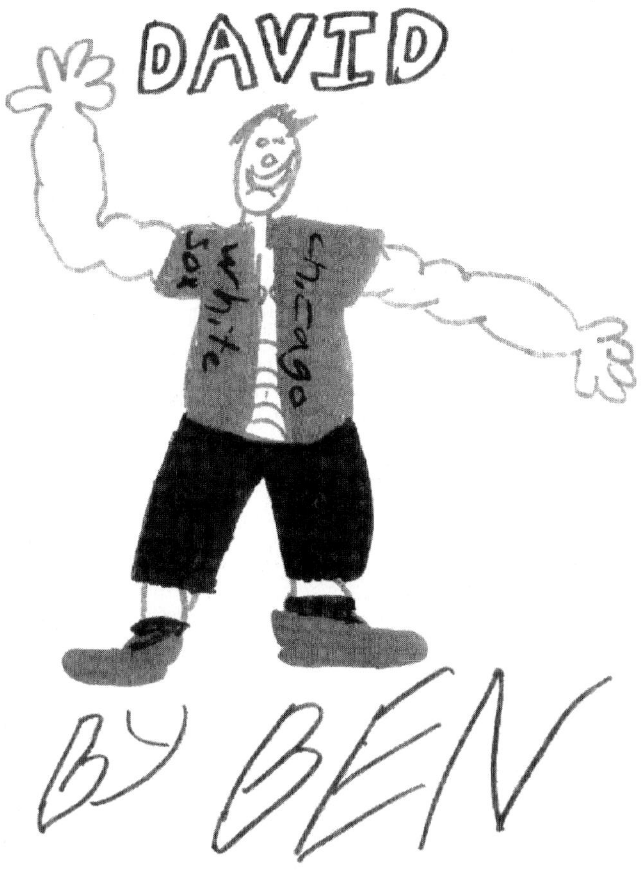

Abbildung 1.6: „WIE BEN IST. Ben ist Toll! UND WIE!"
David Chicago White Sox von Ben

Tessa und Ben schickten als weitere Information ein Photo von Ben zusammen mit Renée, als sie wegen des Buches angesprochen wurden (Abbildung 1.7).

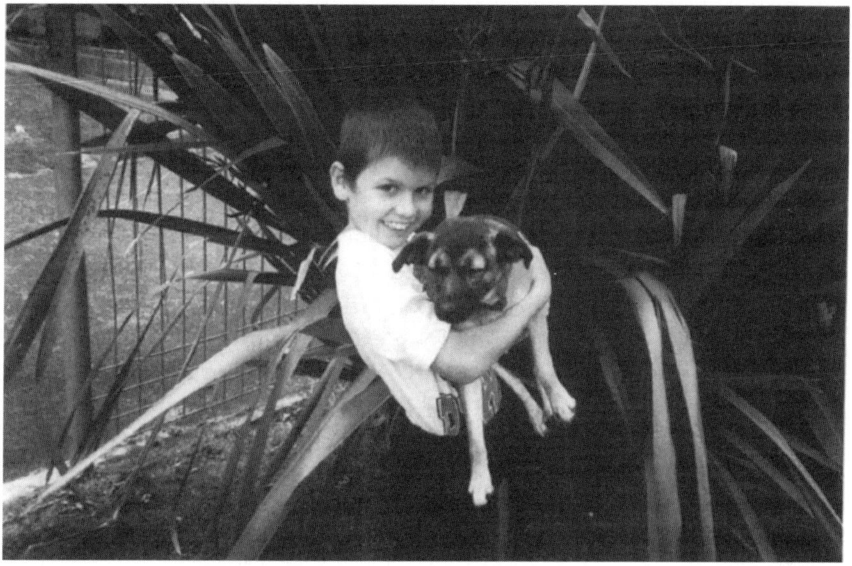

Abbildung 1.7: Ben mit Renée

Zusammenfassung

Viele Probleme fordern zu einer Atmosphäre voller Ernsthaftigkeit heraus, in der unscheinbare Hoffnungsschimmer und Möglichkeiten untergehen. Ganz gleich, wie hart die Umstände zu sein scheinen, wie in Bens Fall, normalerweise sind Kinder froh über eine spielerische Einstellung, die ihnen hilft, sich auszudrücken und Veränderungen zu erforschen. Wenn ein Therapeut sich selbst angesichts des Todes mit ganzem Herzen auf eine spielerische Beziehung einlassen kann und die Ko-Konstruktion heilender Narrative im Auge hat, wird sein Mut belohnt werden. Wenn ein Therapeut auf die Kreativität vertraut, die in der Interaktion der Phantasie von Erwachsenen und Kindern zur Verfügung steht, wird ihre Begegnung erfrischend, aufregend und voller Überraschungen sein.

Kapitel 2

Kind und Problem unterscheiden lernen

Nimm dir eine Minute Zeit und stell dir vor, du seist ein Kind und bist zu einer fremden Person gekommen, die – wie deine Eltern dir gesagt haben – dir bei „deinem Problem" helfen wird. Nach einer kurzen Vorstellung setzt sich jeder hin, und deine Eltern sprechen darüber, wieviel Sorgen sie sich um dich machen. „Wir wissen einfach nicht, was ihr fehlt", sagen sie. Sie fahren fort und beschreiben dein schlechtes Verhalten. Die Therapeutin reagiert darauf, indem sie fragt: „Seit wann ist das so?" Wie fühlt man sich an Stelle dieses Kindes, wenn man jemandem auf diese Art und Weise vorgestellt wird? Wie würdest du dir wünschen, vorgestellt, beschrieben und in einem Gespräch zwischen deinen Eltern und einer Fremden behandelt zu werden?

Von dem Augenblick an, wo es durch die Tür kommt, bildet sich ein Kind seine Vorstellung davon, was Therapie ist. Wenn die Eltern oder andere Erwachsene das Kind der Therapeutin vorstellen, hat dieses normalerweise wenig Einfluß darauf, wie es beschrieben wird, und hat noch weniger die Möglichkeit, diese Schilderung zu kritisieren oder dagegen zu protestieren. Es ist potentiell der Gnade der Erwachsenen ausgeliefert, die seine Motivationen und Gefühle mit ihren eigenen Augen betrachten. Weiterhin sieht es unter Umständen, wie es einer Fremden mit seinem vermeintlich pathologischen oder problematischen Verhalten vorgestellt wird. Bei der Darlegung eines Problems vor einer Therapeutin geschieht es in der Familientherapie häufig, daß die Erwachsenen in einer Weise ihre Sorgen oder Klagen über das Kind äußern, die für dieses unbeabsichtigt peinlich ist.

Ein junger Mensch möchte sehr wahrscheinlich in den Augen seiner Eltern oder Geschwister positiv dastehen, besonders wenn er einer Fremden wie der Therapeutin vorgestellt wird. Wie können wir als Therapeutinnen handeln, damit das Problem nicht die Identität des Kindes definiert, die Tagesordnung bestimmt und den Ton bei der Einführung eines jungen Menschen in die Therapie festlegt? Nun, zum einen können wir versuchen, Kind und Problem trennen zu lernen. Von Anfang an ergeben sich Möglichkeiten oder man führt sie herbei, um ein Gespräch über die Interessen, Fähigkeiten, Eigenheiten und das Wissen des Kindes zu führen.

Sich mit dem Kind, aber nicht mit dem Problem treffen

In der narrativen Therapie können Therapeutin und Familie mit einer externalisierenden Konversation über die problematische Situation beginnen, bevor die Therapeutin versucht, mehr über das Kind zu erfahren. Dadurch können Gefühle von Scham und Schuld, die Eltern und Kind empfinden, erleichtert werden. Das Problem könnte jedoch so sehr internalisiert oder mit der Identität des Kindes verbunden sein, daß es dem Kind schon erniedrigend erscheint, wenn das Problem zu Beginn einer Sitzung diskutiert wird. Es könnte klug sein, damit anzufangen, daß man um eine Beschreibung des jungen Menschen bittet, bei der das Problem ausgeklammert wird. Da dieser Ansatz unkonventionell ist, holen wir uns dafür zuerst die Zustimmung der Eltern ein.

Bei ihrem ersten Treffen fiel es Jenny zum Beispiel auf, wie Patrick mit traurigem Gesicht ins Nichts starrte, während die übrigen Familienmitglieder damit beschäftigt waren, die verschiedenen negativen Auswirkungen seines Fehlverhaltens sowohl zu Hause wie auch in der Schule aufzuzählen. Jenny unterbrach sie: „Ich respektiere Ihre Sorge wegen des Problems, aber ist es Ihnen recht, wenn ich mir zunächst etwas Zeit dafür nehme, Patrick getrennt von seinem Problem kennen zu lernen?" Sie waren nur allzu bereit, ihr etwas über Patricks Interessen und Eigenschaften zu erzählen. Bei der nächsten Sitzung fragte Jenny Patrick, woran er sich von der vorherigen Sitzung erinnerte. Patrick berichtete: „Sie haben gesagt, ich bin klug und kann richtig gut zeichnen." Später gestand Patrick durch den Mund einer Puppe, daß er eine Geschichte von sich selbst hatte – daß er „richtig dumm" war. Selbstverständlich dauerte es eine Weile, bis sich etwas veränderte, aber es war eine Grundlage geschaffen worden, damit Patrick sich respektiert fühlte und lernte, sich selbst zu respektieren.

Richtet man die Aufmerksamkeit auf die einzigartigen Fähigkeiten eines jungen Menschen und seine Ideen für eine Veränderung, so schafft dies eine hoffnungsvolle Atmosphäre. Sehr wahrscheinlich wird dieser Ansatz das Eis brechen und den jungen Menschen aufmerksam, wenn nicht sogar enthusiastisch machen. Unschätzbare Information kann entdeckt oder wiederentdeckt werden, die uns mit dem jungen Menschen verbindet und Hinweise auf Ressourcen gibt, die für die Auseinandersetzung mit dem Problem zur Verfügung stehen. Solche Entdekkungen können die Grundlage werden, auf der eine alternative Geschichte entsteht, die in den Kompetenzen des Kindes und der Familie

Wichtig

begründet ist und so zwingend ist, daß sie sich gegen die problembeherrschte Geschichte behaupten kann.

Wenn ein Problem das Treffen mit dem Kind verdüstert

Wenn die Beschreibung der Familie die Identität des jungen Menschen mit dem Problem oder dem Symptom verschmelzen läßt, kann es Schwerstarbeit sein, mehr über die Fähigkeiten des Kindes herauszufinden. Normalerweise machen wir beharrlich weiter, bis wir an der düsteren Wolke des Problems vorbei sind und sehen können, wer dieser junge Mensch ist, wenn ihn nicht gerade das Problem beherrscht. Man muß hier anmerken, daß die Sorgen und Klagen der Familie nicht ignoriert werden dürfen. Sie sind zu respektieren, damit wir nicht den Eindruck erwecken, wir bagatellisierten die Ernsthaftigkeit der Situation auf leichtfertige Weise. Eine externalisierende Konversation ist hier von unschätzbarem Wert, da man sich in einer Form auf das Problem beziehen kann, die es von der Identität des jungen Menschen trennt, es gleichzeitig aber nicht ignoriert.

Mit einem Prolog wie dem folgenden kann man sich von dem jungen Menschen und seiner Familie die Erlaubnis holen, in einer Weise fortzufahren, die jedenfalls für eine gewisse Zeit das Problem beiseite schiebt: „Ich höre, daß die Wut Ihnen sehr viel Sorgen bereitet, und wir werden ganz gewiß immer wieder darauf zurückkommen. Ist es Ihnen recht, wenn ich mir jetzt ein wenig Zeit nehme, um herauszufinden, wer Kate außerhalb ihres Problems ist ... wenn sie nicht unter dem Einfluß der Wut steht?" „Kann ich mir etwas Zeit nehmen, um Sie alle ohne das Problem kennenzulernen, damit ich Sie erst einmal als Individuen anerkennen und respektieren kann, und auch innerhalb Ihrer Beziehungen zueinander?" Oder zu den Eltern: "Was würde Ihrer Meinung nach Kate vorziehen: Daß ich zuerst erfahre, wer sie ist, wenn sie frei von dem Problem ist, oder wer sie ist, wenn das Problem von ihr Besitz ergriffen hat?"

Wenn das Problem bereits diskutiert wird und anfängt, die Konversation zu beherrschen, können folgende Fragen gestellt werden: „Finden Sie es alle in Ordnung, wenn ich in einer Weise von dem Problem spreche, die es von Kate ablöst und sie etwas von dem Druck auf ihr und den Vorwürfen entlastet?" „Finden Sie es alle in Ordnung, wenn wir alle Urlaub von dem Problem nehmen, damit etwas frischer Wind in die

Diskussion kommt?" „Wenn wir mal das Problem in eine Schachtel tun und eine Weile lang ignorieren, was können Sie mir von ihr erzählen, was wichtig ist?"

Wenn eine besonders dunkle Wolke über dem jungen Menschen hängt, können Fragen wie die folgenden hilfreich sein: „Ist das Problem über Ihrem Leben wie eine Sonnenfinsternis erschienen, die Ihren Tag verdunkelt? Haben sie sich mittlerweile so lange Sorgen gemacht, daß Sie es schwer finden, sich daran zu erinnern, was Sie an ihr liebten und schätzten? Haben Sie sogar vergessen, was Sie einst wunderbar an ihr fanden? Nimmt es Ihnen oft Ihren eigenen Selbstrespekt als Eltern?"

Fähigkeiten entdecken

Wenn man sich auf diese Weise auf ein Verfahren geeinigt hat, kann man mit Eröffnungsfragen wie den folgenden fortfahren: „Was würdest du mir gern als erstes von dir erzählen?" „Erzähl mir von einigen Dingen, die dir Spaß machen oder die dich am meisten interessieren." „Worüber hast du nachgedacht, was mich deiner Meinung nach, da ich ja weiß, wie alt du bist, überraschen würde?"

Fragen an die Familienmitglieder wären zum Beispiel: „Können Sie mir von einigen Fähigkeiten und Interessen Roxannes erzählen, die Sie an ihr mögen?" „Was macht Roxanne einzigartig?" „Welche Dinge sollte ich Ihrer Meinung nach über Roxanne wissen, abgesehen davon, wie das Problem sich bei ihr auswirkt?" „Worauf freut sich jeder von Ihnen, was Sie wieder mit ihr gemeinsam haben werden, wenn das Problem aus dem Weg geräumt ist?" „Welche Hoffnungen und Träume haben Sie für sie?" „Wenn ich auf einer einsamen Insel mit Roxanne strandete, was würde ich an ihr respektieren lernen? In welchen Dingen würde ich im Laufe der Zeit lernen, mich auf sie verlassen zu können?"

Speziell für die Eltern geeignete Fragen wären zum Beispiel: „Wenn Sie an den stolzesten Zeitpunkt als ihre Mutter/ihr Vater denken, worauf waren Sie da stolz?" „Wenn ich Mäuschen im alltäglichen Leben Ihrer Tochter spielen könnte, was würde ich an ihr bewundern, was wirklich nur diejenigen wissen können, die mit ihr zusammenleben?" „Welche Seiten Ihrer Tochter würden Sie mir gern zeigen, die Ihnen das Gefühl geben, eine großartige Mutter/ein großartiger Vater zu sein?" „Was sollte ich erfahren, was Ihre Tochter gegen das Problem in die Waagschale werfen kann, was immer das auch sein mag?"

Wenn wir uns auf die Familienbeziehungen konzentrieren, könnten wir fragen: „Was können Sie mir über Ihre Vater-Sohn-Beziehung erzählen, das nicht von dem Problem berührt wird?" „Was wäre für mich gleich zu Anfang wichtig zu wissen in Bezug auf die Art Ihrer Liebe zueinander in dieser Familie?"

Wenn wir den jungen Menschen losgelöst von dem Problem kennenlernen, kann uns dies Koordinaten an die Hand geben und auf ein spielerisches Veränderungsabenteuer ansetzen. Spezielles Wissen über die Interessen und Fähigkeiten des Kindes geben uns Einblick, was dieses Kind seinem Problem entgegen setzen kann. Mit diesem Wissen beginnt dann die Therapeutin das Gespräch mit dem Kind, wobei sie sprachliche Brücken baut, die es dem Kind ermöglichen, das Problem auf seine eigene phantasievolle Weise in Angriff zu nehmen.

Die abertausenden von Möglichkeiten, die wir entdecken, sind oft überraschend und hinreißend. Wir entdecken vielleicht ein Interesse am Jonglieren, Zeichnen von Cartoons, Ausdenken von wissenschaftlichen Experimenten oder den Ehrgeiz, ein Buch über Frösche und Kröten zu schreiben. Findet man heraus, daß ein Kind sich für Kampf- und andere Sportarten oder Tanzen interessiert, können sich daraus Metaphern für die Auseinandersetzung mit dem Problem herleiten lassen. Mentales Karate kann zum Beispiel benutzt werden, um ein externalisiertes Problem zu „bekämpfen". Ein Kind kann ein aktives visuelles Vorstellungsvermögen und ein reiches Phantasieleben aufweisen. Manchmal kommen ungewöhnliche Fähigkeiten oder Ressourcen zum Vorschein, wie zum Beispiel ein unheimliches Wahrnehmungsvermögen oder die Beziehung des Kindes zu einem Phantasiefreund. (In Kapitel 10 konzentrieren wir uns auf diese „besonderen und irren" Fähigkeiten.)

Leons Spiel

Während eines ersten Treffens mit Dean schien der neunjährige Leon sich durch die Diskussion in seiner Familie um seinen „Mangel an Selbstbeherrschung", „sein Stören in der Klasse" und die „Schwierigkeiten", in die er sich ständig brachte, gedemütigt zu fühlen, obwohl diese Probleme als die „Schlingeleien" externalisiert wurden, die man wegen seines ständigen Sich-Windens auch als „Schlängeleien" bezeichnen könnte. Leon wand sich hinter der Couch oder schlug sich mit dem Kissen über den Kopf, während die Familie von den Auswirkungen der „Schlingeleien" berichtete. Hierzu gehörte die Beschämung, die er empfand, als er aus der Klasse, in der alle seine Freunde saßen, herausgeholt wurde und zur Direktorin gehen mußte. Die Schule dachte nun daran, ihn in eine andere Klasse mit Schülern, die er nicht kannte, zu versetzen. Alle hatten den Eindruck, daß Leon, wann immer er „mit seinen Freunden verrückt spielte“, völlig aus den Augen verlor, was er eigentlich in der Klasse tun sollte.[6] Bevor Dean von der Annahme ausging, Leons Verhalten müsse den Erwartungen der Schule angepaßt werden, untersuchte er die Möglichkeiten, wie Leon selbst, seine Familie und die Schule seine Energie und Lebhaftigkeit in größerem Umfang akzeptieren könnten, und entwarf einen diesbezüglichen Brief. Die „Schlingeleien“ wurden sorgfältig neu sortiert und beinhalteten eine Liste von Verhaltensweisen, die für Leon wegen ihrer Auswirkungen auf seinen Schulalltag und seine Freundschaften unannehmbar waren.

Dean richtete einen großen Teil seines Interesses darauf, Leon getrennt von seinen problemorientierten Sorgen kennenzulernen. Leon sprach stolz von seinem Können beim Bogenschießen und Fischen und ganz besonders über seine Fähigkeiten als Erfinder. Seine Eltern sagten, er sei ständig in seinem Zimmer oder im Hinterhof damit beschäftigt, neue Spiele oder wissenschaftliche Experimente zu erfinden. Sie schilderten seine aktive Phantasie und seine Entschlossenheit, wenn es darum ging, seine Erfindungen zu verfolgen. Das Sich-Winden wurde weniger, als sie in dieser Weise miteinander redeten, und Dean konnte zum ersten Mal Leons Gesicht sehen, wenn dieser sich nach vorn lehnte, um die Beschreibung seiner Eltern zu erläutern oder etwas hinzuzufügen. Dean überlegte laut, ob die „Schlingeleien“ wollten, daß Leon sowohl seine Freunde wie auch seine Selbstachtung in der Klasse verlor. Wollte Leon seine Aufmerksamkeit vielleicht lieber als erstes auf die Schule richten – und die „Schlingeleien“ draußen auf dem Schulhof lassen –, damit er Freude daran haben konnte, in der Klasse bei seinen Freunden zu sein, statt zur Direktorin geschickt zu werden? Wie konnte er die „Schlingeleien“ überlisten, damit sie ihn nicht weiter in Verlegenheit brachten?

„Hast du dein Talent beim Erfinden von Spielen schon mal dazu benutzt, die „Schlingeleien“ auf ihren Platz zu verweisen?“ fragte Dean ihn. Genau wie andere Kinder, die besondere Fähigkeiten besitzen, wie zum Beispiel Spiele und Experimente zu erfinden, griff Leon sofort bereitwillig die Gelegenheit auf, sein Talent in Aktion treten zu lassen. Manchmal führen Aufforderungen wie diese zu einer unerwarteten Ein-

[6] Leons „Schlingeleien“ würden normalerweise als *attention deficit hyperactivity disorder* (Aufmerksamkeitsstörung mit Hyperaktivität) diagnostiziert werden. Weitere Ausführungen zu diesem Thema finden sich in NYLUNDS und CORSIGLIAS Artikel (1996): *From deficits to special abilities: Working narratively with children labeled ADHD.*

gebung. Bei der nächsten Sitzung überraschte Leon alle mit der Ankündigung, er habe eine eigene Erfindung gemacht, wie er mit den „Schlingeleien" umgehen könnte.

Dean bat Leon, ihn einzuweihen. Statt ein Spiel zu erfinden, das die „Schlingeleien" aus ihm selbst herausließ, hatte Leon sie sich in einer Art Zielscheibe aufs Korn genommen. Er hatte eine Zeichnung von sich selbst im Klassenzimmer gemacht. Von den Grenzen des Klassenzimmers bis zum Schulhof draußen sah man konzentrische Kreise. Das Spiel funktionierte in folgender Weise: Wenn die „Schlingeleien mich im Klassenzimmer erwischen", gehen 10 Punkte an sie und null Punkte an Leon. Wenn Leon die „Schlingeleien" in der Klasse in Schach hielt (indem er die „Fähigkeiten, sich zu beruhigen" anwandte, die er mit Dean herausgearbeitet hatte), bekam er mehr und mehr Punkte, bis zu maximal zehn, wenn er die „Schlingeleien" dorthin verwies, wo sie hingehörten – nämlich auf den Schulhof während der Pause. Seine Mutter lachte leise, als sie Leons Erfindungsreichtum bemerkte. Sie verstand jetzt, warum seine Lehrerin ihr erst am Tag zuvor davon erzählt hatte, wie Leon aus dem Klassenzimmer heraus an ihr vorbei auf den Schulhof gerast war. „Er muß versucht haben, zehn Punkte zu bekommen!"

Der Wunderknabe

Im folgenden Beispiel erfährt David (der Therapeut) von Maggie, der Mutter des neunjährigen Gregory, etwas über dessen besondere Fähigkeiten. Diese Fähigkeiten passen nicht zu den Berichten der Schule, nach denen Gregory depressiv war und ein Jahr zurückversetzt werden sollte. Besonders Gregorys Fähigkeit zu phantasieren, hatte eine unerwartete Auswirkung auf seine Geschichte über sich selbst als Schüler und veränderte sein Ansehen in der Schule.

Maggie war nach ihrer Scheidung mit Gregory und seiner jüngeren Schwester, die acht Jahre alt war, in eine andere Stadt gezogen. Gregorys neue Schule lud sie zu einem Gespräch ein, in dem die Lehrerinnen ihre Sorge über das, was sie Gregorys „Depression" nannten, zum Ausdruck brachten. Anscheinend waren sie zu diesem Schluß gekommen, da Gregory an seiner Schularbeit kein Interesse zeigte, und seine Mutter ihnen erzählt hatte, daß sie vor kurzem geschieden worden war.[7]

[7] Während des ersten Treffens sprachen David, Maggie und Gregory über die Scheidung. Wir übergehen jedoch diesen Teil der Konversation, um die Zusammenarbeit zwischen Gregory und David unter besonderer Berücksichtigung von Gregorys speziellem Talent zu zeigen.

Beim ersten Zusammentreffen mit Gregory fragte David nach Gregorys Fähigkeiten. Maggie erzählte ihm, daß Gregory besonders interessiert daran war, „sich Fragen zu stellen, nachzudenken und Dinge herauszufinden. Er hat einen guten Kopf für bestimmte Dinge, besonders fürs Träumen." David schien Maggies Beschreibung nicht mit den Ansichten der Schule zusammenzupassen, die es für nötig hielt, Gregory eine Klasse zurückzuversetzen.

David fragte Gregory, ob er „eher ein Spielmensch war als ein Schulmensch". Dieser stimmte von ganzem Herzen zu: „Ich sitze da einfach und denke." „Heißt das, du hast eher einen Sinn für Anti-Arbeit als für Arbeit?" fuhr David fort. Gregory grinste zustimmend. „Nach welcher Art von Anti-Arbeit steht dir der Sinn?" wollte David wissen. „Phantasieren", kam die Antwort wie aus der Pistole geschossen. „Wie machst du das, wenn du phantasierst?" Gregory antwortete: „Ich sehe mir andere Leute an und sehe durch ihre Augen hindurch. Wenn ich fernsehe, ist es, als ob ich weiß, was sie als nächstes sagen wollen."

Gregorys Aufregung über sein Einbildungsvermögen war spürbar. Dies machte David neugierig zu erfahren, wie Gregorys Phantasie funktionierte. „Wenn du das machst, mußt du dann die Augen zumachen oder kannst du das mit offenen Augen?" Sofort beugte Gregory seinen Kopf vornüber und drückte ihn gegen die Knie, dabei sagte er: „Ich kann meine Augen gegen meine Knie drücken. Ich kann viele Farben und einen Lichtstreifen sehen." „Donnerwetter!" rief David aus, „Kannst du mir zeigen, wie du das machst, und ich schreibe auf, was du sagst?"

Gregory fuhr selbstsicher fort: „Eine große, verschwommene Drei, eine große, verschwommene, grüne Drei."

„Hmm," machte David, während er schrieb. „Was noch?"

„Eine Rakete und ein Lastwagen."

„Eine Rakete und ein Lastwagen. Du hast wirklich ein tolles Knie!"

Gregory unterbrach ihn fast: „Huch, ich kann eine Kiste sehen."

„Was für eine Kiste?"

„Viele Kisten."

„Kisten. Was glaubst du, ist in ihnen?" fragte David.

„Schachtelmännchen, zwei sind offen. Oh, ein Motorrad kommt da raus, da ist so was wie eine kleine Brücke für das Motorrad."

„Welche Farbe hat das Motorrad, rot oder was anderes?"

„Silber."

„Fährt jemand auf ihm?"

„Eigentlich nicht."

„Ist es ein fahrerloses Motorrad?" überlegte David.

„Ja."

„Fährt es schnell oder langsam? Ist der Motor an oder rollt es?"

„Der Motor ist an."

„Wer glaubst du, hat ihn angemacht?"

„Vermutlich einfach angemacht und es hochgeschoben."

„Glaubst du, das Schachtelmännchen hat das gemacht?" versuchte David zu raten.

„Hmm," Gregory machte eine Pause. „Ich kann auch ein Auto sehen. Gelb."

„Auch ein Auto?"

„Und ich kann ein Flugzeug sehen – Düsenflugzeug!" rief Gregory aus.

„Düsenflugzeug?"

„Es ist gerade explodiert!"

„Du meine Güte, gerade explodiert."

„Ja. Irgend jemand hat das Düsenflugzeug gesprengt. Und ich kann den Fleck sehen. Es ist ein kleiner Fleck, und man kann Dinge darin sehen."

„Ist es ein Fleck, der dir Angst macht?" fragte David.

„Nein, es ist ein freundlicher Fleck."

„Kannst du dich darein tun?"

„Ja, ich versuche es mal," kicherte Gregory. „Huch, ich habe gerade was zerquetscht."

„War das ein Wurm oder ein Käfer?"

„Nein, es war etwas Rundes. Wahrscheinlich ein Stück von einer Frucht."

„Frucht?"

„Nein, ein Fußball."

Durch Gregorys lebhafte Schilderungen kam David auf den Einfall, ihn zum gemeinsamen Phantasieren aufzufordern. „Gut, du hast gerade einen Traum begonnen", gab er vor, „und du hast einen Fußball zerquetscht." Gregory nickte.

David überlegte im stillen, ob Gregorys Vorstellungsvermögen dazu beitragen könnte, seine Schulprobleme abzuwenden. Bei seiner nächsten Frage brachte David seine eigene Phantasie mit ins Spiel: „Möchtest du in diesen Träumen ein Wunderknabe sein?"

„Gut, ich versuche es mal," sagte Gregory und fuhr fort: „Ich bin gerade in eine Telephonzelle gegangen und wieder herausgekommen."

„Hast du dich umgezogen und dir das Kostüm für den Wunderknaben angezogen?"

„Ja. Ich bin umhergeflogen und habe mir den Kopf am Laternenpfahl gestoßen."

„Dann gehst du lieber noch mal zurück und machst noch ein bißchen Wunderknabentraining mit!" sagte David grinsend.

David forderte Gregory auf, sich in den Geist des Wunderknaben hineinzuversetzen und sich einige seiner außergewöhnlichen Fähigkeiten zunutze zu machen: „Also, dieser Wunderknabe hat einige Probleme in der Schule. Er ist ein sehr intelligenter Junge."

Gregory griff dies sofort auf und stürmte voran: „Er sitzt an seinem Schultisch und spielt mit seinem Bleistift. Die Lehrerin ist böse auf ihn, weil er zu viel herumspielt. Er sieht sich um und beobachtet all die anderen, die ihre Arbeit machen."

David fragt Gregory, was der Wunderknabe gegen das Schulproblem unternehmen würde. Gregory beschreibt die Wundertaktiken, die der Wunderknabe beim Schreiben in der Schule anwenden würde: „Wenn er eine Abenteuergeschichte schreibt, hält er an und stellt sich vor, er ist in der Geschichte. Dann hört er damit auf und schreibt es auf. Dann geht er wieder zurück und stellt sich wieder vor, er ist in der Geschichte, und so geht er immer hin und her, bis das Abenteuer vorbei ist. Dafür braucht der Wunderknabe etwa eine dreiviertel Stunde."

Als nächstes wenden sie sich dem Lesen zu. Gregory erzählt David, wie der Wunderknabe das machen würde: „Um sein Lesen zu verbessern, kann man, wenn man die Geschichte einmal durchgelesen hat, anhalten und die Geschichte durchträumen – alles, was passiert, wie bei irgendeinem Fernsehprogramm. Dann geht man zurück und kontrolliert, ob der Traum richtig ist, mindestens ein ganzes Kapitel."

Inzwischen war Gregory so angesteckt, daß er sich vorstellte, wie man die Taktiken des Wunderknaben zu Hause anwenden kann. „Man könnte das sogar zu Hause machen", sagte er. Er diktierte David: „Versuche, das Abwaschen von Arbeit in Spaß zu verwandeln. Tu so, als ob das Geschirrhandtuch eine Mine in einem Minenfeld ist. Aber statt daß die Mine in die Luft geht, bläst sie das Geschirr trocken."

Maggie starrte mit aufgerissenen Augen auf Gregory, während sie ihm zuhörte, wie er seine besonderen Fähigkeiten auf seine unterschiedlichen Probleme anwandte. Aber Gregory hatte eine noch größere Überraschung für sie auf Lager: „Mir tun all die Leute in meinem Alter furchtbar leid, die nur das sehen können, worauf sie gucken. Und ich dachte, ich könnte gar nichts in der Schule. Aber manchmal gerate ich ins Träumen, wenn ich keine Lust habe zu arbeiten. Ich gucke einfach auf etwas, bis ich nicht mehr mit den Augenlidern blinkern kann und ich zu träumen anfange. Aber ich kann da wieder rauskommen, wenn es nötig ist", erklärte er.

Als David fragte, ob es klug wäre, „dieses Wissen weiter zu verbreiten", sagte Gregory ihm, daß nur einer seiner Freunde ihn vielleicht verstehen und ein weiterer ihm zuhören würde. Er fügte hinzu, „die Erwachsenen hören überhaupt nicht zu, aber Mama würde vermutlich zuhören".

Zu diesem Zeitpunkt hatte Maggie die Sprache wiedergefunden und sagte: „Ich hatte keine Ahnung, daß er solch eine bildhafte Phantasie hat."

Gregory antwortete, nicht überraschend: „Das mache ich heimlich."

„Ich würde wahnsinnig gern meine Träume dahin führen können, wo ich sie haben möchte, so wie du das kannst", sagte Maggie bewundernd.

Davids letzte Frage an Gregory lautete: „Hat es sich für dich gelohnt zu erfahren, daß deine besonderen Fähigkeiten so vielfältig eingesetzt werden können?" Gregory ließ David wissen, welchen neuen Eindruck er von seinen Fähigkeiten und von sich selbst als Schüler bekommen hatte: „Ich weiß, ich kann mir bei meinen Problemen in der Schule helfen. Vorher wußte ich nicht, daß ich das konnte, und ich hatte auch keine Lust, darüber nachzudenken. Das wird mir helfen!"

Mehrere Monate später nahm Maggie Kontakt zu David auf, um ihn wissen zu lassen, daß auch die Schule einen neuen Eindruck von Gregory bekommen hatte. Sie erzählte ihm, wie die Schulleiterin angerufen habe, um ihr zu berichten, Gregorys „Depression habe sich gegeben“ und er mache seine Arbeit gut. Sie fügte hinzu, sie meinte, er sei „ein sehr phantasievoller Junge“.

Groß werden und das Problem klein machen

Manchmal fragen wir sowohl nach Entwicklungsveränderungen, Wachstum und Bereitschaft zur Neuorientierung wie auch nach Fähigkeiten, Interessen und Talenten. Viele Kinder haben ein großes Interesse daran, „erwachsen zu werden“. Dieser Gedanke gab dem vierjährigen Andrew die Eingebung, die Wut in Angriff zu nehmen, die ihn dazu brachte, Anfälle zu bekommen und sich manchmal so den Kopf zu stoßen, daß er Beulen davon zurückbehielt.

Andrews Familie machte sich Sorgen. Es war schwer für Jenny sich vorzustellen, wie dieser liebenswürdige Junge mit dem offenen Gesicht, der friedlich auf dem Schoß seiner Mutter saß und mit dem Auto spielte, dermaßen von Wut übermannt werden konnte. Nachdem Jenny mit den Eltern, Jean und Brian, über einige Auswirkungen dieser Wutanfälle gesprochen hatte, wandte sie sich an Andrew und fragte: „Würdest du gern der Boß der Wutanfälle sein oder sollen sie dein Boß sein? Fühlst du dich dadurch jünger, als du eigentlich bist?“ Andrew antwortete, er wäre gern der Boß und habe es satt, wie die Wut „ihn herumkommandiert und ihm böse Dinge antut.“

Jenny stellte dann der Familie eine offene Frage: „Ich überlege gerade, können Sie mir von einer Zeit in Andrews Entwicklung berichten, in der er stolz auf sich war, wenn er mit einer Sache, die er können wollte, einen großen Schritt vorwärts gekommen war?“ Sie umschrieb dies für Andrew in eine Sprache für Vierjährige. „Andrew, fällt dir irgend etwas ein, was du gemacht hast und was dich zu einem größeren Jungen gemacht hat? Und was dich stolz gemacht hat, weil du in deinem eigenen Leben der Boß warst?“

Brian erzählte bereitwillig eine komische Geschichte aus der Zeit, in der Andrew sich selbst beibrachte, zur Toilette zu gehen. Andrew konnte sich kaum vor Stolz zurückhalten und warf aufgeregt seine eigenen Kommentare ein. Es war wenig Druck in dieser Beziehung auf ihn ausgeübt worden, und Andrew hatte selbst beschlossen, daß es jetzt an der Zeit dafür war. Eines Tages folgte er Brian in das Badezimmer und ließ mit Schwung seine Windeln zu Boden fallen. Er rief aus, er habe sie satt, und bat seinen Vater, ihm „Pinkel“ – Unterricht zu geben. Andrew kicherte hocherfreut, während er dem Ausgang der Geschichte lauschte – er hatte nie wieder Windeln getragen!

Jenny befragte Andrew und seine Eltern nach seiner allgemeinen Bereitschaft, die Wutanfälle in Angriff zu nehmen, und nach irgendwelchen besonderen Anzeichen für seine Entschlossenheit, sich ihr zu stellen. Sie fragte Andrew, ob er meinte, er sei alt genug, um ein „Wutbändiger“ zu werden. Jean und Brian meinten, er sei so weit, und Andrew sagte: „Ich möchte ein 'großer Junge-Boß' für mein Leben sein.“ Andrews Interesse daran, „Dinge für große Jungen“ zu machen, ermöglichte ihm das Gefühl, daß er aufhören könnte oder zumindest die Wut beherrschen könnte, wenn sie auftauchte. Angesichts solch enthusiastischer Entschlossenheit machte sich die Wut innerhalb von ein zwei Wochen rar!

Zähe Anfänge: Aufforderungen, ernst zu werden

Aufforderungen, ernster und starrer statt spielerisch zu werden, kann es zu Beginn der Therapie geben. Denken Sie daran, daß es von Vorteil für Probleme ist, wenn sie die Helferinnen gleich zu Anfang aus der entspannten, spielerischen Bahn werfen. Wenn wir die Probleme als eine Gruppe personifizieren sollten, würden sie vermutlich als mürrische, sauertöpfische Kreaturen beschrieben werden, deren Hauptlebensziel darin liegt, Menschen dazu zu bringen, sich unvernünftigen soziokulturellen Normen anzupassen – damit diese Menschen in dunklen Höhlen mit beschränkter Aussicht gefangen gehalten werden, damit sie so verzaubert werden, daß sie ihr wunderbares Potential vergessen, und damit ein feuchter Dämpfer über ihrer Kreativität, ihrem Selbstvertrauen und ihrem Humor gehalten wird.

Und was die Schwierigkeit, locker und spielerisch zu bleiben, noch verschlimmert, jede Kinder- und Familientherapeutin und jede Fürsorgerin weiß, daß die Gegenwart eines Kindes an einem unvertrauten Ort per definitionem unvorhersagbar und manchmal beunruhigend ist. Es gibt Zeiten, die vermutlich jeder Kinder- und Familientherapeutin wohlbekannt sind, zu denen jede Bemühung, das Kind zu fesseln und zu verzaubern, ins Leere laufen. Die Joker-Karte kann schon in den ersten Minuten der Therapie zum Vorschein kommen.

Eine Therapeutin hat vielleicht versucht, das Kind losgelöst vom Problem kennenzulernen oder Verlegenheit und Vermeidungsstrategien durch eine externalisierende Konversation abzuschwächen. Sie kann mit ihrer verbalen Geschicklichkeit zufrieden sein, und doch ignoriert das Kind immer noch die Erwachsenen, starrt in die Ferne oder schwirrt im Raum umher und verursacht tausend Ablenkungen. Diese Augenblicke können für die Eltern, die sich für das Kind verantwortlich fühlen, recht peinlich sein und sie wenden ihre Überredungskünste an – „du mußt dich hinsetzen und zuhören" –, machen Vorwürfe – „bitte hör auf, mit der Schranktür zu knallen, und beantworte die Fragen" – und betteln schließlich oder verlieren die Beherrschung. Im folgenden zeigen wir an einem Beispiel, wie man, wenn es zu solch einer anfänglichen Unannehmlichkeit kommt, die Verbindung zum Kind herstellt.

Schwimmen mit Ellie

Die vierjährige Ellie kam mit Tanya, ihrer alleinstehenden lesbischen Mutter, zu einem ersten Treffen mit Jenny, der Therapeutin. Das Problem bestand in immer wiederkehrendem „unkontrollierten Verhalten". Zunächst stellte man sich vor, aber sobald Tanya und Jenny anfingen, sich mit der Definition des Problems zu beschäftigen, reagierte Ellie mit unverständlichem albernen Gerede und fing an, sich hemmungslos im Raum hin und her zu werfen. Ihre Mutter bemerkte, daß Ellie oft wild und albern wurde, wenn sie versuchten, sich mit dem Problem zu beschäftigen. Tanya forderte ihre Tochter auf, sich doch bitte „zu beruhigen" und zu dieser netten Frau in einer „erwachseneren Sprache zu reden". Sie erklärte, sie verlange von Ellie, diese Albernheit zu zügeln, da dies überhaupt das Problem war und sie darüber reden mußten. Sie erklärte, sie mache sich Sorgen, Ellie könnte noch wilder und unkontrollierter werden. Aber alle Aufforderungen, „deutlich zu sprechen", „sich zu beruhigen", „herzukommen und zu reden" führten nur zu einer raschen Eskalation der Anspannung und Peinlichkeit im Raum. Ellie murmelte etwas von „wer ist hier ein Bla-Bla-Kopf" und drehte sich wild herum, wobei sie eine Blumenvase zu Boden stieß.

Während sie dabei half, das Wasser wieder aufzuwischen, stellte Jenny Überlegungen an, warum so viele Kinder sich nicht hinsetzen und „kooperieren" wollen, sondern statt dessen sofort die Erwachsenen herausfordern und solche Unannehmlichkeiten in der Praxis verursachen. Sie dachte an all die Störungen bei ihren bestens vorbereiteten therapeutischen Plänen: Szenen mit Kindern, die im Wartezimmer kämpfen; Kinder, die wild spielen; Kinder, die Spielzeug gegen die Fensterscheiben werfen; Kinder, die unterbrechen und das Thema wechseln oder herumrennen, wenn die Erwachsenen versuchen, irgend etwas Vernünftiges mit ihnen zu erreichen. Jenny seufzte. Sie wünschte sich, Tanya wäre allein gekommen, und sie hätte ihr einfach einige gute Ratschläge geben können, wie man mit wildem Verhalten umgeht.

Das alberne Gerede wurde noch alberner und das wilde Verhalten noch wilder. Jenny fing eine externalisierende Konversation an. Sie fragte Tanya, ob sie den Eindruck habe, „Wildheit und Anspannung" begünstigten sich gegenseitig, und ob sie sich unwillkürlich in Machtkämpfen mit Ellie wiederfände. Tanya sagte, sie sei traurig, weil dies nur allzu leicht passierte.

Die Erwachsenen sprachen über die gegenwärtige Herausforderung und beschlossen, eine spielerischere Art der Interaktion mit Ellie zu versuchen, statt sich so angestrengt darum zu bemühen, sie zum Stillsitzen und Reden zu bringen. Jenny fragte Tanya, welche Ideen, mit denen sie experimentiert hatte, zu der Art Kommunikation zwischen Mutter und Tochter geführt hatten, die Tanya als Mutter angebrachter erschienen war und die bei Ellie zu funktionieren schienen. Tanya schlug vor, sie sollten sich beide auf den Teppich setzen, damit sie auf derselben Höhe wie Ellie seien. Jenny gefiel diese Idee und sie stellte Ellie gegenüber laut die Frage: „Können wir zu dir auf den Fußboden kommen und bei deinem Spiel mitmachen?" (Kleinere Kinder fühlen sich meist wohler, wenn sie auf dem Fußboden spielen können, als wenn sie ruhig auf einem Stuhl sitzen, wodurch ein Konversationsstil wie unter Erwachsenen gefördert wird. Dennoch ist die spielerische Kommunikation nicht an einen Ort gebunden. Sowohl der Stuhl wie auch der Fußboden können richtig sein, entscheidend sind hierfür das Kind und die Gepflogenheiten von Familie und Kind.)

Spielen Sie gern „So tun als ob" – Spiele mit Ellie?" fragte Jenny Tanya, die darauf nickte. „Wollen wir mal eins ausprobieren?" „Okay", sagte Tanya. Jenny lud sich selbst und Tanya zu Ellies Spiel ein: „Können wir mitmachen? Was bist du gerade? Bist du ein Fisch, eine Katze, ein Auto?" überlegte sie. Ellie machte einen Fischmund, indem sie die Lippen rundete und alberne gurgelnde Geräusche machte. Jenny gurgelte ein bißchen zurück. Tanya lachte und machte mit. „Ist der Teppich ein Teich, ein Fluß oder der Ozean?" fragte sie. „Ein Ozean", antwortete Ellie. „Das sieht ganz schön wild und stürmisch in diesem Ozean aus", bemerkte Jenny. „Wie schwimmt ein Fisch in einem Sturm?" fragte sie. Ellie zeigte, wie ein Fisch herumzappeln würde. Jenny und Tanya gesellten sich dazu und machten mit ihren Armen und mit Lauten Wellen und Wind. Nachdem sie Ellie beobachtet hatte, die kräftig herumzappelte, bemerkte Jenny, wie Ellies Schwimmbewegungen etwas ruhiger wurden. „Macht ein Fisch das so, wenn er aus dem wilden Sturm herausschwimmen will?" überlegte sie. Ellie lächelte, als ihr Körper sich weiter entspannte. „Es sieht aus, als ob der Sturm vorübergeht. Wie schwimmt ein Fisch ruhig?“ Ellie machte langsame, gleichmäßige, weit ausholende Bewegungen mit ihren zusammengelegten Handflächen. „Wenn ein Fisch ruhig schwimmt, findet er dann andere Fische, mit denen er zusammen schwimmen kann?“ fragte sich Jenny.

Tanya und Jenny sprachen darüber, wie Entspannung und Ruhe in den Ozean gekommen waren und die stürmische Wildheit und Anspannung ersetzt hatten. Jenny überlegte sich, ob es Ellie mehr Spaß machte, die „als ob“ – Spiele und Bewegungen dazu zu benutzen, die Wildheit zu beruhigen, statt ihr ausgeliefert zu sein und sie das Gespräch stören zu lassen. Sie fragte Ellie, ob sie sich bei der „Wildheit“ manchmal schlecht fühlte, so als hätte sie keine Kontrolle mehr. Fühlte sie sich dadurch manchmal allein und angespannt? Ellie nickte mit einem ernüchterten Gesichtsausdruck und leicht herabgezogenen Mundwinkeln. „Ich sehe, daß du weißt, wie du deinen Weg in die Ruhe finden kannst“, bemerkte Jenny. Sie befragte Ellie weiter nach ihren „Fähigkeiten, sich selbst zu beruhigen“. Tanya half Ellie, davon eine Liste auf einer Karte mit verschiedenen Farben zusammenzustellen, die Ellie zur Erinnerung mit nach Hause nehmen konnte und die der Anfang einer längeren Liste von Fähigkeiten sein sollte, an die sie sich vielleicht später erinnern oder die sie neu entdecken würden.

Jenny bemühte sich um eine gemeinschaftliche Arbeit mit Tanya und Ellie, um deren Wissen darüber, wie sie auf entspannte Weise miteinander auskommen konnten, wiederherzustellen und zu festigen. Tanya erinnerte sich an andere Zeiten, wo die Familie ihren Weg aus Wildheit und Anspannung ohne Kampf herausgefunden hatte. Da Jenny bemerkte, daß die Wildheit immer dann übermächtig wurde, wenn Ellie beunruhigt war, fragte sie, ob die beiden die Wildheit vielleicht etwas „ausspionieren“ wollten, um herauszufinden, unter welchen Bedingungen sich ein Sturm zusammenbraute.

Tanya berichtete bei der nächsten Sitzung, ihr sei aufgefallen, die Wildheit entstünde oft aus Angst heraus oder durch enttäuschte Erwartungen. Dies führte zu gemeinsamem Nachdenken darüber, wie man Ellie helfen könnte, ihre Erwartungen über bevorstehende Ereignisse auszudrücken, und sie ermutigen könnte, in neuen Situationen entspannt zu sein.

„Wildes Verhalten“ hatte sich gleich bei dem ersten Treffen gezeigt und die Erwachsenen dazu herausgefordert, sich ihm zu stellen. Die Verschiebung in der Kommunikation von einem auf Erwachsene konzentrierten Modell zu einem spielerischeren verminderte für alle die Anspannung. Ellies überschäumende Energie wurde mit einbezogen und wurde nicht zu einer unangenehmen Barriere in der Konversation. Sie war bereitwilliger, über die Dinge, die ihre Mutter ansprechen wollte, zu reden und ihre eigenen guten Ideen und ihr Wissen auszuforschen. Das metaphorische Spiel ermöglichte Tanya eine neue Sichtweise davon, wie Wildheit und Anspannung sich zusammenbrauten und wie sie umgewandelt werden konnten. Tanya bemerkte später dazu: „Es war nützlich zu sehen, wie Anspannung und Angst gegen uns arbeiteten, und uns daran zu erinnern, daß wir durch Spiel schneller zur Entspannung und zu einer Lösung gelangen konnten als durch Streit.“

Kapitel 3
Hoffnungsvolle Geschichten

Geschichten beschreiben und formen das Leben der Menschen. In diesem Kapitel sprechen wir über Geschichten – warum sie wichtig sind und wie mit ihnen in der narrativen Therapie gearbeitet wird. Als erstes eröffnen wir einige Perspektiven für die Entwicklung von Narrativen. Als nächstes erläutern wir, daß persönliche Narrative unentwirrbar in ihren soziokulturellen, politischen und ökonomischen Kontext eingebettet sind. Und als letztes erörtern wir die Sprache des Externalisierens, einschließlich ihrer Grammatik, und den Gebrauch von Metaphern für die Beschreibung der Beziehungen zwischen Mensch und Problem.

Wenn wir von Geschichten sprechen, meinen wir damit nicht Märchen oder auch das Geschichtenerzählen mit Hilfe von therapeutischen Metaphern. Menschen erzählen Geschichten über sich selbst oder andere in ihren inneren Dialogen und in ihrer sozialen Kommunikation. Persönliche Geschichten und Geschichten über Beziehungen treten in vielfältiger Form auf: Einige sind tragisch, komisch oder romantisch; andere sind prosaisch oder wiederholen sich ständig. Einige sind verblüffend. Einige sind anregend; andere klagen an oder würdigen herab.

In narrativer Form wird Bedeutung gestaltet und Charaktere werden gedeutet. Die Art und Weise, wie wir Ereignisse deuten, hat Einfluß darauf, wie wir uns anderen gegenüber verhalten und mit ihnen umgehen. Zwar kann keine Geschichte für sich allein auch nur annähernd die Komplexität gelebter Erfahrung wiedergeben, doch das, was wir betonen oder auslassen, hat eine reale Wirkung auf den Erzähler oder den Zuhörer.

Einige Ansatzpunkte zur Entwicklung von Narrativen

Problemgesättigte Geschichten

Probleme werden im allgemeinen sehr persönlich genommen. Das Leiden wird verstärkt, wenn das Problem etwas Negatives in Bezug auf ein Kind oder die Identität der Familie beinhaltet und diese Menschen als unzulänglich, hilflos, schlecht oder bewußt gleichgültig beschrieben werden. Ein junger Mensch sagt zum Beispiel: „Ich bin ein hoffnungsloser Fall, ich bin dumm, ich mach nie etwas richtig." Andere verkünden:

„Er ist faul, ihm ist alles egal." „Er ist ein Taugenichts." Oder sie stellen die Diagnose: „Er ist verhaltensgestört" oder „Sie ist eine Hysterikerin". Beziehungen werden folgendermaßen charakterisiert: „Mein Sohn und ich haben unvereinbare Temperamente. Wir kommen einfach nicht miteinander aus" oder es werden Diagnosen gestellt: „Es handelt sich um eine dysfunktionale Familie". Eine problemorientierte Beschreibung kann eine Beziehung zu einem körperlichen Problem definieren: „Er hat nicht die Kraft, mit dem Asthma fertig zu werden." Solche Beschreibungen scheinen täuschend einfach zu sein, aber sie gehen einher mit einer Geschichte (einem Charakter, Komplott, mit Umständen und Absichten) und werden normalerweise durch geschichtliche „Beweise" untermauert.

Wenn Familienmitglieder in die Therapie kommen, sind sie ganz auf das Problem und die dazugehörigen Narrative konzentriert. Wenn sie auf das achten, was falsch läuft, werden ihre Geschichten problemgesättigt. Eine problemgesättigte Geschichte (White, 1989/1997; White & Epston, 1990b) übt einen mächtigen Einfluß auf Wahrnehmungen aus. Sie erzeugt eine selektive Aufmerksamkeit, ein selektives Gedächtnis und bringt die Familienmitglieder dazu, Information aus dem Auge zu verlieren, die nicht in die akzeptierte Geschichte paßt, und gleichzeitig Information wahrzunehmen, die diese bestätigt und scheinbar die festgelegten Voraussetzungen beweist. Eine Geschichte, die eine Person negativ beschreibt, formt Gedanken und Verhaltensweisen meist in ungünstiger Weise. Je länger Fehler- oder Dysfunktionszuweisungen aufrecht erhalten werden, desto schwerer kann mit dem negativen Fokus umgegangen werden.

Problemgesättigte Geschichten schränken die Sichtweise ein, filtern hoffnungsvolle Aspekte und positive Bedeutungen heraus und schließen von vornherein neue Möglichkeiten und Potentiale aus. Trotz bester Bemühungen der betreffenden Person, ein Problem unter Kontrolle zu bringen oder andere Probleme abzuwandeln, scheint eine Veränderung unter diesen Umständen unmöglich zu sein. Da dieser Mensch sich dann nicht in der Lage sieht, mit dem eigenen „Defekt" umzugehen, oder sich machtlos fühlt, die negativen Verhaltensweisen und Einstellungen der anderen zu beeinflussen, erlebt er das Problem als überwältigend.

Wenn ein junger Mensch oder andere Familienmitglieder versuchen, uns ihre Geschichte zu erzählen und uns zu vermitteln, wie belastend ein Problem ist, empfinden wir vielleicht den Drang, es zu lösen oder zu normalisieren. Wenn wir uns jedoch zu schnell in die Suche nach Lösungen stürzen oder versuchen, zu früh der ganzen Situation einen positiven Anstrich zu geben, werden die Familienmitglieder vermutlich den Eindruck haben, daß wir die Tiefe und die Besonderheit ihres Kampfes nicht anerkennen. Eine externalisierende Konversation bietet die Möglichkeit, genau zuzuhören und sich auf die Seite der Familie zu stellen, ohne die eingeschränkten und pathologisierenden Beschreibungen zu bestätigen. Die Auswirkungen des Problems werden detailliert festgehalten, ebenso wie die bevorzugte Daseinsweise der Familie und ihr Erfolg in der Einschränkung des Problems. Während wir auf Nuancen in ihren Erfahrungen mit dem Problem achten und sie in unseren Gesprächen erkunden, werden die Auswirkungen einer problemgesättigten Geschichte auf das Leben und die Beziehungen der Familienmitglieder deutlich.

Externalisierende Sprache muß flexibel sein und sich ständig an die gerade stattfindende Konversation anpassen. Sie ist uns nur insoweit von Nutzen, als wir in enger Verbindung mit der Erfahrung des jungen Menschen und der Familie bleiben. Sallyann ROTH und David EPSTON (1996a) schreiben dazu:

> Haben die Leute nach der Konversation das Gefühl, ihre einzigartige Lebenserfahrung wurde vollständig, komplex, wahrheitsgetreu und treffend beschrieben? Haben sie das Gefühl, daß in der Konversation Beschreibungen, Beobachtungen, Gefühle und Perspektiven herausgearbeitet wurden, die ihren eigenen Erfahrungen, wie sie sie erleben, sehr nahe kommen? Erhellt die Konversation das Verborgene und Überschattete; das heißt, geht sie einen Schritt über das hinaus, was sie bis dahin in ihrem Bewußtsein registriert haben? Haben die Menschen das Gefühl, eine Erfahrung zu teilen – nicht eine Theorie – von dem, was ist, was war und was sein könnte? Werden ihre Erfahrungen als Geschichten dargelegt und nicht nur erschlossen und abgeleitet? (S. 152)

Problem-Geschichten als Hemmnisse

Statt Probleme als Symptome zugrundeliegender Dysfunktionen zu behandeln, konzentrieren wir uns auf die Lebenserfahrungen, die von den Menschen selber bevorzugt werden. Wir können dann die problemgesättigte Geschichte mit ihrer Einbindung in die normativen Erwartungen darüber, wie Menschen miteinander umgehen, sich verhalten und welche Überzeugungen sie haben sollten, als etwas betrachten, das ihnen im Wege steht (WHITE, 1986a/1997). Wenn wir die bevorzugten Erfahrungen einer Person oder einer Familie von den Beschränkungen einer problemgesättigten Geschichte loslösen, stellen wir fest, daß wir den Blick auf anregende Geschehnisse, gegenwärtige Kräfte und zukünftige Träume und Hoffnungen richten können.

Nehmen wir an, eine problemgesättigte Geschichte beschreibt eine Familie mit Begriffen wie endloses Elend und ständiger Kampf. Wir könnten anfangen, indem wir jedes Familienmitglied fragen: „Können Sie beschreiben, wie es ist, wenn Sie verhältnismäßig frei von dem Problem sind?" oder „Was genau würde geschehen, wenn Sie den Zauberstab schwingen würden und morgen aufwachen und das Problem gelöst ist?" [8] oder „Wenn das Familienleben nicht mehr durch Kämpfe oder Elend verdunkelt wäre, welche Erfahrungen würden dann wieder durchschimmern?"

Wir fragen danach, wie die Wahlmöglichkeiten der Familie durch die problemgesättigte Geschichte eingeschränkt werden. Welche Entscheidungsmöglichkeiten stehen mit den Werten in Übereinstimmung, die für die Familie wichtig sind und in die bevorzugte Richtung führen? Was könnten diese Möglichkeiten über die Familie aussagen und wie unterscheidet sich diese Geschichte von der problemgesättigte Version?

Die Eltern drücken vielleicht ihre Vorliebe für ein friedliches und enges Familienleben aus, und die Kinder stimmen möglicherweise zu, daß Frieden mehr Spaß macht als Zank. Dann können wir fragen: „In welcher Weise zerstört der Streit den Frieden und entzweit die Menschen? Wie bringt der Streit Sie dazu zu vergessen, was wirklich wichtig für Sie ist? Überschattet dies Ihre Liebe füreinander? Was würde geschehen, wenn Familienmitglieder sich gegen den Streit zusammentäten, statt durch ihn getrennt zu werden? In welcher Weise steht der Streit dem Spaß im Wege? Hindert er Sie alle daran, es zu genießen, wenn Sie gemeinsam ausgehen, um Abenteuer zu erleben? Wie hindert er Sie daran, Ihrer Tochter zu vertrauen, wenn sie ihre Freundinnen besucht und über Nacht dort bleibt?" Diese Fragen befassen sich mit dem Einfluß des Problems (eingebettet in seine Geschichte) auf den jungen Menschen bzw. die Familie.

Gleichzeitig mit der Untersuchung von Auswirkungen der problemgesättigten Geschichte werden Ausnahmen ihres Einflusses gesucht und wiedergefunden. Diese Ausnahmen (Glanzmomente) oder „einzigartigen Ergebnisse" (Goffman, 1961; White 1989/97; White & Epston,

[8] siehe de Shazer 1991

1990b) bestehen aus Gedanken, Motiven, Absichten, Gefühlen oder Handlungen, die nicht zu der problemgesättigten Geschichte passen. Nun wird der Einfluß der Familie auf das Problem erkundet. Wir nehmen die Ergebnisse, die sich von der problemgesättigten Geschichte abheben, in Augenschein und verfassen mit der Familie zusammen die Geschichte neu, und zwar so, daß sie Mut und Selbstbestätigung verleiht..

Alternative Geschichten

Damit kommen wir zur alternativen Geschichte. Wir sind äußerst interessiert an den Stärken, besonderen Fähigkeiten und Bestrebungen des jungen Menschen und der anderen Familienmitglieder. Gesponnen aus Ereignissen und Beschreibungen, die der problemgesättigten Geschichte zuwiderlaufen, führt diese Information zu einer alternativen Geschichte – einer Geschichte, die sowohl den Reichtum ihres Lebens reflektiert wie auch ihre Art, wie sie gern gesehen werden würden. Es entwickelt sich eine alternative Sichtweise, die zu dem problemgesättigten Bild des Kindes oder der Familie im Gegensatz steht.

Zum Beispiel bemerkte David in Bens Geschichte (Kapitel 1), daß sich zwischen Ben und seinem neuen Welpen Renée etwas Vorteilhaftes abspielte. Bens Glücksgefühl, wenn er mit dem Welpen kommunizierte (in der „Junghund-Kind-Sprache"), lenkte ihn von dem unkontrollierten Erbrechen ab und ließ in einer scheinbar tragischen Geschichte ständigen Elends, in der weder Ben noch die anderen Einfluß auf seinen Körper hatten, einen Hoffnungsschimmer aufkommen. Da er wollte, daß sich eine potentielle neue Realität etablieren konnte, erfragte David sorgfältig und detailliert die Geschichte von Bens Beziehung zu Renée mit all ihren möglichen Implikationen und Perspektiven. Die sprachliche Arbeit, die Bedeutungsbrücken baute, trug dazu bei, daß heilsame Entwicklungen sich entfalten konnten, statt übersehen oder vergessen zu werden. Die Sprache formte dieses Ereignis zu einer Geschichte der Hoffnung.

Oft gibt es in der alternativen Geschichte, die sich herauskristallisiert, ein heroisches Element, besonders bei der Therapie mit Kindern. Ein junger Mensch kann das Gefühl entwickeln, die Hauptfigur in einer Geschichte von Veränderung und Hoffnung zu sein, während das Problem als Gegenspieler betrachtet wird. Neben den Fähigkeiten des Kindes, zum Beispiel Mut, Entschlossenheit und Einfallsreichtum zu zeigen, wird das externalisierte Problem wegen seiner „unfairen" Auswirkungen geschmäht. Selbstverständlich ist das Kind, da es eine Ungerechtigkeit verspürt, höchst motiviert, seine Kräfte auf die Probe zu stellen und diese Beziehung zu dem Problem herauszufordern. Wir nennen die Geschichte des Problems die Handlung. Die alternative Geschichte entwickelt oft eine heldenhafte Gegenhandlung, in der die Hauptfigur eine Verschwörung zur Untergrabung des Problems anzettelt oder die Angelegenheit direkt mit ihrem Gegenspieler ausficht.

Kind und Problem treten nicht immer als Gegner auf; das ist nur eine mögliche metaphorische Art, eine Person-Problem-Beziehung zu beschreiben (Freeman & Lobovits, 1993; Roth & Epston, 1996a). Die Lösung der Geschichte ist oft komplex und entwickelt sich normalerweise zusammen mit den parallelen Narrativen anderer Familienmitglieder. Der letzte Abschnitt dieses Kapitels beinhaltet eine Erörterung alternativer Metaphern für die Person-Problem-Beziehung.

Soziokultureller Kontext von Narrativen

Nun wenden wir uns einem Herzstück der narrativen Therapie zu, dem soziokulturellen Kontext von Narrativen (Freedman & Combs, 1996; Lobovits, Maisel & Freeman, 1995; Madigan, 1991; Pinderhughes, 1989; Tamasese & Waldegrave, 1993; Tapping, 1993; Waldegrave, 1990, 1991; White, 1991/1992).

Zu dem Zeitpunkt, wo Familien in die Therapie kommen, stecken sie normalerweise tief in problemgesättigten Narrativen, die von den soziokulturellen Vorgaben beeinflußt sind. Ebenso wie es eine komplexe Beziehung zwischen einer Familie und einem Problem gibt, gibt es auch eine komplexe Beziehung zwischen dem Problem und umfassenderen sozialen Kräften (Rosenwald & Ochberg, 1992). Diese Kräfte können sich sowohl außerhalb der Familie befinden wie auch von dieser internalisiert sein. Es ist wichtig, den sozialen Kontext, in dem ein Problem auftritt, im Auge zu behalten, damit wir nicht naiv vermuten, ein Problem habe einzig und allein seine Basis in dem Individuum oder der Familie, wenn auch andere Faktoren eine Rolle spielen. Freedman und Combs (1996) schreiben:

> Während wir mit Menschen arbeiten, die zu uns kommen, denken wir über die Interaktionen zwischen den Geschichten nach, die sie in ihrem persönlichen Leben ausleben, und den Geschichten, die in ihrer Kultur zirkulieren – sowohl in ihrer engeren wie auch in ihrer weiteren Kultur. Wir befassen uns damit, wie einerseits kulturelle Geschichten die Deutung ihrer täglichen Erfahrungen beeinflussen,

und wie andererseits ihre täglichen Handlungen die Geschichten beeinflussen, die in der Gesellschaft zirkulieren. (S. 16-17)

Da problemgesättigte Geschichten in soziale, kulturelle, wirtschaftliche und genderbezogene Voraussetzungen über Rollen und Verhaltensweisen eingebettet sind, fragen wir nach diesen Faktoren und versuchen, uns zu vergegenwärtigen, wie sie die jeweiligen Familienmitglieder beeinflussen. Faktoren wie Rassismus und Sexismus, von denen Kinder und ihre Familien betroffen sind, müssen wahrgenommen und manchmal als solche behandelt werden. Dazu gehört sowohl die Identifizierung der sozialen Voraussetzungen wie auch das Infragestellen von für selbstverständlich gehaltenen Voraussetzungen, die die Entscheidungsmöglichkeiten eines Menschen einengen. So schließen wir also in unsere Therapie Narrative über Aspekte von Problemen mit ein, die ihre Wurzeln in sozialen Ungerechtigkeiten haben, wie zum Beispiel Arbeitslosigkeit, Wohnungsnot oder Diskriminierung gegen alleinerziehende Eltern (Waldegrave, 1990, 1991, 1992).

Martha, die Supermutter

Der zwölfjährige Franklin, ein Filipino-Amerikaner, wurde von der Polizei einer Jugendbetreuungsstelle zugeführt, wo er und seine Mutter Dean trafen. Martha, eine alleinerziehende Mutter, schien sich zwischen Scylla und Charybdis zu befinden. Sie konnte entweder ihre Karriere aufgeben und einen Job mit wenig Aufstiegsmöglichkeiten und geringer Bezahlung annehmen, damit sie nach der Schule für Franklin zu Hause wäre, oder sie konnte ihren gegenwärtigen Posten behalten und sich außerstande sehen, „richtig“ auf Franklin aufzupassen und so ihr „Versagen als Mutter“ bestätigen.

Die Konversation über sozialen Druck entwickelte sich in eine Richtung, in der die Stereotypen über alleinerziehende Mütter und farbige Frauen am Arbeitsplatz dialektisch einem alternativen Narrativ über Martha gegenüberstanden. Dean fragte Martha, durch welche sozialen Botschaften sie sich unter Druck gesetzt fühlte. Sie und Dean brachten zum Ausdruck, in welcher Weise eine alleinerziehende Mutter, die für ihre Familie sorgt, Stereotypen über Frauen unterworfen ist, die ihre Karriere verfolgen und ihre Kinder „emotional vernachlässigen“. „Wie kann eine Frau, und besonders eine Farbige, ihre Karriere verfolgen, ohne entweder für eine unloyale Angestellte oder aber für eine nachlässige Mutter gehalten zu werden?“ Martha sprach ihre Furcht aus, daß ihre Loyalität als Angestellte in Frage gestellt wurde, wenn sie versuchte, zwischen Job und Familie zu lavieren, und sprach darüber, daß dies ihrer Meinung nach bei einer Asiatin noch stärker der Fall war. Den Druck, den sie als Mutter fühlte, brachte sie auch mit Fragen zum Ausdruck wie: „Ist die 'Mama im Haus' das Rollenmodell, dem ich nacheifern muß? Ist das die beste oder einzige Hoffnung für mein Kind?"

Im Verlauf der Konversation erkannte Martha, daß ein Leben mit diesen Vorurteilen sie davon überzeugt habe, „sie sei nur halb Arbeiterin und halb Mutter". Daraus ergab sich für sie das Gefühl, sie müsse bei der Arbeit und als Mutter immer mehr geben, mehr als Männer oder weiße Frauen oder Eltern mit Partner. Daher hatte sie die Vorstellung verinnerlicht, sie könne weder vom Arbeitgeber noch vom Sohn viel verlangen, ohne das Gefühl zu haben, sie „täte nicht genug".

Franklin saß bei dieser Diskussion still daneben. Als Dean ihn nach seiner Meinung zu dieser Angelegenheit fragte, machte Martha eine interessante Entdeckung. Sie war überrascht, seine „nicht-sexistische" Einstellung über Frauen zu hören. Es zeigte sich, daß er seine Mutter als „Person" anerkannte, weil sie einen wichtigen Job hatte, und er sah sie als „Mutter", weil sie für ihn sorgte.

Es ergaben sich Entscheidungsmöglichkeiten für Martha, die bis dahin durch stereotype Vorstellungen über Mütter verdunkelt gewesen waren. Sie glaubte jetzt, das Recht zu haben, ihrem Arbeitgeber ihre Sorgen vorzutragen, um eine vernünftige Lösung zu finden. Sie forderte auch Franklin auf, etwas zu geben. Wieder war sie überrascht, weil Franklin sich daran interessiert zeigte, sich für ein Sportprogramm nachmittags in einem Klub für Jungen anzumelden. Nach einiger Zeit erhielt Martha die Genehmigung, von flexibler Arbeitszeit Gebrauch zu machen, und sie wurde an einen Arbeitsplatz in der Nähe ihrer Wohngegend versetzt, was aber ihre Karriere nicht in Frage stellte.

Familienmitglieder dabei zu unterstützen, ihre Beziehung zu diesen problematischen soziokulturellen Auswirkungen zu erkennen und neu zu überdenken, ist ein erster Schritt. Die Mitarbeiter und Mitarbeiterinnen des *Just Therapy Centre* [Zentrum für Soziale Gerechtigkeitstherapie] in Neuseeland (WALDEGRAVE, 1990, 1992) sammeln Information über die Auswirkungen von Arbeitslosigkeit, Wohnungsproblemen und Rassendiskriminierung auf die seelische Gesundheit von Familien. Dann greifen sie zu der ungewöhnlichen Maßnahme, diese Information durch offizielle Forschungsberichte und Pressemitteilungen an die Öffentlichkeit zu bringen. Einige von denen, die sie betreuen, engagieren sich dann ebenfalls für soziale Aktionen und setzen sich für andere Familien ein.

Nichts Böses hören, nichts Böses sagen, nichts Böses sein

Indem man den soziokulturellen Kontext in den Beziehungen zwischen Problem und Person offen anspricht, versetzt man Familie und Therapeuten in die Lage, die Auswirkungen von problematischen Narrativen kritisch zu untersuchen, um dann solche Narrative auszuwählen und zu entwickeln, in denen sich die Person bestätigt fühlt. Die Familienmitglieder können sich dann zusammentun und sich von den Einschränkungen befreien, die ihrem Leben durch diese Einflüsse auferlegt waren.

Soziokulturelle Themen bildeten einen wesentlichen Bestandteil der schwierigen Lage, in der sich die zwölfjährige Emma befand. In der folgenden Geschichte wird gezeigt, wie sie auf ein Experiment kam, um diese Themen zusammen mit dem Problem ihres „Ansehens" in der Schule in Angriff zu nehmen.

Emma, eine aus dem Kaukasus stammende Amerikanerin, war vor kurzer Zeit auf eine neue Schule gekommen. Ihr Lehrer beschwerte sich bei ihren Eltern, weil ihr Konkurrenzverhalten und lautes Streiten sie daran hinderte, sich mit ihren Klassenkameradinnen anzufreunden. Emma beklagte sich, daß sie die anderen Kinder haßte, und sagte: „Nimm zum Beispiel eine von meinen Feindinnen, Gloria – niemand mag sie, sie nervt, sie ist gewalttätig, sie hat ein Problem mit der Blase und sie riecht oft schlecht."

Ihre Eltern hatten den Eindruck, sie habe zum Teil selbst Schuld an der Entstehung dieses schlechten Ansehens, aber eigentlich paßte dies nicht richtig zu der Emma, die sie kannten. Da Emma sehr intelligent, vielseitig begabt und von einnehmendem Wesen war, konnten sie nur darüber spekulieren, wie sie zu diesem Ansehen gekommen war. Ihre Stiefmutter, Daria, unternahm einen Versuch zu raten, woran das lag. Sie war nervös gewesen, weil sie „die Neue" war, aber obendrein hatte es vielleicht auch damit zu tun, daß Emma ein theatralisches Auftreten hatte, kein Blatt vor den Mund nahm und eine Führungspersönlichkeit besaß. Jenny wählte eine soziokulturelle Sichtweise von Emmas Schwierigkeiten und erörterte mit Daria, welchem Druck Mädchen in Emmas Alter ausgesetzt waren, wenn sie sich in die Genderrollen fügen sollten, die sie davon abhielten, ihre spontanen und klaren Meinungsäußerungen weiter zu entwickeln.[9] Emma hörte interessiert zu.

---

[9] Siehe Gilligan, 1982; Hancock, 1989; Pipher, 1994

Daria und Jenny sprachen dann mit Emma über ihre Einstellung Mädchen gegenüber, die Anführerinnen sind und starke, klare Stimmen haben. Jenny überlegte: „Kann ein Mädchen eine starke Stimme haben und dennoch Freundinnen bekommen?" Hier traf sie einen wunden Punkt bei Emma, die das Gefühl hatte, in einen Machtkampf mit anderen Mädchen verwickelt zu sein. Jenny fuhr in dieser Denkrichtung fort: „Kann ein Mädchen ihre Führungsqualitäten deutlich machen, ohne von ihren Freundinnen für übermäßig ehrgeizig, von den Jungen für 'unweiblich' und von ihren Lehrern für aufsässig gehalten zu werden?" Emma blickte sie spöttisch an. Jenny fuhr fort: „Welche anderen Möglichkeiten gibt es für Mädchen, eine Lösung zu finden?" Daria formulierte die Schwierigkeit, in der sie sich befand, auf eine andere Weise: Wenn Emma sich mit starker Stimme ausdrückte, riskierte sie es, negative Aufmerksamkeit aus sich zu ziehen und Ärger zu bekommen. Wenn sie auf der anderen Seite sich zurücknahm, riskierte sie es, einige ihrer natürlichen Führungsqualitäten zu verlieren. Was konnte man da machen?

In der nächsten Sitzung wollte Emma einfach mit Murmeln spielen. „Ich möchte nicht darüber reden", verkündete sie, „außer daß ich beschlossen habe, ein Experiment zu machen. Ich erzähle euch nächstes Mal mehr", fügte sie geheimnisvoll hinzu.

Einige Wochen später, als sie sich das nächste Mal trafen, sagte Jenny zu Emma, sie wartete mit Spannung darauf zu hören, was geschehen sei. Emma war bereit, ihr Experiment aufzudecken, dem sie die Bezeichnung gab: „Nichts Böses sehen, nichts Böses hören, nichts Böses sein." Sie zeichnete die Abbildung 3.1, während sie erklärte, was sie entdeckt hatte. Es zeigte sich, daß sie beschlossen hatte zu sehen, was geschehen würde, wenn sie „lauten Ärger" ignorieren würde, wann immer sie ihn sah oder hörte. Sie hatte bewußt versucht, „sich aus den Angelegenheiten anderer Leute heraus zu halten", was ihr geholfen hatte, einmal nicht in Streit und Ärger verwickelt zu werden. Jenny war besorgt, da Emma sich genötigt fühlte, ihre Stimme zu dämpfen und ihre kraftvolle Persönlichkeit zu unterdrücken. Glücklicherweise hatte Emma durch ihr Experiment festgestellt, daß sie immer noch sie selbst sein und für ihre Ideen bewundert werden konnte. Sie fand dies in ihrer Theaterklasse heraus, „ein guter Ort", sagte sie, „um das Theatralische heraus zu lassen." Sie hatte für eine führende Rolle in der Schulaufführung vorgesprochen und sich mit einem anderen Mädchen befreundet, das eine „theatralische Persönlichkeit und Stimme hatte". Es entwickelte sich nun eine andere Richtung in der Geschichte, die ihrem Gefühl nach mehr die Person reflektierte, die sie sein wollte.

Jenny schlug Emma vor, einen „das Ansehen verändernden Brief" über diese Entdeckungen an ihren Lehrer zu schreiben. „Das ist vielleicht eine gute Idee," stimmte Emma zu, aber als sie sich hinsetzten, um gemeinsam einen Brief zu entwerfen, warf sie lässig den Stift hin und sagte: „Das ist schon in Ordnung, ich glaube, meinem Lehrer ist das bereits aufgefallen."

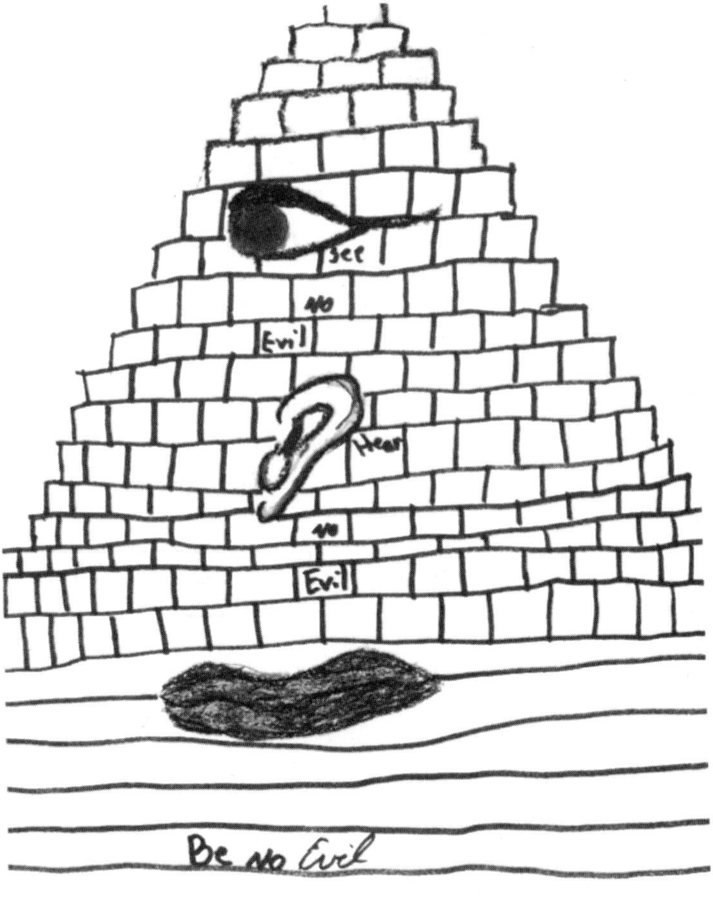

Abbildung 3.1: Nichts Böses sehen; nichts Böses hören; nichts Böses sein.

Die Verantwortung des Therapeuten

Als Therapeuten nehmen wir uns selten die Zeit zu untersuchen, wie Narrative durch soziokulturelle Vorurteile und Stereotype geformt werden und wie diese uns beeinflussen, einen bestimmten Standpunkt einzunehmen, einige Fakten als wichtig auszuwählen und einigen Erfahrungen Bedeutung beizumessen, während andere ignoriert werden.[10] Der Standpunkt, den wir als „Leser" der Geschichte eines anderen Menschen einnehmen, hat einen weitreichenden Einfluß darauf, was wir für bemerkenswert und bedeutungsvoll halten. Folgt ein Therapeut einem psychotherapeutischen/psychiatrischen Rezept, das auf Diagnose und Behandlung von Individual- oder Familienpathologie beruht, bestimmt er möglicherweise, wer behandelt werden muß, was als pathologisch diagnostiziert wird und welche Expertenbehandlung angesagt ist – wobei alles den unzureichend untersuchten Vorurteilen bezüglich Kultur, Klasse und Gender des Fachmannes und seines Berufes unterworfen ist. Solche Vorurteile haben Einfluß darauf, wie der Therapeut aus den Narrativen der Klienten auswählt, welche Ereignisse therapeutische „Zuwendung" verdienen und welche ausgeschlossen werden sollten.

Wenn die Bezugspunkte eines Narrativs als selbstverständlich hingenommen werden, gibt es normalerweise keine oder wenig Gelegenheit sich auszutauschen, Beobachtungen mitzuteilen oder zu kommentieren. So finden wir uns dann möglicherweise in einer Position, in der wir unbeabsichtigt solche unüberprüften Stereotype festigen, die Narrative von Pathologien stützen. Als Therapeuten müssen wir unsere eigenen Vorurteile, blinden Flecken und Werte überprüfen und sie den Kommentaren unserer Klienten, Kollegen und von uns selbst aussetzen. Das gemeinsame Ziel liegt darin, die schwierigen Positionen, die uns verstummen lassen und uns trennen, aufzudecken.

---

[10] Während wir zwar grundsätzlich von der Annahme ausgehen, daß unser Standpunkt nicht für objektiv feststehend oder ultimativ richtig gehalten werden kann, wollen wir uns doch nicht völlig von dem Begriff der objektiven Wahrheit trennen oder den moralischen Relativismus vertreten. Zum Beispiel ist die Neigung, unsere erlebten Erfahrungen in bedeutungsvollen Narrativen zu ordnen, eine ethologische Hypothese, die noch nicht widerlegt worden ist und die daher als objektiv betrachtet werden kann (Bruner, 1990). Was äußerst wichtig ist: jeder Standpunkt, der von einem Beobachter eingenommen wird, hat für diejenigen, über die der Beobachter Macht und Einfluß hat, moralische und ethische Implikationen. Eine ausführlichere Erörterung dieser wichtigen Fragen sprengt den Rahmen dieses Buches; es soll hier genügen festzustellen, für wie wichtig wir es erachten, den Gedanken zu unterstreichen, daß unser Standpunkt sorgfältig gewählt wird und sich aus dieser Wahl ethische Verpflichtungen, Verantwortungen und Werte ergeben.

Wenn uns kulturelle Themen wie zum Beispiel Rassen- oder Gendervorurteile in unserer Praxis begegnen, fühlen wir die Verantwortung, sie anzusprechen. Zum Beispiel beklagte sich Joellen, ein vierzehnjähriges kaukasisches Mädchen, bitterlich über „diese schwarzen Schlampen", als über die Streitereien geredet wurde, in die sie in der Schule verwikkelt wurde. Jenny fühlte sich ethisch verpflichtet, diesen Rassismus anzusprechen. Sie hätte das Gespräch nicht mit gutem Gefühl fortsetzen können, wenn sie das nicht getan hätte. Gleichzeitig wußte sie, daß sie, wenn sie als Moralistin auftrat, das Mädchen abschrecken würde.

Jenny lud ihre junge Klientin zu einer Diskussion über soziale Gruppierungen und Rassenprobleme in Schulen ein. Jenny fragte sich, welche Erfahrungen Joellen gemacht hatte, die zu solcher Bitterkeit geführt hatten. Sie fingen an, indem sie Joellens persönliche Gefühle von Elend und Isolation in der Schule erkundeten. Versprachen „Traurigkeit und Isolation" ihr Gesellschaft, wenn sie sich einer Gruppe anschloß, deren Haltung durch Feindseligkeit gegen andere geprägt war?

Es stellte sich heraus, daß Joellen sich wegen der Spannungen zwischen den Rassen unbehaglich und außerdem isoliert und unsicher fühlte. Daraus ergaben sich weitere Fragen: Verursachten die Rivalitäten zwischen den unterschiedlichen Rassen Spannungen in der Schule? War sie glücklich über ihre Zugehörigkeit zu einer Gruppe, die durch verletzte Gefühle und Angst zusammengehalten wurde? Was empfand sie dabei, daß sie durch „Traurigkeit" in eine Gruppe geführt worden war, die ihren Zusammenhalt dadurch erhielt, daß sie eine andere Gruppe niedermachte? Wurde ihre Unsicherheit durch „Rassismus" und damit verbundene Haltungen vertieft oder verringert? Glaubte sie, daß „Rassismus" eine Strategie des Teile-und-herrsche benutzte, um Unsicherheit und Entfremdung in das Leben der jungen Menschen zu tragen? Welche Stereotype benutzte er für seine dreckige Arbeit?

Solche und ähnliche Fragen laden zu Überlegungen über persönliche Auswirkungen ein, die vorurteilsbeladene Einstellungen auf den jungen Menschen haben, und bringen ihn dazu, die problematischen Voraussetzungen in Beziehungen zu identifizieren, durch die solche Meinungen aufrecht erhalten werden. Statt über Recht und Unrecht zu dozieren, können wir die Auswirkungen und Operationen solcher „-ismus"-Begriffe externalisieren, damit das persönliche Elend und die soziale Entfremdung, die sie hervorrufen, klarer gesehen werden.

Die Sprache der Externalisierung

Wie machen Worte eine Person aus?

Wir wenden uns nun der Erforschung jener Auswirkungen zu, die Grammatik und Metaphern auf ein therapeutisches Narrativ haben. Externalisierende Gespräche werden mit einer externalisierenden Grammatik durchgeführt. Als Einstiegsexperiment, um ein Gespür für die Wirkung dieser Grammatik zu bekommen, lesen Sie jetzt bitte die folgende Beschreibung des achtjährigen Samuel durch seine Eltern, und stellen Sie dann Überlegungen zu den anschließenden Fragen an:[11]

> *Samuel ist sehr ich-bezogen. Er hat keine Geduld. Wenn er nicht genau das haben kann, was er will, genau dann, wann er es will, kriegt er einen Tobsuchtsanfall.*

Wie fühlen Sie sich, wenn Sie das lesen? Was sagt Ihnen diese Beschreibung über Samuel? Was sagt sie über seine Eltern? Was sagt sie darüber aus, warum seine Eltern ihn zur Behandlung gebracht haben? Was suggeriert sie in Bezug auf die Hilfe für Samuel und seine Eltern? Wer sollte diese Unterstützung anbieten?

Lesen Sie die folgende Schilderung von Samuel über sich selbst und stellen Sie über die darauf folgenden Fragen Ihre Überlegungen an:

> *Ich hasse die Schule. Das Zeug, das ich da machen soll, ist langweilig. Ich spiele lieber meine eigenen Spiele. Der Lehrer und die anderen Kinder mögen mich nicht, weil ich nicht so tun will, als ob es mich interessiert. Wenn sie mich nerven, nerve ich sie.*

Wie fühlen Sie sich, wenn Sie das lesen? Was sagt Ihnen diese Beschreibung über Samuel? Was sagt sie über seine Schulerfahrungen? Was fügt sie der Schilderung der Eltern hinzu oder was läßt sie aus? Welches Gefühl hätten Sie, wenn sie Samuel helfen müßten? Welche Behandlungsstrategien suggeriert diese Schilderung? Wer sollte sie durchführen?

Lesen Sie die folgende diagnostische Beschreibung von Samuel durch einen Therapeuten und überdenken Sie die darauf folgenden Fragen:

---

[11] Eine Übungsaufgabe, mit „einer lebendigen und eindrucksvollen Einführung in die transformative Macht des Gesprächs, das Probleme externalisiert", findet sich bei Roth und Epston (1996a, S. 153-154).

Samuel hat eine verkürzte Aufmerksamkeitsspanne. Er sollte weiter untersucht werden hinsichtlich einer Aufmerksamkeitsstörung mit Hyperaktivität. Samuel kann seine Angst nicht altersgemäß zügeln. In sozialen Situationen, die eine altersgemäße Kooperation erfordern, zieht sich Samuel in ein narzißtisches und theatralisches Stadium der Entwicklung zurück.

Wie fühlen Sie sich, wenn Sie das lesen? Was sagt Ihnen diese Beschreibung über Samuel? Was sagt sie über seinen Charakter und seine Entwicklung? Was fügt sie der Schilderung der Eltern hinzu oder was läßt sie aus? Welche Behandlungsstrategien suggeriert sie? Wer sollte sie durchführen?

Schließlich ist hier noch eine externalisierende Geschichte mit einigen darauf folgenden Fragen:

Gehört Samuel zu den jungen Menschen, die sich sehr klar darüber sind, was sie wollen und was sie erwarten? Überrumpeln Wut[12] *und Ungeduld ihn, wenn er eine Ungerechtigkeit wahrnimmt oder wenn die Ereignisse nicht der Vorgabe seiner lebhaften Phantasie folgen? Stört dies seinen inneren Frieden? Beeinträchtigt dies sein Ansehen bei den Lehrern und Kindern? Was bieten ihm seine eigenen Spiele, was die Anregung seines eigenen Interesses angeht?*

Wie fühlen Sie sich, wenn Sie das lesen? Was sagt Ihnen diese Beschreibung über Samuel? Was sagt sie über seinen Charakter und seine Entwicklung? Was fügt sie der Schilderung der Eltern und des Therapeuten hinzu oder was läßt sie aus? Welche Behandlungsstrategie suggeriert sie? Wer wird der Handlungsausführende bei der Veränderung sein – Samuel, seine Eltern, sein Therapeut?

Jede der oben aufgeführten Beschreibungen trägt zu einer anderen Perspektive eines Verständnisses von Samuel bei, und jede besitzt narrative Macht. Die externalisierenden Fragen sollen nicht die Beschreibungen Samuels, seiner Eltern oder des Therapeuten ersetzen oder eine völlig neue „Wahrheit" über Samuel hervorbringen. Vielmehr soll zu Überlegungen darüber angeregt werden, welche Wirkung es auf Samuel selbst, seine Eltern und jegliche wohlmeinenden „Helfer" hat, das Problem von verschiedenen Ausgangspunkten zu betrachten.

---

[12] **Anm.d.Übers.**: Das gelegentliche Unterstreichen und Hervorheben dieser Begriffe (in diesem Kapitel) soll die LeserIn darauf hinweisen, daß es sich um Externalisierungen handelt – im Unterschied zum Bezeichnen der Symptomatik

Erwägen Sie zum Beispiel einen Augenblick lang, all die unterschiedlichen Beschreibungen zu kombinieren, um Samuels Situation aus mehreren Perspektiven zu sehen. Nun erwägen Sie, die externalisierende Beschreibung zu entfernen. Was geht verloren? Was wird unterstrichen? Welche Möglichkeiten werden von der externalisierenden Beschreibung heraufbeschworen, die ohne sie nicht da sind? Wer wird dazu befähigt in Samuels Leben Veränderungen vorzunehmen: wer mit dieser Schilderung, wer ohne sie?

Die Erstellung von Person-Problem-Metaphern

Unsere Verpflichtung, Probleme von der Identität der Menschen zu trennen, führt uns normalerweise auf eine Konversationsreise durch mehrere Metaphern der Externalisierung, wobei unterschiedliche Eigenschaften und Wirkungen der Beziehung Mensch-Problem auftauchen und benannt, diskutiert und reflektiert werden.

Metaphern, die eine Beziehung zwischen Person und Problem beschreiben, werden mit einem Kind oder einer Familie ausgewählt bzw. entworfen, wobei so weit wie möglich deren eigene Sprache benutzt wird. Beim Versuch, das Problem zu benennen, stellen wir normalerweise der Familie oder dem Kind eine Frage wie: „Wenn wir dem Problem, über das wir reden, einen Namen geben müßten, wie könnten wir es nennen?" Manchmal fällt einem leicht ein Name ein. Wenn Kind oder Familie es schwer finden, sich eine passende Metapher auszudenken, können wir selber einige vorschlagen, die anderen Familien eingefallen sind. Wir könnten fragen: „Möchtest du gern hören, welche Möglichkeiten, deine Beziehung zu dem Problem zu beschreiben, andere Kindern und Familien benutzt haben oder möchtest du lieber selbst weiter darüber nachdenken?"

Um zu vermeiden, daß wir unsere eigenen bevorzugten Metaphern und die damit implizierten Beziehungen aufdrängen, fragen wir aufmerksam und genau beim jungen Menschen und der Familie nach: „Ist diese Art, darüber zu reden, für dich in Ordnung?" „Wenn nicht, gibt es eine andere passendere Beschreibung, die wir uns ausdenken könnten?" „Was würde dir am besten passen?" „Wenn dieser Name für das Problem 'warm' ist, was würde ihn 'heiß' machen?" „Wenn diese Metapher noch etwa eine Armeslänge von dem entfernt ist, was du meinst, was würde sie vor deinem geistigen Auge scharf einstellen?"

Probleme kommen in vielen Verkleidungen und Formen, und es gibt viele Möglichkeiten, mit ihnen zu arbeiten – oder vielmehr zu spielen.

Einige Probleme können als Charaktere festgehalten, einige als Partner in dynamischen Duetten benannt und andere als wandelbar gesehen werden oder als Probleme mit mehreren anderen Problemen als Komplizen. Wir wollen anfangen, indem wir uns auf einige relativ unkomplizierte Externalisierungen konzentrieren.

Melanies Mutter und Vater brachten sie zu Dean, da sie sich wegen ihrer „ständigen schlechten Laune" und wegen ihrer „mieseliesigen Stimmungen" Sorgen machten. Wann immer Melanie eine Frage gestellt wurde, und war sie noch so sanft, blickte sie weg. Dean vermutete, daß sie verlegen war und vielleicht annahm, das Problem würde ganz als ihre Schuld betrachtet werden. Dean fragte die Eltern, was sie meinten, wie es für Melanie sei, mit diesen „*Mieseliesen*" (wie er ihre schlechten Launen nannte) umzugehen. Als das Gespräch in dieser Art weiterging, fing Melanie an, daran teilzunehmen. Statt auf jede Frage mit „Ich weiß nicht" zu antworten, begann sie darüber zu reden, wie die *Mieseliesen* ihr Freude und Freundschaften „verdorben" hatten.

Melanies Offenheit, mit der sie über die *Mieseliesen* spricht, wird dazu beitragen, die Voraussetzungen aufzudecken, mit denen diese schlechten Launen unterstützt werden; vielleicht stehen sie in Beziehung zu Kummer und Niedergeschlagenheit, vielleicht liegen sie in ihrer äußeren Umgebung (Mißbrauch oder etwas in der Schule, worüber sie unglücklich ist) oder in Beziehungen (Spannungen mit der Peergruppe oder zu Hause) oder in verinnerlichten Stereotypen, die eine niedrige Selbstachtung bei Mädchen fördern.

Ein Problem wie der Zorn eines Kindes lädt zu einer relativ einfachen Externalisierung ein. Wie steht es aber damit, wenn das Kind mit chronisch bitteren Scheidungsauseinandersetzungen leben muß und berechtigten Grund für solchen Zorn hat? Vielleicht durchlebt die Familie die Härten der Arbeitslosigkeit und der Trennung aufgrund des daraus folgenden wirtschaftlichen Drucks. Unter solchen Umständen wertet eine einfache Externalisierung wie „die Wut loswerden" die Erfahrungen des Kindes mit der Verzweiflung in der Familie ab und führt uns in die Irre. Beziehen wir die Familie in die Therapie mit ein, dann werden wir daran erinnert, den Kontext des Leidens jedes einzelnen anzusprechen.

Der soziale Kontext muß benannt und in eine externalisierende Konversation mit eingebracht werden, indem man zum Beispiel die „Auswirkungen der Arbeitslosigkeit" auf jedes Familienmitglied erforscht. Der „Krieg" in der Familie, die „Spannungen" oder das „Auseinanderbrechen" können in Hinblick auf wirtschaftliche Probleme, denen sie sich gegenüber sehen, diskutiert werden. Wirtschaftliche Bedingungen, die sie aus der Bahn werfen, kulturelle Praktiken, die ihre Abwertung fördern, und die damit einhergehenden Gefühle der Erniedrigung können identifiziert und benannt werden. Man kann der Familie auch von demographischen Untersuchungen berichten, aus denen das vermehrte Auftreten von Scheidungen und das häufigere Auseinanderbrechen von Familien hervorgeht. Gleichzeitig können wir untersuchen, inwiefern die Gefühle von Zorn und Hilflosigkeit auf der einen Seite dem Kind bei seinem emotionalen Überleben helfen und inwiefern sie auf der anderen Seite nichts dazu beitragen.

Interaktions-Metaphern

Einige Probleme können metaphorisch so beschrieben werden, daß sie in dem Raum zwischen den Personen existieren. Nicht nur die Probleme, die zwischen den Menschen stehen, sind externalisiert, sondern auch die Beziehung kann externalisiert sein. So kann zum Beispiel das Problem „Streitigkeiten" hinsichtlich seiner Auswirkungen auf eine Mutter-Tochter-Beziehung diskutiert werden wie im folgenden Fall.

Delia, eine Mutter, die von ihrem Partner getrennt lebte, erbat Therapie für ihre zehnjährige Tochter April, da diese, wie sie es ausdrückte, „mich zur Zeit zu hassen scheint". Aprils Reaktionen auf ihre Mutter waren vernichtend. Sie drohte ständig damit, fortzugehen und beim Vater zu wohnen. Delia klagte, die Kommunikation mit ihrer Tochter sei derart zusammengebrochen und sie selbst so zornig und zermürbt durch die Spannungen, daß sie sich fragte, ob sie noch weiter mit ihrer Tochter zusammenleben wollte.

Da Delia und April spontan keine Metapher angeboten hatten, die beschrieb, was zwischen ihnen stand, bot Jenny einige an, die andere Familien benutzt hatten, wie „die Unkommunikation", „die Mauer der Kränkung", „der Abgrund", „die Geschichte des unaufgelösten Grolls", „die Zurückweisungsdynamik", „das Zurückstoßen". April dachte einen Augenblick nach und wählte „die Mauer", um zu beschreiben, was zwischen ihr und der Mutter stand. Delia akzeptierte diesen Namen. Sowohl April wie auch Delia fanden es verhältnismäßig leicht, auf Jennys Fragen nach den Auswirkungen „der Mauer" auf ihre Mutter-Tochter-Beziehung zu antworten. Sie bestimmten einige Bausteine „der Mauer", wie zum Beispiel „Spannungen wegen Papas neuer Freundin" und Delias „Gefühl des Zurückgewiesenseins" und ihre „Angst, eine alleinerziehende Mutter zu sein".

Der eskalierende Zyklus von Kränkung und Abgewiesensein, der durch die fehlgeleitete Kommunikation darüber, wo April leben würde, entstanden war, wurde aufgedeckt. April konnte zugeben, daß „die Mauer" schmerzlich für sie war und sie sich wünschte, ihre Beziehung könne „wieder so sein wie früher". April und ihre Mutter weinten zusammen und sprachen darüber, was jede von ihnen brauchte, um diese Gefühle des Abgewiesenseins zu durchbrechen. Es dauerte nicht lange, bis „die Mauer" abgebaut war. Die Liebe, die durch „die Mauer" verdeckt worden war, trat wieder an ihren rechtmäßigen Platz im Zentrum ihrer Mutter-Tochter-Beziehung.

Doppel-Externalisierung

Einfache Externalisierungen dieser Art sind oft effektiv und treffen das Wesentliche; es ist jedoch wichtig, nicht darauf fixiert zu sein, eine einzige Externalisierung zu finden, die das Problem zusammenfaßt. Oft sieht eine Familie sich vielfältigen komplexen Problemen gegenüber. Es ist besser, flexibel zu sein und sich darauf einzustellen, verschiedene problematische Situationen zu externalisieren, die im Verlauf der Gespräche auftauchen.

Es hat sich für uns als eine besonders nützliche Methode erwiesen, die Teufelskreise in Familien zu analysieren und die „Tugendkreise" ausfindig zu machen, um diese dann zu stärken. Im nächsten Beispiel wird eine komplexe Doppelexternalisierung eingesetzt, um ein kränkendes Verhalten in der Beziehung zwischen zwei Geschwistern zu erforschen.

Die vierzehnjährige Lauren war über ihren jüngeren Bruder, John, der zwölf war, so aufgebracht, daß sie nicht eine einzige freundliche Sache über ihn sagen konnte. John war verzweifelt und versuchte, sich so weit entfernt von ihr zu halten wie möglich, um seine Selbstachtung zu retten. Jede Interaktion wurde durch Laurens negative Haltung und Johns stumme Rückzüge beherrscht. Diese Art des Miteinander-Umgehens bildete die Basis für ihre „Unfähigkeit, miteinander auszukommen". Von Laurens Standpunkt in der Beziehung aus verhielt John sich „wie ein Baby", während John sie für „gemein" hielt.

Als Dean eine externalisierende Konversation begann, indem er Lauren nach der „Negativität" fragte, antwortete sie ihm zu seiner Überraschung: „Ich kann mit John nicht offen böse sein." Auf Deans Frage: „Warum nicht?" antwortete sie, wenn sie das wäre, würde er „sich einfach vergraben". Sie war frustriert, weil dies bedeutete, daß sie ihm über ihre Bedürfnisse oder Sorgen in ihrer Beziehung kein wirkliches

Feedback geben konnte. Wegen dieser frustrierenden Einschränkungen fiel sie immer wieder in die „Negativität" zurück, obwohl sie, wie sie sagte, nicht gemein zu ihrem Bruder sein wollte.

Als Dean nach der Sache mit dem „sich vergraben" fragte, konnte John zugeben, „sobald sie ihren Mund aufmacht, gehe ich und vergrabe und verstecke mich". Auf diese Weise kam es zu einem Streit, noch bevor er hörte, was sie ihm sagen wollte. Sie gaben betrübt zu, daß diese Streitereien eine Bruder-Schwester-Beziehung zerstörten, die sie beide, bevor sie Teenager wurden, geschätzt hatten. Beide waren traurig und verbittert über das, was mit ihnen geschah.

Als Laurens „Negativität" und Johns „sich vergraben" externalisiert wurden, konnten sie vom emotionalen Gewirr einen Schritt zurücktreten und darüber nachdenken, wie „Negativität" und „sich vergraben" dazu beitrugen, die Verbitterung zu schüren, die in teuflischen Kreisen ihre ganze Beziehung durchzog. Dies ermöglichte ihnen, sich die Zeiten ins Gedächtnis zurückzurufen, wo es relativ freundlich zwischen ihnen herging. Die Erinnerung an eine Beziehung, in der sie sich gegenseitig unterstützt hatten, ermutigte sie, den Teufelskreis zu durchbrechen und wieder einen „Tugendkreis" zu schaffen. Vielleicht, bemerkte Dean mit Augenzwinkern, könnten sie ja gemeinsam graben und die „Negativität" in dieses Loch werfen.

Beziehungs-Metaphern

In der ersten Zeit der narrativen Therapie hatten die Metaphern, die für die Annäherung an ein Problem benutzt wurden, die Tendenz, aus dem Wettkampf- oder Aggressionsbereich ausgewählt zu werden. Oft beinhalteten sie die Idee, das Problem aus dem Leben einer Person zu vertreiben; zum Beispiel sprachen wir von „kämpfen" gegen ein Problem, nach ihm „treten", es „besiegen" oder „schlagen". Heute glauben wir, daß diese aggressiven Metaphern, die „Macht über das Problem" ausdrücken, überprüft werden müssen, da sie von der Tendenz zu Dominanz, Wettstreit und Aggressivität in sozialen Beziehungen Gebrauch machen und diese auch noch unterstützen. Da sie schwergewichtig sind, könnten sie auch einen leichteren und spielerischen Ansatz verhindern (Freeman & Lobovits, 1993; Roth & Epston, 1996a).

Als Alternative zu metaphorischen Machtkämpfen haben wir Metaphern der „Macht in Bezug auf das Problem" untersucht. Man wählt eine Metapher, die eine gegenwärtige Beziehung zu einem Problem beschreibt, statt eine Metapher, die das Bemühen schildert, es zu schla-

Wichtig!

gen oder zu vertreiben. Es ist wichtig, sich mit den Familienmitgliedern bezüglich ihrer bevorzugten Metaphern zu beraten, da diese ihre Wurzeln in Kultur und Gender haben. Als zum Beispiel Karl Tomm (Tomm, Suzuki & Suzuki, 1990) seine Vorstellung von Externalisierung in Japan darlegte, wurde ihm von seinen japanischen Kollegen erklärt, Metaphern der Konfrontation und des Kampfes stünden im Widerspruch zu der „grundlegenden japanischen Ausrichtung auf Kompromiß und Koexistenz mit Problemen" (S.104).

Wir müssen lernen, wie wir eine gewisse Harmonie mit bestimmten Emotionen und Lebensumständen erreichen können, statt davon auszugehen, daß wir sie permanent loswerden können. Es könnte sinnvoller sein, darüber nachzudenken, wie man Harmonie mit bipolaren Störungen erreicht oder diese in ein Gleichgewicht bringt, statt sie zu verbannen. Wenn eine Person Depressionen erlebt, ist es nützlich, in einer externalisierenden Konversation darauf zu sehen, wodurch diese „genährt" oder gestützt werden und was in dieser Hinsicht gemacht werden kann. Wie Christian Beels (in Cowley, 1995, S. 74) sagt:

> Die Frage ist, wie man den Erlebnissen, denen man ausgesetzt ist, gegenübertreten will. Welche Art von Beziehung will man zu der Depression haben? Was hat sich als effektiv erwiesen? Es ist keine „entweder-oder"-Situation, in der man entweder geheilt oder geschlagen wird.

Setzt man nicht unweigerlich junge Menschen der Enttäuschung aus, wenn man ihnen die Idee vorstellt, man könne menschliche Emotionen wie Zorn und Furcht für immer vertreiben? Als Kliniker beschäftigen wir uns damit, welche Bedeutungen Menschen den Bedingungen, denen sie ausgesetzt sind, zuordnen und wie diese Bedeutungen das Erleben formen. Da wir Menschen eine ungeheure Kapazität haben zu reflektieren und Entscheidungen zu treffen, können wir eine bewußte Beziehung zu unserem evolutionären Erbe herstellen (Freeman, 1979; Wilson, 1993). Wir können zum Beispiel detailliert mit jungen Menschen ihre komplexe Beziehung zur Furcht untersuchen hinsichtlich der Frage, wie sie uns anpassungsfähig macht und gleichzeitig ein Problem für uns darstellen kann. Wir könnten fragen: „Wann ist Furcht eine Freundin für dich und tut dir einen Gefallen? Und wann ist sie eine Feindin, die alles an sich reißt und dir ein paar Bärendienste erweist?"

Es gibt gewisse biologisch begründete Störungen, wie Autismus, die zur Zeit noch nicht so behandelt werden können, daß man auch nur entfernt von „Heilung" sprechen könnte. Das bedeutet aber nicht, daß die Beziehung der Familie zu dieser Krankheit nicht wechseln kann und daß sie sich hinsichtlich der Frage, welche Bedeutung man ihr gibt und wie mit ihr umzugehen sei, nicht verändern kann. Ein junger Mensch ist vielleicht nicht in der Lage, Ekzeme oder Asthma loszuwerden; er kann sich jedoch mit diesen Krankheiten so auseinandersetzen, daß er eine größere bewußte Kontrolle über die sonst ausufernden negativen Auswirkungen erreicht. Ein achtjähriger Junge, zum Beispiel, litt an einer seltenen erblichen Hautkrankheit, die es für seine Eltern und andere notwendig machten, seine Wunden täglich zu verbinden. Die Sorge über dieses Problem hatte jede Ecke ihres Lebens durchdrungen; das Bandagieren dauerte bis zu sechs Stunden am Tag, und die Familie konnte über wenig anderes reden und nachdenken. Er und seine Eltern einigten sich auf ein Arrangement, bei dem ihre Aufmerksamkeit und Sorge hinsichtlich des Problems auf einen bestimmten „Bandagierraum" begrenzt sein würde, in dem das Problem nun „residierte". Sie einigten sich, alle Gespräche über das Problem und jegliche Heilmittel auf diesen Raum zu beschränken. Die Familie nahm wieder Besitz von dem übrigen Haus und dem übrigen Leben. Hierdurch verbesserte sich nach ihrer Schätzung das Hautproblem um achtzig Prozent.

Bei der Wahl einer passenden Metapher beginnen wir, indem wir gemeinsam mit Kind und Familie ganz offen über die beste Beschreibung der Beziehung zu dem Problem nachdenken. „Bindet" das Problem sie, „hält es sie in einem Gefängnis fest", „trickst es sie aus" oder „begrenzt es sie"? Die Schilderung des Problems ist ein gemeinschaftlicher Prozeß und Teil des Spaßes, den wir beim Spielen mit Worten und Symbolen haben.

Bei Kindern kann es oft hilfreich sein und Spaß machen, das Problem zu personifizieren und es als eine Person, gelegentlich sogar als ein Monster zu sehen. Selbst eine amorphe Person kann zum Leben erweckt werden, indem man sie auf eine Art und Weise benennt, zeichnet, im Weltraum entdeckt usw., die sie gleichzeitig phantastisch und konkret macht (Abbildung 3.2). Eine Warnung ist hier angebracht: Für Anfänger ist es verführerisch, jedes Problem in ein Monster zu verwandeln. Manchmal schießen Monster zurück. Ein Monster kann ein überwältigendes Phantasiebild sein, das am Ende das Kind einschüchtert oder sogar zutiefst erschreckt. Es kann auch zu einer Übersimplifizierung der Erfahrungen der Familie durch den Therapeuten führen.

Je nach Art des Problems und der von der Familie bevorzugten Beziehung zu ihm kann eine Vielzahl unterschiedlicher Metaphern geschaf-

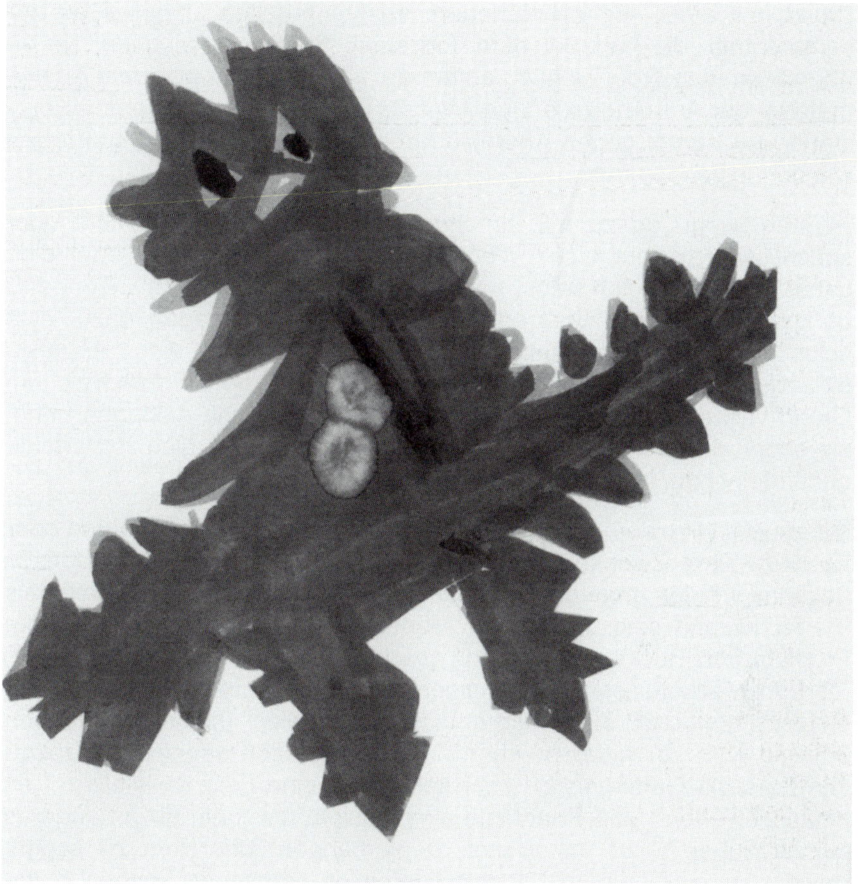

Abbildung 3.2: Der externalisierte „Groll“

fen werden (Roth & Epston, 1996a). Während einige Probleme dazu herausfordern, mit Esprit und Humor gekitzelt zu werden, verdienen andere es, aus dem Leben der betreffenden Person ausgelöscht, rausgeschmissen oder sonstwie beseitigt zu werden.

Man kann sich an die nützliche Richtlinie halten, daß eine angemessene metaphorische Beziehung mit dem Grad der Bedrückung durch das Problem korreliert. Einige besonders bedrückende Probleme, wie Anorexia nervosa, erfordern einen kämpferischen Ansatz, bei dem das Problem gekennzeichnet und befehdet wird. Stellen Sie sich zum Beispiel ein Beratungszimmer in einem Krankenhaus vor, in dem der Therapeut,

David, mit einer sechzehnjährigen, ausgemergelten jungen Frau zusammentrifft, die kurz vor dem Tod steht. Statt zu versuchen, sie zu überreden, den Tropf nicht zu entfernen, liest David ihr aus dem Archivmaterial der Anti-Anorexie Liga[13] vor, in dem Frauen über ihren Widerstand und Kampf gegen Anorexie berichten. Er fährt dann mit Fragen wie den folgenden fort:

„Kirsten, wenn du zu mir sprichst, sprichst du für dich selbst oder spricht *Anorexia* für dich? Wenn *Anorexia* für dich spricht oder dich daran hindert, für dich selbst zu sprechen, würdest du dann sagen, daß du geknebelt wirst? Überredet dich *Anorexia* sozusagen dazu, dich selbst zu strafen und zu quälen? Warum meinst du, hat diese *Anorexia* dir Leben, Freiheit, Unbeschwertheit und Glück verboten? Aus welchem Grund verweigert *Anorexia* dir deine Freiheit? Welche Anklagen bringt sie gegen dich vor? Hast du die Gelegenheit erhalten, dich zu verteidigen? Meinst du, in deinem Fall regiert das Recht?"[14]

Mit anderen Problemen kann man sich anfreunden, sie bezähmen oder für wertvollere Zwecke einsetzen. Wut kann zum Beispiel spielerisch gezähmt werden ohne die Erwartung, der junge Mensch würde niemals wieder wütend sein. Ein junger Mensch zieht es vielleicht vor, „dem Problem den Rücken zu kehren", „es auszutricksen", „es zu zähmen", „es umzuwerfen", „es zu besänftigen", „es auf ein gutes Maß zurückzustutzen", statt „sich ihm mutig entgegen zu stellen" (siehe Abbildungen 3.3 und 3.4), „zu widersprechen", „eine Revolution gegen es anzuzetteln", „es ins Gefängnis zu schicken", „ihm eine Falle zu stellen", „es hinauszuwerfen", „die Phantasie einzusetzen, um es in etwas anderes zu verzaubern", „es ins Weltall zu verbannen" oder ihm zu sagen: „mach was aus deinem Leben!" Für einige Menschen können Metaphern passend sein, die einen Bezug zu spirituellen Praktiken haben, wie zum Beispiel „sich darüber erheben, darüber hinaussteigen", „loslassen", sich in Bezug auf ein Problem „in der Balance halten". Wir können auch über den Gedanken sprechen, sich vom externalisierten Problem „abzuwenden" oder „andere Optionen zu suchen".

[13] Siehe Madigan und Epston, 1995

[14] Siehe Epston, White und „Ben", 1995; Zimmerman und Dickerson, 1994.

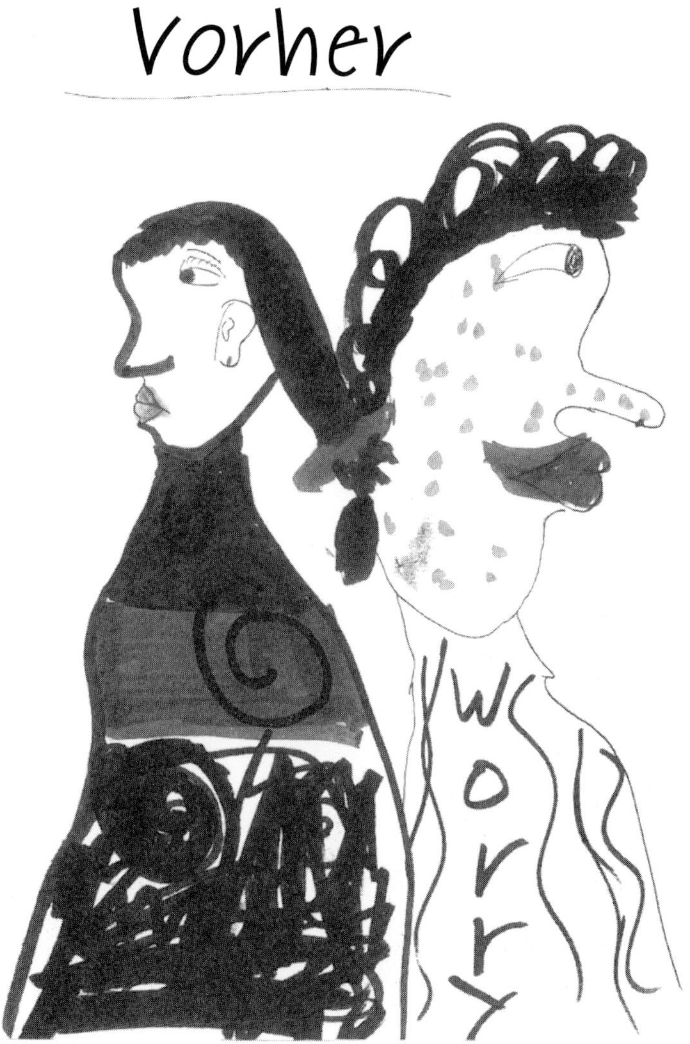

Abbildung 3.3: Jenna mit der Sorge im Nacken

Auch Begriffe aus dem Bereich „Lebenszyklus“ können eine Quelle für Metaphern sein; denken Sie einmal an „aus einer bestimmten Phase herauswachsen und eine neue betreten“ oder „diesen Übergang annehmen“. Bei jüngeren Kindern können besonders Metaphern wie „Bereitschaft zur Veränderung“, die auf Anzeichen von Reife beruhen, be-

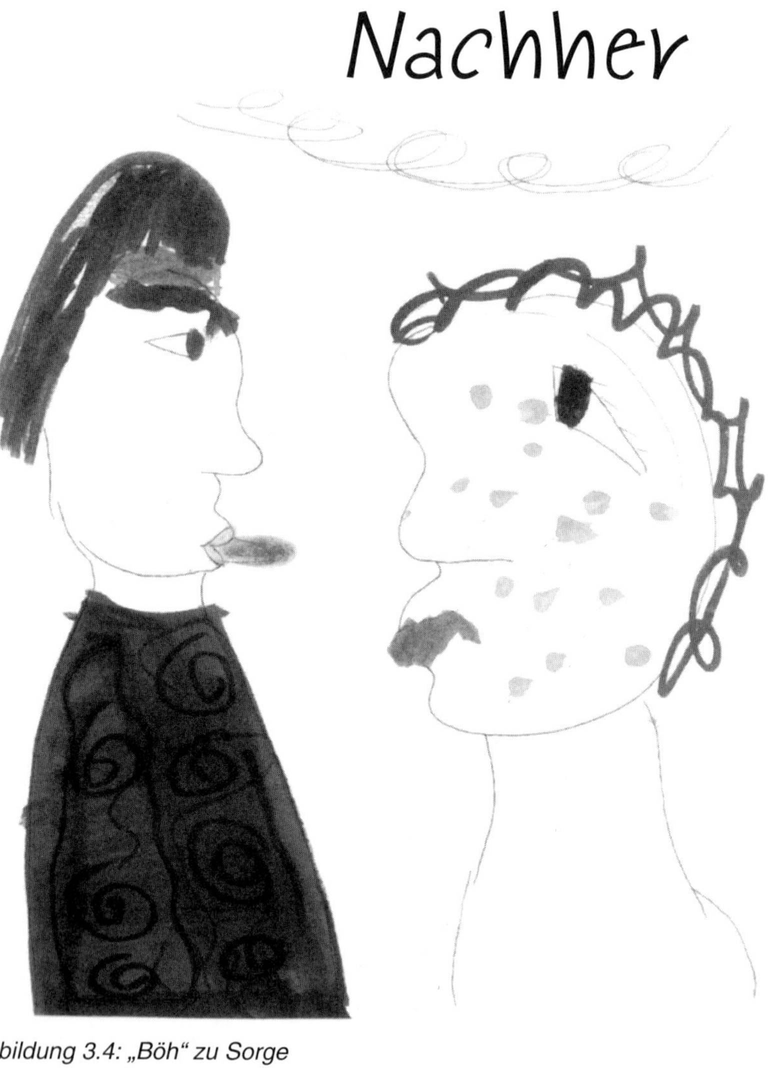

Abbildung 3.4: „Böh" zu Sorge

sonders hilfreich sein. Bei dieser Altersgruppe benutzen wir auch die Idee vom „Großwerden", statt vom Problem „klein gemacht" zu werden. Wir können auch fragen: „Bist du innerlich gewachsen, während das Problem geschrumpft ist?"[15]

[15] **Anm.d.Hrsg.:** Uwe Grau (Lindau) erzählte einmal, daß es im hebräischen ein sehr anschauliches Wort für diesen Vorgang gibt, der – wörtlich übersetzt – *verzwergen* heißt.

Wenn Menschen den Eindruck haben, das Problem sei ein „Teil von" ihnen, oder wenn sie es ablehnen, an der Externalisierung des Problems mitzumachen, formulieren wir es z.B. folgendermaßen: „Wie kann dieser Teil sich nach dem ausrichten, was Sie für sich selbst wollen" oder „Trennen Sie die nützlichen Teile des Problems, die Sie behalten wollen, von denen, die Sie vielleicht wegwerfen wollen" oder auch „Wie können Sie sich mit diesem Teil anfreunden".

Natürlich kann sich die Perspektive einer Person verschieben, während die Dinge voranschreiten. So wie die Beziehung zu einem Problem sich im Laufe der Zeit verändert, kann auch die Metapher sich verändern. Zum Beispiel kann eine Person lernen, einem überwältigenden (verinnerlichten) „Kritiker" standzuhalten. Dann gewinnt sie ihre Selbstachtung zurück und findet nun heraus, daß der Kritiker auch einiges an Weisheit zu bieten hat, wenn die Selbstachtung diese „ertragen" kann. Bei solch einer Metapher treten Überlegungen zur Genderfrage auf den Plan. Bei jungen Frauen zum Beispiel hat die Beziehung zu einem verinnerlichten Kritiker oder zu Selbstzweifeln vermutlich ihre Wurzeln in den Gender-Vorschriften, das Ich in bestimmter Weise zu überwachen.

Zusammenfassung

Externalisierende Gespräche dienen dazu, Beziehungen zwischen Problem und Person für eine Revision verfügbar zu machen. Diese Praxis vergrößert unsere Fähigkeit, einen sicheren Raum zu schaffen, in dem die für selbstverständlich gehaltenen Annahmen kritisiert werden können, die uns und unsere Klienten davon abhalten, das Leben so zu führen, wie wir es vorziehen (Parker, 1995). Wir möchten den Leser ermuntern, mit den hier vorgestellten Ideen in einem spielerischen, lokkeren und offenen Geist zu experimentieren. Gleichzeitig warnen wir davor, diese Ideen lediglich als therapeutische Technik, bar jeglicher von uns beschriebener soziokulturellen Verantwortung zu betrachten.

Kapitel 4

Eltern und Kinder in der Familientherapie

In der Familientherapie haben sowohl die Kinder wie auch ihre Betreuerinnen eine Beziehung zum aktuellen Problem. In diesem Kapitel geht es um den Anteil der Eltern[16] in einer auf das Kind konzentrierten narrativen Familientherapie. Wir bieten drei parallele Sichtweisen an, aus denen heraus dies diskutiert werden kann: (1) Die Rollen, die von den Eltern bei spielerischen Ansätzen übernommen werden, in denen es um die Beziehung des Kindes zum Problem geht; (2) die gegenseitige Beeinflussung von Eltern und Kindern, aber besonders der wesentliche Einfluß, den Kinder auf ihre Eltern haben – mit Herausforderungen an psychisches Wachstum, wobei die Therapeutin helfen kann, indem sie diese benennt und ihre Unterstützung anbietet; und (3) die Auswirkungen von soziokulturellen Stereotypen und Erwartungen bezüglich Selbstwahrnehmung und Handlungsweisen der Eltern. Abschließend stellen wir einen speziellen Ansatz für das Ernährungsproblem bei kleinen Kindern vor, der zeigt, wie die Sorgen der Eltern und soziokulturelle Fragen in Angriff genommen werden, während sie sich gleichzeitig mit dem Kind verbünden und spielerisch das Problem lösen.

Wir sind flexibel in Hinblick darauf, wer bei den Treffen mit Eltern und Kindern teilnimmt. Häufige Konsultationen mit der Familie dienen uns als Leitlinie bei unseren Entscheidungen, welche Familienmitglieder oder andere Betroffene an einer Sitzung teilnehmen.[17] Zudem werden

---

[16] Bitte gehen Sie davon aus, daß der Ausdruck *Eltern* nach Bedarf gegen Großeltern, Pflegeeltern oder andere Personen, die vornehmlich die betreuende Rolle den Kindern gegenüber ausüben, auszutauschen ist. Der Ausdruck *Familie* ist hier so zu verstehen, daß damit auch eine Familie gemeint sein kann, die aus Kindern mit alleinerziehenden Eltern oder mit einem gleichgeschlechtlichen Elternpaar oder mit getrennt lebenden Eltern besteht wie auch aus erweiterten Familiengruppierungen.

[17] Unserem Empfinden nach ist es manchmal angemessen, Kinder allein zu sehen, doch im allgemeinen berücksichtigen wir den Wunsch der Familie, wenn diese Bitte geäußert wird. Es gibt zwar keine festen Regeln, aber wir erkundigen uns nach dem Interesse der Familie an Einzeltherapie für das Kind und diskutieren es mit den Beteiligten.
Wenn ein Kind sich von einem Trauma erholt und seine gegenwärtige Umgebung sicher und geordnet ist, kann es unserer Erfahrung nach hilfreich sein, individuell mit ihm zu arbeiten. Wenn hingegen sexueller Mißbrauch aufgedeckt wurde, vertritt Margaret Roberts (1993) in ihrem Aufsatz „Lassen Sie Mutter nicht im Wartezimmer" mit zwingenden Argumenten den Standpunkt, es müßten gemeinsame Sitzungen mit Müttern und Kindern durchgeführt werden, in denen ihre enge Beziehung wieder hergestellt wird (die durch den Täter gestört wurde), während die Rolle dieses Täters deutlich gemacht wird.

während der gesamten Therapie Familienmitglieder gefragt, wo sie gern den Fokus sehen möchten. Familientherapie ist komplex; Ströme unterschiedlicher Sorgen über bestimmte Probleme und Personen fließen zusammen, auseinander und wieder zusammen. Zum Beispiel wurden in der Geschichte mit Ben in Kapitel 1 die Bedenken der Eltern wegen ihrer Verständigung mit dem Krankenhauspersonal in Angriff genommen, während Ben mit Hilfe seines Welpen das ständige Sich-Übergeben in den Griff bekam. In Kapitel 11 sprechen wir über ein Kind, das ein Wutdompteur wurde und seine Eltern anregte, dem abzuschwören, was sie als den Lebensstil einer „generationenlangen Geschichte der Wutabhängigkeit" ihrer Familie bezeichneten, und sie außerdem anregte, die Verherrlichung der Gewalt durch die Medien zu untersuchen und sich ihr zu widersetzen.

Einige Probleme sind verständlicherweise sehr bedrückend für Eltern. Ihre eigenen Geschichten über Schmerz und Kampf müssen angehort und angesprochen werden, während man sich auf der Ebene des Kindes seiner Probleme annimmt. In der Geschichte von Tony und seiner Familie zum Beispiel (Kapitel 14) diskutieren Mutter und Großmutter über die Schwierigkeiten, einen männlichen Afro-Amerikaner in einer ungerechten Gesellschaft großzuziehen, während Tony bei seiner Flucht vor Scherereien und Ärger unterstützt wird. In einem anderen Beispiel (Kapitel 11) sieht sich ein Ehepaar wirtschaftlichen Schwierigkeiten ausgesetzt, während ihr Sohn, Evan, gegen Streit in der Familie Stellung bezieht.

Teilnahme der Eltern an spielerischen Ansätzen

Viele Probleme, die Familien in die Therapie führen, drehen sich um das Kind, wie zum Beispiel Schulschwierigkeiten, Ängste, Bettnässen oder eine körperliche Krankheit wie Asthma. Viele der Fallgeschichten in diesem Buch zeigen ein Kind oder Kinder, die eine zentrale Rolle bei der Problemlösung spielen, während die Eltern sich den Bemühungen in verschiedenen Weisen anschließen. Besonders für Eltern ist es befriedigend zu sehen, wie ihr Kind sein Wissen und seine Fähigkeiten am Problem erprobt. Eltern sind nicht nur Zuschauer beim Einfallsreichtum ihrer Kinder – sie greifen die Idee auf und nehmen aktiv teil. Oft gefällt es ihnen, wenn sie zu einer lockereren Art der Kommunikation hinzugezogen werden und etwas dazu beisteuern können.

Eltern können in einer narrativen Therapie viele Rollen übernehmen:

- Sie sammeln Ideen und Lösungen gemeinsam mit dem Kind (zum Beispiel Marina und Robert, die Zoe mit einer Tasche voller Küsse gegen ihre Trennungsängste in die Schule schicken, in Kapitel 8)
- Sie können Mitverschwörer werden, die ein Problem ausspionieren oder sich ihm entgegenstellen (zum Beispiel unterstützt Pauls Familie in Kapitel 5 ihn darin, das „hinterlistige Aa“ auszutricksen).
- In ganz ähnlicher Weise können Familien metaphorisch als Team handeln, wobei das Problem auf der einen und die Familie auf der anderen Seite steht. Jedes Familienmitglied leistet einen Beitrag zur Auseinandersetzung mit dem Problem.
- Eltern können Deutungen hinzufügen, die den Narrativen des Kindes – wie sie sich im Spiel oder in der Konversation herausbilden – zusätzliche Bedeutungen verleihen (wie zum Beispiel Jasons Mutter in Kapitel 15, die auf seinen Sandkasten blickt und etwas zu den symbolischen Bedeutungen, die er darlegt, hinzufügt).
- Sie können an einem Ritual oder Spiel oder an „Initiationsriten“ teilnehmen (zum Beispiel an der Bypass-Operation in diesem Kapitel, der Ehrlichkeitsparty in Kapitel 7 oder an Jonathons Abenteuer mit der Nachtwache in Kapitel 13).
- Sie liefern Einzelheiten und Beispiele, aus denen sich vielversprechende Narrative oder Ausnahmen zu problemgesättigten Geschichten entwickeln (sie geben zum Beispiel Hinweise auf vergangene Erfolge mit dem Problem oder erstellen eine Liste mit den Leistungen des Kindes in der vorausgegangenen Woche).
- Sie bilden eine Zuhörerschaft für die neue Geschichte des Kindes, bestätigen, daß die Verhaltensweise des Kindes sich geändert hat, und feiern mit ihm zusammen den Wandel (zum Beispiel bilden Zoes Eltern in Kapitel 8 ein Reflektierendes Team aus Puppen, das ihre Geschichte der Veränderung reflektiert).

Verzweiflung kann ansteckend sein

Oft erzählen uns Eltern, wenn die sie zur Therapie kommen, daß sie mit ihrem Latein am Ende sind. Die Kommunikation des Kindes umfaßt Ausweichen, Vermeiden, Verzögerung oder Feindseligkeit. Vater oder Mutter sind vielleicht zu Zorn, Frustration und Rückzug provoziert worden. In der Praxis der Therapie haben wir vielleicht selbst bemerkt, wie wir versucht sind, bestürzt zu sein oder uns von einem Elternteil zu distanzieren, wenn er tiefe Frustration, Skepsis, Verzweiflung oder Hoffnungslosigkeit ausdrückt. Wenn wir jedoch die Eltern und ihre Gefühle, die guten wie die schlechten, willkommen heißen, stellen wir fest, daß sie die Vorbehalte fallen lassen und es zu Offenbarungen kommt. Wenn wir keine Angst vor der intensiven Negativität haben, die ernsthafte Probleme begleitet, und die Betreuerinnen deswegen nicht pathologisieren, zeigen sich allmählich hoffnungsvolle Narrative.

Lyle und Shane

Als Dean Zeuge wurde, wie Lyle grob zu seinem schule-schwänzenden Sohn Shane, einem Teenager, sagte: „Na, mach' schon, sei ein Versager. Was schert mich das?" widerstand er seiner anfänglichen Furcht, der junge Mann würde von seinem Vater abgewiesen werden. Er war gerade noch in der Lage, seine Haltung und seinen Glauben an Lyles väterliche Fürsorge zu bewahren. Und als er dies machte, fing er an, die tiefe Enttäuschung zu hören, die der Vater zum Ausdruck brachte. Lyle verzweifelte daran, daß sein Wunsch, sein Sohn sollte eine gute Ausbildung bekommen, sich nicht auf Shane übertragen hatte.

Als Dean hörte: „Er hat keine Disziplin. Er hat die Schule aufgegeben. Nur seine sogenannten Freunde bedeuten ihm etwas, die auch kein Ziel vor Augen haben", tastete er sich näher an Lyles Verletztheit und Frustration heran, um ihm zu helfen, seine Sorgen auszudrücken. Er entdeckte, welch ein einzigartiges Verständnis der Vater für die Hindernisse hatte, die Shane überwinden mußte, um sich dem Problem des Schwänzens zu stellen. Anscheinend hatte Shane die Meinung von sich selbst als Schüler, der Erfolg haben könnte, aufgegeben.

Aus Lyles Aussage: „Er wird nie etwas erreichen mit seiner Einstellung. Er denkt, die Welt schuldet ihm etwas. Bisher mußte er nie Opfer bringen, um das zu bekommen, was er hat", lernte Dean zu erkennen, wie gut dieser Vater seinen Sohn kannte. Lyle wußte, sein Sohn war ein Mensch, der von pragmatischen Herausforderungen angespornt wurde. Und er sah, wie Shane diese auf der Straße fand, wenn er mit seinen Freunden schwänzte. Er wußte auch, daß sein Sohn die akademischen Herausforderungen, denen er sich gegenüber sah, „nicht für echt" hielt und die Schule verlassen wollte, um einen Job anzunehmen.

Dean erkannte auch, wie nach Lyles Einschätzung eine sinnvolle Veränderung für seinen Sohn aussehen würde, wenn er sagte: „Wenn das deine Gefühle sind, dann könntest du wenigstens deinem Lehrer ins Gesicht sagen, daß du nicht verstehst, warum das, was unterrichtet wird, wichtig ist, statt einfach wegzulaufen. Du mußt dich den Leuten stellen und ihnen sagen, wenn du etwas nicht verstehst, selbst wenn du Angst hast, dumm dazustehen. Dieses Problem verschwindet nicht, wenn du die Schule verläßt. Das kann auch bei der Arbeit passieren."

Dean lernte eine wichtige Lektion über Elternschaft von Lyle, als dieser Shane am Ende des Treffens sagte: „Wenn die Schule nicht der richtige Ort für dich ist, um zu lernen, für dich selbst einzutreten, und du sie verlassen mußt und eine Arbeit finden mußt, um herauszufinden, wer du bist und wie die Welt funktioniert, dann werde ich dich unterstützen. Ich will für dich die Erziehung, die ich nicht gehabt habe, aber es sieht nicht so aus, als stünde das im Moment an. Ich möchte nicht, daß du jemand bist, der du eigentlich nicht bist, aber du sollst alles das sein, was du sein kannst."

Als Dean auf Lyles Schmerz hörte und ihn respektierte, statt sich abzuschirmen, konnte er die volle Komplexität dieses väterlichen Kampfes anerkennen. Er würdigte Lyles Sehnen danach, Shane als denjenigen, der er war, zu lieben und zu akzeptieren, während er doch gleichzeitig nicht mit seinem Sohn gemeinsame Sache machen wollte, wenn dieser die Mühe scheute, alles zu werden, „was du sein kannst".

Der Einfluß der Kinder auf die Eltern in der Familientherapie

Es ist viel einfacher für Familientherapeutinnen, den Einfluß, den Eltern auf ihre Kinder haben, zu formulieren als umgekehrt. Der offensichtlichste Fall, bei dem ein Kind sehr einflußreich sein kann, ist der, wenn ein Problem die Familie in Therapie bringt. Diese Gelegenheit für eine Veränderung des Elternverhaltens sollte nicht verspielt werden, indem man Kinder aus der Therapie ausschließt. Eine Familientherapeutin kann sich mit den Eltern zusammentun, um ihre Ziele zu identifizieren und ein Forum für persönliche Veränderungen und Veränderungen in der Familie anzubieten. Zum Beispiel kämpften Ray und Nicole und ihr sechsjähriger Sohn Kevin erfolgreich darum, sich emotional von einem rassistischen Vorfall zu erholen, bei dem Kevin von drei weißen Jungen in seiner Schule angegriffen und fast erstickt wurde (Lobovits, Maisel & Freeman, 1995). Sie begegneten der Herausforderung, der sie sich gegenübersahen, indem sie dieses „sich gegen Vorurteile wehren" als ihr positives Familienvermächtnis definierten; sie behaupteten ihre einzigartige kulturelle Identität als Afroamerikaner in einer von Weißen dominierten Schulsituation und Therapie; und sie zapften die Quelle ihrer Spiritualität an, um trotz der Hindernisse auszuhalten und beharrlich zu bleiben. Man muß nicht erwähnen, wie unglückselig es ist, daß diese Familie sich überhaupt mit dieser Herausforderung befassen muß.

In anderen Fällen, wo Kinder mißbraucht wurden oder selbst Täter waren, haben wir erlebt, wie Eltern die Aufgabe übernommen haben, eigene, seit Generationen bestehende Muster zu beenden, wie zum Beispiel gewalttätige Zornesausbrüche, Alkoholismus, Vorurteile oder starre Genderrollenerwartungen.

Wir fanden es sehr ermutigend, Eltern zu beobachten, die bereit waren, dieselbe „Medizin“ zu nehmen, die sie ihren Kindern verschrieben hatten. Wir haben Eltern gesehen, die sich von ihren Kindern inspirieren ließen, ihr Temperament zu zähmen, den eigenen Ängsten ins Auge zu sehen oder auf ihr eigenes Leben angesichts von Krankheit oder Behinderung mehr Einfluß zu nehmen.

Manchmal werden wir von Familienmitgliedern gebeten, uns auf Schwierigkeiten in der Familienkommunikation zu konzentrieren, wie zum Beispiel auf Streit, auf „sich um nichts scheren“, auf Machtkämpfe und so weiter. Wir haben nicht nur festgestellt, daß Schwierigkeiten in der Kommunikation zwischen Eltern und Kind kleiner werden, wenn das Kind nicht nur ein aktiver Partner im Familiendialog über das bestehende Problem wird, sondern auch, welcher wichtige Platz seinen Sorgen auf dem umfassenderen Forum der Familieninteressen zugestanden wird. Chasin und White (1989, S. 5) beschreiben dies sehr treffend: „Jedes Kind bringt nicht nur eine selbständige Sichtweise in die Sitzung mit ein, sondern auch einzigartig sinnträchtige und wertvolle Kommunikationsformen, die oft von Unmittelbarkeit, Spontaneität und erfrischender Aufrichtigkeit gekennzeichnet sind.“ Diesem möchten wir noch Humor, Lachen und Gelegenheit zu elterlichem Wachsen und Wandel hinzufügen.

Soziale Erwartungen an die Eltern

Zu den konventionellen Strategien der Hilfe gehört die Isolation des Kindes von den Eltern durch Therapie, um „unangemessene Erziehung“ wieder wettzumachen und „korrigierende“ Erfahrungen für das Kind bereitzustellen oder um das Kind für die Eltern durch Interpretationen von Experten verständlich zu machen. WALTERS, CARTER, PAPP und SILVERSTEIN (1988) haben dazu gesagt, in einigen psychologischen Theorien und in der Kultur im allgemeinen würden Eltern (besonders Mütter) oft als ausschließlich verantwortlich für die seelische Not ihrer Kinder angesehen. Werden diese allgemeinen Überzeugungen verinnerlicht, fühlen viele Eltern sich nach eigenen Aussagen schuldig, wenn ihre Kinder unter Problemen leiden, die eine Betreuung durch helfende Fachleute notwendig macht. Wir versuchen, die Auswirkungen solcher Annahmen über „schlechte Eltern", die Probleme bei ihren Kindern verursachen, offen darzulegen. Wenn diese Annahmen erst einmal externalisiert sind, dann kann man sie kommentieren und kritisch untersuchen. Hierdurch wird die zersetzende Wirkung externer Schuldzuweisung an die Eltern und interner Selbstbeschuldigung durch die Eltern abgemildert.

Zudem gehen wir einfach davon aus, daß die meisten Eltern die Interessen ihrer Kinder im Kopf und im Herzen tragen. Nach unserem Empfinden versuchen Eltern die meiste Zeit, ihr bestes in schwierigen Situationen zu tun, und möchten ihren Kindern gegenüber hilfreich und liebevoll sein. Wir versuchen, nicht zu vergessen, daß wir in einer ähnlichen Situation vielleicht nicht so gut damit fertig werden würden.[18]

Damit soll nicht naiv impliziert werden, Eltern würden nicht manchmal Haltungen und Verhaltensweisen an den Tag legen, die weder ihnen noch den Kindern dienlich sind. Diese können externalisiert und die Beziehung der Eltern zu ihnen untersucht und überdacht werden. Wenn wir nicht ganz gezielt negative Mutmaßungen über Eltern in unserer Gesellschaft und unseren Behandlungstheorien angehen, können wir nicht anders als eine negative Haltung den Eltern gegenüber einnehmen und ihnen diese auch vermitteln.

Wenn wir uns die Frage stellen, ob es Mißhandlungen oder Vernachlässigung seitens der Eltern gibt, entscheiden wir uns, diesen Themen mit den Eltern in einer externalisierenden Konversation zu begegnen, bei der unsere Besorgnis offenkundig wird. Das problematische Verhalten

---

[18] Michael WHITE (1993, S. 132) sagt dazu: „Ich denke an eine Solidarität, die von Therapeutinnen geschaffen wird, die sich weigern, eine scharfe Trennlinie zwischen ihrem Leben und dem Leben der anderen zu ziehen, die sich weigern, Hilfe suchende Menschen als Randgruppe zu betrachten; ich denke an eine Solidarität von Therapeutinnen, die bereit sind, sich immer wieder der Tatsache zu stellen, daß sie selbst, wenn sie sich Umständen ausgesetzt sähen, die bei anderen den Kontext für Sorgen bilden, vielleicht nicht annähernd so gut damit fertig würden."

wird in einer Weise externalisiert, die zu einer umfassenden und freien Diskussion anregt. Wenn zum Beispiel Mißhandlungen seitens der Eltern eine wesentliche Rolle bei den Ängsten oder Wutausbrüchen des Kindes spielen, werden die Art der Mißhandlung und ihr soziologischer Hintergrund externalisiert und diskutiert. Fragen der persönlichen Verantwortung und Verschleierung dieser Praktiken stehen für Kommentare und Entscheidungsmöglichkeiten offen (JENKINS, 1990).[19] Dann zum Beispiel, wenn es um Mißhandlungen seitens eines Mannes geht, muß dieser Mann, wie WHITE (1991/1992, S. 39) es ausdrückt, „sich mit der Identifizierung und Umsetzung alternativen Wissens darüber, wie Männer sein können, auseinandersetzen".

Kulturelle Unterschiede können ebenfalls eine einflußreiche Rolle in unserer Wahrnehmung von Eltern spielen. Es ist unvernünftig, davon auszugehen, wir verstünden vollständig all jene verschiedenen sozio kulturellen und wirtschaftlichen Einflüsse, die das Verhalten und die Einstellung der Eltern formen. Dies trifft besonders dann zu, wenn sich Familien aus einer anderen Schicht bzw. kulturellen Gruppe Hilfe suchend an uns wenden. Es existiert in Familien eine Ökologie der Gedanken, Gefühle und Verhaltensweisen, die auf ihrer jeweils einzigartigen Geschichte und Tradition beruht. Die Annahme, wir wüßten automatisch, was „gutes" oder „böses" Elternverhalten in der Familie einer uns fremden Kultur ausmacht, offenbart unsere Mißachtung für diese Ökologien und kann mehr schaden als nützen. Daher sollten Therapeutinnen, die mit Familien aus anderen Kulturen arbeiten, Praktiken entwickeln, die kulturelle Unterschiede respektieren, und sie sollten sich mit ihren Urteilen und Entscheidungen Mitgliedern dieser kulturellen Gruppen gegenüber rechenschaftspflichtig fühlen (LOBOVITS, MAISEL & FREEMAN, 1995; MADIGAN, 1991; TAMASESE & WALDEGRAVE, 1993; TAPPING, 1993; WALDEGRAVE, 1990).

Selbst die liebevollste Familie kann nachteilig von Stereotypen beeinflußt werden, die Beschuldigungen von Eltern unterstützen und ihre Versuche behindern, die Dinge zum besseren zu wenden. Dies kann Eltern sehr viel Kummer bereiten. Trotz bester Absichten der Betreuerinnen kann das Vorhandensein von Schuld oder vielleicht Unwissenheit einen starken Einfluß ausüben, der sie dazu bringt, unbeabsichtigt

[19] Eine tiefergehende Erörterung über Männer, die ihre Partnerinnen oder Kinder mißhandeln, findet sich in Alan JENKINS Buch (1990) *Invitations to Responsibility* wie auch in dem Interview mit Michael WHITE von McLEAN (1994) und WALDEGRAVE (1990).

zum Erhalt des Problems beizutragen, das einen nachteiligen Einfluß auf das Kind hat. Damit meinen wir, daß Eltern, ohne dies zu beabsichtigen, mit einem Problem gemeinsame Sache machen, wenn ihre Möglichkeiten, etwas zu verändern, sich auf jene beschränken, die mit den ihnen auferlegten soziokulturellen Erwartungen und Vorschriften übereinstimmen. Wenn Eltern es zum Beispiel mit einem Kind zu tun haben, das eine angemessene Ernährung verweigert, besteht die Vorschrift für „gute" Eltern darin, sich immer mehr mit der Nahrungsaufnahme des Kindes zu beschäftigen und Verantwortung für eine Veränderung der Eßgewohnheiten des Kindes zu übernehmen. Je mehr die Eltern diese Erwartungen erfüllen, um so weniger wird das Kind mit dem „Ernährungsproblem" leider Gelegenheit haben, seinen Appetit wahrzunehmen, und um so mehr wird sich sein Gefühl der Eigenverantwortlichkeit für seine Ernährung verringern.

In einem anderen Beispiel für unbeabsichtigtes Mitwirken an der Aufrechterhaltung eines Problems kommt es zu einem Teufelskreis mit Jugendlichen, sofern das Reden über Kinder, die „man nicht unter Kontrolle hat", in Eltern das Gefühl hervorruft, sie seien schlechte Eltern, wenn sie nicht mehr Kontrolle ausüben, woraufhin die Jugendlichen in noch größere Schwierigkeiten geraten. Dieser Teufelskreis wird höchstwahrscheinlich andere Wege verschließen, wie zum Beispiel neugierig zu bleiben, mit dem jungen Menschen über seine Gedanken, Sorgen und Interessen zu reden und mehr oder weniger funktionsfähige Lösungen für alle Beteiligten auszuhandeln.

Durch externalisierende Konversationen werden Aspekte der Beziehung zwischen Eltern und dem Problem, einschließlich des Druckes zur Konformität, aufgedeckt und diskutiert. In den unten dargestellten Fallgeschichten zum Beispiel werden mehrere Gedanken zwecks Überprüfung aufgespürt, während das Ernährungsproblem externalisiert wird: (a) sehr kleine Kinder haben eine „Störung" und können sie also nicht selbst lösen, (b) schlechtes erzieherisches Verhalten der Eltern (besonders der Mutter) ist für diese frühen kindlichen Ernährungsprobleme verantwortlich zu machen, (c) Eltern tragen die Verantwortung für die Problemlösung und (d) wenn es ihnen mißlingt, müssen sie sich selbst, ihr Versagen und ihr Kind einer „helfenden Fachperson" ausliefern, die diese Aufgabe besser erledigen wird.

Wird das Problem der elterlichen Schuldgefühle und der Verantwortlichkeit externalisiert, dann werden Eltern vom „heißen Stuhl" der Selbstanklage erlöst, ihre Kreativität wird freigestellt und aus ihrer einzigartigen Ökologie elterlicher Einstellungen und Verhaltensweisen heraus kann es zu Veränderungen kommen (WHITE, 1991/1992). Wenn dies geschieht, erleben Eltern das Problem nicht länger als etwas, was von ihnen selbst oder ihrer Beziehung zu Ehepartner oder Kindern herrührt. Außerdem erinnern sie sich daran, daß sie Ziele für ihre Kinder haben, Werte vermitteln können und kulturelle Identität zu bewahren haben, die unabhängig vom Problem und seinen Anforderungen sind. Aus diesen Hoffnungen, Idealen und Traditionen beziehen die Kind bejahenden Qualitäten und Fähigkeiten der Eltern ihre Kraft.

Die Bypass-Operation: Ein Ansatz für Ernährungsprobleme bei kleinen Kindern

Wir sind jetzt am Ende unseres theoretischen Ausflugs angelangt und führen nun ein erweitertes praktisches Beispiel von Michael WHITES und David EPSTONS spielerischem Ansatz für Ernährungsprobleme bei kleinen Kindern an. Wir hoffen, folgendes zu veranschaulichen:

- wie der soziokulturelle Kontext sowohl der Elternbeschuldigung wie auch des Problems des Kindes externalisiert wird;
- wie ein spielerischer Ansatz das Problem und die Elternbeschuldigung umgeht und kreatives Experimentieren von Kindern und Familie fördert;
- wie man sich die unbeabsichtigte Mitwirkung der Eltern am „Leben" des Problems für Überprüfung und Kritik nutzbar macht, und zwar auf eine nicht-pathologisierende Weise und mit einer respektvollen Haltung gegenüber ihren besten Absichten und Bemühungen.

Die folgende Beschreibung des „Bypass"-Ansatzes gründet sich auf ein unveröffentlichtes Manuskript, das vor etwa zehn Jahren von Michael WHITE und David EPSTON geschrieben wurde. Wir hatten Sorge, daß es vielleicht liegenbleiben und noch mehr Staub ansammeln und schließlich im Laufe der Zeit verschwinden würde. Dies wäre sehr bedauerlich, da einige Ideen, die wir für sehr wertvoll halten, dann verloren wären. Mit Michaels Zustimmung haben wir es abgestaubt und für diesen Band neu überarbeitet.

Unser Ansatz entwickelte sich daraus, daß Michael und David bei zahlreichen Gelegenheiten wegen Ernährungsproblemen mit kleinen Kindern um Rat gefragt wurden – es handelte sich zum Beispiel um Pro-

Schuldgefühle

bleme wie Nahrungsverweigerung und unausgewogene Ernährung. Bis die Eltern dann schließlich mit Michael und David zusammentrafen, hatten diese Ernährungsprobleme bereits verschiedene professionelle Interventionen und Hausmittelchen überlebt.

In den Berichten der Eltern gab es (a) ständiges Erbrechen und Magenstörungen, (b) Kinderkrankheiten oder Medikamente, die den Appetit verschlagen hatten und (c) verringerte Nahrungsaufnahme und abnehmendes Körpergewicht. In all den anfänglichen Konsultationen mit diesen Familien wurde entdeckt, daß es eine lange Geschichte von Versuchen gab, das Problem durch medikamentöse Bearbeitung und durch behavioristische/psychologische Praktiken in den Griff zu bekommen. Trotz allem hatten die Ernährungsprobleme nicht nur fortgedauert, sondern waren im Laufe der Zeit noch schlimmer geworden.

Obwohl es unterschiedliche Darstellungen der Ernährungsprobleme gab, erkannten David und Michael einige gemeinsame Merkmale in ihrer Geschichte wieder. Sie beobachteten bei den Familienmitgliedern, insbesondere den Eltern, das Bemühen, mit allerlei unterschiedlichen Maßnahmen das Kind dazu zu bringen, Nahrung zu akzeptieren. Die Eltern hatten gewöhnlich starke kulturelle Vorgaben und soziale Erwartungen internalisiert, die sie dazu brachten, den Fehler bei sich selbst zu suchen. Sie glaubten, manchmal im geheimen, das Ernährungsproblem reflektiere ihre Unzulänglichkeit und ihr Versagen als Eltern, und sie hatten deswegen erhebliche Schuldgefühle. Die Kinder, die Gegenstand dieser „Hilfs"-Maßnahmen waren, hatten wenig oder gar kein Empfinden für sich selbst als Handelnde, die in Bezug auf ihr eigenes Leben wirkungsvoll handeln könnten.

Diese ganz zentrale Konzentration der Eltern auf Maßnahmen, mit denen sie versuchen, ihre Kinder zu ernähren, ist völlig verständlich. Wenn die Kinder nur sehr wenig essen und sie deswegen leiden, übernehmen die Eltern durch ihr Bemühen, diese Nahrungsaufnahme zu verändern, eine immer größere Verantwortung. Als Ergebnis dieser Entwicklung erleben Kinder sich jedoch als immer weniger kompetent darin, ihren eigenen Appetit zu erkennen, und sie übernehmen weniger Verantwortung dafür, diesen zu stillen, wodurch sie dann allmählich immer unfähiger werden, für ihr Nahrungsbedürfnis zu sorgen. David und Michael überlegten, daß diese Entwicklung durch einen soziokulturell bedingten Teufelskreis verstärkt wurde, der alle Familienmitglieder zu einer unbeabsichtigten Teilnahme an dem „Leben" des Problems heranzog. Familienmitglieder organisieren sich immer stärker um das

Problem herum und binden sich in einem repetetiven und selbstzerstörerischen Zyklus aneinander, dessen tatsächliche Wirkung auf alle Beteiligten in Selbstanschuldigung, Verzweiflung und Ausgebranntsein besteht.

Wenn die Situation für die Eltern dieser Kinder einen bestimmten Grad der Verzweiflung erreicht hatte, holten sie sich alle bei Gesundheitsfachleuten Rat zu diesem Ernährungsversagen. Obwohl die meisten sich zu diesem Zeitpunkt als Eltern schämten, wurde dies meistens nicht bemerkt und im folgenden auch nicht angesprochen, mit dem Ergebnis, daß die Eltern das Gefühl hatten, als „Versager verurteilt zu werden", ganz gleich, ob dies die Absicht der anfangs konsultierten Fachleute gewesen war oder nicht. (Einige dieser Eltern waren bei ihren Interaktionen mit solchen Fachleuten für „psychosoziale" Gesundheit ausdrücklich und eindringlich pathologisiert worden, indem diese ihre exotischen Berechnungen über elterliche Verantwortung bei der Ätiologie von Ernährungsproblemen aufstellten und damit die schlimmsten Befürchtungen der Eltern bestätigten.) Als Reaktion auf dieses Gefühl der Beschämung und auf die expliziten Erwartungen und Ermahnungen von Nachbarn, Freunden und Verwandten hatten die meisten Eltern die Verbindung zu den erfolgreichen Geschichten ihrer eigenen Vergangenheit verloren und sich in erheblichem Maße aus ihrem sozialen Netzwerk zurückgezogen.

Beim Zusammentreffen mit diesen Familien und bei der Bestandsaufnahme der verschiedenen Kräfte, die am Werke waren und zur Aufrechterhaltung des Ernährungsproblems und zur Konstruktion der Geschichten elterlichen Versagens beitrugen, stellten Michael und David fest, daß Eltern und Kinder enthusiastisch neue Lösungen in Angriff nehmen wollten. Daraufhin entwickelten Michael und David, ermutigt von diesen Eltern und Kindern, einen Ansatz für Ernährungsprobleme, den sie die Bypass-Operation nannten.

Moratorium für Schuld

Der Bypass-Ansatz beginnt mit einem Moratorium für Schuld. Es ist für Therapeutinnen wichtig, zu einem Moratorium für Schuld und Selbstanklage aufzufordern, um den Eltern, besonders den Müttern, eine Atempause zu verschaffen. Dadurch werden die Eltern von einer Last befreit, die sie lähmen kann, und sie sind nun bereit, neue Ansätze zur Lösung der Ernährungsprobleme ihrer Kinder zu entdecken und mit zu tragen. David und Michael haben eine Reihe von Möglichkeiten entwickelt, dieses Moratorium in Gang zu setzen.

Ein Weg besteht darin, Schuld und Selbstanklage der Familienmitglieder vorherzusagen oder vorwegzunehmen. Dazu bedient man sich einer Reihe von scheinbar anmaßenden Fragen, die sich auf die bei anderen Familien gesammelten Informationen stützen. Die Therapeutin könnte folgendermaßen anfangen: „Da ich mit vielen Konsultationen in Bezug auf Ernährungsprobleme wie bei Ihnen befaßt bin, habe ich von Ihren Vorgängern eine ganze Sammlung von Selbstanklagen zusammengestellt. Können Sie mir sagen, welche von diesen Sie für sich abonniert haben, wenn es sie überhaupt bei Ihnen gab? Bitte hören Sie aufmerksam zu, damit Sie entscheiden können, welche zu Ihrer Erfahrung paßt. Mich würde auch interessieren, herauszufinden, welche sie mit Erfolg vermieden haben und ob sie dieser Liste einige originelle Selbstanklagen hinzufügen könnten, die für die Erweiterung meiner Sammlung nützlich wären." Dann kann die Therapeutin die Liste durchgehen. Zum Beispiel:

- „Haben Sie sich vorgeworfen, Ihr Kind zu lange gestillt zu haben?"
- „Haben Sie sich vorgeworfen, Ihr Kind nicht lange genug gestillt zu haben?"
- „Haben Sie sich vorgeworfen, zu früh ein Kind bekommen zu haben?"
- „Haben Sie sich vorgeworfen, zu spät ein Kind bekommen zu haben?"
- „Haben Sie sich vorgeworfen, zu eng mit Ihrem Kind verbunden zu sein?"
- „Haben Sie sich vorgeworfen, Ihrem Kind nicht eng genug verbunden zu sein?"
- „Haben Sie sich vorgeworfen, durch ambivalente Gefühle zu diesem Ernährungsproblem beigetragen zu haben?"
- „Haben Sie sich vorgeworfen, durch einen Mangel an ambivalenten Gefühlen und durch totale Annahme Ihres Kindes zu diesem Ernährungsproblem beigetragen zu haben?"
- „Haben Sie sich vorgeworfen, zu früh wieder eine bezahlte Arbeit übernommen zu haben?"
- „Haben Sie sich vorgeworfen, sich in Ihrer Entscheidung unsicher gefühlt zu haben, nicht wieder eine bezahlte Arbeit anzunehmen?"

- „Haben Sie sich vorgeworfen, als Paar nicht eng genug zusammen zu stehen?"
- „Haben Sie sich vorgeworfen, in Ihrer Beziehung zueinander nicht unabhängig genug zu sein?"

Und so weiter.

Dies sind nur einige wenige Beispiele für die Möglichkeiten der Selbstanklage. Es scheint unendlich viel Möglichkeiten hierfür zu geben (obwohl die meisten Eltern sich mit einigen oder allen der oben genannten identifizieren können). Die Eltern sind meistens erleichtert, wenn ihre Selbstanklagen nicht nur erkannt, sondern auch gleichzeitig subtil unterhöhlt werden. Durch Einsatz von Ironie können Therapeutin und Eltern sich dem Leidenspathos anschließen, indem sie die frei verfügbaren Schuldgefühle und Anklagen übernehmen, die das Eltern- und besonders das Muttersein in unserer Kultur umgeben.

Es ist auch möglich, Familien dazu aufzufordern, Fakten zu sammeln, die ganz direkt speziellen Selbstanklagen widersprechen, zum Beispiel solchen, die durch „Beschuldigen der Mutter" zustande kommen. Um dies zu erreichen, werden den Familienmitgliedern Fragen gestellt, die Anlaß zu Geschichten von Ereignissen geben, in denen die problemgesättigten Definitionen der Eltern von sich selbst und ihren Beziehungen unterhöhlt werden. Die Beschäftigung mit solchen Geschichten führt zur Formulierung weiterer Fragen, bei denen die Familie sich dann in detaillierten Gesprächen damit beschäftigt, wie sie es bei diesen Gelegenheiten geschafft hat, dem Einfluß der mächtigen Selbstbeschuldigungen zu entkommen, die in ihren problemgesättigten Definitionen von sich selbst als Eltern eine Rolle spielen. Des weiteren berühren Therapeutin und Eltern bei diesen Überlegungen verschiedene Selbstanklagen, die sie hätten übernehmen können, aber mit Erfolg vermieden haben.

Als Michael zum Beispiel Elise und Byron fragte, welche der Selbstanklagen ihnen vertraut seien und welche nicht, wurde deutlich, daß sie es trotz ihrer Vertrautheit mit diesen Anschuldigungen geschafft hatten, der Falle auszuweichen, ihre Beziehung zueinander als Eltern zu pathologisieren. Er fragte, wie sie es geschafft hätten, dies trotz der Hoffnungslosigkeit und Verzweiflung, die sie durchlebt hatten, zu vermeiden. Was reflektierte dieser Erfolg in Bezug auf ihre Beziehung zueinander? In der darauf folgenden Neuformulierung ihrer Konversation beschrieben Elise und Byron ihre Beziehung nun, indem sie ihre „Solidarität" hervorhoben, ihre Fähigkeit zum „Verständnis" und die wichtigen Werte, die hierfür die Grundlage bildeten. Im weiteren Verlauf der Konversation, während der Elise und Byron erfuhren, wie ihre Beziehung im therapeutischen Kontext rühmlich hervorgehoben wurde, fühlten sie sich nicht mehr so machtvoll vielen ihrer Selbstanklagen ausgeliefert und ihr Gefühl des Versagens und der Hoffnungslosigkeit wurde abgeschwächt.

Isolation und soziale Verletzbarkeit in Frage stellen

Viele Eltern werden durch nicht erbetene und widersprüchliche Ratschläge, die ihnen von Freunden und Fremden angeboten werden, in immer stärkere Isolation gedrängt. Da ihre Kinder recht krank aussehen, fühlen sie sich oft verpflichtet, sich gegen offene oder verdeckte Anklagen der „schlechten mütterlichen Fürsorge" oder „Mißhandlung" zu verteidigen. Wenn sie dessen müde werden, ziehen sie sich oft aus ihrem sozialen Netzwerk zurück und isolieren sich von ihren Verwandten, Freunden und Bekannten. David und Michael fanden es sehr effektiv, die Mutter (beziehungsweise die Eltern) mit einer Bescheinigung (*To Whom It May Concern*) auszustatten, um diesen Prozeß zu unterbrechen. Zum Beispiel:

Bescheinigung

Steven hat fast von Geburt an ein Ernährungsproblem und ist daher klein für sein Alter. Er befindet sich unter Aufsicht der Kinderärztin Dr. Adams und steht mit einer Beratungsstelle in Verbindung, um dieses Verhaltensproblem in Zusammenhang mit den seit langem bestehenden Ernährungsschwierigkeiten zu überwinden. Unserer Meinung nach sind Herr und Frau Norman äußerst fähige und liebevolle Eltern, die mit einer extrem schwierigen Situation fertig werden. Wir möchten Sie auffordern, sie zu respektieren.

Hochachtungsvoll,
David Epston

Es folgt ein Auszug aus einem Gespräch, das David mit Eltern führte, um die Wirkung des Briefes zu erkunden. Es zeigt nicht nur, auf welche Weise der Brief benutzt wurde, um Schuldgefühle und Anschuldigungen zu umgehen, sondern auch den Schmerz der Isolation.

„Haben Sie es für wichtig gehalten, daß wir Ihnen den Brief gegeben haben? Haben Sie ihn irgendjemandem gezeigt?" fragte David. „Ja," erwiderte Alaine „Gut. Bei welcher Gelegenheit?" erkundigte sich David.

Alaine dachte einen Augenblick nach und fing dann an zu berichten: „Also, mir haben früher immer ziemlich viele Leute gesagt: 'Oh, was ist los mit ihm? Er sieht krank aus, nicht?' Und ich habe dann gesagt: 'Na ja, er ißt nicht, und er wächst nicht.' 'Gibst du ihm nichts zu essen?' haben sie dann gefragt. 'Versorgst du ihn nicht richtig?' Ich weiß, die Leute haben es wahrscheinlich nicht so gesagt, wie ich es aufgefaßt habe, aber zu der Zeit hat es sich so angefühlt."

Der Schmerz in ihrer Aussage war spürbar. „Ich gebe Ihnen nicht die Schuld," betonte David. „Und was haben die Leute gesagt, wenn sie den Brief gelesen haben? Hat er das Problem aus Ihrer Sicht gelöst?"

„Ja, das hat er tatsächlich," antwortete Alaine. „Sie haben kein Wort mehr gesagt." Sie lachte. „Ich habe ihn meinem Arzt, dem Hausarzt, gezeigt. Er war wunderbar und hat gesagt, er findet ihn richtig gut. Ich habe ihn sogar Dr. Adams gezeigt. Wenn man ein gesundes, quicklebendiges Baby hat, ist man eine wunderbare Mutter."

David nahm die Ironie ihrer Maxime sehr wohl zur Kenntnis und fügte hinzu: „Ja, das ist richtig. Und wenn es krank ist, stimmt irgend etwas nicht mit dir."

„Richtig, es ist deine Schuld," fügte Alaine aus eigener Erfahrung hinzu. „Aber das ist es überhaupt nicht," fuhr sie entschieden fort. Morris, ihr Mann, sagte dazu: „Natürlich war der Brief, glaube ich, auch für uns gut, denn vor einer Woche oder so haben wir ihn herausgeholt und ihn noch mal für uns allein gelesen."

„Wenn ich das gewußt hätte, hätte ich einen längeren Brief geschrieben", sagte David scherzend. Morris fuhr fort: „Es ist wahrscheinlich die Absicherung für das, was wir machen, weshalb es für uns so gut ist, ihn wieder zu lesen. Aber ich lasse die Leute eigentlich niemals mit mir darüber reden – es geht sie nichts an. Aber der Druck durch Freunde und Verwandte – verstehen Sie, wir haben viele Freunde durch Steven verloren, weil wir einfach ihre Haltung zu dem, was passierte, nicht ertragen konnten, und so haben wir uns einfach von ihnen allen getrennt."[20]

[20] Dieser Abschnitt ist eine narrative Version eines Transkripts, das früher einmal von Epston und Brock veröffentlicht worden ist (1989, S. 99-100)

Die innere Stärke des Kindes benennen

Neben der oben geschilderten Arbeit mit den Eltern oder im Anschluß daran entdeckt und verwendet die Therapeutin spielerisch die Entschlossenheit und das Verantwortungsbewußtsein des Kindes hinsichtlich seines Essens. Diese Art der Entdeckung wird gewöhnlich als Ergebnis einer externalisierenden Konversation erreicht, bei der die Auswirkungen des „Eßproblems" auf das Leben des Kindes detailliert untersucht werden:

- „Was redet dieses Eßproblem dem Kind über sich selbst ein?"
- „Mit welchen Gefühlen läßt es das Kind häufig zurück?"
- „In welcher Weise stört es seine körperlichen Fähigkeiten?"
- „Entzieht es ihm Energie?"
- „Stört es das Kind dabei, Freunde zu finden?"
- „Schießt es quer, wenn es um die Bindung zu Vati und Mutti geht?"
- „Hat es versucht, ihm die Hoffnung auf mehr Spaß zunichte zu machen?"
- „Hat es versucht, ihm die Chancen zu verderben, in den Kindergarten zu gehen oder bei einem Freund zu übernachten?"

Dies sind nur ein paar Beispiele für einige der Fragen, die man stellen könnte. Es ist wichtig, sie in einer altersgemäßen Form zu stellen. Bei sehr kleinen Kindern können die Eltern helfen, diese in solche Konversationen einzubeziehen.

Im Verlauf dieser externalisierenden Konversationen werden bald einzigartige Ergebnisse oder Ausnahmen in verschiedenen Bereichen des Lebens des Kindes offensichtlich. Eßprobleme sind niemals hundertprozentig erfolgreich bei ihren Versuchen, das Leben des Kindes zu beherrschen. Es wird immer Beispiele für die Entschlossenheit des Kindes geben, die in gewissen Situationen die Oberhand gewinnt, und es wird sogar Beispiele für körperliche Leistungen geben, obwohl das Eßproblem sich bemüht, die Kraft des Kindes völlig zu schwächen. Zum Beispiel werden die Kinder von ihren Eltern oft als in vieler Hinsicht „willensstark" beschrieben, einschließlich ihrer Nahrungsverweigerung. Wenn dies geschieht, drückt die Therapeutin ihre Neugier darüber aus, wo die „Stärke" des Kindes bleibt, wenn es darum geht, das Problem zu lösen. Therapeutin und Familie können dann gemeinsam über diese Anomalie rätseln.

Beispiele für die Entschlußkraft des Kindes werden zusammengetragen, und man beginnt eine Untersuchung ihrer Eigenschaften:

- „Woher kommt diese Kraft?“
- „Welche Art von Kraft ist es?“
- „Was wäre ein guter Name für diese Kraft?“

Beim Benennen dieser Kraft werden unterschiedliche Identitäten hervorgerufen. Bei kleinen Kindern sind dies immer Identifizierungen mit Tieren: „Tasmanische Teufelsstärke“, „Elefantenstärke“, „Bärenkraft“ und so weiter. Aber aus irgendeinem Grund wird bei diesen Kindern die Stärke überwiegend als „Tigerstärke“ bezeichnet.

Eine derartige Bezeichnung der Stärke gibt der Therapeutin die Möglichkeit, Fragen zu stellen, die zu ausgedehnten Narrativen über das „Tigerhafte“ des Kindes führen (oder das „Tasmanen-Teufelhafte“ oder was auch immer) und über die historische Wichtigkeit dieser Eigenschaft für sein Überleben. Während diese Narrative sich unter Beteiligung von Eltern und Kindern entfalten, wird die problemgesättigte Geschichte des Lebens und der Identität des Kindes in den Hintergrund gedrängt. Dies bereitet den Boden, auf dem das Kind eine stärkere Allianz mit dem Tiger bilden kann und wo die Bemühungen des Tigers, das Leben des Kindes von dem Ernährungsproblem zu befreien, unterstützt werden. Dies bereitet auch den Boden für den Einsatz eines weitaus spielerischen Ansatzes zu diesem todernsten Problem, was eine wesentliche Erleichterung für die Eltern ist, die viel Ängste ausgestanden und ihre Anstrengungen, das Problem zu lösen, als eine Folge von fruchtlosen Bemühungen erlebt haben.

Wann immer wir auf die Entschlußkraft des Kindes zurückgreifen wollen, erwähnen wir seine „Tigerhaftigkeit“. Wir stellen dem jungen Menschen Fragen, die sich über die Tiger-Metapher auf seine Entschlossenheit beziehen:

- „Meinst du, du hast einen Tiger in dir, der dich so stark macht?“
- „Freust du dich, weil du entdeckt hast, daß du einen Tiger in dir hast?“
- „Wie ist solch ein Tiger in dich ‘reingekommen?“
- „Hast du den Tiger in dir gezähmt oder läuft er wild herum?“
- „Als ich dich das erste Mal getroffen habe, glaubst du, ich hätte raten können, daß du den Tiger in dir gezähmt hattest?“

- (Zu den Eltern) „War einem von Ihnen dies klar, oder ist es für Sie beide neu?“

Das Moratorium für Selbstanklage und Schuldverknüpfungen, die Aushöhlung des Gefühls der Eltern, isoliert und sozial verletzlich zu sein, die Konversationen mit neuen Rollenspielern, die Eltern und Kind begonnen haben, und das spezielle Benennen der Kraft des Kindes bereiten alle Beteiligten für die Bypass-Operation vor.

Bewerben um die Bypass-Operation

Viele Familien sind in der Vergangenheit einmal verspielt miteinander umgegangen. Selbst wenn sie früher nicht verspielt gewesen waren, finden sie normalerweise Gefallen an der Möglichkeit. Nach einer Konversation über diese Erfahrung aus der Vergangenheit oder über entsprechende Zukunftswünsche unterstreicht die Therapeutin die Erwartungen der Familie, entweder die vor langer Zeit verlorene Verspieltheit wiederzufinden oder solch einen unbekannten, wunderbaren Zustand auftauchen zu sehen. Ganz ungezwungen stellt die Therapeutin dann die Anwendung für eine Bypass-Operation vor. Die Anwendung besteht aus Fragen, mit denen die Bereitschaft einer Familie, spielerisch fortzufahren, spielerisch genehmigt wird. Durch Anwendungsfragen werden der Familie ihre zwei Optionen dargelegt: weiter mit der Ernsthaftigkeit des Problems zu kooperieren oder sich dem zu widersetzen und sich auf eine spielerische Lösung einzulassen.

Wir stellen hier einige Fragebeispiele zur Verfügung. Die Antworten auf diese Fragen stellen unweigerlich einen Wendepunkt für Eltern und Kinder dar.

Anwendungsfragen für Eltern:

- „Fühlen Sie sich in diesem Augenblick geneigt, Theorien über Ihre mögliche Schuld am Eßproblem zu untersuchen, oder meinen Sie, daß jetzt die richtige Zeit gekommen ist, Ihre Energie in eine Lösung zu stecken, die völlig anders ist als alles, was bisher versucht worden ist?“

- „Halten Sie es angesichts dessen, was Sie durchgemacht haben, für klug, mit einigen der schwerwiegenden Problemlösungstaktiken weiterzumachen, mit denen Sie im Laufe dieser problematischen Zeit bekannt gemacht wurden, oder wären Sie eher geneigt, einen lockereren und spielerischen Ansatz zu wählen, um dieses Problem zu lösen, wenn er Ihnen zur Verfügung stünde – einen Ansatz, der eher mit der lustigen Art und Weise einhergeht, wie Sie als Familie miteinander umgehen können?“

Fragen an den jungen Menschen hinsichtlich seiner Beziehung zum „Tiger in dir“:

- „Vielen Dank für das, was du mir über deine Tigerstärke beigebracht hast. Was macht die Tiger so stark? Macht das Füttern der Tiger sie stark oder macht es sie stark, wenn man sie hungern läßt?“
- „Wenn das Füttern der Tiger sie stark macht, meinst du, du solltest dich deinem Tiger in den Weg stellen, oder meinst du, du solltest zur Seite gehen und deine Tiger fressen lassen?“
- „Wenn dein Tiger dein Freund ist, solltest du ihn dann füttern oder verhungern lassen?“
- „Glaubst du, du solltest deinem Tiger zu den Mahlzeiten im Weg stehen, oder glaubst du, es wäre besser, wenn du ihn vorbeiläßt, damit er fressen kann?“

In Reaktion auf diese Anwendungsfragen entscheiden Eltern sich stets, weitere Untersuchungen über mögliche Schuld und schwierige Ansätze für das Eßproblem abzubrechen, und drücken eindeutig ihre Bevorzugung der leichteren und spielerischen Optionen aus. Kinder entscheiden, daß es nur fair ist, ihre Tiger fressen zu lassen. Sie sind normalerweise ganz angetan von der Idee, zur Seite zu gehen und ihre Tiger fressen zu lassen, so lange dies nicht direkt beinhaltet, daß sie selbst auch essen. Jetzt ist die Familie bereit zur Operation.

Die Bypass-Operation

Die Bypass-Operation hat die Form eines spielerischen Essensritual. Es wird ein Plan für ungerade und gerade Tage aufgestellt, und Eltern und Kinder werden angewiesen, an jedem zweiten Tag den Tiger bei den Mahlzeiten dabei zu haben. An diesen Tagen muß das Kind sich zurückziehen, um zu seiner Übereinkunft zu stehen, das Füttern des Tigers nicht zu stören. An den Tagen dazwischen kann das Kind wie üblich zu den Mahlzeiten am Tisch sitzen, aber ohne die Erwartung zu essen.

Die Eltern werden aufgefordert, ein Tigerkostüm zu machen, das vom Kind nur an den Tigerfütterungstagen getragen wird. Nachdem sie mit uns einige der Möglichkeiten für die Herstellung solch eines Kostüms durchgesprochen haben, stellen sie normalerweise wunderbare Kreationen zusammen. Eine Tigerpersönlichkeit wird ins Leben gerufen, indem Tigergewand, Tigerverhalten, Tigerabenteuer, Tigermahlzeiten und so weiter vorgestellt werden. Zum Beispiel gibt es Tigerschwänze aus geflochtener gelber und schwarzer Wolle, ausgeschnittene Papiertüten als Tigerköpfe und bedruckte Tiger-T-Shirts. Mit Hilfe des Kindes wird ein Tigermenü erstellt, wobei die Eltern ihm helfen. Da Tiger „keine mäkeligen Esser" sind, wird das Menü gewöhnlich aus einer großen Spielbreite von Nahrungsmitteln zusammengestellt und nicht nach strengen Diätvorschriften.

Die Eltern werden auch aufgefordert, ein „Tigeralbum" herzustellen. Das Tigermenü kann in dieses Album neben den Einzelheiten unterschiedlicher tigertypischer Heldentaten, die der Tiger an seinen Fütterungstagen vollbringt, mit aufgenommen werden. Zu diesen Einzelheiten können Photographien gehören, die Heimlichkeiten, Ausdauer und Kraft des Tigers festhalten. Eltern und Kind können auch auf Suche nach Tiger-Souvenirs gehen und diese ebenfalls mit ins Album aufnehmen. Es wird empfohlen, dieses Album zum nächsten Treffen mitzubringen, um die Therapeutin daran teilhaben zu lassen.

Kostüme, Alben und anderes Zubehör fördern eine spielerische Atmosphäre im Gegensatz zur Haltung tödlicher Ernsthaftigkeit, durch die frühere Bemühungen, das Eßverhalten des Kindes zu ändern, gekennzeichnet waren. Dies trägt weiter dazu bei, die elterlichen Ängste wegen der Ernährung ihres Kindes zu zerstreuen. Bei diesem Ansatz macht die Einführung der Tigerpersönlichkeit es möglich, die Forderung an das Kind zu umgehen, es müsse essen oder zumindest Appetit haben. Der Appetit wird mit dem Tiger und nicht mit dem Kind identifiziert. Wird der Appetit des Kindes externalisiert und objektiviert, ist es Eltern und Kind möglich, ihre üblichen sorgenbeladenen Interaktionen bezüglich der Nahrung zu umgehen: sie können sich in kooperativem Bemühen zusammenschließen, das sich auf der gemeinsamen Sorge um eine angemessene Ernährung für den Tiger gründet, statt sich in ihren Anstrengungen, ein ärgerliches Problem, das jeden ratlos zurückläßt, feindlich gegenüber zu stehen.

Fallbeispiele

Die Bypass-Methode wird an zwei Fallgeschichten dargestellt. In der ersten folgt der Therapeut, Michael White, dem obigen Protokoll. In der zweiten wandeln David Epston und seine Ko-Therapeutin Phyllis Brock das Protokoll ab, als die Familie durch Zufall auf einen kreativen Vorschlag stößt.

Fred

Der vierjährige Fred war ein kleiner, dünner Junge mit schwacher Sprachentwicklung; er war auffällig blaß und hatte große schwarze Ringe unter den Augen. Er war von einer Kinderärztin an Michael überwiesen worden, die zahlreiche konventionelle Methoden ausgeschöpft hatte, um Freds selbst verursachten Hungertod abzuwenden, und die nun sehr besorgt war wegen eines deutlichen Mangels an Wachstumshormonen. Zu den konventionellen Methoden hatten mehrere Krankenhauseinweisungen und verschiedene Verhaltensprogramme gehört.

Seit dem Alter von zehn Monaten hatte Fred unter schlechter Gesundheit gelitten, nachdem er eine Mageninfektion bekommen hatte, die anfangs falsch diagnostiziert worden war. Als Folge hiervon wurde Fred ernsthaft krank und mußte als Notfall in der Intensivstation eines städtischen Krankenhauses aufgenommen werden. Freds Familie lebte in einer abgelegenen Gegend, und er mußte per Rettungs-Hubschrauber in das Krankenhaus geflogen werden. Unglücklicherweise war für die Eltern nicht genügend Raum, um Fred zu begleiten, da mehrere Notfall-Spezialistinnen mitflogen. Die Eltern machten sich im Auto auf den Weg in die Stadt, aber durch eine Panne unterwegs wurde ihre Vereinigung mit Fred zu einem Zeitpunkt, wo er sie am meisten brauchte, weiter aufgeschoben.

Eine Weile lang stand es für Fred auf des Messers Schneide, aber dann ging es ihm allmählich besser, und er wurde auf eine normale Station verlegt. Kurz nach seiner Ankunft dort wurde er aus Versehen mit einem Nahrungsmittel gefüttert, gegen das er bekannterweise allergisch war, und seine Reaktion darauf machte die Rückführung auf die Intensivstation notwendig. Von dem Zeitpunkt an begann Fred anscheinend Krankheit, Übelkeit und Trauma (wozu auch die Trennung von den Eltern gehörte) mit der Aufnahme von fester und flüssiger Nahrung zu assoziieren, die er daraufhin anfing abzulehnen.

In den nächsten zwölf Monaten entwickelte er sich zu einem sehr „mäkeligen" Esser, und seine Eltern machten sich immer mehr Sorgen um sein Wachstum und seine Entwicklung, die ganz eindeutig verzögert war. Es wurden weitere Untersuchungen gemacht, aber keine ungünstigen medizinischen Faktoren entdeckt. Daraufhin wurden verschiedene Verhaltensprogramme durchgeführt, aber ohne Erfolg. Zwei weitere Jahre vergingen ohne Erleichterung, in denen Freds Eltern immer verzweifelter wegen seiner mageren Kost und seiner Zukunftsaussichten wurden. Fred wurde immer zerbrechlicher.

Beim ersten Interview berichteten die Eltern, Allan und Joan, Michael unter Tränen über die Vorgeschichte des Problems. Sie hatten wenig Hoffnung, daß weitere Konsultationen auch nur den geringsten Unterschied machen würden, aber sie wußten nicht, was sie sonst tun könnten. Sie hatten jede Idee tausend Mal hin und her gewendet. Nun waren sie erschöpft und am Boden zerstört. Sie waren immer mehr von anderen Eltern ihrer Nachbarschaft isoliert, die gesunde Kinder hatten und nur allzu bereitwillig Ratschläge gaben. Aus demselben Grund hatten sie sich im wesentlichen auch von ihren Ursprungsfamilien zurückgezogen. Joans und Allans Bericht von sich selbst als gescheiterte Eltern trug zu einer akuten sozialen Verletzlichkeit bei. Beide meinten, es gäbe keinen Ausweg mehr. Ihr Gefühl der Trostlosigkeit war im Beratungsraum zum Greifen spürbar.

Michael stellte Überlegungen darüber an, zu welchen Schlußfolgerungen sie möglicherweise hinsichtlich ihrer Schuld an dem Problem und ihrer Identität – nicht nur als Eltern, sondern auch als Menschen – gekommen waren. Joan und Michael schienen überrascht, dies zu hören. Michael stand dann auf, entschuldigte sich für einen Augenblick und kam nach ein paar Minuten mit einer Liste in der Hand wieder, die er mit ihnen lesen und besprechen wollte. Es war dies eine Aufstellung von Selbstanklagen, zusammengestellt in Treffen mit anderen Eltern, die mit ähnlichen quälenden Umständen gekämpft hatten. Allan und Joan fingen wieder an zu weinen. Michael wartete und fand dann einen Moment, wo er sie fragen konnte, was mit ihnen geschah. Es dauerte eine Weile, bis die Antwort kam. Allan und Joan sagten, diese Tränen empfanden sie wie Tränen der Erleichterung – ein Erlebnis, nach dem sie sich gesehnt hatten. Plötzlich fühlten sie sich nicht mehr ganz so allein, andere waren ebenfalls dort gewesen, wo sie jetzt standen.

Bei der weiteren Untersuchung der Selbstanschuldigungen wurde festgestellt, daß vier auf der Liste von dreizehn Joan und Allan nicht eingefallen waren. Dies bot den Einstieg in ein neues Skript einer Konversation, die ihre bisherigen, vor Mängeln strotzenden Berichte über ihre Identität als Eltern und als Menschen im allgemeineren Sinn überzeugend in Frage stellte. In dieser Konversation trennten beide Eltern sich eindeutig von dem Gefühl der Verzweiflung und Hoffnungslosigkeit. Und sie erlebten gelegentlich ein Aufflackern von Freude, als diese alternativen Lebensgeschichten anfingen, sich zu entwirren.

Joans und Allans Reaktion auf die Anwendungsfragen war eindeutig. Sie waren bereit, sich auf die Bypass-Operation einzulassen. In der folgenden externalisierenden Konversation entdeckte Fred schnell seine Tigerkraft (sein Tiger war den ganzen Weg von einem fernen Land zu ihm geschwommen), obwohl sich Michael bei der Interpretation von Freds Sprache auf Joan und Allan verlassen mußte, um seine Antworten zu verstehen.

„Wußte Fred, daß Jungen und Mädchen manchmal übel wird, wenn sie essen?" Fred nickte eifrig mit dem Kopf.

„Wußte Fred, daß einem Tiger, wenn er frißt, niemals übel wird? Viele Kinder wissen dies."

In Reaktion auf diese Frage blickte Fred auf seine Mutter, dann auf seinen Vater, und plötzlich wurde ihm klar, daß ihm diese Tatsache vertraut war. Und ja, Fred war bereit, zur Seite zu gehen, um seinen Tiger fressen zu lassen, damit er groß und stark wird und Fahrrad fahren und fischen konnte.

Eine Aufstellung für die geraden und ungeraden Tage wurde gemacht, Pläne für die Herstellung eines realistischen Tigeranzuges wurden diskutiert, ein Tigermenü wurde vorbereitet, eine Geschichte darüber, was der Tiger geplant hatte, wurde mit Hilfe der Eltern aus Fred herausgelockt und das ganze „Drum und Dran" des Ansatzes besprochen. Fred und seine Eltern beteiligten sich aufgeregt und mit viel Sinn für Spaß an der Diskussion. Michael entdeckte, daß sie tatsächlich recht humorvolle Leute waren. Die Familie fuhr dann nach Hause – mit einem Umweg über den Zoo. Dies sollte Fred eine weitere Möglichkeit geben, sich mit Tigern vertraut zu machen, und Allan und Joan einen raschen Start mit ihrem Albumprojekt geben – sie konnten von einigen Tigern Fotos machen und diese dann neben Freds Geschichte über seine eigenen Tigerpläne, groß und stark zu werden, in das Album kleben.

Zwei Wochen später kam die Familie zu einem zweiten Termin. Fred sah bereits wie ein ganz anderes Kind aus. Die schwarzen Ringe unter seinen Augen waren verschwunden, und er hatte wieder Farbe im Gesicht bekommen. Seine Eltern berichteten, er hätte getan, was er versprochen hatte; das heißt, er war zur Seite gegangen, um seinen Tiger fressen zu lassen. Und sie waren alle verblüfft gewesen über die abenteuerlichen Eigenschaften der Freßgewohnheiten des Tigers. Fred hatte es „fast übertrieben", wenn er an den „freien Tagen" des Tigers geholfen hatte, indem er Futter in den Mund genommen hatte, und der Tiger „war gekommen und hatte es gegessen". Fred zeigte Michael stolz sein Tigeralbum. Es war eine erstaunliche Arbeit, die eine alternative Geschichte von Kompetenz und Selbsterhaltung aufzeichnete. Dann zog sich Fred seinen Tigeranzug an. Michael erschrak sich, also wurde der Tiger wieder zu Fred, der ihm zusicherte, daß er nicht in Gefahr sei. Joan und Allan beteiligten sich mit offensichtlicher Freude und Erleichterung an der Verfestigung der alternativen Geschichte.

Eine dritte Sitzung wurde für einen Monat später festgelegt. Wie Michael feststellte, war der Fortschritt trotz der Tatsache aufrecht erhalten worden, daß Fred in der Zeit zwischen den Sitzungen eine Virusinfektion erlitten hatte. Fred hatte angefangen, Fahrrad zu fahren, wozu er nur sechs Wochen vorher zu schwach gewesen war. Er spielte jetzt mit anderen Kindern, und sein Sprechen hatte sich deutlich verbessert. Allan und Joan sprachen darüber, wie anders sie sich jetzt als Eltern fühlten. Sie kamen alle häufiger aus dem Haus und hatten wieder mit Freunden und Familie zu tun (die zum größten Teil Fred und seine Eltern unterstützten, indem sie die Idee des Bypass-Ansatzes anerkannten und bestärkten).

Michael traf mit dieser Familie noch zwei Mal zusammen und initiierte dann eine Folgesitzung achtzehn Monate später. Es war eine großartige Wiedervereinigung. Fred war ein gesunder, unternehmungslustiger junger Mann geworden. Sein Tiger kam nun selten während der Mahlzeiten zu Besuch. Fred hatte die Verantwortung für seine Ernährung weitestgehend selbst übernommen. Allan und Joan waren sich einig, daß sie alle „mehr vom Leben hatten“.

Nick

Nick war sechseinhalb, als er zusammen mit seinen Eltern und seiner Schwester Olivia zum Leslie-Zentrum kam, um Phyllis Brock und David Epston zu treffen.[21] Phyllis Brock interviewte die Familie, David Epston war Beobachter und Konsultant.

Verglichen mit Olivia war Nick bleich und sah müde und erschöpft aus. Trotz des ansprechenden Spielzimmers setzte er sich in seinen Stuhl und ließ den Kopf auf die Schulter sinken; er war merkwürdig unbeweglich.

Herr und Frau Foster gaben David und Phyllis einen Bericht über das Problem. Bis zum Alter von achtzehn Monaten hatte Nick gut gegessen, und zwar so gut, daß Frau Foster, die früher Kinderkrankenschwe-

---

[21] Das Leslie-Zentrum ist eine Beratungsstelle für Kinder und Familien in Auckland, Neuseeland, die von einem presbyterianischen Hilfswerk finanziert wird.

ster gewesen war, sicher war, er würde in der offiziellen Statistik über dem Durchschnitt liegen. Und dann fing Nick plötzlich und ohne erkennbaren Grund an, seine ausgewogene Diät abzulehnen. Allmählich beschränkte er sich nur noch auf Weißbrot mit Marmelade. Nur gelegentlich war es etwas besser mit einem Apfel oder einigen Rosinen. Zu dem Zeitpunkt bemühten die Fosters sich noch nicht um Hilfe außerhalb des Familien- und Freundeskreises, da sie hofften, Nick würde aus der Haltung „herauswachsen". Im Laufe der Zeit wuchs ihre Bestürzung, als er eher noch tiefer in diese strikte Diät hineingeriet, statt herauszukommen. Aus Angst, er würde den körperlichen und intellektuellen Anforderungen der Grundschule nicht gewachsen sein können, ging die Familie zu einer Kinderärztin, als Nick fünf wurde. Ihnen wurde zugesichert, er sei trotz seines niedrigen Gewichtes nicht in Gefahr. Ihm wurde ein appetitanregendes Mittel verschrieben und „etwas anderes, was ihn ein bißchen schläfrig machte".

Obwohl Nick nach dieser Behandlung zwei Pfund zunahm, war seine Diät immer noch eingeschränkt – er aß einfach mehr Brot und Marmelade. Die Fosters beschlossen, mit den Medikamenten aufzuhören. Ihre Sorgen wuchsen, als Nick anfälliger für kleinere Krankheiten wurde, nicht mehr an Kinderspielen teilnehmen konnte und sich oft vor fünf Uhr abends ins Bett zurückzog.

Als sie schließlich zum Leslie-Zentrum kamen, hatten Nicks Eltern den Eindruck, jeden möglichen Problemlösungsweg erschöpft zu haben, „von Bestechung bis zu Schlacht". David bemerkte sogar eine Neigung zu militärischen Metaphern wie „Ringen", „Schlacht", „Kampf" und „Kriegführung". Frau Foster fühlte sich geschlagener als Herr Foster, da sie „mehr an der Front diente". Da er Schichtarbeiter war, war er zu den Mahlzeiten oft nicht zu Hause.

Von Zeit zu Zeit forderte Frau Foster Nick heraus und „er kam drei Abende hintereinander ins Bett, ohne etwas gegessen zu haben". „Und dann," erklärte sie, „dann konnte er nicht zur Schule gehen, also gab es wieder Brote. Er hatte wieder eine Runde gewonnen." Solche Unterfangen waren gefolgt von Zeiten der Befriedung, bis ihre Entschlossenheit, „eine Runde zu gewinnen", wiederkehrte und sie es noch einmal versuchte. Die Fosters waren so verzweifelt, daß sie den Rat einer Freundin annahmen und sich um Überweisung in das Leslie-Zentrum bemühten.

Die Therapeutin untersuchte die Empfänglichkeit von Herrn und Frau Foster für Selbstanklagen, indem sie einige der Kommentare aus der

Zeit nach der Behandlung von anderen Familien vorlas, die mit Ernährungsproblemen in das Zentrum gekommen waren. Bei diesen Kommentaren ging es hauptsächlich darum, wie die anderen Eltern sich von Schuldgefühlen und Vorwürfen befreit hatten. Die Fosters strebten danach, sich dem anzuschließen.

Am Ende des Treffens waren sich alle einig, daß sie nicht in der Lage sein würden, Fortschritte zu machen, bis nicht einige Vorbereitungen getroffen worden waren. Frau Foster empfand gerade ausreichend Hoffnung, um mit dem Entwerfen eines Tigeranzuges für Nick anzufangen, worüber detailliert gesprochen wurde. Angesichts von Frau Fosters „Kampfmüdigkeit" erklärte Herr Foster sich bereit, Nick beizubringen, wie ein Tiger zu brüllen und zu knurren. Gerade als die Familie im Aufbruch war, geschah etwas, was sich als glücklicher und außergewöhnlicher Zufall erwies. Herr und Frau Foster empfahlen der Therapeutin ein Buch mit dem Titel: „Der Tiger, der zum Abendessen kam" (*The Tiger Who Came to Tea.*) (KERR, 1968).[22]

Das zweite Treffen begann, indem Nick seine Willenskraft mit „Tigerknurren" demonstrierte. Phyllis BROCK (die behandelnde Therapeutin) suchte Zuflucht hinter einem Stuhl. Nick war überrascht, als der Einwegspiegel anfing zu vibrieren. Phyllis erklärte: „David ist hinter dem Spiegel und zittert vor Angst." Als die Ordnung wiederhergestellt war, gewann die Therapeutin ihre Fassung zurück und überprüfte, wie „tigerhaft" seine Tigerverkleidung war und wie „wild" der Tigeraufdruck auf seinem T-Shirt.

Es gab noch eine weitere Überraschung für Nick an dem Tag. Phyllis zog ihr eigenes Exemplar von *The Tiger Who Came to Tea* hervor und forderte Nick auf, sich neben sie zu setzen, während sie ihm eine Geschichte erzählte. Er stimmte bereitwillig zu und sagte, er kenne die Geschichte nur allzu gut.

Phyllis ermunterte Nick, sich zu entspannen und die Augen zu schließen. „Ich frage mich, ob du, wenn du die Augen zumachst, vor deinen inneren Augen Bilder auf einem Fernsehapparat sehen kannst?" Nick nickte, als sie fortfuhr: „Ist es Schwarz-Weiß-Fernsehen oder Farbfernsehen? Ist es ein großer Apparat oder ein kleiner?" Nick berichtete, er könne einen „großen Farbfernseher" im Geiste sehen, und fing an, sich

---

[22] **Anm.d.Übers.**: Außerhalb Englands sollte „Tee" passender mit „Abendessen" oder „Mahlzeit" übersetzt werden.

die gut bekannte Tigergeschichte auf dem Bildschirm vorzustellen, während Phyllis vorlas.

The Tiger Who Came to Tea erzählt die Geschichte von einem unverschämten Tiger, der sich selbst in das Haus eines kleinen Jungen und dessen jüngerer Schwester einlädt, als die Eltern ausgegangen sind. Er hat einen gewaltigen Appetit und frißt einfach alles im Haus auf. Es gibt viele Illustrationen vom Tiger, wie er Kuchen verschlingt, Dosen mit Tigerfutter, Kannen mit Tee und selbst Wasser direkt aus der Leitung. Sein Appetit scheint einfach unstillbar zu sein. Er geht erst fort, nachdem er ihnen bis zum letzten Krümel alles weggefressen hat. Als die Eltern zu ihrem leergegessenen Haus zurückkehren, erzählen die Kinder ihnen von dem gierigen Appetit ihres unerwarteten Besuchers. Die Eltern nehmen alles gelassen hin, aber an dem Abend muß die Familie zum Essen ausgehen. Am nächsten Tag versorgen sie sich ganz neu mit allem Notwendigen im Supermarkt, da mit dem nächsten Tigerbesuch zu rechnen war. Das Buch hört mit dem Satz auf: „Der Tiger kam nie wieder!"

Die Geschichte wurde von Phyllis fast Wort für Wort vorgelesen. Nur gab es natürlich einige bewußte Veränderungen. Jedesmal, wenn in der Geschichte der Tiger erschien, wurde das geändert und anstelle des Tigers erschien ein Junge in einem Tigeranzug, zum Beispiel: ein Junge mit blauen Augen und blondem Haar in einem Tigeranzug machte dies und jenes, oder der Junge, der wie ein Tiger knurrte, machte dies und jenes.

Auch Nicks Schwester Olivia trat anstelle der Schwester in der Geschichte auf. Andere Veränderungen wurden gemacht, die Nick mit dem gierigen Tiger verbanden. Vor dem Ende der Geschichte zögerte Phyllis. Nick rief aus: „Und der Tiger kam nie wieder!" Phyllis nahm Nicks Hand und drückte sie leicht. Sie schlug vor, er solle zu seinem inneren Fernsehen zurückkehren. Nach einem Augenblick sagte sie: „In meiner Geschichte kommt der Tiger jeden zweiten Tag!"

Nick und Olivia wurden dann aufgefordert, in einem anderen Raum zu warten, während die Erwachsenen miteinander sprachen. Herr und Frau Foster waren hocherfreut und konnten ein Lächeln nicht unterdrücken. Sie trafen mit der Therapeutin verschwörerische Abmachungen, daß der Tiger jeden zweiten Tag zum Abendessen kommen sollte. An den tigerfreien Tagen sollte Nick für sich essen; an den Tigertagen sollten die Fosters die Kassette mit der Aufnahme von Phyllis' neuer Version von *The Tiger Who Came to Tea* spielen, während Nick sein Tigerkostüm anzog. Danach sollte Nick zur Hintertür und um das Haus herum zur Vordertür begleitet werden, während Olivia nach vorn laufen und auf das Klingeln hin öffnen sollte. Er sollte sich durch das entsprechende Knurren als Tiger ankündigen. Dann würde dem Tiger eine Mahlzeit mit Nahrungsmitteln ähnlich wie in den Buchillustrationen angeboten werden. Wenn sie damit irgendwelche Schwierigkeiten hatten, sollte ein Picknickbehälter mit Tigernahrung als Ersatz dienen.

Drei Wochen später kamen die Fosters wieder zum Zentrum. Zu dem Zeitpunkt hatte Nick eine andere Farbe bekommen und sah normal für einen Jungen im Sommer aus. Die Familie berichtete: „Er ißt ganz vergnügt, selbst an den Abenden zwischen den Tigerbesuchen." Jeder machte seinen Beitrag, als sie aufzählten, welche Spielbreite von Fleisch, Früchten, Gemüse und Süßigkeiten er jetzt regelmäßig zu sich nahm. Er verlangte sogar Nachschlag und war getadelt worden, weil er vom Teller seiner Schwester aß!

David und Phyllis überlegten, ob der Tiger so viel essen würde, daß er zu dick wurde. Nick meinte, das sei unwahrscheinlich. Sein Bewegungsbedürfnis stand in keinem Vergleich zum ersten Treffen. Er rannte im Zimmer herum, untersuchte die Spielkisten, benutzte die Tafel und steckte Olivia mit seiner Aufregung an. Die Fosters waren in gewisser Weise verblüfft über das, was sie als „sein Ungestüm" bezeichneten, obwohl sie David und Phyllis versicherten, dies sei eine Sorge, für die sie gern eine Lösung finden würden. Sie berichteten, daß sie die Abstände zwischen den Tigerbesuchen vergrößerten und daran dachten, bald damit aufzuhören.

Sechs Monate später, als David und Phyllis eine Möglichkeit hatten, Followup-Information von den Fosters zu erhalten, schien Nicks Eßproblem in weiter Ferne zu liegen. Aber der Tiger war in der Zwischenzeit noch fünfmal gekommen, was insgesamt dann zehnmal machte. Nick ging nicht mehr wegen kleinerer Erkrankungen zum Arzt, sein Haar „hatte wieder Leben" verglichen mit vorher, wo es brüchig und trocken gewesen war, und er machte nun uneingeschränkt bei den Spielen seiner Altersgenossen mit.

Wir bringen nun einen Auszug aus dem Followup-Interview nach sechs Monaten. Das Interview fängt zu dem Zeitpunkt an, wo Frau Foster sich an einen Besuch bei der Kinderärztin erinnert, mehrere Monate bevor sie zuerst zu David und Phyllis kamen.

„Die Kinderärztin war gar nicht so besorgt um ihn", begann Frau Foster. „Aber waren Sie es?" fragte David. „Na ja, wir meinten, das sei so eine

Art psychosomatische Sache," erklärte Frau Foster, „da war ja nichts körperlich oder organisch nicht in Ordnung mit ihm, was der Grund hätte sein können, warum er nicht essen kann."

„Es war eine Diät, die das Minimum an Notwendigem enthielt, aber ich vermute, Eltern wollen mehr für ihre Kinder," überlegte David. „Es gibt noch mehr im Leben als nur Marmeladenbrote – es gibt Mohrrüben, Kartoffeln, Zitronenbaiserkuchen. Hatten sie den Eindruck, ihm würde etwas vorenthalten, was ihm zu seinem Vergnügen eigentlich zugestanden hätte?"

„Nein," warf Frau Foster ein, und fügte als Erklärung noch hinzu: „Ich dachte nur, er hat sich so eingeschränkt, daß er mit seiner Energie und so weiter sich selbst in die Enge getrieben hätte. Ich konnte sehen, wie er sich auf diese Weise einschränkte."

David machte eine kleine Pause und fragte dann: „Wie erklären Sie es sich, daß die Situation sich so schnell gewandelt hat? Haben sie irgendwelche Überlegungen, die uns helfen könnten?"

„Also, Sie haben uns irgendwie geholfen, uns klar zu machen ..." begann Frau Foster und hörte dann wieder auf, um ihre Gedanken zu sammeln. „Sie haben den Samen gesät und uns Anregungen gegeben, wie man das anpacken konnte, und dann waren wir in der Lage, es durchzuführen."

„Haben Sie sich das selbst zugute gehalten?" wollte David wissen. „Es macht mir Sorgen, wenn die Eltern sich selbst nicht genügend zugute halten. Haben Sie das Gefühl, daß Sie das gemacht haben oder daß wir das gemacht haben?"

„Sie haben uns auf die Idee gebracht," erwiderte Frau Foster. „Wir haben sie durchgeführt, aber wir brauchten den Kontakt zu Ihnen, um in der Lage zu sein, einen neuen Ansatz zu sehen und anzunehmen."

David teilte ihnen die Sichtweise einer anderen Familie mit. „Einige andere Leute sagen: 'Wir haben einen anderen Blickwinkel auf das Problem bekommen'."

„Ja, ja, ja," stimmte Frau Foster enthusiastisch zu. Herr Foster pflichtete ihr bei: „Oh, ja, es war einfach dieser andere Ansatz, und wie wir vorher schon gesagt haben, man wird so völlig verwickelt in diese Sachen."

Als nächstes wandte David sich an Nick: „Ich erinnere mich, daß du dir eine Geschichte auf der Kassette angehört hast – nicht wahr? Und was ist in der Geschichte passiert? Erinnerst du dich daran? Was hat der Tiger gemacht, der bei dieser Geschichte zugehört hat?“ Nick antwortete: „Also, er kam den Weg lang und zum Haus und dann hat er an die Tür geklopft.“

„Kannst du uns ein Beispiel geben, wie er auf dem Band geknurrt hat?“ bat David. Als Nick grinste und „Ja“ sagte, witzelte David: „Soll ich etwas zurückgehen?“ Nick lachte und lies ein mächtiges Geknurre los.

„Donnerwetter!“ rief David aus.

„Und dann hat Olivia die Tür aufgemacht?“

Nick nickte.

„Und was ist dann passiert, als dieser Tiger ins Haus kam?“

„Er setzte sich an den Tisch mit meiner Schürze um.“

An der Stelle warf Olivia ein: „Und dann hat er all das Essen gegessen!“

„Das ganze Essen,“ bestätigte Nick.

„Er hat alles Essen aufgegessen?“ wiederholte David erstaunt.

„Ja, und er war immer der letzte beim Essen, weil ich immer aufgehört habe und zwei oder drei Minuten Pause gemacht habe.“

„Warum? Hast du eine Pause gebraucht, weil du von all dem Essen müde warst?“

„Ja, und nach dem Essen habe ich Eis gehabt und das habe ich immer so weggelöffelt und habe immer alles aufgegessen.“

„Meinst du, dieser Tiger ist etwas stärker geworden bei all dem Essen, das er verschlungen hat?“

„Ja,“ sagte Nick.

„Und meinst du, dieser Tiger ist größer und stärker geworden, weil er angefangen hat, mehr Spaß zu haben? Weil er mehr Lärm gemacht hat und mehr gespielt hat?“

„Ja,“ wiederholte ein lächelnder Nick.

„Das ist ein ziemlich guter Tiger. Glaubst du, der Tiger ist ein guter Freund von dir?“ fragte David, und als Nick nickte, fragte er: „Was möchtest du anderen Jungen und Mädchen über das Tigersein sagen? Gibt es irgend etwas, was du erzählen möchtest?“

Nick legte seine Kommentare auf der Kassette dar: „Also, man fängt an, indem man zum Leslie-Zentrum geht und die erzählen einem eine Geschichte.“

„Was ist das für eine Geschichte?“ fragte David. Nick sagte ins Mikrophon: „Der Tiger, der zum Abendessen kam und alles auffrißt und denkt, daß er alles auf seinem Teller mag.“

„Du gehst zum Leslie-Zentrum und sie erzählen dir eine Geschichte und was geschieht dann?“ faßte David zusammen.

Nick fuhr fort: „Dann sagen sie dir, daß du ein Tigerkostüm machen sollst und dann machst du ein Gebrüll, ungefähr so.“ Und damit ließ Nick ein mächtiges Gebrüll ertönen. Dann hielt er inne und sagte nachdenklich: „Aber manchmal, wenn ich das sehe, denke ich, ‘oh, ich hoffe, ich bin nicht wieder der Tiger, denn ich fühle mich erwachsen’.“

Als er Nicks Kommentar hörte, konnte David nicht anders als laut die Frage zu stellen: „Meinst du, du brauchst den Tiger nicht mehr? Du bist da herausgewachsen?“

Nick strahlte über das ganze Gesicht und nickte.

„Meinst du, einigen Jungen und Mädchen kann durch den Tiger geholfen werden?“

„Klar!“ sagte Nick.

Zusammenfassung

Im Laufe der letzten zehn Jahre haben David Epston und Michael White die Bypass-Operation bei einer Reihe von Kindern im Alter von vier bis sieben eingesetzt. Hierbei handelt es sich um Kinder, die mit hartnäckigen Eß- und Appetitproblemen vorgestellt wurden. Bei diesem Ansatz hielten sie sich im großen und ganzen an die hier vorgestellten Richtlinien (angepaßt an die Umstände der jeweiligen Situation), und bis heute hat sich das als wirkungsvoll bei der Abmilderung von Ernährungsproblemen bei allen Kindern, die mit diesen Schwierigkeiten vorgestellt wurden, erwiesen.

Michael und David warnen davor, bei dieser Arbeit Abkürzungen zu nehmen. Solche Abkürzungen sind normalerweise das Ergebnis dessen, daß die Bypass-Operation einfach nur als eine Technik betrachtet wird. Es ist von grundlegender Bedeutung, die Eltern vor Beginn dieser „Operation“ angemessen vorzubereiten. Zu dieser Vorbereitung gehören Interventionen, mit denen die Selbstbezichtigungen der Eltern unterhöhlt werden. Ohne diese Erleichterung wird die Chance auf Erfolg ernsthaft gemindert. Sie betonen die Wichtigkeit der Fundamente, die gelegt werden müssen, wenn man diesen Ansatz vorbereitet; diese Fundamente, die sich aus der allgemeinen Orientierung und den Strategien der Arbeit ergeben, sind eine Notwendigkeit.

David und Michael meinen, daß sie noch nicht annähernd die möglichen Anwendungen des „Bypass“ als Metapher bei der Arbeit mit einer Reihe von Problemen bei Kindern erschöpft haben, besonders nicht bei jenen, wo das Kind in einem unauflöslichen Körper/Geist-Konflikt steckt. Sie betonen auch, wieviel Sorgfalt notwendig ist, zwischen solchen Kindern zu unterscheiden, die „nicht gedeihen“, weil sie vernachlässigt werden, zu niemandem gehören oder mißhandelt werden, und solchen Kindern und Familien, bei denen sie typischerweise den Bypass-Ansatz verwenden würden.

Kapitel 5

Die Handlung ausdünnen, die Gegenhandlung verdichten

Es ist die Handlung, die eine Geschichte in die eine oder andere Richtung lenkt, ihren Zweck beschreibt und ihre Bedeutung formt. Da sie diese Funktionen erfüllt, könnte man sagen, die Handlung reiht Ereignisse zu einer bedeutungsvollen Geschichte zusammen. BROOKS Aphorismus, „Eine Geschichte besteht in dem Maße aus Ereignissen, daß Handlung Ereignisse zu einer Geschichte formt“ (1984, S. 3), beschreibt in angemessener Form Handlung als den Klebstoff, der den Zusammenhalt einer Geschichte gewährleistet.

BROOKS bezeichnet „Narrative“ als eines der größeren Systeme, die wir benutzen, um unsere Erfahrungen innerhalb eines zeitlichen Rahmens zu verstehen, während Handlung die Hauptmethode ist, mit der wir Ordnung in die von uns gesammelten Bedeutungen bringen. Für BROOKS ist der Handlungsentwurf „die Tätigkeit, die dynamischen Aspekte der Narrative zu formen – das, was die Geschichte ‘vorantreibt’, was uns weiterlesen läßt, wobei wir in dem sich entfaltenden Narrativ auf der Suche nach dem intentionalen Bogen und den Anzeichen für eine Struktur sind, die uns hoffen lassen, daß wir auf dem Weg dazu sind, Bedeutung zu erfassen“ (S. xiii). Anders ausgedrückt, die Handlung gibt dem Fluß der gelebten Erfahrung Struktur und übersetzt gewisse Augenblicke in ein bedeutungsvolles Narrativ von Ereignissen.

Wenn wir in einer schrecklichen Situation als Mitautoren an einem neuen Narrativ der Hoffnung fungieren sollen, dann muß die Handlung der problemgesättigten Geschichte für Kritik und Überarbeitung offen sein. Dies ist schwierig, denn der Handlungsentwurf ist, wie BROOKS hervorhebt, mit der Bedeutung, die wir unseren Erlebnissen zuweisen, so tief verbunden, daß wir seine prägende Rolle gewöhnlich gar nicht hinterfragen. BROOKS formuliert es folgendermaßen: „Die Forschung ist oft stillschweigend darüber hinweggegangen, da ihr dies zu offensichtlich und daher nicht diskussionswürdig schien“ (S. 3).

Die Handlung des Problems

Problematische Geschichten haben einen Vorteil: es gibt sie schon eine ganze Weile. Sie haben eine verdichtete Handlung. Wie bei einem Schneeball sind darin gewisse Vorfälle und Episoden im Leben einer Familie zusammengepackt und dann schließlich zu einer soliden Masse zusammengefroren. Der einst unschuldige Schneeball ist zu einer Kraft geworden, mit der man rechnen muß. Diese problemgesättigten Geschichten können sehr verführerisch sein. Das Ärgerliche ist, daß ihre Auswirkungen negativ und entmutigend sind. Wenn diese Geschichten uns vereinnahmen, werden Erfahrungen, die nicht in ihre engen Grenzen passen, übersehen, und jegliche Anzeichen von Hoffnung und Möglichkeiten bleiben verborgen. Sie werden typischerweise von kultur-, klassen- und genderbedingten Annahmen genährt; diese versehen sie oft mit Autorität und „beweisen" ihren „Wahrheitsgehalt".

Die problemgesättigte Handlung besitzt die Kühnheit, eine Person über sich selbst in kursorischer Weise zu informieren: wer sie ist, wer sie in der Vergangenheit war, und wer sie sein könnte. Betrachten Sie folgende Fragen, die die Handlung einem kritischen Ansatz zugänglich machen soll.

Stellen wir uns vor, Jack hat ein Problem:

- Welche Geschichte könnte das Problem Jack darüber erzählen, wer er ist und wie er zu dieser Beschreibung von sich gekommen ist?

- Wenn Jack sich genau so verhält wie in der Geschichte, die das Problem ihm erzählt hat, welche Art Zukunft wird es ihm voraussagen? Was wird aus ihm werden, geht man von der Handlung dieser Lebensgeschichte aus?

- Was wird solch ein Problem Jack vorschreiben, wie er sich selbst, andere, seine Natur und seine Handlungen in dieser (problemgesättigten) Geschichte zu erleben hat?

- Was wird das Problem Jack vorschreiben, wie er sich zu sich selbst und zu anderen zu verhalten hat?

- Welche Geschichte könnte solch ein Problem Jack erzählen hinsichtlich der Art seiner Fähigkeiten, Talente und persönlichen Qualitäten und wie sie zum Ausdruck kommen sollen (wenn sie dann überhaupt zum Ausdruck kommen dürfen)?

Die Gegenhandlung der alternativen Geschichte

Da die problemgesättigte Geschichte Gewicht und beträchtliche Beweise hat, die ihre Wucht unterstützen, wird eine einfache positive Aussage oder Umdeutung des Therapeuten schnell abgetan. Es muß eine alternative Geschichte verfaßt werden, in der die Charaktere und ihre Absichten und Umstände so gut entwickelt, farbenfroh und überzeugend sind wie die der Problemgeschichte. Daher schlägt Michael White (1988a/1997, S. 8) eine „Therapie von literarischem Wert" vor.

Ein Hauptfokus der narrativen Therapie ist die „Beziehung" zwischen dem Kind (und/oder der Familie) und dem Problem. Wenn das Problem personifiziert wird, kann es als etwas mit eigenen Eigenschaften, Werten und eigenem Modus operandi betrachtet werden. Eine Möglichkeit, eine alternative Geschichte zu beginnen, besteht darin, Qualitäten, Fähigkeiten und Wissen des Kindes den Eigenschaften des Problems gegenüberzustellen. Therapeuten und Familienmitglieder sehen sich gleichermaßen geschützt vor Ausgelaugtheit und Pessimismus, wenn sie sich zusammentun und die pathologischen „Werte" und „Absichten" des Problems statt der Pathologie und pathogenen Vorgeschichte des jungen Menschen und der Familie analysieren.

Die alternative Geschichte der Gegenhandlung wird durch Fragen und Kommentare aufgedeckt, die sich hin und her bewegen zwischen dem Einfluß des Problems mit seinen Auswirkungen auf verschiedene Aspekte des Lebens der Familienmitglieder und dem Einfluß des jungen Menschen und der Familie auf „Leben" und „Karriere" des Problems. Um den Einfluß des Kindes auf das Leben des Problems zu erhellen, wenden wir uns den besonderen Qualitäten, Kenntnissen und Fähigkeiten des Kindes zu wie auch jedweden Zielen, Verpflichtungen, Einstellungen und Handlungen, die als etwas gedeutet werden können, was dem Einfluß des Problems entgegenwirkt. Einzigartige Qualitäten wie Entschlossenheit, Mut oder eine lebhafte Vorstellungsgabe werden von entscheidender Bedeutung für das Bemühen des Kindes, sich von den Einschränkungen des Problems zu befreien. Kind und Familie werden die Hauptdarsteller in einer spannenden Geschichte, bei der es darum geht, entweder das Problem zu bewältigen oder mit ihm in einer Form zu leben, die ihnen am besten paßt.

Kommen wir zu Jack zurück und sehen uns folgende Fragen für den Leser an, mit deren Hilfe er über die Eigenschaften einer alternativen Geschichte nachdenken kann:

- Welche Art alternativer Geschichte wäre erforderlich, wenn Jack, seine Familie und die „Therapie“ eine andere Version erzählen müßten, die im Widerspruch zu der Geschichte des Problems steht?
- In welcher Weise würden Jack, seine Familie und ihr Therapeut in einer alternativen Geschichte anders aussehen und handeln, verglichen mit dem, was die Geschichte des Problems ihnen vorgeschrieben hat?
- Ist das Genre der alternativen Geschichte genügend flexibel und spielerisch, um auf das hinzuweisen, was in der Geschichte des Problems merkwürdig, anormal oder irregulär ist oder außerhalb seiner Reichweite beziehungsweise auf einem anderen Gleis liegt?
- Wie können solche Anomalien, Unregelmäßigkeiten und Merkwürdigkeiten, die außerhalb der vorhersagbaren Reichweite der Geschichte des Problems liegen, als bedeutungsträchtige Ereignisse im Leben des Kindes und mächtige Gegenmittel gegen das Problem betrachtet werden?

Handlung und Gegenhandlung

Wenn Handlung und Gegenhandlung gegenübergestellt werden, liegt das Ziel darin, die Problemhandlung auszudünnen und gleichzeitig die Gegenhandlung zu verdichten. Die festgefügte Handlung des Problems kann geschwächt werden, indem ihre Vorgaben und „Fakten“ über ein Kind oder eine Familie infrage gestellt werden. Gleichzeitig kann die Gegenhandlung durch aufregende Ereignisse und Ideen gestärkt werden, die zur problemgesättigten Geschichte im Widerspruch stehen. Im folgenden Beispiel wurde die Problemgeschichte durch Tatsachen gestützt wie: „Rick und sein Bruder streiten sich die ganze Zeit.“ „Sie können nicht zusammenarbeiten.“ „Die Jungen sind sich gegenseitig gleichgültig.“ „Sie kommen schon seit Jahren nicht miteinander aus.“ „Die Streitereien waren letztes Jahr so schlimm, daß wir drei Tage früher aus unserem Urlaub nach Hause fahren mußten.“ „Wir werden mit dem Verhalten unserer Söhne nicht fertig.“ „In unserer Familie klappt die Kommunikation untereinander einfach nie!“ Ein Hinweis: Achten Sie darauf, wie solche Aussagen oft mit „immer“ und „nie“ versetzt sind.

Es ist ein guter Anfang, eine Sammlung von Ausnahmen zu diesen Zuweisungen zusammenzustellen, aber es ist möglicherweise nicht genug. Notwendig ist eine Zusammenarbeit von Therapeut und Familie, um Ausnahmen zu einem schlüssigen und aussagekräftigen Gegennarrativ zusammenzufügen. Zum Beispiel könnten einzigartige Ergebnisse einer problembeherrschten Geschichte lauten: „Rick und sein Bruder kamen früher miteinander aus, als sie jünger waren." „Sie haben alle hinter Jackson (Ricks jüngstem Bruder) gestanden, als der letzte Woche Ärger hatte." „Diese Woche haben die Brüder zweimal friedlich zusammen gespielt, statt immer zu streiten."

Der Therapeut könnte den Eltern eine Gegenhandlung vorschlagen wie zum Beispiel: „Wie Sie mir erzählt haben, 'sind Rick und sein Bruder früher gut miteinander ausgekommen, als sie jünger waren', und Sie sind – im Grunde Ihres Herzens davon überzeugt, 'daß die beiden einander viel bedeuten'. An Rick und seine Brüder gewendet könnte der Therapeut dann sagen: „Ihr habt mir erzählt, ihr hättet es satt, wie 'Wut und Streit euch immer gegeneinander aufwiegeln'. Ihr habt mir auch erzählt, wie ihr alle, als Jackson neulich in der Schule beschuldigt wurde, hinranntet, um euch gemeinsam gegen seinen Ankläger zu stellen. Bedeutet das, daß ihr den Willen habt, gemeinsam gegen Wut und Streit für die Brüderlichkeit zusammenzuhalten?"

Dann kann der Therapeut Fragen stellen, mit denen die Familie zur Zusammenarbeit bei der Verdichtung der Gegenhandlung aufgefordert wird: „Ich habe einige Fragen an Sie zu diesen Entwicklungen." An die Brüder: „Zieht ihr es vor, zusammenzustehen oder getrennt zu sein? Was, meint ihr, wäre Wut und Streit lieber? Wie, meint ihr, fühlen sich jetzt Wut und Streit, wo ihr füreinander einsteht und euch gegen sie gestellt habt?" An die Eltern: „Wie haben es Ihre Söhne Ihrer Meinung nach geschafft, sich gegen Wut und Streit zu vereinigen? Was sagt dies über Ihre Fähigkeiten als Eltern aus, Ihre Werte von Kooperation, Loyalität und Fürsorge an Ihre Söhne zu vermitteln?" An die Familie: „Was lassen diese Entwicklungen für den Familienurlaub nächsten Monat vorausahnen? Welche Geschehnisse würden Wut und Streit sich wünschen? Welche würden Sie sich wünschen? Hat die Verringerung von Wut und Streit in Ihrer Familie diese Wochen die Wahrscheinlichkeit eines schönen Urlaubs im nächsten Monat erhöht oder verringert?"

Eine neu entwickelte Handlung hat es so an sich, zwischen den Treffen zu verblassen, vielleicht weil sie von der alten Handlung überschattet wird. Um dies zu vermeiden, fragen wir manchmal die Familien, ob sie Lust haben, zwischen den Sitzungen Höhepunkte und glänzende Ereignisse (einzigartige Ergebnisse, „unique outcome"), die sich von der Problemhandlung absetzen, aufzuzeichnen und uns in der nächsten Sitzung darüber zu berichten. Bei dem Treffen steht die Gegenhandlung dann sofort im Mittelpunkt.

Bedenken Sie auch, daß ein Problem höchstwahrscheinlich nicht kampflos aufgibt – seine Handlung unterstützt eine problemdominierte Version der Ereignisse und interpretiert Gegenbeweise entweder als belanglos oder bedeutungslos. Einige Probleme sind recht hinterlistig, wenn es darum geht, ein „Comeback" zu arrangieren. Tatsächlich können solche „Comebacks" vorhersagbar und zu erwarten sein und sollten eher als ein kleines „Stolpern" statt als Rückfall betrachtet werden. Wenn man sich daran hält, kann jeder über seine wahrscheinlichen Reaktionen spekulieren, wenn solche Vorhersagen eintroffen. Zum Beispiel: „Meinen Sie, Wut und Streit könnten ein Comeback versuchen und Ihren Urlaub ruinieren?" „Wie würden Sie die beiden abwehren, wenn Sie sie auf sich zukommen sähen?"

Wenn auf der anderen Seite eine Familie unvernünftigerweise erwartet, das Problem ganz und gar ausrotten zu können, sind sie am Ende vielleicht so entmutigt, daß sie jegliche Hoffnung auf irgendeine Art von Hilfe aufgeben. In dieser schwierigen Lage muß die Gegenhandlung möglicherweise eine neue Einstellung zu dem Problem bzw. einen neuen Umgang mit ihm anbieten. „Wie wäre es, wenn ihr beide gerade soviel Wetteifer zulaßt, daß ihr euch gegenseitig anspornt, aber nicht so viel Streit, daß ihr euch gegenseitig fertigmacht?"

In einer „Therapie von literarischem Verdienst" verlangt der Prozeß der „Geschichtenneuschreibung" ["re-storying"] mühseligste Arbeit. Mit Erfindungsreichtum und Sorgfalt, wie Vögel sie beim Nestbau zeigen, schaffen wir die Gegenhandlung. Der Therapeut arbeitet mit der Familie zusammen, um vergangene Ereignisse, Ziele, Hoffnungen und Träume zu sammeln, die sich der problemdominierten Geschichte entgegenstellen. Strang für Strang werden Handlungen und Ideen zu einer Narrative verwoben, die überzeugend genug ist, um als Alternative zu dieser problemgesättigten Geschichte zu dienen.

Zwei Fallgeschichten in diesem Kapitel illustrieren die Gegenüberstellung von Antagonist und Protagonist, von Handlung und Gegenhandlung in der Entwicklung eines alternativen Narrativs. In der folgenden Fallgeschichte zielt der Therapeut, David Epston, darauf ab, verfestigte und problematische Beschreibungen einer bestehenden Identität abzuschütteln und Qualitäten zu unterstreichen, die vorher weniger sichtbar waren.

In Pauls Geschichte wird das Problem der Enkopresis als „Hinterlistiges Aa" personifiziert. Die Beziehung zwischen dem Hinterlistigen Aa und Paul wird der Mittelpunkt des Interviews. Während des ganzen Gesprächs werden Vergleiche aufgestellt – zwischen Charakter, Zielen und Fähigkeiten von Paul und seiner Familie gegenüber Charakter, Zielen und Fähigkeiten des Hinterlistigen Aa. Paul werden Fragen gestellt, in denen es um die Fairneß dessen geht, was das Hinterlistige Aa seinem Leben angetan hat. Normalerweise stimmen Kinder zu, daß es „nicht fair" ist, was das Problem ihnen angetan hat. Dieses Gefühl der Ungerechtigkeit stachelt Paul dazu an, seine Fähigkeiten und Kreativität zu benutzen, sich gegen das Hinterlistige Aa zu wehren und eine ganz andersartige Beziehung zu dem Problem aufzubauen.

„Du stinkst und mein Bruder nicht!"

Als David das erste Mal den siebenjährigen Paul, dessen älteren Bruder (neun Jahre), ältere Schwester (fünfzehn Jahre) und Eltern traf, hatte er keine Schwierigkeiten herauszufinden, wer am meisten unter dem Problem litt. Die anderen Familienmitglieder kamen in den Raum und drehten sich dann um und warteten auf Paul, der überredet werden mußte, einzutreten. Paul schnitt eine Grimasse, als er hereinkam, und ihm war ganz eindeutig unwohl bei der Überlegung, was nun geschehen würde. Niemand wagte, etwas zu sagen, aus Angst, Paul aufzuregen und ihn noch weiter dazu zu veranlassen, sich ins Schweigen zurückzuziehen.

Da David mit Pauls Mutter Julie schon ein paar Worte am Telephon gewechselt hatte, wagte er ein Risiko: „Paul, ein kleiner Vogel hat mir erzählt, daß du ein Hinterlistiges Aa hast. Damit meine ich, dein Aa schleicht sich hinterlistig in deine Hosen, wenn du nicht hinsiehst." Während David sprach, nahm Paul es in die Hand, die Sitzordnung neu zu arrangieren. Er stand auf und drehte seinen Stuhl, bis er David und seiner Familie den Rücken zuwandte. David redete weiter: „Ich persönlich finde es sehr unfair von dem Aa, so hinterlistig zu sein. Ich vermute mal, wie die meisten anderen siebenjährigen Jungen würdest du es lieber hinterlistig in die Toilette bringen und dann gleich noch hinterlistiger einfach wegspülen in die Abflußrohre, die draußen unter der Straße langgehen bis zum Klärwerk. Wußtest du, daß man Kompost daraus macht, damit Blumen und Gemüse groß und gesund heranwachsen?

Ich weiß nicht, wie du das empfindest, aber mich macht es richtig stolz zu denken, mein Aa erfüllt solch einen guten Zweck." Zu dem Zeitpunkt hatte Paul den Kopf gewendet, um genauer zuzuhören. „Findet irgend jemand hier es fair, daß Pauls Aa ihn so anstinkt?" Von ganzem Herzen wurde Hinterlistiges Aa verdammt für das, was es dem Bruder und Sohn antat.

David erkundigte sich dann danach, warum Hinterlistiges Aa dies wohl dem Bruder/Sohn antun wollte: Hatten sie irgendeine Vorstellung, warum es solche Streiche spielte? Hielten sie es für schmutzige oder saubere Streiche? Brachte Hinterlistiges Aa Pauls Klassenkameraden und Freunde dazu, sich von ihm fernzuhalten? Meinten sie, das Hinterlistige Aa hätte Paul eingeredet, er sei jünger als sein letzter Geburtstag es ihm und ja auch jedem anderen verkündet hätte?

Während dieser Diskussion zeigte sich ein wachsendes Gefühl des Zorns darüber, welche Auswirkungen Hinterlistiges Aa auf Pauls Selbstachtung, sein Heranwachsen und seine Teilnahme an sozialen und Freizeitaktivitäten besonders mit seiner Schwester und seinem Bruder hatte.

Glücklicherweise waren die Versuche vom Hinterlistigen Aa fehlgeschlagen, Pauls Eltern ihren Selbstrespekt und Glauben an ihre elterlichen Fähigkeiten auszureden. Trotzdem mußten sie zugeben, im Augenblick waren sie um eine Antwort verlegen. Mittlerweile war Pauls Kopf so weit herumgedreht, daß es den Anschein hatte, er könnte sich eine Verletzung zuziehen. Zweifellos hörte er aufmerksam zu.

David bat dann jeden, ausführlich auf die folgende Frage zu antworten: „Wenn Paul sein Aa überlistete und sauber wäre, würdet ihr ihn dann besser kennenlernen können?" Jeder stimmte zu, daß dies sehr wahrscheinlich wäre. „Was würdet ihr von ihm kennenlernen, was ihr schon von ihm wußtest, wovon ihr aber wegen des Gestanks des Aa Abstand genommen habt? Was würdet ihr eurer Vermutung nach an ihm kennenlernen, was neu wäre?"

Pauls Vater kam mit der interessantesten Möglichkeit: "Wenn er sich entschließt, etwas zu tun, dann macht er es auch." Und als er das sagte, ließ er keinen Zweifel daran, wie fest er daran glaubte.

„Nehmen wir mal an, Paul erfüllt die Überzeugungen seines Vaters von ihm," begann David nachdenklich, „und beschließt, Hinterlistiges Aa zu überlisten und schafft das auch ganz gut. Kann ich jeden einzelnen von euch fragen, was ihr dem Hinterlistigen Aa sagen würdet, wenn ihr es in der Toilette erwischen würdet, bevor Paul es herunterspült in das Vergessen der Abwasserrohre?"

Paul fand die Frage so spannend, daß er fast von seinem Stuhl fiel. „Paul, warum kommst du nicht zu uns? Schließlich ist es dein Hinterlistiges Aa", fragte David. Glücklich drehte Paul seinen Stuhl herum und beteiligte sich an der verschwörerischen Diskussion. Paul schien erfreut, als seine Schwester Hinterlistiges Aa mit den Worten rügte: „Du stinkst und riechst und mein Bruder nicht!" Und er lachte über die Strafe seines Vaters: „Hinunter mit dir in die Abwasserrohre, du Hinterlistige Ratte."

Paul antwortete nun ohne Zögern, als David die folgenden Fragen stellte:

- Wenn du dich entscheiden würdest, sauber zu werden, meinst du, Hinterlistiges Aa würde dich wieder anstänkern können?
- Welche Gründe hast du, sauber zu werden?
- Was wäre deiner Meinung nach daran gut für dich, wenn du nicht mehr in die Hose machtest?
- Gut für dein Leben?
- Gut für deine Schwester und deinen Bruder?
- Gut für deinen Vater und deine Mutter?
- Gut für deine Familie ganz allgemein?
- Was wäre, wenn Hinterlistiges Aa die Frechheit hätte, dir zu sagen, du sollst schlecht riechen und das ist gut für dich?
- Hat Hinterlistiges Aa dich jemals davon überzeugt, daß du stinkst? Hat es dir gesagt, andere Leute mögen dich so?

David wandte sich dann an Pauls Familie, um noch einmal die Fähigkeiten aufzulisten, die Paul gegen das Problem ins Feld führen könnte. Schließlich hatte der Vater gesagt, wenn Paul „sich entschied, etwas zu tun, dann könnte er es auch". David befragte Paul und seine Familie weiter über „die geistige Stärke" und sammelte detaillierte Beispiele über Zeiten in seinem Leben, wo er seine „geistige Stärke" gegen Angelegenheiten entfaltet hatte, die ihm Sorgen bereiteten.

David interessierte sich brennend für Pauls „geistige Stärke" und sein Potential, das zu beheben, was Paul nun für eine schwerwiegende Ungerechtigkeit hielt. Er wollte auch deswegen Pauls Fähigkeiten in den Mittelpunkt stellen, weil es sie schon vor dem Problem und unabhängig davon gegeben hatte. Man akzeptiert nur allzu leicht die problemgesättigte Beschreibung eines Kindes und seiner Familie, die seine Qualitäten verstecken und unseren Respekt vor dem Kind verringern. Indem er Paul unabhängig von dem Problem kennenlernte, konnte David eine Meinung und Erwartung von ihm als eher kompetente statt sorgenvolle und in der Entwicklung gestörte Persönlichkeit aufrechterhalten. David unterschied zwischen einem Paul, der in der Macht des Hinterlistigen Aa stand, und einem Paul, der in seiner eigenen Macht stand. Man konnte sogar sagen, Hinterlistiges Aa habe Paul seiner geistigen Stärke beraubt, die er nun aber zurückgewinnen würde.

David fragte Paul, ob er meinte, es sei fair, wie Hinterlistiges Aa seinen Geist geschwächt habe. Paul hielt diese Schwächung seiner Geisteskraft eindeutig für unfair. David erfuhr dann von Paul, daß Hinterlistiges Aa ihn typischerweise dann hereinlegte, wenn sein Geist mit dem Computer oder mit Spielen beschäftigt war. Für jeden war jetzt der Modus operandi vom Hinterlistigen Aa offensichtlich: Es trat an einem bestimmten Ort in Aktion (dem Computer), und es nutzte eine bestimmte Tätigkeit aus (Pauls Spielen). David beendete die Sitzung, indem er mit Paul eine Strategie entwarf. Sie kamen überein, daß er seine geistige Stärke einsetzen würde, um den Spieß umzudrehen, während er am Computer spielte. Dies würde Pauls Entschlossenheit stärken und die Macht des Hinterlistigen Aa schwächen, ihn dazu zu bringen, sich zu vergessen und sein Bedürfnis, zur Toilette zu gehen, zu ignorieren.

Ganz eindeutig war Paul ermutigt worden, den Spieß beim Hinterlistigen Aa umzudrehen. Beim zweiten Treffen erfuhr David, daß Paul in den letzten drei Wochen nur ein paar Mal vom Hinterlistigen Aa hereingelegt worden war. Dies war, wie alle übereinstimmend erklärten, eine 75prozentige Verbesserung gegenüber „den früheren Aa-Tagen".

Im Hinblick auf Pauls Geisteskraft fragte David: „Hast du dich entschieden?" Paul betonte, das habe er. Als David Paul fragte, warum er sich entschieden habe, antwortete Paul: „Weil es mich immer herumkommandiert hat und ich habe beschlossen, jetzt kommandiere ich es herum." Dann fragte David Paul: „Wie sieht dein bester Rat aus, den du anderen Jungen und Mädchen geben könntest, die mit dem Hinterlistigen Aa zu kämpfen haben?" Paul antwortete: „Sie müssen einen Entschluß fassen."

Es folgt ein Auszug aus dem zweiten Treffen:

„War Hinterlistiges Aa doch so ein bißchen dein Freund gewesen, als ich dich das erste Mal getroffen habe?“ fragte David Paul. „Ja, das stimmt,“ gab Paul zu. „Es war ein Freund von dir“, wiederholte David. „Und doch hast du es überlistet. Wie hast du das angestellt?“

„Wenn ich spiele, halte ich immer Ausschau nach ihm. Wenn ich es fühle, renne ich zur Toilette und manchmal halte ich es zurück.“

David fuhr fort: „Als wir uns das letzte Mal getroffen haben, da hat das Hinterlistige Aa dich immer zum Dummkopf gemacht und zwar genau dann, wenn du mit dem Computer gespielt hast. Wie hast du es ausgetrickst?“ Anfangs war Paul nicht sicher, wie er das gemacht hatte, aber nach einem Augenblick des Überlegens fiel es immer wieder ein: „Ich glaube, wie ich es ausgetrickst habe, das war, wenn ich zur Toilette rannte, dann dachte es, ich stehe da und spiele.“

„Tatsächlich!“ rief David aus. „Das Hinterlistige Aa hing beim Computer rum und du warst schon auf dem Weg zur Toilette an ihm vorbeigegangen. Das ist ein guter Trick! Hast du es im Stich gelassen? Hast du es hinter dir gelassen?“ „Klar“, lautete Pauls schnelle Antwort.

David wollte von Paul weg und zum Problem hin manövrieren. Er stellte die nächste Frage nach dem Standpunkt vom Hinterlistigen Aa: „Glaubst du, das Hinterlistige Aa hat angefangen zu denken, daß du eine andere Art von Junge bist?“

„Ich glaube ja.“

„Ärgert es sich über dich?“ fragte David, der das Gefühl des Versagens bei dem Hinterlistigen Aa dem Erfolgsgefühl von Paul gegenüberstellen wollte.

„Ja.“

„Warum, meinst du, hat es sich über dich geärgert?“

„Weil ich das Richtige mache und nicht das, was es will.“

„Wenn das Hinterlistige Aa dein Boß wäre und du alles machtest, was es dir sagt, was würde es von dir verlangen?“

„Daß ich bleibe und spiele und es in meine Hosen kommen lasse.“

„Was, meinst du, denkt es jetzt von dir, wo du es die Toilette runterspülst?“

„Es ärgert sich."

„Macht es dir etwas aus, wenn es sich ärgert?"

„Das will ich doch."

Bei seiner nächsten Frage war David daran gelegen, Pauls „Geisteskraft" dem Problem gegenüberzustellen, um eine andere Art von Beziehung zu ihm zu festigen. „Glaubst du, daß du dich entschieden hast, der Boß vom Hinterlistigen Aa zu sein?" fragte er. „Ja!" rief Paul aus.

„Was hast du früher gemacht, wenn das Hinterlistige Aa dich herumkommandiert hat?" fragte David, der noch stärker den Gegensatz hervorheben wollte, wie es früher war, als das Hinterlistige Aa dominierte, und wie es jetzt war.

„Ich bin nur manchmal zur Toilette gegangen – wenn Mama sagte, daß ich gehen soll. Ich hätte häufiger gehen sollen, aber ich bin einfach geblieben und habe gespielt. Und dann mußte Mama sagen: ‘Geh zur Toilette‘, aber dann hatte ich alles in meiner Hose."

„Jetzt, wo deine Mama dir das nicht mehr sagen muß, fühlst du dich irgendwie erwachsener?" fragte David und weitete die Gegensätzlichkeit auch auf Fragen des Alters und der Reife aus. „Glaubst du, das Hinterlistige Aa hat versucht, dich zu überreden, jünger zu sein und nicht auf deine Mama zu hören?" Paul gab zu, sich jetzt erwachsener zu fühlen.

„Was hat das Hinterlistige Aa zu dir gesagt, wenn Mama versucht hat, dich darauf aufmerksam zu machen, daß du vielleicht zur Toilette mußt?"

„Vergiß es ... spiel' einfach weiter!"

„Das ist ein gemeiner Trick bei einem Kind, nicht?" fragte David und charakterisierte das Hinterlistige Aa weiter in einer Weise, die Paul vermutlich als unerwünscht empfand.

„Ja."

„Glaubst, das Hinterlistige Aa hat dich klein gehalten? Wie alt, meinst du, wollte das Hinterlistige Aa dich haben?"

David stellt gern solche Fragen, um festzustellen, welchen Einfluß das Problem auf die Selbsteinschätzung des Kindes bezüglich seines Alters hat. Eine der unheilvollen Auswirkungen solch eines Problems besteht darin, daß es die Kinder um ihr Älterwerden bringt, da es sie jünger aussehen und fühlen läßt, als sie in Wirklichkeit sind. Fragen, die das Bestreben des Problems erhellen, sie kleiner zu halten, rufen oft in Kindern ein Zielbewußtsein hervor, das genau die Art von Engagement bei ihnen bereitstellt, wie sie für eine Veränderung notwendig ist. Die Selbsteinschätzung bezüglich des Alters kann auch die Fähigkeit eines jungen Menschen deutlich machen, zum Beispiel sein Erwachsenwerden dem Einflußbereich des Problems zu entziehen und es ihm wieder selbst in die Hand zu geben.

„Vier", schätzte Paul das vom Hinterlistigen Aa gewünschte Alter ein.

„Wie alt fühlst du dich jetzt?"

„Neun."

„Dann bist du also in drei Wochen fünf Jahre älter geworden! Fühlst du dich jetzt anders?"

„Ich fühle mich ungewohnt."

„Ich weiß, außen hast du noch dieselbe Größe, aber fühlst du dich innen wie eine größere Person?"

„Ja."

„Wieviele Zentimeter fühlst du dich innen größer?"

„So viele," sagte Paul und hielt seine Hände auseinander.

„Das ist fast ein Meter," schätzte David. „Meinst du, das Hinterlistige Aa könnte dich überreden, wieder zurückzukommen und sein Diener zu sein?"

„Nein." Und damit war Schluß!

Antagonist und Protagonist

Wenn das Problem gezwungen wird, die Rolle eines Antagonisten in dem therapeutischen Narrativ zu spielen, kann jeder der Betroffenen seine Eigenheiten, Motive und Einflußbereiche deutlicher erkennen. Dann können Kind und Familie die Rolle des Protagonisten übernehmen, dessen Eigenheiten, Motive und Einflußbereiche sich deutlich von denen des Problems unterscheiden. Mit dem Hinterlistigen Aa als Antagonist und Paul als Protagonist konnten Paul und seine Familie sich selbst von den Forderungen des Problems an ihr Leben befreien, wie zum Beispiel der Forderung vom Hinterlistigen Aa, Pauls Mutter müsse ihn ständig daran erinnern, zur Toilette zu gehen und Paul müsse sich für unreif halten.

Wie findet solch eine Umwandlung von Standpunkt und Ergebnis statt? Auf den ersten Blick könnte man meinen, es reiche, wenn man einfach nach positiven Dingen in einer entmutigenden Situation Ausschau hält. Man könnte sagen, David hat einen Ansatz gewählt, bei dem er negative Vorkommnisse umdeutete oder Geschichten über die gegenwärtige Situation in einer Weise erzählte, daß sie in positivem Licht gesehen werden konnte. Solch eine Vereinfachung würde die Komplexität einer Familie und ihrer Beziehungen ebenso wie die innere Welt des Kindes außer Acht lassen.

Wenn es für den Erfolg ausreichte, einfach nach Schwierigkeiten zu suchen und sie positiv umzudeuten, wäre unser Leben ganz gewiß viel einfacher. Kinder und Erwachsene fühlen jedoch gleichermaßen, wie unehrlich und simplifizierend solch ein Ansatz ist. Wenn David versucht hätte, diese problematische Situation durch eine positive Sichtweise zu schönen, hätte er weder die Ernsthaftigkeit dieser Probleme noch die schmerzlichen Kämpfe der Familie respektiert, die diese bei ihrem Versuch, etwas zu verändern, auf sich genommen hatte. Das narrative Interview ermöglicht dem Therapeuten, sehr gründlich die schmerzlichen und schwierigen Erfahrungen der Menschen hinsichtlich ihres Problems auszuloten und zwar in einer Form, die ihre Kämpfe anerkennt.

Man könnte Paul mit seiner Diagnose (Enkopresis) und ihren klinischen Implikationen identifizieren. Mit Enkopresis ist viel Theorie verbunden, die sowohl für Pauls Identität und Motive wie auch für die seiner Eltern Implikationen hätte. Zum Beispiel könnte Enkopresis als Beweis für Pauls mangelnde Reife gesehen werden. Man könnte annehmen, es handele sich um Regression in ein früheres Entwicklungsstadium. Sie könnte als Anzeichen für Fehler in der frühkindlichen mütterlichen Betreuung angesehen werden oder für irgendeine Art elterlicher Mißhandlung. Sie könnte als Symptom einer gestörten Ehe interpretiert werden – vielleicht eine Manifestation von Streß in Paul durch Schwierigkeiten zwischen den Eltern, die von diesen „geleugnet“ werden. Wir ziehen es vor, unser Denken nicht von diesen Perspektiven beherrschen und uns nicht zu pathologischen Beschreibungen von Menschen hinreißen zu lassen, die uns im Laufe unserer Arbeit begegnen.

Es hängt von der Einschätzung des Therapeuten ab, ob er direkt mit dem Kind am dargestellten Problem arbeitet. Mißhandlung und Beurteilung der Entwicklung müssen in Betracht gezogen und Unglück in der Ehe sollte nicht ignoriert werden. Ein Therapeut sollte wachsam verschiedene innere und äußere bedrückende Umstände wahrnehmen, die Kind und Familie beeinträchtigen, aber er sollte sich nicht von ihnen überwältigen lassen, ganz gleich, wie hart sie zu sein scheinen. Nach unserer Feststellung kommen ernstere Probleme, wenn sie sich hinter dem dargestellten verstecken, schneller in einer externalisierenden Konversation ans Tageslicht, in der es um Kämpfe, Stärken und Ressourcen des Kindes und seiner Familie geht, als in einer Konversation, die verbohrt Pathologie zum Inhalt hat.

Überzeugende Geschichten

Nach Jerome Bruner (1986, 1990) ist die narrative Metapher geeignet, die menschliche Neigung zu verstehen, kognitiv Erfahrungen in Geschichtenform zu ordnen. Gespräche sind soziale Ereignisse, auf die wir zurückgreifen, um auf Konsens begründete Geschichten zu formulieren, die unsere Wahrnehmungen erklären. Und in ähnlicher Weise beeinflussen therapeutische Konversationen die Gestaltung von Geschichten, die das Verständnis der Klienten für ihre Lebenssituation vermitteln.

Therapeuten, die sich dieses Prozesses bewußt sind, entwickeln Techniken, die solche Konversationen in eine Richtung steuern, die positiv und klinisch fruchtbar ist. Narrative, die durch negative Wahrnehmungen geformt sind, werden meist problembeherrscht und -gesättigt, indem sie negative Erfahrungen und negative Hintergründe für Motivation, Absichten und Eigenschaften betonen. Narrative der Hoffnungen und Möglichkeiten begründen sich auf Eigenschaften und Vorfällen im Leben eines Menschen, die sich von der problemgesättigten Geschichte absetzen und ihr widersprechen.

Diese Ausnahmen gibt es in der erlebten Erfahrung eines jeden jungen Menschen und seiner Familie, unabhängig davon, welchem Problem sie sich ausgesetzt fühlen. Wenn auch Familien oberflächliche Versionen ihrer problematischen Situation nicht anerkennen werden, so erkennen sie doch bereitwillig an, daß es Aspekte in dem Wissen und den Fähigkeiten ihres Kindes gibt, die für das Problem herangezogen werden können. Wenn der Therapeut hier aktiv nachforscht, wird die Kompetenz des Kindes gestärkt und von der Familie weitergehend erläutert; durch diesen Prozeß gewinnt das Narrativ erheblich an Kohärenz.

Während der Therapeut eine aktive Rolle als Ko-Autor spielt, hängt seine Effektivität von seiner Fähigkeit ab, der schmerzlichen Geschichte der Familie mit einem „externalisierenden Ohr" zuhören zu können. Hierfür muß er sich selbst trainieren:

- die gegenwärtige schmerzliche Beziehung der Familie zu dem Problem herauszuhören;
- zusammen mit der Familie als interessierter und neugieriger Beobachter zu sehen, wie das Problem arbeitet und welche Methoden es benutzt, um die Familie zu unterdrücken;
- die Botschaften zu hören, die es benutzt, um sein Komplott zu verdichten: die ungeprüften Annahmen, die es ausnutzt, um Autorität zu gewinnen und Familienmitglieder zu verleumden;
- herauszufinden, welche Beziehung die Familie lieber zu dem Problem hätte.

Der Therapeut ermöglicht kohärente alternative Narrative, die von Bestand sind, wenn er:

- begierig die Ausnahmen zu dem Einfluß des Problems wahrnimmt;
- neugierig und gespannt auf die Fähigkeiten des jungen Menschen und der Familie ist und sie zu überzeugenden alternativen Beschreibungen zusammenfügt;
- großes Interesse an neuen und bereits bestehenden Möglichkeiten zeigt, den Status quo hinsichtlich des Problems zu ändern;
- als Herausgeber agiert, der vorhandene Ausnahmen und mögliche Alternativen zu dem problemgesättigten Narrativ unterstreicht;
- einen Gegensatz herausarbeitet zwischen der Art und Weise, wie das Problem seine Angelegenheiten erledigt und wie die Person daran arbeitet, sich davon zu befreien; hierdurch entwickelt er eine detaillierte Gegenhandlung;
- letztlich der Ko-Autor einer bedeutungsvollen Geschichte der Veränderung innerhalb des Familienlebens wird.

In der folgenden Geschichte lauscht Dean (der Therapeut) aufmerksam mit externalisierendem Ohr auf die schmerzvolle Geschichte der Familie. Er erfährt, wie das Problem vorgegangen ist, um ihr Zusammengehörigkeitsgefühl zu untergraben. Gemeinsam entdecken er und die Familie die soziokulturellen Ursachen für die Macht des Problems. Das junge Mädchen und ihre Familie erinnern sich an Ereignisse, welche die Gegenhandlung verdichten und diese wird von Dean dem Plan, den das Problem für ihr Leben ersonnen hat, gegenübergestellt. Am Ende sind er und die Familie in der Lage, sich liebevoll an einem kohärenten Narrativ von Zugehörigkeit und Mitgefühl zu beteiligen.

Janices Frustration

Die Eltern von Janice beschrieben ihre elfjährige Tochter als „arrogant und selbstsüchtig“ und gaben viele detaillierte Beispiele für ihre „Negativität“. Sie erzählten von ihren Enttäuschungen, von damit zusammenhängenden Gefühlen des Ausgebranntseins und des Pessimismus und versicherten Dean, sie seien nicht die einzigen, die so empfänden.

Dean hörte mit externalisierendem Ohr auf Klagen wie: „Janice war immer leicht frustriert und konnte nie warten, bis sie dran war“ und formulierte sie zunächst laut (später in seinen Aufzeichnungen) um in: „Frustration gewinnt manchmal die Oberhand bei Janice und verdirbt manche Gelegenheit zur Kooperation“. „Janice ist so anspruchsvoll – vielleicht haben wir sie verwöhnt“ wurde umgewandelt in: „Frustration hat Janice zu Ungeduld verleitet und ihre Eltern zu Schuldgefühlen“. „Janice ist so negativ und verdirbt jeglichen Spaß in der Familie“ wurde zu: „Die Negativität hat sich so weit zwischen Janice und ihre Familie gedrängt, daß es fast unmöglich ist, noch irgendwelchen gemeinsamen Spaß zu haben“. Janices Kommentar: „Niemand mag mich, warum soll ich mich dann um die anderen kümmern?“ wurde umgewandelt in: „Nicht nur der gemeinsame Spaß ist verschwunden, auch die Fürsorglichkeit stiehlt sich davon“.

Wichtig hierbei ist der Hinweis, daß jede Umarbeitung der Aussagen, die eine Sorge ausdrückten, dem betreffenden Familienmitglied zur Zustimmung vorgelegt wurde, bevor Dean sie seinen Notizen hinzufügte. Bei den Nachbesprechungen, also im Anschluß an erfolgte Therapie, sagten die Familienmitglieder, ihrer Meinung nach hätten sie diese Neufassungen als Bestätigung erlebt und beurteilten den Prozeß als therapeutisch sehr bedeutsam.

Um den Einfluß des Problems auf das Familienleben graphisch darstellen zu können, bat Dean jedes Familienmitglied, die Veränderungen bei Fürsorglichkeit und Spaß auf einer Skala von 1 bis 10 einzuordnen.

Wann war der Familie zum ersten Mal aufgefallen, daß sie weniger Spaß hatten? Wann hatte Janice die geringere Fürsorglichkeit bemerkt? Nach allgemeiner Übereinstimmung war dies vor einem Jahr der Fall gewesen. Die Einschätzungen in Bezug auf den Spaß bewegten sich in jener Zeit tatsächlich rapide nach unten – von 7 auf 2. Fürsorglichkeit folgte auf dem Fuß – von 8 auf 3.

Dean fing an, sich zu fragen, ob es möglich wäre, Spaß und Fürsorglichkeit zu rehabilitieren, statt sie irgendwie neu zu schaffen. Könnte dadurch eine Gegenhandlung geschaffen werden, die ein Gegengewicht zu der problemgesättigten Geschichte bilden würde, derzufolge alles in Gegenwart und Vergangenheit immer schwierig mit Janice gewesen sei? Und könnte eine vernünftige Gegenhandlung so aussehen, daß diese Familie in der Vergangenheit durchaus mit Spaß und Fürsorglichkeit vertraut gewesen war, die ihnen dann aber von dem Problem verdorben wurde?

Die Wichtigkeit, das Problem und seine Wirkungen aufzuspüren, wie zum Beispiel die Unterdrückung von Spaß und Fürsorglichkeit, kann gar nicht überschätzt werden. Dieses Aufspüren dient vielen Zielen. Wenn Dean zum Beispiel nicht genau verstanden hätte, wie die Familie das Problem erlebt, hätte dies ihren Versuch, von den schmerzlichen Umständen zu sprechen, wertlos gemacht. Eine Vernachlässigung dieser Aufgabe hätte ihm auch die sprachlichen Formulierungen, Ideen und Erklärungen dessen, was so schmerzlich war, vorenthalten.

Um die Handlung des Problems zu verstehen, fing Dean an, Fragen wie die folgenden zu formulieren:

- Wie ist der „Charakter“ des Problems?
- Auf welche Werte begründet es seine Praktiken?
- Welche soziokulturellen Stereotype setzt es ein, um die Familienmitglieder zum Mitmachen zu überreden.
- Welche Zukunft plant es für Janice und ihre Familie?

Diese scheinbar merkwürdigen Fragen erlauben Dean, externalisierende Überprüfungen anzubieten, die möglicherweise die Wertesysteme von Janice und ihrer Familie von denen des Problems trennen. Probleme sind wie ein trojanisches Pferd: sie umschließen ungeprüfte gender- und kulturabhängige Annahmen.

Dean und Janice einigten sich, das Problem „Frustration“ zu nennen. Sie fanden bald heraus, daß dieses Problem ihr sozusagen nicht die Zuneigung und Freundschaft anderer Kinder gönnte. Die Frustration sagte ihr sogar, niemand möge sie. Auch die Angst der Eltern vor der Aussicht, Janice würde sich zu einer unkooperativen Person entwikkeln, diente den Zwecken des Problems sehr wohl. Es war von besonderem Interesse für Dean, die Werte des Problems zu untersuchen. Höchstwahrscheinlich würden sie durch solche Erkundungen bald die soziokulturellen Zwänge identifizieren, die das Problem Janice und ihrer Familie auferlegte. Wie Dean bald herausfand, bestand eine der Hauptüberzeugungen des Problems darin, daß eine junge Frau, die ohne „beste Freundin“ in einer bestimmten Gruppe von Mädchen war, nicht für eine erfolgreiche Person gehalten wurde.

Dean befragte Janice weiter über die Frustration, die so offensichtlich als dunkle Wolke über ihrem Haupt hing – neben ihren Begleiterinnen Verdrossenheit und Zorn. Bei seinen Fragen wählte Dean den Weg, sie als Protagonistin in einer Geschichte darüber darzustellen, wie Frustration Einsamkeit und Zorn in das Leben eines jungen Menschen tragen kann. Um die Gegenhandlung zu verdichten, wurden die Methoden, Werte und Eigenschaften des Problems den Methoden, Werten und Eigenschaften von Janice gegenübergestellt.

Dean benutzte diese Information, um die folgenden Fragen an Janice über ihr Leben „abgesehen vom Problem“ zusammenzustellen:

- Glaubst du, die Frustration sieht dich gern ohne Freundinnen?
- Vereitelt die Frustration deine Chancen, mit anderen auszukommen?
- Hat sie dir deine Geduld genommen?
- Ist es für die Frustration in deinen Augen etwas Gutes oder etwas Schlechtes, wenn du deine Geduld verlierst?
- Bist du mit den Plänen der Frustration einverstanden, daß du einsam sein sollst?
- Magst du das, was die Frustration mag?
- Magst du dich lieber, wenn die Frustration sich bei dir durchsetzt oder wenn du dich selbst bei dir durchsetzt?
- Möchtest du die Frustration glücklich sehen oder dich glücklich sehen?
- Glaubst du, der Frustration liegen deine wichtigsten Interessen am Herzen?
- Die Tatsache, daß sie dich ganz für sich haben will – bedeutet das für dich, sie könnte eifersüchtig sein, wenn du deine eigenen Freundinnen hast?

- Hältst du es für gut, eifersüchtige Freundinnen zu haben, die dir andere Freundschaften verderben?
- Mal ganz aufrichtig: Welche Freundinnen würdest du dann am liebsten haben?
- Würde es dir etwas ausmachen, die Frustration frustriert zu sehen?

Aus Janices Antworten auf diese Fragen erfuhr David, daß sie einmal eine „beste Freundin“, Samantha, gehabt hatte, diese aber unglücklicherweise im Jahr zuvor weggezogen war. Mit Samantha konnte sie immer „Spaß zusammen haben“, und sie konnten „sich alles erzählen“. Dies war der Anfang der Zusammenarbeit an einer Gegenhandlung, in der Janice die Fähigkeit hatte, eine enge, humorvolle Freundschaft zu haben und, was noch wichtiger war, „freundschaftsfähig“ war. Diese Darstellung wurde durch eine Reihe von Nachfragen gestützt, in denen Janices Freundschaft mit Samantha ihrer Beziehung zur Frustration gegenübergestellt wurde:

- Wen hast du lieber um dich herum, Samantha oder die Frustration?
- Wünscht die Frustration dir ein Leben voller Elend oder eins voller Glück?
- Möchtest du ein Leben voller Elend oder voller Glück haben?
- Wünscht Samantha dir ein Leben voller Elend oder voller Glück?
- War Samantha Teil deines Glücks?
- Habt ihr deswegen so viel Spaß zusammen gehabt?
- Ist die Frustration Teil deines Elends?
- Wer kennt dich besser – weiß, welche Art von Leben dir gefällt – die Frustration oder Samantha?
- Wer ist eine bessere Freundin für dich gewesen – Samantha oder die Frustration?
- Was wünschte Samantha dir für die Zukunft?
- Was mochte sie an dir? Hat sie etwas in dir gesehen, was die Frustration nicht sehen kann oder will?
- Hat Samantha versucht, dich ganz für sich zu haben?
- Warum war sie nicht eifersüchtig wie die Frustration?

- Wie kam es, daß die Frustration nicht zwischen dich und Samantha kommen und deine „beste Freundschaft" zerstören konnte?
- Bist du stolz auf diese Techniken, mit denen du der Frustration in deiner Freundschaft mit Samantha aus dem Weg gehen konntest?

Wenn Janices Familie und Freundinnen sie betrachteten, sahen sie Zorn, Verletztheit und Verdrossenheit. Frustration hatte Janice verleumdet, indem sie sie anderen gegenüber als gefühllos und selbstsüchtig darstellte. Dean hielt fest, daß Janice der Frustration gegenüber Groll hegte. Sie fing an, sich gegen den Ruf zu wehren, den die Frustration ihr angehängt hatte. Die Information, die sie aus ihren nachdenklichen Antworten entnehmen konnte, ließ einen boshaften Vergleich auftauchen – zwischen Janices „Frustrationsvermeidungstechniken" auf der einen Seite und der Agenda der Frustration auf der anderen.

Dean wollte in gemeinsamer Arbeit mit der Familie eine alternative Geschichte entwerfen. Jeder schien erpicht darauf, den Abstand zwischen Janice und der Frustration zu vergrößern, und trug bereitwillig Vorfälle, Beobachtungen und Ideen zusammen, die dazu dienten, eine überzeugende Darstellung zu stützen. Janices Eltern konnten sich an frühere Beispiele erinnern, wo Janice ihre Frustration unter Kontrolle gehalten hatte, kooperativ gewesen war und Freundschaften entwickelt hatte. Sie sahen jetzt deutlicher, warum sich Freundschaften in ihrer Peergruppe nur schwer gewinnen ließen, und warum Samantha – wegen des Druckes, in der Clique „die beste Freundin" von jemandem zu sein – nur schwer zu ersetzen gewesen war. Sie diskutierten gemeinsam darüber, wie solche Stereotype Peergruppen von Elfjährigen beeinflußten. Wo diese Stereotype herrschten, konnte der Druck der Peergruppe, die bestimmte, wer „freundschaftsfähig" war und wer nicht, so intensiv sein, daß er ein gewisses Maß an Grausamkeit in die Beziehungen der Gruppenmitglieder zueinander hineintrug. Und solch ein Prozeß wäre für jede junge Frau schwer durchzustehen, die keine „beste Freundin" als Trost und Stütze hatte.

Alle kamen zu dem Schluß, daß Frustration sich zusammen mit Zorn und Rückzug vermutlich „in Janices Leben eingeschlichen hatte", als Samantha im Vorjahr fortgegangen war, die einen gewissen Schutz davor bot, durch den Verlust oder durch die Grausamkeiten der Peergruppe verletzt zu werden. Frustration hatte die Taktik der Peergruppe, durch drohenden Ausschluß Druck auszuüben, dazu benutzt, Janice dazu zu bringen, sich gegen sich und ihre Familie zu wenden, indem Frustration ihr erzählte, sie sei eine gesellschaftliche Versagerin und niemand möge oder kümmere sich um sie.

Alle stimmten Deans Beobachtung zu, Frustration sei es nicht gelungen, Spaß und Fürsorglichkeit aus den Therapiesitzungen zu verbannen, nachdem sie erst einmal bloßgestellt worden war. Vielmehr beklagten alle die Verletzungen, die ihrer Tochter/Schwester durch die Frustration zugefügt worden waren, sagten aber, es sei gut zu sehen, wie die Janice, die sie und Samantha liebten, in ihrem Leben wieder auftauchte.

Zusammenfassung

Trotz unserer besten Bemühungen, den Ton anzugeben, das Kind unabhängig von dem Problem vorzustellen und das Problem zu externalisieren, dominiert eine pathologische und problemorientierte Sichtweise des jungen Menschen oft die Beziehungen zu Eltern, Lehrern und sogar Therapeuten. Wenn die Familienmitglieder sich schließlich einer Therapie anvertrauen, sind sie oft so besorgt, ausgebrannt und bedrückt von einem Problem, daß sie das starke Bedürfnis zum Ausdruck bringen, den Therapeuten wissen zu lassen, wie schlimm es steht und wieviel Schmerz sie ausgehalten haben. Entmutigung und Verzweiflung sind sehr ansteckend – selbst für den erfahrensten Helfer; doch sollten Entmutigung und Verzweiflung nicht davon abhalten, externalisierend der Problembeschreibung zuzuhören und auf sie zu reagieren.

In der narrativen Therapie werden Hoffnung, Möglichkeiten und die Entdeckung der Kompetenz des Klienten möglich, wenn das Problem als Antagonist dargestellt wird und der junge Mensch und seine Familie zu Protagonisten werden. Das Problem leitet seine Macht daraus ab, innerhalb eines Kontextes von nicht hinterfragten kultur-, schichten- und genderspezifischen Annahmen Ereignisse zu planen und Persönlichkeiten zu beschreiben. Die Handlung des Problems wird von innen heraus unterhöhlt, wenn diese Annahmen der Diskussion, Kritik und Überarbeitung ausgesetzt werden.

Das ist nicht so schwer, wie es auf den ersten Blick zu sein scheint, denn diese Annahmen versagen immer wieder, wenn es darum geht, die Komplexität und Einzigartigkeit der Erfahrungen einer Familie vollständig zu beschreiben. Wenn Ausnahmen zu der Handlung in der Geschichte des Problems gesammelt werden, fügt sich daraus ein Nest zusammen, in dem Familie und Therapeut gemeinsam eine alternative Geschichte ausbrüten können, die das Wertesystem der Familie reflektiert und eine neue und bevorzugte Beziehung zu dem Problem festlegt.

Kapitel 6
Briefe nutzen, Narrative zu schaffen

Therapeutische Briefe sind mit narrativer Therapie eng verbunden (EPSTON, 1989a, 1994; EPSTON & WHITE, 1992; WHITE & EPSTON, 1990b). EPSTON (1994, S. 31) beschreibt die Rechtfertigung für therapeutische Briefe mit prosaischen Worten:

> Eine Konversation ist naturgemäß etwas Flüchtiges. Nach einer besonders bedeutungsvollen Sitzung geht die Klientin von einem provozierenden neuen Gedanken entflammt davon, aber schon ein paar Häuserblocks weiter ist es vielleicht schon schwer, sich an die genauen Worte, die eben noch so profund erschienen, zu erinnern ... Die Worte in einem Brief hingegen verblassen und verschwinden nicht in der Weise, wie es bei einer Konversation geschieht; sie überdauern Zeit und Raum, sind Zeugen für die therapeutische Arbeit und machen sie unsterblich.

Briefe werden nach Hause geschickt, gelesen und wieder gelesen, erzählt und wieder erzählt wie Familiengeschichten. Wenn Sie sich vorstellen, wie ein Brief ganz privat vor dem Schlafengehen gelesen wird, auf der Toilette, unter einem Baum oder öffentlich im Familienkreis vor einem großen Essen, bei einer Party oder auf der Veranda an einem Sommerabend, dann stehen Sie im Begriff, sich auf seinen literarischen Geist einzulassen.

Was einen narrativen Brief auszeichnet, ist, daß er eher literarisch als diagnostisch ist; er erzählt eine Geschichte, statt zu erklären und zu erläutern. Der Brief nimmt die Leserin gefangen, nicht weil er ein Argument bis zu seiner logischen Schlußfolgerung entwickelt, sondern weil er die Frage stellt, was als nächstes geschehen könnte. In seinem Aufbau erzählt er die alternative Geschichte so, wie sie im Verlauf der Therapie zutage tritt, und dokumentiert dadurch Vergangenheit, gegenwärtige Entwicklungen und zukünftige Aussichten.

Was sind Briefe wert?

Sowohl David EPSTON wie auch Michael WHITE haben informelle klinische Forschung betrieben, wobei sie Klientinnen Fragen folgender Art stellten:

1. Wieviele Sitzungen ist Ihrer Meinung nach solch ein Brief, wie Sie ihn erhalten haben, wert?
2. Wenn Sie den wie auch immer gearteten positiven Resultaten, die sich aus unseren gemeinsamen Konversationen ergaben, 100 Prozent geben, wieviel Prozent hiervon würden Sie den Briefen, die Sie erhalten haben, zuschreiben?

Die durchschnittliche Antwort auf Frage 1 lautete, der Brief habe den entsprechenden Wert von 4,5 Sitzungen. Bei der Antwort auf Frage 2 wurden den Briefen 40 bis 90 Prozent der gesamten positiven Therapieergebnisse zugeschrieben. Diese Ergebnisse wurden in einer kleineren Studie der *Kaiser Permanente Health Management Organization* in Stockton, Kalifornien bestätigt. NYLAND und THOMAS (1994) berichteten, ihre TeilnehmerInnen setzten den durchschnittlichen Wert eines Briefes mit 3,2 persönlichen Sitzungen gleich (die Spielbreite lag zwischen 2,5 – 10) und 52,8 Prozent des positiven Ausganges der Therapie wurde allein den Briefen zugeschrieben. Die durchschnittliche Länge der Therapien lag bei 4,5 Sitzungen.

Bald nachdem David angefangen hatte, jungen Menschen diese Fragen zu stellen, traf er den elfjährigen Peter, der die meiste Zeit seines Lebens unter dem Problem der Enkopresis gelitten hatte. Nach einem Treffen mit Peter und dessen Mutter schrieb David ihm einen Brief. Als Peter diesen später bewerten sollte, hatte er folgendes dazu zu sagen:

> *Als ich ihn bekam, war ich überrascht und glücklich. Er ist auf alles noch 'mal eingegangen, und ich konnte mich nun bis zum nächsten Treffen an alles erinnern. Ich habe ihn ziemlich häufig gelesen. Ich habe meinen eigenen besonderen Aktendeckel dafür und legte ihn in eine besondere Schublade. Gut daran war auch, daß, wenn man etwas schriftlich hat, dann kann man sagen: das ist verkehrt. Sofort als ich den Brief sah, wußte ich, der ist für mich. Ich habe ihn aufgemacht, Mama hat ihn gelesen und dann hat sie ihn laut vorgelesen. Dann habe ich ihn dreimal gelesen und in meinen Aktenordner getan. Im Laufe des Monats habe ich ihn mir noch ein paar Mal angesehen. Was ich an dem Brief mochte, war, daß die Kinder bei ihm denken, sie wissen, wovon sie sprechen. Ich glaube, das ist eine gute Möglichkeit, mit Kindern nach einem Treffen zu kommunizieren. Ich würde es dem Brief zu 40 Prozent zuschreiben, daß ich zu 75 Prozent das Problem mit dem in die Hosen machen zwischen den ersten beiden Treffen überwunden habe.*

Tips für das Briefeschreiben

Anfängerinnen kann das Briefeschreiben beängstigend und zeitaufwendig vorkommen. Einen guten Ausgangspunkt für das Erlernen des „Know-how" bietet der Aufsatz von Michael WHITE (1995) mit dem Titel „Therapeutic Documents Revisited" [Wiedersehen mit therapeutischen Dokumenten], der eine Durchführungsweise anbietet, die „nur einen minimalen Einsatz von kontaktfreier Zeit von Therapeutinnen" erfordert. Und doch sind solche Dokumente höchst wirkungsvoll" (S. 201). Obwohl wir versucht sind, es sich ganz mit dem Verweis auf WHITES Erklärungen bewenden zu lassen, geben wir hier dennoch einige Tips für die angehende Briefeschreiberin:

- Zitiert man wörtlich aus Notizen, die man sich in der Sitzung gemacht hat, kann die Protagonistin im Brief ihre eigenen Geschichten in ihrer eigenen Sprache und mit ihren eigenen Metaphern lesen. Wörtliche Zitate nützen auch der Therapeutin/Briefeschreiberin, indem sie ihr helfen, Zugang zur Welt der Protagonistin zu bekommen. Dies ermutigt dazu, sich um eine verstärkte Zusammenarbeit zu bemühen, bei der neue und frische Ideen geboren werden. Wenn zum Beispiel die Therapeutin ihre Klientin Janet zitiert: „Ich möchte nicht mehr auf Mutti losgehen, nur weil ich Streit mit meinem Freund hatte", greift sie Janets speziellen Vorschlag auf, ihre guten Absichten in einer Situation umzusetzen, die sie selber betrifft. Dies steht im Kontrast zu einer Aussage wie: „Janet hat ihre Mutter in letzter Zeit besser behandelt", die das spezielle Verhalten, das Janet ändern möchte (auf die Mutter losgehen), und ihre eigene Einschätzung, wann es meistens auftritt (nach einem Streit mit dem Freund), nicht richtig erfaßt.

- Fragen können häufig in den Brief eingeflochten werden, oder ein Gedanke kann mit einer Frage abgeschlossen werden. Die Frageform eröffnet neue und vielfältige Zugänge zu Überlegungen und Spekulationen, im Gegensatz zu Schlußfolgerungen, mit denen die Therapeutin für ihre Klientin die Arbeit übernimmt, unerledigte Themen zum Abschluß zu bringen. Fügen wir zum Beispiel einmal eine Frage zum vorherigen Zitat hinzu: „Janet, willst du sagen, du fändest es besser, mit Leuten auszukommen, statt auf sie 'loszugehen'?"

- Reflexive Verben schaffen eine agierende Beziehung zwischen dem Subjekt und dem Objekt, die es normalerweise nicht gibt. Sie implizieren, daß man von sich selbst mehr über sich lernen und erfahren kann. Vergleichen Sie: „Janet, bist du mit deiner Mutter ausgekommen, indem du dich selbst beruhigt hast?“ mit „Janet blieb ruhig“.

- Der Gebrauch von Verbalnomina (also „Beruhigen“ statt „Ruhe“) gibt ein Gefühl von Fortschritt und Bewegung. Diese Wörter sind für Externalisierung geeignet, da sie eine Beziehung beschreiben, die eine Person zu sich selbst haben kann, z. B.: „Janet, hat dein Selbstberuhigen deine Mutter/Tochter-Beziehung verbessert?“

- Denken wir einmal über den Gebrauch des Konjunktivs nach. Er bietet sich an zum Ausdruck des Erwünschten, des Unbestimmten oder zukünftiger Eventualitäten bzw. Möglichkeiten. Vergleichen Sie: „Janet, glaubst du, du würdest vielleicht gerade die Fähigkeit entwickeln zu erkennen, wann du etwas übergehen kannst und wann du jemandem deine Meinung sagen mußt?“ mit: „Hat Janet gelernt, wann sie still sein und wann sie sich verteidigen muß?“ Die erste Frage erlaubt Janet, zuzustimmen oder den Gedanken auch ganz und gar abzulehnen oder sich bei dem Prozeß, „eine Fähigkeit zu erwerben“ irgendwo auf einem Kontinuum zwischen Beginn und Ende anzusiedeln. Die zweite Frage erlaubt nur eine binäre Antwort; sie hat es entweder gelernt oder nicht.

- Ein gelegentliches Wortspiel oder eine sarkastische Redewendung können erfrischenden Humor mitbringen.

Briefe übernehmen in einer narrativen Therapie oft die Rolle, auf Kosten der vom Problem ausgeheckten Handlung die Gegenhandlung zu verdichten. Die Protagonistin der alternativen Geschichte wird, wenn sie im Brief beschrieben wird, zur Leserin ihrer eigenen Geschichte. Ihre eigene Stimme ertönt überall da, wo sie wörtlich zitiert wird und wenn Fragen und neue Wendungen in der Handlung auftauchen, in denen sich ihre Heldentaten ständig wiederholen. Obwohl es in diesem Buch eine Reihe von Beispielen für therapeutische Briefe gibt, haben wir die folgenden beiden Fallgeschichten ausgewählt, um zu zeigen, wie eine alternative Geschichte mit Hilfe von Briefen entwickelt und dokumentiert wird.

Gerald: Der Junge, dem kurz vor seinem zwölften Geburtstag der Raum für einen Elfjährigen in seiner Familie geschaffen wurde

Die ganze Sorge der Familie Gordon richtete sich bei ihrem ersten Treffen mit David auf den elfjährigen Gerald. Gerald erschien in Begleitung seiner Schwester Mimi, sechs Jahre, seiner beiden Brüder Johnny (fünfzehn) und Barry (achtzehn), seiner Mutter Sharon und seines Vaters Jim. Geralds Eltern und seine älteren Brüder machten sich Sorgen, weil Gerald in den letzten zweieinhalb Jahren ziemlich unglücklich gewesen zu sein schien und wenig Freude an seinem Leben und an den Aktivitäten dieser humorvollen Familie gehabt hatte; außerdem hatte er angefangen sich zu weigern, irgend etwas zu machen, worum man ihn bat. Dies war sehr bedauerlich, weil die Familie Gordon großen Wert auf geteilte Verantwortung und Kooperation legte.

Tatsächlich sah Gerald in Davids Augen ziemlich jammervoll aus im Gegensatz zu Mimi, die nicht lange brauchte, um sich mit Charme seine Zuneigung zu erwerben. Sie erklärten, das Problem läge darin, daß Gerald zugegebenermaßen „eifersüchtig" war, als Mimi dazukam, und sich seit ihrer Geburt in heftiger geschwisterlicher Rivalität zu ihr befand. Dieser Problemhandlung zufolge wetteiferte Gerald mit seiner Schwester um Aufmerksamkeit, da er von ihr um seine Stellung als Jüngster in der Geschwisterreihenfolge gebracht worden war. Wie Gerald es ausdrückte, „fuhr ich auf die schlechten Sachen ab". Obwohl er ständig „Aufmerksamkeit bekommen wollte", bemühte er sich darum auf eine völlig negative Weise.

Mimi und Gerald schienen ganz und gar gegensätzlich zu sein. Barry drückte es folgendermaßen aus: „Mimi geht zum Positiven und er zum Negativen." Während Mimi charmant war, zog Gerald negative Reaktionen wie ein Magnet an. Zur Zeit waren seine guten Eigenschaften, wie zum Beispiel seine unglaublich einfallsreiche Kreativität, völlig untergegangen.

Als die Familienmitglieder und David gemeinsam nach einer einzigartigen Perspektive für ihre Situation suchten, fiel ihnen auf, daß Gerald aufgrund des „Konkurrenzdenkens" auf dem „Platz für Sechsjährige" in der Familie zurückgeblieben war und somit der „Platz für Elfjährige" unbesetzt war. Johnny und Barry hatten ganz zweifelsfrei den „Platz für junge Männer" sicher im Griff. Geralds Eltern und seinen älteren Geschwistern wurde klar, daß sie angefangen hatten, ihn in derselben Altersgruppe wie Mimi zu sehen, worüber sie nicht glücklich waren.

Obwohl sie den „Platz für Elfjährige unbesetzt" gelassen hatten, waren sich alle sicher, daß sie es begrüßen würden, wenn Gerald darin „lebte". Gerald mußte zugeben, ein solcher möglicher Umzug würde nicht gegen seinen Willen erfolgen. Mimi ließ überhaupt keine Anzeichen von Widerstand dagegen erkennen. Geralds und Mimis Konkurrenzdenken war sofort passé. Was dann deutlich wurde – wie Sie im folgenden lesen können –, war die Tatsache, daß Gerald bereits diese Richtung eingeschlagen hatte.

Getragen vom Enthusiasmus, der durch diese vielversprechende Diskussion entstanden war, kam Sharon mit einem genialen Vorschlag, wie man Gerald zu seinem rechtmäßigen Platz verhelfen könnte – dem Ort in seiner Familie, an dem das gewürdigt werden würde, was einmalig an ihm war, nämlich sein kreativer Geist und die Spiele, die er mit einer sehr ausgesuchten Gruppe von Freunden/Mitspielern erfand. Alle nahmen Sharons Vorschlag begeistert an, der sehr rasch die Art und Weise, wie sie alle an dem Konkurrenzverhalten festgehalten hatten, in Luft auflöste.

David schrieb der Familie Gordon nach ihrem ersten Treffen den folgenden Brief. Der Brief hält sich an die Reihenfolge der Notizen, die er während des Treffens gemacht hatte. Der eingeschobene Kommentar bietet Einblick in Davids Denkprozesse im Verlauf der Sitzung.

Liebe Familie Gordon,

es hat Spaß gemacht, Sie als Familie kennenzulernen. Wenn jede Familie so wie Sie wäre, wäre diese Arbeit ein Kinderspiel. Aber wenn ich dies so sage, möchte ich dabei auf keinen Fall Ihre Sorge außer Acht lassen, daß Gerald „recht unglücklich war, wenig Spaß hatte und sich weigerte, Dinge, um die man ihn bat, zu tun". Und daß alle dies während der letzten zweieinhalb Jahre beobachtet hatten. Barry und Johnny, Euch schien Gerald eine Vorliebe für das Negative zu haben und Ihr konntet sehen, wie dies Euch fast gegen Euren Willen dazu brachte, Euch negativ ihm gegenüber zu verhalten. Wir alle waren uns einig darüber, welchen offensichtlichen Charme Mimi besitzt und wie sie Euch genauso wie mich bezaubern kann. Wie Du, Barry, es ausdrücktest: „Sie weiß, wie sie die Aufmerksamkeit der Leute erhält", und das hat, so waren wir uns alle einig, zu ihrer „bemerkenswerten Selbstbeherrschung" beigetragen. Barry, Du hast es genau auf den Punkt gebracht: „Mimi geht zum Positiven und Gerald geht zum Negativen." Barry und Johnny, Ihr habt eindeutig zum Ausdruck gebracht, wie sehr Ihr es vorziehen würdet, Gerald für seine Reife zu respektieren, statt für das, was Ihr seine „Sechsjährigkeit" nennt. Gerald, auch Du hast gesagt, Du würdest lieber wie Mimis älterer Bruder behandelt werden als wie ihr Konkurrent.

Die Problemhandlung externalisieren.

Im folgenden Briefabschnitt externalisiert David die „negativen Praktiken“, die mit Konkurrenz verbunden sind, und stellt sie den „positiven Praktiken“ gegenüber, die zu Mimis charmanter Art gehören. Gerald begann zu fühlen, daß er in keiner Weise angeklagt wurde. Als ihm klar wurde, wie er in solche „negativen Praktiken hineingetrickst“ worden war, indem er um den „Platz der Sechsjährigen“ gewetteifert hatte, gab er bereitwillig seine Verflechtung in negative kompetetive Praktiken zu und suchte sofort nach einem Ausweg. Der Ausweg – seine Kreativität – und sein letztendliches Ziel – „der Platz für Elfjährige“ – wurden für ihn und seine Familie offensichtlich und attraktiv.

In einer konventionellen internalisierenden Konversation hätte Gerald die Beschreibungen, wie er es anstellte, „negative Aufmerksamkeit zu erhalten“, indem er sich weigerte, auf jegliche Anforderungen an ihn einzugehen, und seine Hausaufgaben nur zögernd erledigte, als beschämende Geständnisse erlebt. In einem externalisierenden Interview wird das, was gewöhnlich als „Geständnis“ betrachtet wird, zur Zusammenfassung von Geralds Expertise darüber, wie das Problem „funktioniert“ und welche Wirkungen und Absichten es in seinem Leben verfolgt.

David grub auch einige wichtige Handlungen und Vorfälle aus, die zu einer alternativen Geschichte verwoben wurden. Zum Beispiel entdeckte David, daß die Male, in denen die Familienmitglieder Gerald in den letzten Monaten anschreien mußten, um ihn dazu zu bringen, ihren Aufforderungen nachzukommen, sich von drei auf zwei verringert hatten. Und in der letzten Zeit hatte Gerald dies auf „einmal Schreien“ reduziert. Gegenhandlungen werden am besten mit bereits existierenden Veränderungen wie diesen verdichtet, ganz gleich, wie unwichtig diese zu sein scheinen.

Gerald, Du dachtest, Du seist vielleicht „eifersüchtig“ auf Mimi gewesen, als sie dazukam. Glaubst Du, die Eifersucht hat Dich dazu verführt, Mimis Rivale zu sein? Und ist das eine verlorene Sache, wenn man davon ausgeht, daß sie die Marktführung an sich genommen hat, da sie „weiß, wie man die Aufmerksamkeit der Leute“ durch „Positives gewinnt“? Gerald, meinst Du, dies hat Dir nur die Möglichkeit übriggelassen, die Aufmerksamkeit der Leute durch „Negatives“ zu erhalten? Wenn ja, nützt dir das etwas? Oder nützt es eher Mimi? Was meinst Du?

Während unseres Gesprächs, Gerald, schienst Du an der Idee interessiert zu sein, Deine eigenen elf Jahre alt zu sein und dieses „Sechs-Jahre-alt-sein" der Mimi zu überlassen. Das kann sie offensichtlich besser als Du. Gerald, wurde Dir klar, als wir über das „sich an die schlechten Dinge halten" sprachen, wie wenig das Deiner Familie gut tut? Du hast in der Tat einen Weg gefunden, die Aufmerksamkeit der Leute zu erlangen: „Ich übernehme überhaupt keine Pflichten mehr, bis die Leute mich anschreien." Aber warum hast Du beschlossen, die Male des Schreiens in der letzten Zeit von drei auf zwei und dann auf eins zu verringern? Hast Du vermutet, Du bekommst mehr Anerkennung von Deinen Brüdern Barry und Johnny, mehr elterliche Zuneigung und mehr Respekt von Deiner Schwester Mimi? Wenn Du es schon ausprobiert hast, funktioniert das besser, als sich „an die schlechten Dinge halten"? Erzähle es mir nächstes Mal, ich bin neugierig, wie das ist.

Du hast auch festgestellt, es funktioniert, „wenn ich meine Hausaufgaben nicht mache und ewig brauche, um meine Schreibsachen und Bücher rauszuholen". Du dachtest jedoch, wenn Du Dein Leben von sechs Jahre hochschaltest auf, sagen wir mal, acht oder neun Jahre, dann würdest Du etwa eine Minute brauchen, um Deine Bücher und Schreibsachen zu holen. Und wenn Du sogar bis elf Jahre gehst, könntest Du das in einer halben Minute machen. Du hast auch über die Idee nachgedacht, bei Mimi den älteren Bruder „hervorzukehren", damit sie vielleicht zu Dir aufblickt, statt seitlich zu gucken. Fändest Du das in Ordnung, wenn sie anfinge, Dich als einen älteren Bruder zu respektieren? Und Du, Johnny, wirst Du enttäuscht sein, wenn seine sechsjährigen Angewohnheiten ihm immer noch „sagen", er sei jünger, als er wirklich ist? Ich weiß nicht mehr genau, wer auf diese Idee kam, umzuschalten von „drauflos schimpfen und einen Befehl erteilen" zu „es einmal zu sagen und dann noch einmal zur Erinnerung".

Verdichten der Gegenhandlung durch Reife.

David verwendete ein Alterseinstufungssystem, mit dem Gerald sich selbst hinsichtlich der Frage bewerten sollte, wieviel Zeit unterschiedliche Altersstufen brauchen würden bei Handlungen wie „meine Schreibsachen und ein Buch herausholen" und mit den Hausaufgaben anfangen. Die Verwendung spezieller Aufgaben war selbstdefinierten Altersstufen zugeordnet, und bot ihm somit eine Richtung, die er, wenn er es wünschte, einschlagen konnte. Als er Gerald fragte: „Was sagt das Problem dir, welches Alter du hast?" und „Was hat dir dein letzter Geburtstag über Dein Alter gesagt?", entdeckte David, daß er von dem Problem als „etwa Sechsjähriger“ eingestuft worden war. Das Problem entwürdigte ihn nicht nur, sondern es hielt ihn auch davon ab, sein chronologisches Alter zu leben. Könnte man eine Gegenhandlung an Geralds Widerstand gegen die Versuche des Problems, ihn „jung“ zu halten, entwickeln? Wenn das möglich wäre, dann würde sich diese Gegenhandlung eindrucksvoll und stark auf Kosten der Handlung verdichten.

David vermutete, daß Gerald nicht ausschließlich an dem Platz der Sechsjährigen in seiner Familie lebte. Hiervon ausgehend fragte er nach Absichten, Handlungen, Gedanken, Hoffnungen oder Gefühlen, die mit einem Alter von sechs Jahren nicht in Einklang standen. Und als mehrere Beispiele gefunden waren, forderte David ihn auf, diese „Reifezeugnisse“ Altersstufen zuzuordnen.

Es gab einige Anzeichen für das, was Sie alle als Selbstregulierung bei Gerald bezeichneten. Zum Beispiel gab es eine Selbstregulierung bei Gerald hinsichtlich des Zuspätkommens. Du hast es so ausgedrückt: „Ich gewöhn' es mir ab, zu spät zu kommen.“ Und du mußtest selbst zugeben, das war eine 11,5 wert. Gerald, Du hast auch gemeint, Du würdest von den anderen eine gewisse Anerkennung dafür erhalten. Du hast gesagt: „Sie werden mir gegenüber positiv eingestellt sein.“ Barry und Johnny, wird es schwer sein, das Schreien durch ruhige Ermahnungen zu ersetzen?

Als sie es alle erst einmal zu würdigen verstanden, daß da auch einiges von einem Elfjährigen in ihm steckte, überlegten sie gemeinsam, wodurch dieser Raum für „Elfjähriges“ erweitert werden könnte. Dann dachten sie darüber nach, wie sie ihn dort hineingeleiten könnten, sollte er sich diesen Platz zu eigen machen wollen.

Wir hatten alle darüber gesprochen, einen Platz für Elfjährige in der Familie Gordon zu schaffen neben Mimis Platz für Sechsjährige, Barrys und Johnnys Platz für junge Männer und dem Erwachsenenplatz von Sharon und Jim. Sharon, Sie hatten eine sehr interessante Idee: Da Gerald viele interessante Dinge zu sagen hat ... „kreative Spiele usw.“, braucht er vielleicht „ein wirklich interessiertes Zuhören“. Gerald, Du warst der Meinung, „fünf oder zwei Minuten würden dafür schon ausreichen“. Du warst aber einverstanden, wenn alle anderen sich damit abwechseln würden, mit Dir darüber zu sprechen (wenn Du Hilfe brauchst, um über kreative Dinge zu diskutieren ..., denn bestimmt gehört Kreativität mit zu den schwersten Dingen, über die man Leuten berichten kann) und sich darüber Notizen zu machen. Ich muß geste-

hen, ich bin selbst äußerst interessiert an elfjähriger Kreativität. Ich schreibe zur Zeit sogar ein Buch darüber. Alle waren sich einig, es wäre eine gute Idee sicherzustellen, daß Mimi um sieben ins Bett geht, denn wenn sie das nicht macht, „nimmt das ein Stück älterer Zeit vorweg". Und Deine Schlafenszeit, Gerald, sollte halb neun sein.

Gerald, du warst einverstanden, auf den Platz für Elfjährige in der Familie Gordon aufzupassen und mich wissen zu lassen, ob genug Raum dafür vorhanden ist. Ich freue mich auf die weiteren Diskussionen zu diesem Thema. Würde es Dir etwas ausmachen, Gerald, Deine Notizen mitzubringen?

Mit freundlichen Grüßen

David Epston

Fünf Wochen später trafen sich alle wieder, um durchzusprechen, wie viele Jahre Gerald in seinem Alter hatte aufholen können und ob er sich an dem Platz für Elfjährige niedergelassen hatte. Er war so sehr gereift, daß der Platz für Elfjährige ihm kaum genug Raum gab. Glücklicherweise wurde er durch seinen zwölften Geburtstag gerettet, der den Raum, den er in seiner Familie einnehmen konnte, noch mehr vergrößerte.

Liebe Familie Gordon,

Gerald, Du bist zwölf geworden und damit hast Du nicht nur Dein sechsjähriges Ich hinter dir gelassen, sondern auch Dein elfjähriges Ich. Alle schienen dem zuzustimmen, selbst Mimi. Du drücktest es so aus: „Ich werde besser darin werden, positive Beachtung zu finden", aber Du findest das „einigermaßen schwierig". Hast Du geglaubt, wenn Du Dich erst einmal entschieden hättest, positiv zu werden, würde es wirklich leicht sein? Barry, Du hast bemerkt, wie Gerald jetzt „Dinge macht, ohne dazu aufgefordert werden zu müssen". Gerald, Du hieltest das für eine gute Richtung, die Du eingeschlagen hattest und für Dich war das „okay". Du bist sogar so weit gegangen zu sagen, Du „könntest innerhalb des nächsten Monats Deinen Weg aus der negativen Beachtung ganz und gar herausfinden". Gerald, wer weiß? Vielleicht möchtest du im Alter doch etwas zurückgehen und das noch mal ausprobieren. Mimi hat gesagt, sie sieht ein bißchen zu dir auf statt seitlich zu dir herüber. Und als ich gefragt habe: „Warum?" sagte sie, das sei zum Teil deswegen, weil „er manchmal seine Hausaufgaben macht, ohne zu murren". Gerald, hat dieses Zwölfjährige eines Zwölfjährigen irgend et-

was damit zu tun, daß du zum ersten Mal eine Urkunde vor allen anderen für harte Arbeit in Mathematik bekommen hast?

Eine alternative Geschichte wächst.

Nachdem sie über diese Entwicklungen gesprochen hatten, waren David und die Familie sich einig, daß sie in Bezug auf die negative Suche nach Beachtung bei Gerald „über den Berg" waren. David war jedoch daran gelegen, diese Entwicklung zu festigen und zu erhalten. Häufig wird in der Therapie dieser Punkt erreicht – aber nur für einen Augenblick – bis das nächste negative Ereignis die Macht dieses oder eines anderen Problems wiederherstellt und der Gipfel des Erreichten wieder verloren ist.

Die verdichtete Gegenhandlung entwickelt sich zu einer kohärenten alternativen Geschichte, wenn die Kompetenz der betreffenden Person eindeutig hervorgehoben wird. Dann können Widerstände und „Comebacks" des Problems von der Familie und dem jungen Menschen mit bis dahin unerkannten Fähigkeiten und einem gewissen Maß an Gleichmut aufgefangen werden. Die Interviewerin sucht immer wieder spielerisch während des ganzen Gesprächs nach solchen Fähigkeiten. Die bewußte Benennung und Anerkennung von vorhandenen Fähigkeiten und Expertisen ist einem neuen „Training von Fähigkeiten" vorzuziehen, die von der Therapeutin aufgezeigt werden. Geralds Vorstellungsvermögen hatte während seiner Konkurrenzzeit mit Mimi wenig Ausdrucksmöglichkeiten gehabt, aber jetzt, wo seine Reife zum Tragen kam, begann sein aktiver und erfindungsreicher Geist aufzublühen und seiner Familie Spaß zu machen. David wollte dies noch weiter unterstreichen.

Sharon, Sie mußten zugeben, daß es „eine aufregende Welt in seinem Kopf gibt". War Ihnen das bewußt, bevor alle anfingen, ihn zu befragen? War irgend jemand anderes sich dieser aufregenden Welt in Geralds Kopf bewußt? Barry, hattest Du eine Vorstellung davon? Und war das deswegen so, weil seine aufregende Welt ein bißchen wie die Welt ist, die Du in Deinem Kopf hattest, als Du so alt warst wie er? Johnny, Du hast das sehr schön ausgedrückt: „Gerald ist Geistesarbeiter." Und sehr viel von seinem Geist, scheint mir, ist auf das Würfelspiel ausgerichtet, das er mit seinen Freunden erfunden hat. Gerald, Du sagst, im Augenblick richtet sich viel von Deiner Aufmerksamkeit auf dieses Würfelspiel, besonders in der Zeit zwischen dem Wachsein und dem Einschlafen, wenn das Licht aus ist und Du einschläfst. Sharon, Sie meinten, Gerald „denkt jetzt für sich selbst" und „ist zufrieden mit sich, weil er etwas macht". Gerald, glaubst Du, Du bist jetzt zufrieden mit Dir? Oder war es eher so, daß Sharon mit Dir zufrieden war?

Dadurch daß David den Bericht über Geralds frühere Phantasie bestätigt, gibt er dem Narrativ eine neue Richtung, indem er sie auf die in der Vergangenheit erlebten besonderen Fähigkeiten, aber auch deren Unterdrückung in der Familie Gordon lenkt. Phantasievolle Kinder brauchen Platz für ihre Phantasien, und Sharon und Jim machten sich Sorgen, Gordon könnte für seine nicht genug Platz erhalten. Angesichts des Werdegangs von Jim hatten sie zu dieser Annahme auch gute Gründe.

Jim, Sie machten sich Sorgen um Gerald, weil Sie sich erinnerten, daß Sie dieselbe Phantasie hatten wie er. Jim, sind Ihrer Meinung nach Ihre besonderen Fähigkeiten nicht erkannt worden, als Sie jung waren? Hat man versucht, Sie aus Ihnen herauszuprügeln? Machen Sie sich Sorgen, etwas ähnliches wie das, was mit Ihnen geschehen ist, als Sie heranwuchsen, wird auch mit Gerald geschehen? Jim, in welcher Weise unterscheidet sich Ihre Familie, die Sie zusammen mit Sharon geschaffen haben, von der Familie, in der Sie aufwuchsen? Denken Sie einmal nach: Für welche von Ihren „merkwürdigen Fähigkeiten" hätten Sie gern Anerkennung erhalten? Glauben Sie, es gibt so eine Veranlagung zu „merkwürdigen Fähigkeiten" in Ihrer Familie? Jim, wenn das so ist, wer war es vor Ihnen? Waren sie anerkannt oder wurde es aus ihnen herausgeprügelt?

Der Brief schließt mit einer Zusammenfassung des Gesprächs über Geralds Beziehung zu seinen älteren Geschwistern und den Veränderungen, die jetzt stattfanden, wo er den Platz des Zwölfjährigen einnahm und „ganz und gar aus der negativen Beachtung" herauskam.

Barry, Du dachtest, es funktioniert einfach nicht, wenn Du Dich wie Geralds Vater verhältst. Du dachtest, das gilt auch für Johnny. Johnny, Du hattest eine großartige Idee: „Der Schlüssel liegt für ihn darin, Dinge allein zu machen." Allen gefiel die Idee, Gerald würde an den Donnerstagabenden für sich selbst verantwortlich sein. Gerald, hat Dir das auch gefallen? Oder würdest du lieber die anderen bitten, auf Dich aufzupassen? Was ziehst Du vor? Ich freue mich darauf, nächstes Mal noch einmal mit Dir darüber zu sprechen.

Ironischerweise hatten zu diesem Zeitpunkt Geralds positive Einstellungen eines Zwölfjährigen so viel von Davids Aufmerksamkeit absorbiert, daß er sich Sorgen machte, vielleicht Mimis Sechsjährigkeit nicht genügend positive Aufmerksamkeit geschenkt zu haben. Er schloß den Brief, indem er ihre Hilfe hierfür anforderte.

Mimi, ich habe Dir leider nicht genügend Aufmerksamkeit geschenkt. Vergiß nicht, mich nächstes Mal daran zu erinnern, wenn ich dir nicht Deinen gebührenden Teil gebe.

Mit freundlichen Grüßen

David Epston

Halt dein Geheimnis nicht vor dir selbst verborgen

In der folgenden Geschichte schickt David eine Reihe von kurzen Briefen an ein vierzehnjähriges Mädchen in einer schwierigen Lage, bis sie ihm mit einem Brief antwortet, den sie ihm am Ende eines Treffens in einem verschlossenen Umschlag überreicht.

Als Yolanda elf war, wurde ihrer Mutter, Gail, bewußt, daß sie ihre Tochter nicht mehr unter Kontrolle halten konnte. Gail befragte einen Psychiater, der Medikamente für Yolanda verschrieb und Gail versicherte, wenn sie diese bis zum Ende ihres Lebens nehme, würde alles in Ordnung sein. Das einzige Problem war nur, Yolanda dazu zu bringen, die Tabletten zu schlucken. Yolanda geriet über fast alles in Wut.

In der Vergangenheit waren Gail bleibende Verletzungen durch ihre Tochter zugefügt worden. Jetzt, wo Yolanda fünfzehn war, mußte Gail regelmäßig die Polizei rufen, um wieder Ordnung herzustellen und um sich und ihre anderen Kinder zu schützen. Unglücklicherweise war dies so häufig geschehen, daß die Polizei sich weigerte zu reagieren und Gail von zu Hause fliehen mußte und mit ihren anderen beiden Kinder Schutz in einem Heim suchte. Neben den konkreten Verletzungen in ihrer Familie hatte Yolanda auch ihre Freundschaften ernsthaft verletzt. Sie war so einsam, daß sie in der Schule sogar einen gebrochenen Arm vorgetäuscht hatte, um Sympathie zu erheischen.

Als David auf dem Plan erschien, hatte die Situation einen Punkt erreicht, wo Gail glaubte, keine andere Möglichkeit mehr zu haben, als Yolanda dem Jugendgericht zu unterstellen, wenn Yolanda sie noch einmal angriff. Man verabredete ein Treffen, zu dem David eingeladen wurde und an dem Vertreter der Polizei und des neuseeländischen Amtes für Kinder und Jugendliche teilnahmen. Als das Ultimatum verkündet wurde, Yolanda dem Gericht zu unterstellen, schwieg diese wie betäubt. David konnte nicht anders als bemerken, daß Yolanda seines Wissens zum ersten Mal mehr als fünf Minuten ohne Wutanfall, fluchen und aus dem Raum stürmen verstreichen ließ. David nutzte dieses einmalige Ereignis, wies darauf hin, wie außergewöhnlich dies war und fragte: „Weiß irgend jemand, was eben passiert ist?" Niemand konnte das sagen. Dann wandte er sich an Yolanda und sagte: „Yolanda, du hast dich zum ersten Mal, seit wir denken können, beherrscht. Wie hast du das gemacht?" Yolanda wandte sich ihm abrupt zu: „Das geht Sie nichts an!" David antwortete ungerührt: „Das kann ich dir nicht verübeln, es ist zu früh, um irgend etwas aufzudecken. Behalte es als dein Geheimnis, aber nicht als Geheimnis vor dir selbst." Yolandas aufwallende Wut verwandelte sich in Verblüffung. „Decke es drei Monate lang nicht auf", fuhr David fort. „Erst dann werden wir davon überzeugt sein, wie gut deine Geheimwaffe funktioniert."

David fragte Yolanda, ob sie vielleicht bereit wäre, für das *Wutbezähmungsarchiv* schriftlich festzuhalten, was für ein Gefühl es war, drei Monate lang das Geheimnis über ihre Zähmung der Wut für sich zu behalten. Zu Davids Überraschung stimmte Yolanda zu. Da ihm klar war, welch ein risikoreiches Unterfangen dies sein würde mit vielen möglichen Fallstricken für Yolanda wie auch für Gail, beschloß David, unaufgefordert und aufs Geratewohl Briefe zu schicken, um die Hoffnung auf Erfolg am Leben zu erhalten.

Hier sind einige Beispiele für diese Briefe:

Liebe Yolanda,

gibt Deine Geheimwaffe Dir Kraft? Wenn das der Fall ist: Möge die Kraft Dich nicht verlassen! Ich mache mir weiter Sorgen, ob Du sie an einem sicheren Ort verwahrst. Wenn sie da ist, wo ich glaube, solltest Du vielleicht ein paar Mottenkugeln dazulegen, damit die Motten sie nicht zerfressen.

Übrigens, mir gefällt Deine neue Frisur. Ich fand sie sehr ansprechend.

Mit freundlichen Grüßen

David

P. S. Mir wäre es sehr lieb, wenn Du diesen Brief im Moment für Dich behalten könntest, denn ich möchte nicht, daß Deine Mutter oder Deine Schwestern denken, ich sei ein ewiger Sorgenmacher.

Liebe Yolanda,

letzte Nacht hatte ich einen Traum und wachte mit einem Schreck auf. Du warst ausgerastet, hattest Deine Mutter verprügelt, und sie verklagte Dich wegen Körperverletzung. Dann merkte ich, es war nicht wirklich so – es war nur mein Traum.

In meinem Traum hattest Du Dein Geheimnis in einem Glas im Garten vergraben. Ein Gärtner kam zu Deinem Haus, fand es zufällig und nahm es mit nach Hause, weil seine Tochter ein Problem mit Wutanfällen hat. Und als Du es holen wolltest, weil Du es brauchtest, um Dich „abzukühlen", war es einfach verschwunden. Ich hoffe, Du hast Deine Geheimwaffe nicht im Garten vergraben. Bitte bewahre sie an einem sicheren Ort auf.

Mit freundlichen Grüßen

Dein David

Liebe Yolanda,

ich hoffe, Du findest meine nicht angeforderten Briefe nicht aufdringlich, denn das beabsichtige ich ganz bestimmt nicht. Wenn es doch so ist, sage mir Bescheid.

Du erinnerst Dich an meinen letzten Brief, als ich überlegte, ob die neuseeländische Armee möglicherweise an Deiner Geheimwaffe interessiert ist. Meinst Du, es wäre fair, Deine Geheimwaffe der Armee anzubieten, ehe du sie der Marine oder der Luftwaffe anbietest? Damit würde man eine der Streitkräfte bevorzugen. Hast Du irgendwelche Vorlieben? Oder meinst Du, man sollte allen eine Chance geben? Vielleicht könntest Du sie meistbietend versteigern? Ich überlege, ob du damit etwas Geld machen könntest. Wer weiß? Ich habe niemals eine Waffe erfunden, ich weiß also nicht, woran sie interessiert sind. Es könnte sich aber für Dich lohnen, das herauszufinden.

Mit freundlichen Grüßen

David

Liebe Yolanda,

ich war überrascht bei unserem letzten Treffen, als Du mir erzähltest, Du hättest einige Freundinnen gefunden und diese Freundinnen fänden

Deine Freundschaft sehr schön. Und als sei das noch nicht genug für einen Tag, hast Du mir auch noch gesagt, Du seist auch reifer geworden in Bezug auf einen Freund! Ich wollte mit Dir über meine Sorge wegen dieses Freundes sprechen. Hast Du Deine Geheimwaffe bei ihm eingesetzt? Wenn ja, hältst Du es für fair, das ohne seine Zustimmung zu machen? Ich mache mir Sorgen, weil er vielleicht keine Chance hat. Du hast gesagt, Du hättest ihm davon erzählt. Aber hast Du ihm genug Information gegeben, damit ihm ganz bewußt ist, womit er es bei Deinem Geheimnis zu tun hat? Mein Rat ist, halte es nicht vor ihm geheim – ES IST NICHT FAIR.

Auf der anderen Seite würde ich Dir raten, es vor Deiner Familie wie vereinbart geheim zu halten, bis die drei Monate um sind. Dann und erst dann solltest Du Dir überlegen, es aufzudecken. Ich kann es gar nicht erwarten!

Mit freundlichen Grüßen

David

Diese Briefe versorgten Yolanda mit der bitter nötigen Ermutigung und mit Humor in einer Zeit, als sie sehr nahe daran war, die Kontrolle über sich zu verlieren, die dann das Heim für sie übernommen hätte. Yolanda schaffte es, in den drei Monaten, in denen sie ihr Geheimnis für sich behielt, jegliche Gewalttätigkeit zu vermeiden. Dann arbeitete sie hart daran, sich mit ihrer Mutter und den Schwestern wieder auszusöhnen hinsichtlich ihrer früheren Gewalttätigkeit. Der Höhepunkt ihrer Wiedergutmachung bestand darin, zusammen mit ihren Schwestern eine „Anerkennungsparty für Mutter“ zu planen. Solche geschwisterliche Kooperation hatte es bisher in der Familie noch nicht gegeben.

Trotz allem zögerte Yolanda, ihr Geheimnis aufzudecken. Sie bat um eine Verlängerung von zusätzlich drei Monaten, da sie meinte, sie sei noch nicht ganz sicher, ob sie die Gewaltlosigkeit aufrechterhalten könnte. Nach sechs Monaten Friedfertigkeit übergab Yolanda David am Ende eines Treffens einen verschlossenen Briefumschlag. Sie verlangte, er soll das Geheimnis nicht vor der Familie lüften. Im Umschlag befand sich der folgende Brief:

Lieber David,

Ich schreibe Dir, um Dir zu erzählen, was mich in die Lage versetzt hat, meine Wut zu bändigen. Als ich Ende letzten Jahres in eine Pflegefami-

lie kam, wurde mir bewußt, daß ich die Kontrolle über mein Leben und das, was ich mit meinem Leben anfangen wollte, verloren hatte. Meine Familie konnte mich bzw. meine Wut nicht länger ertragen. Ich hielt sie für gemein und lieblos, aber wie ich jetzt weiß, haben sie es aus Liebe gemacht.

Ich glaube, ich kann meine Wut beherrschen, weil ich Angst habe, in einen lieblosen, gleichgültigen Haushalt zu kommen, in dem ich nicht erwünscht bin. Nach dem Treffen mit der Polizei und der Sozialarbeiterin, als sie mir sagten, es bestünde die Gefahr, daß ich in eine Pflegefamilie oder eine psychiatrische Anstalt geschickt würde, war ich fest entschlossen, ihnen das Gegenteil zu beweisen. Ich weiß, ich gehöre in meine Familie, und es ist mir gleich, wie sie mich behandeln, solange ich weiß, daß sie mich lieben. Ich habe keine Angst mehr davor, Ihnen von meiner Beherrschungsmethode zu erzählen, denn ich weiß, ich kann Ihnen trauen. Ich hoffe, Sie können jemandem helfen, der in derselben Lage ist, wie ich es vor drei Monaten war, denn das würde ich niemandem wünschen. Vielen Dank an Sie, denn Sie sind für mich ein Freund in Zeiten großer Not gewesen.

Ihre Freundin Yolanda

Kapitel 7
Neueste Nachrichten verbreiten

Viele narrative Praktiken schließen die Verbreitung von Neuigkeiten über Veränderungen und alternative Geschichten an mitbetroffene Personen ein. Damit eine alternative Geschichte im Leben eines Kindes und seiner Familie festen Fuß fassen kann, ist es oft hilfreich, andere Personen über den unmittelbaren Therapiekreis hinaus über Veränderungen auf dem Laufenden zu halten. Zusätzlich kann es wichtig sein, wenn die Ansichten dieser anderen etwas zu dem jeweiligen Narrativ beitragen, dabei zu helfen, diese Ansichten neu zu überdenken. Personen, die in diesem Umkreis wichtig sind, können eine Zuhörerschaft für bemerkenswerte Entwicklungen bilden und aufgefordert werden, einen positiven Beitrag zu der bevorzugten Geschichte von Kind und Familie zu leisten. Des weiteren ist dieser Prozeß, bei dem Information gesammelt und mit anderen geteilt wird, eine Aufforderung zu einer weiteren „Darstellung der Bedeutung", wodurch das Narrativ gestärkt wird. Oft werden diese neuen Bedeutungen dokumentiert, eventuell in einem Brief des Therapeuten, der dann ein greifbarer und dauerhafter Nachweis für die Familie ist.

FREEDMAN und COMBS (1996, S. 237) erläutern die Attraktivität, die darin liegt, bevorzugte Geschichten zu verbreiten:

> Obwohl in der vorherrschenden Kultur Therapie meist ein geheimes Unterfangen ist, sind in der narrativen Subkultur die Menschen, die bei uns Rat suchen, im allgemeinen begeistert von der Idee, andere Personen in den Prozeß mit einzubeziehen. Unserer Meinung nach bieten externalisierende und antipathologisierende Praktiken den Menschen eine andere Art von Therapieerlebnis. Wenn Therapie zu dem Kontext wird, in dem Menschen ihr bevorzugtes Ich festlegen, haben sie nichts zu verbergen und viel zu zeigen.

Bill O'HANLON (1994, S. 28) unterstreicht, welche Belohnung die Aufdekkung für Klienten darstellt, wenn sie sich in ihrer bevorzugten Geschichte in der Rolle des Protagonisten befinden: „Aus dieser Therapie gehen die Menschen als Helden hervor und oft möchten sie dieses Heldentum in irgendeiner sozialen Weise anerkannt sehen. Sie sind normalerweise ganz zufrieden, mit anderen zu kommunizieren und ihre Geschichten zu erzählen."

Die Konsultanten konsultieren

Bevor mit dem Prozeß begonnen werden kann, Information zu sammeln, die mit einer Zuhörerschaft geteilt wird, muß zum Beispiel das Kind wichtige Schritte unternommen haben, um seine Beziehung zum Problem zu überdenken und hierbei Wissen und Expertise gewonnen haben, die anderen helfen könnten, die mit ähnlichen Schwierigkeiten zu kämpfen haben. David EPSTON und Michael WHITE (1992, 1995) haben die Technik entwickelt, Personen zu konsultieren, um „die Art und Weise zu dokumentieren, wie diese den 'dominanten Geschichten' in ihrem Leben Widerstand geleistet und sie überwunden haben; dies waren Geschichten, die sich um ihre Probleme und Symptome herum organisiert hatten und die in der Gesellschaft auf 'Pathologien' zurückgeführt wurden" (EPSTON, WHITE & „Ben", 1995, S. 278).

Zu dieser Technik gehören Interviews, bei denen „alternatives Wissen" des Kindes erfragt und dokumentiert wird. Wenn zum Beispiel ein Junge es geschafft hat, seine Wutausbrüche zu meistern, kann man ihn auffordern, ein Interview über dieses hart erkämpfte Wissen zu geben. Obwohl solche Interviews zu jedem Zeitpunkt während der Therapie durchgeführt werden können, stellen sie ein alternatives Modell für den sogenannten Abschlußprozeß in der Therapie dar. Statt die Metapher „Abschluß als Verlust" für das Beenden der Therapie zu verwenden, ziehen David und Michael die Metapher von den „Übergangsriten" vor (VAN GENNEP, 1960)[23]. Sie geben an (1992, S. 280), daß bei diesem rituellen Prozeß eine Person dazu ermuntert wird, den Übergang vom Novizen zum Veteranen, vom Klienten zum Konsultanten auszuhandeln. Statt eine Abhängigkeit vom „Expertenwissen" aufzubauen, das vom Therapeuten oder anderen Autoritäten vertreten wird, versetzt diese Therapie Menschen in die Lage, an einem Punkt anzulangen, an dem sie darauf zurückgreifen können, alternatives und „besonderes" Wissen freizusetzen, das sie während der Therapie wieder haben aufleben lassen und/oder neu gesammelt haben.

Nebenbei ergeben sich dabei Gelegenheiten, den neuen Status des Kindes zu bestätigen und zu feiern.

Wenn sie als Konsultanten gefragt sind, übernehmen Kinder eine unkonventionelle Rolle:

---

[23] **Anm.d.Hrsg.:** Michael DURRANT hat diese Idee für die Arbeit in Heimen und anderen stationären Settings nutzbar und praktikabel gemacht: *Auf die Stärken kannst du bauen*, Dortmund: modernes lernen, 1996

- Sie werden als Autoritäten für ihr eigenes Leben konsultiert.
- Ihr bereits vorhandenes und ihr neu erworbenes Wissen und Können werden für effektiv und anerkennenswert gehalten.
- Ihre Ideen werden für bedeutend genug gehalten, um dokumentiert und an andere weiter gegeben zu werden.

Die Freude, die Kinder daran haben, eine Chance zu erhalten, ihr Wissen und Können anderen „zu zeigen und darüber zu berichten", ist kaum zu übersehen. Vielleicht noch wichtiger ist die Tatsache, daß junge Menschen, wenn sie ihre Erfahrungen teilen, die altruistische Befriedigung erleben, für andere etwas beitragen zu können.

Abschlußtreffen bestehen zwar häufig aus Interviews, in denen „der Konsultant konsultiert" wird, doch sind solche Interviews auch vom ersten Treffen an üblich. Kinder können im Laufe der gesamten Therapie über auftauchende interessante Fähigkeiten oder Kenntnisse konsultiert werden. Der Befragungsprozeß an sich hat seinen Wert, selbst wenn die erhaltene Information letztlich doch nicht nach außen weitergegeben wird. Derjenige, der hauptsächlich profitiert, ist vermutlich der Therapeut, der seinen Vorrat an Ideen vergrößert und Inspiration für seine Arbeit erhält.

Ideen und Wissen des jungen Menschen und seiner Familie können innerhalb einer Gemeinschaft von Personen zirkuliert werden, die mit demselben Problem kämpfen. MADIGAN und EPSTON (1995) haben den Ausdruck „Sorgengemeinden" geprägt, um solche Gruppen zu beschreiben. Die Anti-Anorexie/Anti-Bulimie-Liga (CROWLEY & SPRINGEN, 1995; EPSTON, MORRIS & MAISEL, 1995; MADIGAN & EPSTON, 1995) ist ein Beispiel für eine Sorgengemeinde. Mitglieder der Liga erleben gemeinsam ihre Kämpfe und Ideen zur Neugestaltung ihrer Beziehung zu Anorexie und Bulimie, und teilen sich auch gegenseitig ihr Wissen über soziale, genderbezogene und kulturelle Aspekte des Problems mit. Die Mitglieder der Anti-Anorexie/Anti-Bulimie-Liga haben sich entschieden, eine aktive Rolle dabei zu übernehmen, eine Neudefinition des Problems im weiteren kulturellen Umfeld vorzunehmen, wie zum Beispiel durch Erziehungsprogramme an weiterführenden Schulen.

Die Förderung solcher Verlagerung vom persönlichen in den politischen Bereich bietet einen wirkungsvollen Zugang für individuelle wie auch gesellschaftliche Veränderung und ist daher auch ein mit Werten behaftetes Unterfangen, das hohe ethische Standards verlangt. Hierbei ist ständig informierte Zustimmung der Klienten erforderlich und ein Kontext mit optimaler Zusammenarbeit.[24]

Viele Geschichten in diesem Buch beinhalten Interviews, bei denen der „Konsultant konsultiert" wird, wie auch die Dokumentation, die anschließend an andere außerhalb des jeweiligen therapeutischen Kontextes weitergegeben wurde: so z.B. auch an Sie, die Leser dieses Buches. In diesem Kapitel werden einige Wege beschrieben, wie wir den Kernpunkt solcher Interviews bestimmen und die gesammelte Information verantwortungsvoll weitergeben.

Ein „Riecher" für Nachrichten

Wie sammelt und ermöglicht der Therapeut verantwortungsvoll und kooperativ den Fluß wichtiger Information über persönliche und soziale Veränderungen? Unter Zuhilfenahme von Metaphern aus dem Medien- und Nachrichtenbereich beschreiben wir spielerisch, wie der narrative Therapeut dieser Aufgabe nachgeht. Mit den Metaphern der Nachrichtenwelt ausgedrückt sieht es folgendermaßen aus:

- Der Therapeut hat drei Jobs: Reporter, Mitherausgeber und Mitdirektor der Auflage.
- Der junge Mensch und die Familienmitglieder haben ebenfalls drei Jobs: Nachrichtenhersteller, Mitherausgeber und Mitdirektor der Auflage.
- Der Therapeut/Reporter sammelt „Nachrichten" vom Klienten/Nachrichtenhersteller.
- „Leser" werden als Kundschaft für die Nachrichten über Veränderungen im Leben des jungen Menschen und seiner Familie identifiziert.
- Die Nachrichten werden vor der „Publikation" vom Therapeuten und dem Befragten gemeinsam ediert.
- Die Nachrichten werden aus anderen Quellen bestätigt und auf Korrektheit überprüft, bevor sie für nachrichtenwürdig erachtet werden.

---

[24] Waldegrave (1992) hat eindrucksvoll die ethische Verpflichtung des Therapeuten dargelegt, Fragen der psychosozialen Gesundheit innerhalb der soziopolitischen Sphäre zu anzusiedeln. Lobovits, Maisel und Freeman (1995) liefern uns eine Diskussion über die Ethik kolloborativer Techniken in der Therapie.

- Die Nachrichtengeschichte wird für ein gewähltes Medium vorbereitet, wie zum Beispiel Brief, Tonband, Zeichnung usw.
- Die Nachricht wird bei der entsprechenden Kundschaft in Umlauf gebracht.

Sammeln von Nachrichten

Das Interview bildet die Basis für das Sammeln von Nachrichten. Der Therapeut muß einen „Riecher" für publikationswürdige Nachrichten wie für geeignete Befragungstechniken entwickeln, um den Befragten dazu zu bringen, seine Entdeckungen zu entdecken und seine Leistungen anzuerkennen.

Es folgen einige beispielhafte Fragen (für ein älteres Kind oder einen Teenager) zum Sammeln von publikationswürdigem Material, das an andere Personen, die mit Asthma zu tun haben, verteilt werden kann.

- Ist dir bewußt, daß es andere junge Menschen gibt, die mit Asthma zu kämpfen haben?
- Wenn du andere Kinder triffst, die Asthma haben, würde es dir etwas ausmachen, deine Expertise in Bezug auf Asthma mit ihnen zu teilen, um ihnen Mut zu machen und ihnen zu helfen?
- Welche von all den Dingen, die dir geholfen haben, sind deine Lieblingsideen für den Kampf gegen Asthma?
- Welche Strategie würdest du einem anderen jungen Menschen empfehlen, der die Absicht hat, sich genauso viel vom Asthma für sein Leben zurückzuerobern wie du?
- Als Asthma dein ganzes Leben für sich beanspruchte, wie unglücklich hat dich das gemacht? Wie bist du damit umgegangen?
- Hat Asthma versucht, dir die Idee einzureden, du seist eine „kränkliche" Person?
- Glaubst du, du bist ein zu geduldiger Patient gewesen?
- Wie hat Asthma dich reingelegt, so geduldig und langmütig leidend zu sein?
- Welche Art von Zukunft hatte Asthma für dich geplant? Hat es versucht, das vor dir zu verbergen oder hat es damit geprahlt?

- Hast du dir irgendwelche Gegentricks einfallen lassen, als du herausgefunden hast, was es für dich im Schilde führte?
- Mußtest du zuerst, bevor du dein Leben vom Asthma zurückerlangt hast, „herumspionieren“, um zu erfahren, welche Mittel es einsetzte, dir dein Leben zu stehlen?
- Hat Asthma versucht, dich in eine Abhängigkeit zu deinen Eltern zu bringen, weil sie ja so verläßlich sind?
- Welche persönlichen Qualitäten und Fähigkeiten hast du Asthma entgegengestellt, die es nicht ausstehen kann?
- Wenn Asthma dir deine körperliche Kraft nimmt, hast du dann eine moralische Stärke entwickelt, um es ihm heimzuzahlen?
- Wenn du jetzt zurückschaust, wie du dir einen guten Teil deines Lebens vom Asthma zurückerobert hast, was würdest du anderen Kindern erzählen, um sie anzufeuern und ihnen Hoffnung zu machen?

Nachrichten mitherausgeben

Rollenverwirrung ist möglicherweise eines der kniffligsten Elemente, mit denen man sich auseinandersetzen muß, wenn man sich hin und her bewegt zwischen den Aufgaben eines Reporters, der Nachrichten sammelt, und denen eines Mitherausgebers, der Vorschläge macht, wie man eine Geschichte zusammensetzt. Reporter haben die Tendenz, ihrem Interviewpartner vorauszueilen, wenn sie diese beiden Rollen verwechseln. Der Interviewverlauf macht es notwendig, jegliche Nachrichten, die im Interview gesammelt werden, dem Nachrichtenhersteller regelmäßig immer wieder zur weiteren Edition vorzulegen. Unser Credo lautet: „'Mach dich nicht zum Mitläufer der Geschichte'; überprüfe sorgfältig deine Fakten.“

Die folgenden Richtlinien sind unserer Meinung nach besonders hilfreich für den Therapeuten, um hinter dem Nachrichtenhersteller zu bleiben und die Eindeutigkeit seiner Rolle zu erhalten. Im folgenden Beispiel werden Vater und Sohn unter anderem mit dem Ziel interviewt, einen Brief zu ihren Gunsten an das Jugendgericht zu verfassen.

- Für jegliche Gesprächsrichtung, die der Interviewer in Erwägung zieht, muß er immer zuerst Zustimmung einholen, bevor er sie verfolgt. „Don, ist es in Ordnung, wenn ich dir ein paar Fragen über die

Veränderungen stelle, die in deiner Beziehung zu deinem Vater stattfinden?“

- Die Ethik des Nachrichtensammelns verlangt, daß Sprache und Metaphern des Nachrichtenherstellers bevorzugt behandelt werden: „Du hast die Veränderung beschrieben als ‘reden, ohne streiten’ und als ‘sich jetzt auf einem besseren Weg’ befinden.“

- Bevor der Reporter eine Veränderung in der Sprache vorschlägt, sollte er den Nachrichtenhersteller erst davon in Kenntnis setzen, daß er sich in seine Rolle als Mitherausgeber begibt: „Laß’ mich einen Augenblick diese Untersuchung unterbrechen und darauf hinweisen, daß „reden, ohne streiten“ ein Beispiel für die Befreiung von deiner Beziehung zur Wut ist.“

- Der Reporter ist immer aufnahmebereit für Antworten, die mögliche Theorien seinerseits widerlegen: „Habe ich das richtig verstanden: Nach deiner Meinung ist das ‘reden, ohne streiten’ zwischen dir und deinem Vater nicht ein Beispiel für eine Niederlage der Wut; du meinst, es ist ein Beispiel für das, was du ‘eine konstruktive Auseinandersetzung’ nennst?“

- Es gibt keine Trickfragen. Der Reporter legt bereitwillig die Grundlagen für seine Fragen offen, einschließlich seiner persönlichen Erfahrungen oder Voreingenommenheit: „Ich machte mir Sorgen über dein Streiten und wünschte mir von dir Kommunikation ohne irgendwelche Auseinandersetzungen, aber vielleicht hat meine Vorstellung, überhaupt keine Auseinandersetzungen sei die Lösung, mich blind gemacht für die wichtige Unterscheidung, die ihr beide macht zwischen ‘konstruktiver Auseinandersetzung’ und destruktivem Streiten.“

- Der Blickwinkel der Nachrichten selbst steht immer zur Diskussion oder Revision: „Du hast gesagt, du ‘nimmst dir Zeit, auf Vatis Argument zu hören’ bevor du ‘einfach reagierst’, und mir ist aufgefallen, daß ihr beide in der Lage seid, mir die Argumentationspunkte des anderen recht detailliert zu beschreiben. Meinst du, dieses sich Zeit nehmen, auf die Ansichten des anderen zu hören, macht den Unterschied aus zwischen einer ‘konstruktiven Auseinandersetzung’ und einem destruktiven Streit?“

- Die endgültige Version der Geschichte ist vor allem ein Ergebnis von Zusammenarbeit und wird dem Nachrichtenhersteller zur abschließenden Genehmigung vorgelegt, bevor sie in Umlauf gebracht wird:

„Wäre es richtig, in unserem Brief an das Jugendgericht folgendes zu schreiben? 'Don und sein Vater haben den ersten Schritt auf dem Weg zu gegenseitigem Verständnis gemacht. Sie nehmen sich Zeit, dem anderen zuzuhören, bevor sie reagieren, und kommunizieren also mit – wie sie es nennen – konstruktiven Auseinandersetzungen, statt sich in destruktiven Streit zu verwickeln'."

Leser- und Zuhörerschaft identifizieren

Die Leser- bzw. Zuhörerschaft reicht von Personen, die eine aktive Rolle im Leben der betroffenen Person spielen, bis zu hypothetischen Gruppen wie „Kinder in deinem Alter, die mit demselben Problem zu tun haben." Man kann diese zum Beispiel während reflektierender Befragungen dem geistigen Auge des jungen Menschen und der Familie vorführen, oder sie einladen, an Sitzungen teilzunehmen; man kann sie durch Briefe mit dem jungen Menschen in Kontakt bringen, sie durch unterschiedliche „Medien" erreichen oder irgendwo besuchen, zum Beispiel bei Schulkonferenzen. Wir können die Zuhörerschaftstypen benennen als „bekannte Zuhörerschaft", „hypothetische Zuhörerschaft" und „neu vorgestellte Zuhörerschaft" (Freeman & Lobovits, 1993).

Zur „bekannten Zuhörerschaft" gehören jene, die den jungen Menschen kennen und eine gewisse Meinung über ihn vertreten, und die gebeten werden können, neue Deutungen in seinem Leben zu bezeugen und selbst Beiträge zu leisten. Um diese Menschen zu identifizieren, können wir das Kind oder die Familie fragen, ob es irgend jemanden gibt, bei dem sie meinen, er solle von diesen Entwicklungen erfahren, oder irgendeine Person, deren Meinung überholt ist oder auf den aktuellen Stand gebracht werden sollte. Zu dieser Zuhörerschaft können Verwandte gehören, Freunde, Lehrer oder andere Fachleute wie Ärzte und Schulpersonal.

Einige Menschen sind mitfühlend und eher bereit, auf die entstehenden Narrative zu reagieren und etwas dazu beizutragen, wenn sie um ihre Überlegungen gebeten werden. Aber andere sind berechtigterweise skeptisch oder in ein problemgesättigtes Narrativ verwickelt. Ein Lehrer zum Beispiel, der im Umgang mit dem Kind in der Klasse eine schwierige Zeit hinter sich hat, braucht eine gewisse Zeit, bis er überzeugt ist, keinen Störenfried mehr zu haben. Es ist äußerst wichtig, solche Personen respektvoll in den Prozeß der Neuschreibung der Geschichte mit einzubeziehen. Wir könnten mit dem Kind zusammenarbeiten und folgenden Brief schicken:

Lieber Herr Prothrow,

ich, Burt, möchte mich bei Ihnen und meinen Klassenkameraden für die ganzen Schwierigkeiten entschuldigen, in die „Plage" mich dieses Jahr gebracht hat. Mir ist jetzt klar, daß ich den Ruf, ein „Plagegeist" zu sein, verdient habe.

Als ich Dean getroffen habe, hat er mir einige Fragen gestellt, die mich nachdenklich gemacht haben, und ich bin zu dem Schluß gekommen, ich will eigentlich meinen „guten" Ruf wiederhaben. Ich erwarte nicht, ihn geschenkt zu bekommen. Ich weiß, ich muß ihn verdienen. Mir sind keine richtig guten Ideen gekommen, wie ich ihn zurückbekommen könnte, und daher habe ich Dean gefragt. Er hat meine Mutter gefragt, ob zu Hause noch etwas von meinem guten Ruf übriggeblieben ist. Meine Mutter hat gesagt, ich habe einen guten Ruf als Helfer im Garten. Er hat mich gefragt, ob es in der Schule die Möglichkeit gibt, im Garten zu arbeiten. Ich habe ihm gesagt, die gibt es. Er hat mich gefragt, ob ich ihm zusichern könnte, daß ich den Unterschied zwischen Blumen und Unkraut kenne.

Ich erwarte nicht von Ihnen, mir nach einem Mal meinen guten Ruf wieder zurückzugeben, aber wenn Sie das unkrautfreie Beet am Eingang sehen, wissen Sie, daß ich es ernst meine. Man kann nicht über Nacht aus den Schwierigkeiten 'rauskommen, aber wenn Sie meinen, ich mache das noch nicht gut genug, sagen Sie mir einfach Bescheid, und ich verspreche, ich werde nicht ausrasten, wenn sie das tun.

Viele Grüße,

Burt

P. S. Dean hat den Brief getippt und mir die Fragen gestellt, aber hiermit schwöre ich, daß die Antworten alle von mir sind.

P. P. S. Dean hat mich um Erlaubnis gefragt, eine von seinen Fragen mit aufzuschreiben, über die ich lachen mußte: „Würdest du lieber Unkraut im Schulhof jäten oder lieber selbst als Unkraut aus der Schule entfernt werden?"

Wenn ein Lehrer aufgrund der neuen Information, die wir weitergeben, schwankend wird und über den schlechten Ruf eines Kindes hinwegsieht, können seine veränderte Wahrnehmung und sein verändertes Verhalten der Veränderungsgeschichte des Kindes eindrucksvoll Gewicht verleihen. Kein Bekehrter ist so wertvoll wie ein früherer Skeptiker! Wenn die Wahrnehmung solch eines Menschen sich verändert, ist er möglicherweise sogar bereit, einen Brief beizusteuern, der die Veränderung weiter bekräftigt.

Wir möchten gern kurz die Bedenken ansprechen, die oft von geschäftigen Fachleuten geäußert werden, wenn ihnen diese Praktiken empfohlen werden, nämlich hinsichtlich der Zeit, wie in: „Ich habe keine Zeit dafür, besonders jetzt nicht mit dieser kontrollierten Gesundheitsfürsorge (*managed care*)."[25] Nach unserer Erfahrung ist die Zeit, die man sich nimmt, um mit dem Familiennetzwerk zu arbeiten, eine höchst profitable Investition. Die Effektivität des Therapeuten ist natürlich Teil dessen, was verbreitet wird und macht einen positiven Eindruck in dem gesamten, das Kind umgebenden Netzwerk. Zusätzliche Überweisungen begleiten oft solche Bemühungen.

„Hypothetische Zuhörerschaft" ist die, auf die während des reflektierenden Fragens in der Phantasie zurückgegriffen wird, wie zum Beispiel imaginäre Freunde oder wichtige Personen, die gestorben sind, aber im Herzen eines Menschen oder der Familie weiterleben.[26] Selbst Lieblingsspielzeuge oder Haustiere kann man zur Unterstützung in der Phantasie der Kinder anrufen. Einem achtjährigen Mädchen zum Beispiel, das nachts Angst hatte, wurden eine Reihe von Fragen gestellt, bei denen sie aufgefordert wurde, sich selbst nachts in ihrem Zimmer mit den Augen ihres geliebten Hundes zu sehen, der neben ihrem Bett schlief. Ihr wurden Fragen gestellt wie: „Wenn dein Hund sprechen könnte, was würde er darüber erzählen, was du letzte Nacht tun konntest, als du ihn gestreichelt hast und dich selbst beruhigt hast, statt von der Furcht überwältigt zu werden? Er kennt dich ja sehr gut – wäre er überrascht über deine Tapferkeit? Hast du einiges bei deiner Tapferkeit von ihm gelernt?"

---

25 **Anm.d.Hrsg.**: Für die interessierte LeserIn hat Steven FRIEDMAN einen „kurzen Überblick über ‚Managed Care' in den Vereinigten Staaten" verfaßt und als Einleitung zu seinem Buch *Effektive Psychotherapie – Wirksam handeln bei begrenzten Ressourcen* (Dortmund: modernes lernen, 1999) veröffentlicht.

26 Eine Befragungsmethode, die man die Befragung des internalisierten Anderen (TOMM, 1989) nennt, ist besonders für Interviews mit dieser Art von Zuhörerschaft angebracht. Bei diesem Ansatz spielt der Klient die Rolle des „internalisierten Anderen", der dann befragt wird, als sei er im Raum. Wenn zum Beispiel Tommys Großmutter nicht mehr lebte, könnte Tommy aufgefordert werden sich vorzustellen, was sie sagen würde, und dann auch so zu sprechen, als sei er die Großmutter. Der Therapeut könnte Tommy als Großmutter ansprechen: „Also, Großmutter, was hat dich von dem, was Tommy diese Woche in der Schule gemacht hat, am stolzesten gemacht?" Und Tommy antwortet (als Großmutter): „Also, am stolzesten bin ich darüber, wie er den Jungen verteidigt hat, der geärgert wurde. Ich habe immer gewußt, daß er für das, was richtig ist, eintritt."

Clubs, Netzwerke, Vereinigungen und Projekte

Schließlich gibt es noch „die dem Klienten vorgestellte Zuhörerschaft“, wie zum Beispiel reflektierende Mitglieder des Teams, die im Beratungszimmer anwesend sein können. Wir werden jetzt nicht den Versuch unternehmen, dieses Thema hier abzuhandeln, aber Reflektierende Teams können bei der Entwicklung von therapeutischen Narrativen äußerst unterstützend wirken.[27] Mitglieder einer therapeutischen Gruppe sind natürlich eine weitere potentiell wertvolle Zuhörerschaft für Veränderung.

„Sorgengemeinden“ können durch Briefe, Nachrichtenblätter oder andere Medien vorgestellt werden. Diese Gemeinschaften haben „die Macht, alternative Geschichten im Entstehen würdigen zu können, und sie können Wissen und Techniken aus der unmittelbaren Nähe heraus anbieten, um dominante, problemgesättigte Geschichten zu verändern, in denen eine Person mit dem Problem gleichgesetzt wird“ (Freeman & Lobovits, 1993, S. 222).

White und Epston (1990 b) waren die ersten, die Clubs für Kinder bildeten, die dasselbe Problem hatten, wie den Wutbezähmer-Club (*Temper Tamers Club*). Epston leistete Pionierarbeit für die ersten aktiv als Netzwerk funktionierenden Sorgengemeinden, wie die Anti-Anorexie-Vereinigung. Seitdem sind mehrere Netzwerke und Vereinigungen entstanden, die junge Menschen und ihre Familien durch Unterstützung, Wissen, Information und auch soziale Aktionen miteinander verbinden. Dazu gehören neben vielen anderen der Club der Angstbezwinger und Sorgenzerstreuer (*Fear Facers and Worry Stoppers Club*), das Familienfriedensprojekt (*Peace Family Project*) und das Netzwerk Freiheit von Ferpektion (Perfektion) (*The Freedom from Ferpection/Perfection/ Network*).

Solche Aktivitäten können die therapeutische Arbeit von den Bemühungen auf individueller, familienbezogener Basis zu eher öffentlichen und gemeinschaftlichen Anstrengungen verlagern, bei denen es darum geht, etwas über spezielle Probleme und ihre soziokulturellen Aspekte zu erfahren und zu lernen, wie man mit ihnen umgeht. Wenn Kinder und Familien aufgefordert werden, einem Club beizutreten oder ihn zu

[27] Detaillierte Erörterungen und Beschreibungen für den Einsatz des narrativen Reflektierenden Teams findet sich bei Freedman & Combs (1996), Friedman (1995) und White (1995).

gründen, werden sie Zuhörerschaft für andere, und wenn sie für andere Kinder die Experten und Konsultanten sind, werden auch ihre Geschichten bestätigt.

Nachrichten bestätigen

Einer der Hauptvorteile bei der Verbreitung von Nachrichten liegt darin, daß sie die Möglichkeit bietet, die Geschichte des Nachrichtenherstellers zu bestätigen. Schon der Prozeß der Bestätigung als solcher erweitert Bedeutung und Gültigkeit der neuen Entdeckungen und Deutungen. Die Bestätigung kann durch jemanden geschehen, der direkten Kontakt zum Kind hatte und die Veränderung gesehen hat, durch jemanden, der vom Problem nachteilig betroffen war, oder durch jemanden, der die Möglichkeit einer Veränderung skeptisch beurteilte. Diese Personengruppen befinden sich oft in unmittelbarer Nähe – in der Familie, Schule (z. B. Lehrer oder Direktor) oder Nachbarschaft (z. B. Bewährungshelfer).[28]

Bestätigung und Verifizierung können auf unterschiedliche Weise und von unterschiedlichen Menschen erlangt werden; sie können angeschrieben oder interviewt werden. Wenn ein Kind sich zum Beispiel um Mitgliedschaft im Club der Wutbezähmer von Amerika bewirbt, könnte ein Empfehlungsschreiben als Bestätigung von einem Gutachter beigelegt werden (Abbildung 7.1).

[28] Siehe auch Freeman & Lobovits (1993) und Wood (1985).

Club der Wutbezähmer von Amerika
Empfehlungsschreiben

Name des Antragstellers ______________________

Name des Gutachters ________________________

- In welcher Eigenschaft ist Ihnen die frühere Beziehung des Antragstellers zur Wut bekannt? (Wutanfälle, Streit, Kämpfe usw.)
- Zu welcher Art Mensch hat die Wut Ihrer Meinung nach den Antragsteller in dem Zusammenhang gemacht?
- Können Sie ein oder mehr Beispiele geben, bei denen der Antragsteller seine Fähigkeiten als Wutbezähmer unter Beweis stellte?
- Welche Stärken oder Kompetenzen hat der Antragsteller bei diesen Gelegenheiten gezeigt?
- Können sie eine Empfehlung dafür aussprechen, den Antragsteller in den Club der Wutbezähmer von Amerika aufzunehmen, wo er die Befugnis haben wird, seine Fähigkeiten zur Bezähmung der Wut mit anderen jungen Menschen zu teilen, die in ähnlicher Weise von der Wut besessen sind?

Abbildung 7.1: Formblatt für Empfehlungsschreiben: Club der Wutbezähmer von Amerika

Nachrichtenmedien

Es gibt viele Medien für die Verbreitung der Geschichte: Aufsätze, Briefe, Listen, auf Band aufgenommene Interviews, Zertifikate[29], Proklamationen (Abbildung 7.2), Kunst, Poesie und Transkripte. Diese erstrecken

[29] Beispiele für Zertifikate und Briefe finden sich bei WHITE & EPSTON (1990b).

sich von persönlichen, wie das „Dokument der Identität" (WHITE, 1995, S. 144), bis zu öffentlichen, wie REVIVE: *The Magazine of the Vancouver Anti-anorexia Anti-bulimia League.*[30]

Die Friedensproklamation der Familie Simons

Bis vor kurzem hat Streit die Kommunikation in der Familie Simons zerstört, Liebe und Respekt aus ihr herausgesogen und sie durch Bitterkeit ersetzt.

Die Familie Simons hat sich selbst zur Friedensfamilie erklärt und durch ihre streitfreien Mahlzeiten bewiesen, daß sie den Willen hat, Streit abzuwehren, wobei sie ihn bereits im Keim ersticken.

Jedes Familienmitglied hat einen Eid geschworen, alles in seiner Macht stehende nach bestem Wissen zu tun und eine Warnung auszusprechen, wenn es den Eindruck hat, der Streit habe in irgendeiner Form seinen Weg in ihre Kommunikation gefunden.

Es ist beschlossen, diese Proklamation an einem auffälligen und leicht zugänglichen Ort anzubringen, z. B. am Kühlschrank, Kamin, Anrufbeantworter.

Weiterhin wird beschlossen, daß bei der Gelegenheit, wo eine Warnung notwendig ist, jedes Mitglied veranlassen kann, die besagte Proklamation vor der ganzen Familie laut vorzulesen.

Und letztlich wird beschlossen, daß jedes Mitglied geschworen hat, beim Vorlesen aufmerksam zu sein, um die Proklamation zur Beendigung von Streit und Feindseligkeit zu vernehmen und zu bekräftigen und um die Rückkehr von Kooperation und Frieden in die Familie zu verkünden.

Unterzeichnet und beglaubigt am zehnten Tag des Juni, 1996, Berkeley, Kalifornien, Kreis Alameda.

Abbildung 7.2: Die Friedensproklamation der Familie Simons

---

30 Wenn Sie REVIVE: *The Magazine of the Vancouver Anti-anorexia Anti-bulimia League* abonnieren möchten, wenden Sie sich an: REVIVE, 1168 Hamilton Street, Suite 207, Vancouver, B. C. Canada V6B 2S2.

Für jüngere Kinder sind Listen und Tabellen nützliche Medien, um über Entwicklungen auf dem Laufenden zu bleiben. Ein bestimmtes Projekt, wie das „Tapferkeitsprojekt" von Virginia SIMONS und „Carrie" (FREEDMAN & COMBS, 1996, S. 232 – 236), kann in Form einer Liste geführt werden. Außerdem kann eine Liste dazu benutzt werden, um Fertigkeiten eines Kindes ganz unabhängig von seinem Problem zusammenzustellen. Ein kleines Kind kann zum Beispiel gefragt werden: „Hast du in der letzten Zeit irgend etwas gemacht, worauf du als Sechsjähriger stolz bist? Welche Dinge kannst du tun, auf die ich nicht kommen würde, wenn ich dich einfach so ansehe?" Die Familie gibt meistens sehr bereitwillig Beispiele für die wachsenden Fähigkeiten und Leistungen des Kindes. Die Liste kann Anhaltspunkte für die Geschichte von der Kompetenz des Kindes in Bezug auf sein Problem geben. Im Anschluß daran kann dann eine Liste begonnen werden, in der besondere Erfolge hinsichtlich des Problems zusammengestellt werden. Zum Beispiel: „Können wir zu deiner Liste eines Sechs-, fast Siebenjährigen mit den Dingen, auf die du stolz bist, dein neues Talent, dich selbst zu beruhigen, hinzufügen?"

Mitglieder einer Sorgengemeinde können über verschiedene Medien miteinander verbunden sein (FREEDMAN & COMBS, 1996; LOBOVITS, MAISEL & FREEMAN, 1995; MADIGAN & EPSTON, 1995). Dazu gehören persönliche Briefe, Gedichte, Kunst oder auf Band aufgenommene Interviews, die zwei oder mehrere bestimmte Mitglieder einer Sorgengemeinde miteinander teilen, die über den Therapeuten in Verbindung stehen. Briefe eines anderen Menschen zu hören, der mit bestimmten Gewohnheiten zu kämpfen hat (besessen – zwanghafte Störungen), und vielleicht diese Briefe zu beantworten, kann eine sehr bewegende Erfahrung sein. Solche Briefe können von jedem in dieser Gemeinschaft durchgesehen und gelesen werden. REVIVE, das als Briefaustausch anfing, ist hierfür ein besonders bewährtes Beispiel.

Handbücher: Es gibt viele Wege

Vor ein paar Jahren stellte Jenny sich die Frage: „Wie wäre es, wenn Therapeuten sich Akten anlegten über Probleme statt über Patienten?" Dies inspirierte sie dazu, Handbücher über Wissen und Erfolge von Kindern in Verbindung mit speziellen Problemen anzulegen. In diesen Büchern machen Kinder und Familien entweder Einträge für sich selbst oder sie bieten ihre Erfolgsgeschichten und ihren Rat zukünftigen Lesern an. Sie haben die Möglichkeit, darüber nachzulesen, wie andere vor ihnen sich mit demselben Problem auseinandersetzten.

Die Aufforderung, in das Handbuch zu schreiben, kann als eine Form von „deine Konsultanten konsultieren“ betrachtet werden. Ein Kind könnte seinen Beitrag einfach durch das Mittel der Dokumentation seines Wissens zu einem bestimmten Thema leisten. Oder, wenn es angemessen ist, könnte dem Kind eine mögliche Leserschaft für den Eintrag vorgestellt werden als „andere Kinder, die ich [der Therapeut] vielleicht in der Zukunft treffe, die sich mit demselben Problem auseinandersetzen und die von deinen Entdeckungen profitieren würden.“

Dieses Projekt verfolgt mehrere Ziele:

- Kinder mit Macht zu versehen und zu respektieren, indem man sie auffordert, anderen Kindern mit einem ähnlichen Problem mit Rat zur Seite zu stehen;
- den Berichten von ihren Kämpfen und Erfolgen Gewicht zu verleihen;
- eine Möglichkeit zu bieten, Spaß zu haben, indem man mit dem Erfolg angibt und über sich selbst hinaus wirkt;
- diese Berichte zwecks Inspiration und Rückbeziehung aufzubewahren für den Fall, daß sie selbst einen Rückfall erleben.

Die Kinder werden aufgefordert, in nicht-linierte Notizhefte ihre Geschichte oder Aussage, Fragen oder Gedichte zu schreiben oder zu diktieren und ihren Beitrag mit Bildern, Cartoons, Karten oder Graphiken zu illustrieren. In den Handbüchern befinden sich farbenfrohe Bilder und Cartoons, die von Jenny hinzugefügt wurden. Sie sind bei anderen Therapeuten, die mit Kindern arbeiten, herumgereicht worden, die dann wiederum ihre eigenen Beiträge hinzugefügt haben. Um nur einige Beispiele dieser Handbücher zu nennen: *Kinderhandbuch für Wutbezähmer: Wie man sich abkühlt und cool bleibt; Handbuch für Angstbezwinger und Sorgenzerstreuer; Freundschaft schließen mit deiner Phantasie; Fest Schlafen; Handbuch für die Befreiung von Gewohnheiten* und *Das Buch von der anderen Schule.* Abbildungen 7.3 und 7.4 zeigen Beispiele von zwei Handbüchern mit ihren Collage-Einbänden.

Wichtig ist, deutlich zu machen, daß ein Handbuch nicht ein Bericht über jene sein soll, die erfolgreich und erfahren sind, der dann denjenigen vorgelegt wird, die neu und weniger kompetent sind. Noch ist es dazu gedacht, als Anleitungsbuch oder Führer eingesetzt zu werden. Das ist nicht im Sinne des Handbuchs. Dennoch kann man manchmal

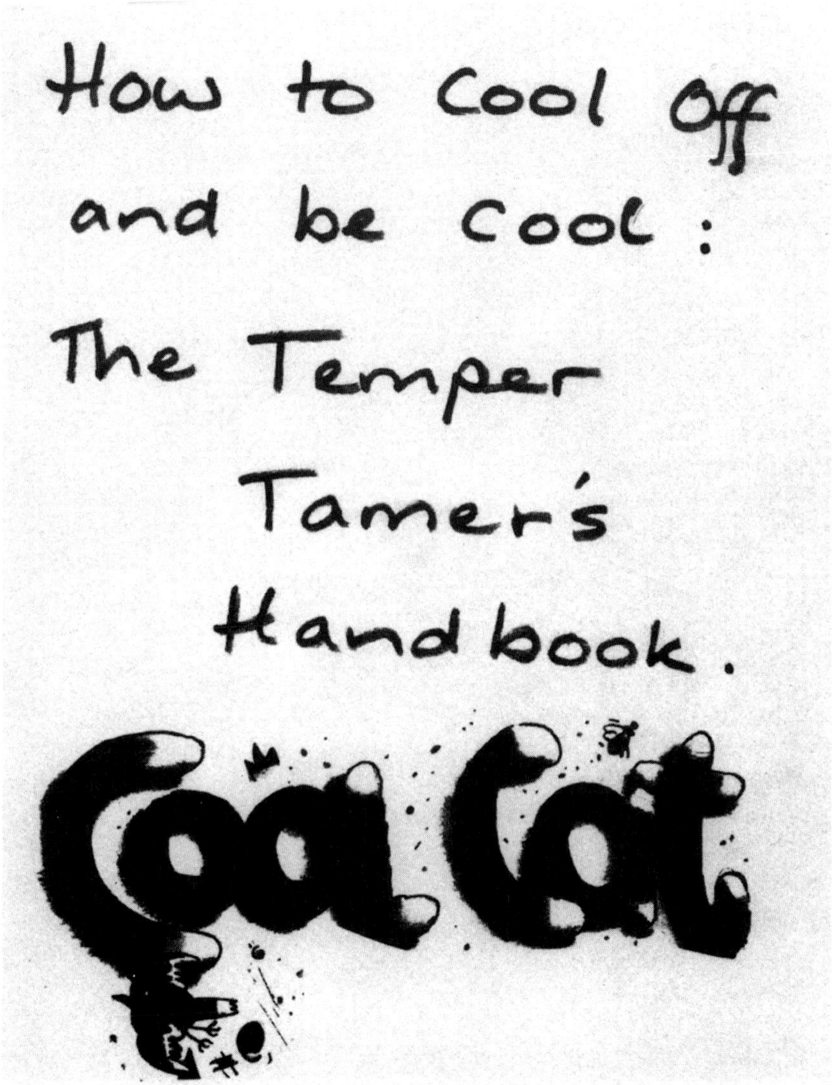

Abbildung 7.3: Kinderhandbuch für Wutbezähmer: Wie man sich abkühlt und cool bleibt! Coole Katze

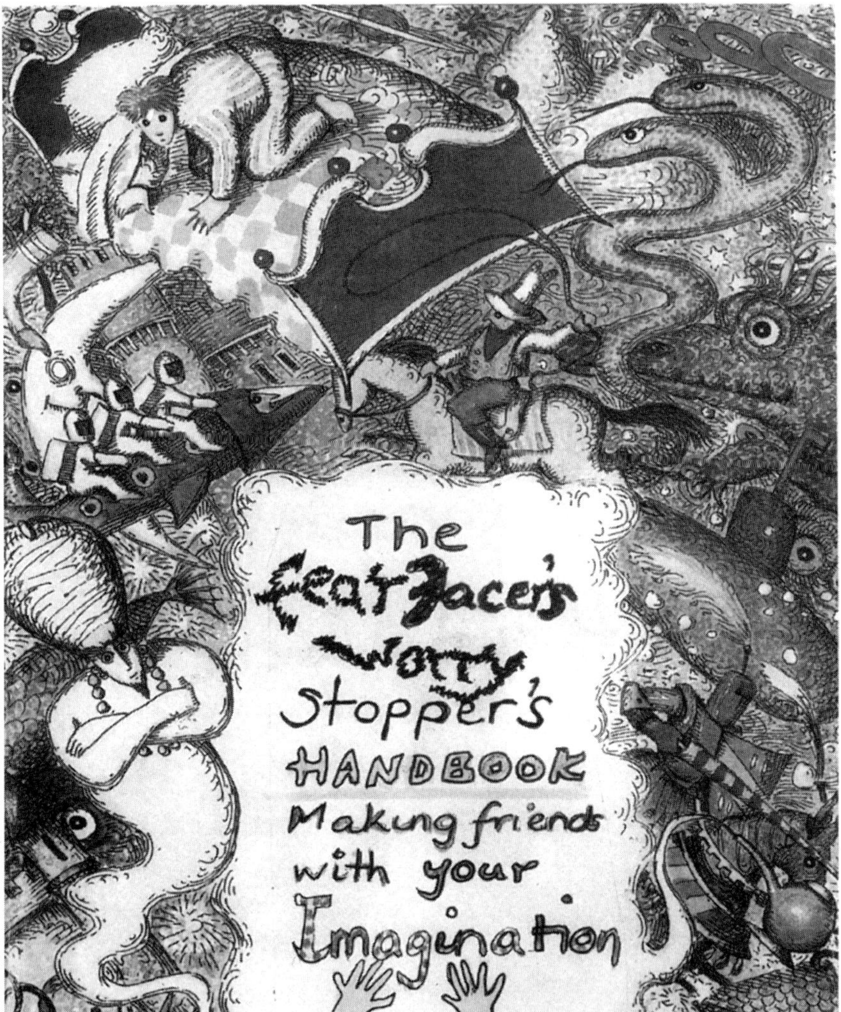

Abbildung 7.4: Handbuch für Angstbezwinger und Sorgenzerstreuer: Freundschaft schließen mit deiner Phantasie

Kindern, die eine Therapie beginnen, Geschichten von denen anbieten, die schon ein Stück weit diese Straße, auf der sie sich befinden, gegangen sind. Kinder, die für diesen Input bereit sind, zeigen diese Bereitschaft durch einen hohen Grad an Interesse. Der Hauptwert der Handbücher liegt aber unserer Meinung nach in der Teilnahme des Kindes, das seinen eigenen Eintrag macht. Viele Kinder sind so sehr daran interessiert, einen eigenen Beitrag zu leisten, daß sie sich nicht einmal die Zeit nehmen, die vorherigen Einträge zu lesen. Wenn ein Kind doch die Einträge seiner Vorgänger liest, wird es meistens dazu angeregt, seinen eigenen Beitrag zu leisten.

Das Buch ist wie ein „Gipfellogbuch" – ein Buch, das in einem wasserdichten Behälter auf den Berggipfel gelegt wird. Der Bergsteiger hat den Gipfel erreicht, genießt den Blick, fühlt die Aufregung des „Gipfelerlebnisses" und liest dann vielleicht im Logbuch und macht seinen Eintrag über den Weg nach oben. Ein großer Teil der Freude an einem Gipfellogbuch liegt darin, seinen eigenen Bericht zu schreiben. Einige Einträge werden als Ausdruck des Höhepunktes gemacht, andere dienen als Bericht über die einzelnen Schritte auf dem Weg nach oben. Jede Bergbesteigung ist wegen der unterschiedlichen Routen, des Wetters und anderer Bedingungen, die sich dem Kletterer entgegenstellen, anders; auch jedes Gipfelerlebnis und jeder Blick ist einzigartig. Handbücher sind Gipfellogbücher über die Wissensreise junger Menschen, während derer sie ihr Leben hinsichtlich ihres Problems ändern.

Ein Therapeut, der zusammen mit einem jungen Menschen ein Narrativ der Veränderung schreiben kann, ist aufgrund dieser Fähigkeit geeignet, neue Beiträge zum Handbuch zu entwickeln. Wenn der Therapeut das Handbuch als Ersatz für eigene Führungsqualitäten benutzt, kann dies auf das Kind einschüchternd oder abschreckend wirken. Kinder werden im allgemeinen aufgefordert, etwas einzutragen, wenn es ein einzigartiges Ergebnis gegeben hat, um die Veränderungsgeschichte weiterzuentwickeln und zu bekräftigen.

Hier ist ein Beitrag aus dem *Handbuch für festes Schlafen*, der von der fünfjährigen Rachel diktiert wurde:

> *Ich wollte, daß jemand bei mir bleibt, weil ich Angst vor Ungeheuern unter dem Bett hatte. Ich bin in Mamas Bett gegangen, und sie hat mich ärgerlich zurückgeschickt, weil sie nicht aufstehen wollte. Da habe ich die Idee gehabt, das Radio anzustellen und bin eingeschlafen und um 4:44 Uhr aufgewacht und wieder eingeschlafen, nachdem ich Radio gehört hatte. Dann bin ich um 6 Uhr zu Mama ins*

Bett gegangen, wie wir vereinbart hatten. Mama und ich waren glücklicher und es war schön, um 6 im Bett zu sein. Ich war auch glücklich und stolz auf mich. Es hilft auch, wenn man eine Teddylampe hat!

Eine andere Fünfjährige diktierte ihrer Therapeutin, Suzanne PREGERSON, einige Kommentare zu einer Zeichnung von sich selbst, wie sie am Morgen aufsteht (Abbildung 7.5):

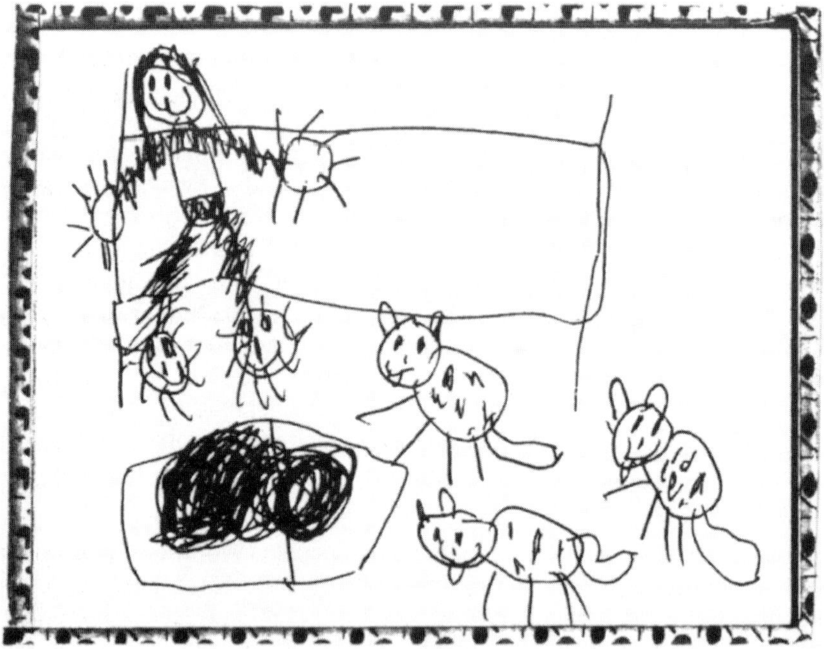

Abbildung 7.5: „Ich und meine Hausschuhe lächeln, weil ich allein geschlafen habe."

Ich bin allein ins Bett gegangen, denn meine Oma hat mir geholfen. Es ist sechs Uhr und Zeit für mich aufzustehen. Ich stehe auf und sehe nach meinen Hunden, weil meine Schwester noch nicht auf ist. Ich lerne, wie man allein schläft. Ich und meine Hausschuhe lächeln, weil ich allein geschlafen habe.

Eine Siebenjährige gab einige Ratschläge aus ihren eigenen Erfahrungen mit Ängsten in der Nacht:

Ich habe einige Möglichkeiten gefunden, mein Bett zu mögen. Mach dir ein gemütliches Nest mit Kissen und Stofftieren und feinen Schleierstoffen. Man kann seine unheimlichen Träume verändern, wenn man darin liegt. Hol dir eine entspannende Musikkassette, die spielt, wenn du aufwachst.

Hier sind einige Einträge aus dem *Handbuch für Wutbezähmer*:

Ich glaube, es ist besser zu spielen, statt wütend zu bleiben. Wenn die Wut beim Spielen hochkommt, geh einfach weg und mach was anderes, bis sie weggeht und sich beruhigt (Risa, 6 Jahre).

Ich habe was rausgefunden, wie man die Wut los wird. Ich kann das jetzt immer machen! Ich habe sie ausspioniert. Früher ist sie immer auf geradem Weg von hinten herangeschlichen, aber seit ich sie ausspioniert habe, kriecht sie in einer Spirale hoch. Ich warte, bis sie dicht herangekommen ist, denn ich lege sie gern herein, dann blase ich auf der Trillerpfeife, und sie springt hoch und rennt in die Luft. Dann geht sie weg und fällt hinunter. Oder manchmal beschimpfe ich sie: „Hör auf, du großer Sack mit klappernden Schraubenziehern, du Pupskopf!" Dann hört sie auf und geht weg. Wie neulich, als Mama und Papa abends ausgehen wollten, aber Mama hat die Pläne durcheinander bekommen. Es sollte ein anderer Babysitter kommen, als ich gedacht hatte, und ich war richtig aufgebracht, aber ich habe meine Ideen eingesetzt und mich beruhigt. Papa und Mama haben es nicht mal gemerkt, so ruhig war ich (Maria, 8 Jahre).

Maria machte auch einen Eintrag in das *Handbuch für Angstbezwinger und Sorgenzerstreuer*, in dem sie eine Tabelle beschrieb, die sie von dem Wettlauf zwischen Furcht, Angst und Spaß in ihrem Leben gezeichnet hatte (Abbildung 7.6)

Examen, Konfirmation und Feier

Klingt „Bendigung/Entlassung" nicht wie etwas für Versager? Examen und Konfirmation sind Beispiele für Rituale, die durchgeführt werden, wenn im Leben der jungen Menschen wesentliche Übergänge stattgefunden haben. Der Übergangsritus bietet eine Metapher, um die Früchte der Umwandlung des jungen Menschen mit seiner Gemeinschaft zu teilen. Familien und Kinder lieben solche Rituale am Ende der Therapie. Eine Zusammenfassung des von ihnen Gelernten in Form eines Gesprächs über „Konsultiere deinen Konsultanten" oder durch einen

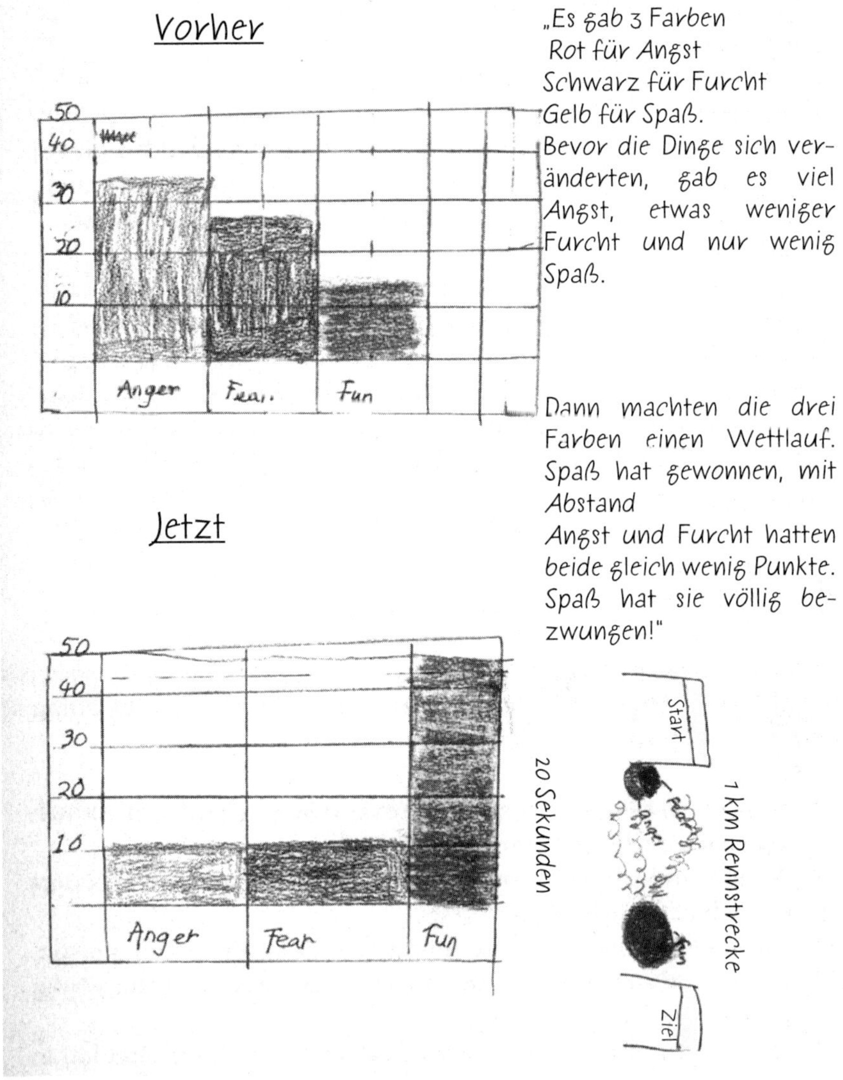

Abbildung 7.6: Marias Tabelle zeigt den Wettlauf zwischen Angst, Furcht und Spaß in ihrem Leben

Beitrag zu einer Sammlung bringt die Treffen zu einem bestätigenden Abschluß. Einige von uns möchten jedoch gern ganz einfach eine altmodische Party planen, bei der die Veränderungen durchgesprochen,

Zertifikate verteilt, Briefe oder Gedichte gelesen, oder eine Feier mit einem Essen.

Jimmys Ehrlichkeitsrede

Davids letztes Treffen mit Jimmy hatte die Form einer „Ehrlichkeitsparty“ (Seymour & Epston, 1992). Bei der Vorbereitung fragte David Jimmy, 12 Jahre, nach der Gästeliste für die Party: „Wer, meinst du, würde gern deine Rückkehr zur Ehrlichkeit feiern? Wer hat sich deiner Meinung nach Sorgen darüber gemacht, was die Unehrlichkeit in deinem Leben und dem Leben deiner Familie angerichtet hat? Gibt es irgendwelche Opfer deiner Unehrlichkeit, die du gern einladen würdest, um zu sehen, ob du es nicht wieder gutmachen kannst?“

Jimmy schlug vor, daß seine Großeltern Ehrengäste sein sollten. Leider konnten sie nicht an der Party teilnehmen, daher schlug David folgendes vor: „Da sie nicht zur Party kommen können, wie wäre es, wenn die Party zu ihnen käme?“ Der Höhepunkt einer Ehrlichkeitsparty ist natürlich die „Ehrlichkeitsrede“. Jimmy bat seine Eltern, seine Ehrlichkeitsrede auf Band aufzunehmen, damit seine Großeltern davon eine Kopie haben könnten. Hier ist das Transkript der Rede, die zu Jimmys Ehrlichkeitsparty gehalten und an seine Ehrengäste weitergegeben wurde:

> *Ich wißt alle, was ich anfangs in diesem Jahr gemacht habe. Mir ist jetzt klar, daß es nicht nur dumm war, was ich gemacht habe, sondern auch selbstsüchtig. Das tut mir leid. Seit dem Vorfall sind meine Mutter, mein Vater, John und ich zu Herrn Epston gegangen, einem Familientherapeuten, der vorgeschlagen hat, ich sollte an einem Programm für Ehrlichkeitstraining teilnehmen, von dem ihr alle wißt. Ich habe das gemacht, um mir und meiner Familie zu beweisen, daß ich der Versuchung widerstehen kann, etwas zu nehmen, was mir nicht gehört. Ich habe jetzt erfolgreich die Tests absolviert, die zu dieser Feier geführt haben. Ich möchte euch allen für die Unterstützung danken, die mir ganz sicher bewußt gemacht hat, wie falsch das war, was ich machte. Und in Zukunft werde ich mein Geld verdienen und nicht einfach nehmen.*

Zusammenfassung

Befragen über Nachrichten und Verbreiten dieser Nachrichten an die passende Zuhörer- bzw. Leserschaft ist ein besonderes Merkmal des narrativen Ansatzes in der Kindertherapie. Hierbei sind narrative Therapeuten zu folgendem aufgefordert:

- schulen Sie Ihr Ohr, damit Sie die Expertise und das hart erkämpfte Wissen eines Kindes, das mit einem Problem kämpft, wahrnehmen;
- entwerfen Sie einzigartige Fragen, die zu ausführlichen und detaillierten Berichten über diese Expertise herausfordern;
- edieren Sie die alternativen Narrative des jungen Menschen und schmücken Sie sie aus;
- überprüfen Sie deren Theorien zusammen mit dem jungen Menschen, der Familie und anderen stets in Hinblick auf Genauigkeit;
- identifizieren Sie die passende Zuhörerschaft – reale oder virtuelle – für die Nachrichtenverbreitung innerhalb und außerhalb der Familie;
- entwerfen Sie Publikationsmöglichkeiten, die geeignet sind, die Leserschaft zu fesseln (Briefe, Sammlungen, Handbücher, Zertifikate, Kunstwerke usw.);
- helfen sie mit, Sorgengemeinden (Clubs, Vereinigungen, Netzwerke, Projekte usw.) zu entwickeln und zu unterstützen;
- arbeiten Sie mit an der Schaffung von Konfirmations-, Examens- und Festlichkeitsritualen.

II.

Spielerische Mittel und Möglichkeiten

Kapitel 8

Therapien mit ästhetischem und literarischem Wert

Angezogen von dem Abenteuer, ein externalisiertes Problem zu überwinden, öffnen sich viele junge Menschen und nehmen aktiv an verbaler Konversation teil. Aber wie wir alle wissen, ziehen Kinder es vor, sich auch auf andere Weise als nur durch Sitzen und Reden auszudrücken! Auf dem Gebiet der Kindertherapie ist viel über die Grenzen verbaler Interaktion bei der Therapie mit Kindern und die Notwendigkeit anderer Formen von Kommunikation geschrieben worden (Axline, 1987; Brems, 1993; Case & Dalley, 1990; Combrinck-Graham, 1989; Gil, 1994; Moustakas, 1973; Oaklander, 1978). Viele alternative und spielerische Kommunikationsformen können leicht in die narrative Therapie integriert werden (Barragar Dunne, 1992; Freeman & Lobovits, 1993).

In diesem Kapitel äußern wir einige Gedanken über die Wichtigkeit, nicht-verbale Hinweise zu beachten und darstellende Kunst sowie Spieltherapie für Kinder zugänglich zu machen. Die Integration der darstellenden Kunst in die narrative Therapie soll hier durch eine längere Fallgeschichte verdeutlicht werden. Dann erläutern wir verschiedene Möglichkeiten, narrative Konversationen durch Kunstformen zu erweitern.

Eltern ersuchen um Kunst- oder Spieltherapie für ihre Kinder, da sie wissen, daß diese sowohl Spaß machen wie auch eine effektive Hilfe bei der Kommunikation sind. Die meisten Kinder ergreifen begeistert die Gelegenheit, auf andere Weise zu kommunizieren; auch diejenigen, die sich bei verbaler Konversation recht wohl fühlen, wissen es zu schätzen, wenn ihnen unterschiedliche Ausdrucksformen angeboten werden, wie zum Beispiel Malen oder Puppenspiel. Wenn ihnen alternative Ausdrucksmöglichkeiten nicht zur Verfügung stehen, werden die einzigartigen „Stimmen“ bestimmter junger Menschen aus der Konversation einer Familientherapie ausgeschlossen.

Es lohnt sich, Spieltherapie und Therapie durch darstellende Kunst in folgenden Fällen in Betracht zu ziehen:

- bei Kindern, die in der Therapie verbal nicht sehr mitteilsam sind, einschließlich jener, die sich verbal schüchtern verhalten, eine andere Sprache als Muttersprache sprechen, sprachbedingte Schwierigkeiten haben oder einfach zu klein zum Sprechen sind;

- bei Kindern, für die Kunst, Sandkasten oder Tanz bevorzugte Ausdrucksmittel sind, wenn man berücksichtigt, daß sie ihre Erlebnisse primär visuell oder kinästhetisch verarbeiten;
- bei Personen, die zu gewissen Zeiten eine Einschränkung verbaler Ausdrucksmöglichkeiten erlebt haben, zum Beispiel durch Drohungen während der Mißhandlungen, und die sich bei „Sprechtherapie" unwohl fühlen (Barragar Dunne, 1992);
- bei Familien, bei denen zwischen Therapeutin und Kind in Bezug auf Familienstil oder kulturellen Ausdruck Unterschiede bestehen und wo die Eltern bestimmte Erwartungen über kindgemäße Kommunikationsweisen haben[31].

Uns könnte zum Beispiel auffallen, daß Eltern von einem Kind erwarten, mit Erwachsenen in autoritärer Position (einschließlich der Therapeutin) mit Anzeichen von Unterwürfigkeit zu kommunizieren, z. B. begrenztem Augenkontakt oder höflich kurzen Antworten. Die Therapeutin kann sich nach diesen Verhaltensweisen erkundigen und darüber, wie man sie am besten einhält, um dann über die Möglichkeit zu sprechen, wie man sie in der Therapie ändern kann, ohne respektlos zu sein. Wir könnten zum Beispiel dem Kind ein Kompliment für sein höfliches Verhalten machen und die Eltern fragen, ob es für ihr Kind eine gute Idee wäre, durch Zeichnungen oder ein Tagebuch mit uns zu kommunizieren.

Kinder, die im emotionalen Erleben des Problems gefangen sind, können große Schwierigkeiten haben, sich in Worten auszudrücken, sie kommunizieren jedoch unter Umständen nonverbal und machen ihre Erfahrung durch Gesichtsausdruck, Haltung und Bewegung bekannt. Wieweit sollten wir auf unserem Versuch beharren, junge Menschen verbal anzusprechen, die in solch einer Erfahrung befangen sind?

Information über Probleme kann sich auf der somatischen Ebene finden, selbst wenn sie kaum im Bewußtsein vorhanden ist. Dann sind Ansätze notwendig, diese Erfahrungen in den Mittelpunkt zu stellen. An

[31] Wir ziehen es zwar vor, solchen Familien eine Überweisung in ein kulturell besser geeignetes Umfeld anzubieten, aber dies ist nicht immer möglich oder von der Familie erwünscht.

anderer Stelle haben wir dies als „somatische Konversationen" bezeichnet (FREEMAN & LOBOVITS, 1993, S. 198).[32]

In den oben genannten Situationen bieten sich nonverbale Ausdrucksformen als alternative Kommunikationsmittel an, die dem Kind gleichzeitig den Eindruck vermitteln, akzeptiert zu.

Einheit von Körper und Geist und die darstellende Kunst

Eine gewisse Zeitlang entfalten Lernen und Kommunikation sich beim Baby im sozialen Kontext ohne Worte. Wie MILLS und CROWLEY es ausdrücken (1986, S. 92): „Obwohl das Baby in diesem Zeitabschnitt keine Sprache zur Verfügung hat, werden Eigenschaften, Gefühle und Bedürfnisse auf einer großen Spielbreite mitgeteilt." Wenn kleine Kinder dann verbaler werden, wird eine immer größere Menge des sinnlichen Inputs vom Gehirn in einer narrativen Form geordnet.

Die Folgen für unsere Arbeit ergeben sich, wenn wir über die Komplexität nachdenken, mit der wir die Welt wahrnehmen und deuten. Wenn wir unsere Wahrnehmung vom Leben eines Menschen auf das beschränken, was in Worten zu einer Geschichte wird, und das funktionale biologische Ganze von Geist und Körper ignorieren, gleiten wir unter Umständen in den Dualismus der Philosophie DESCARTES. Die Landkarte der verbalen Beschreibung hat weiße Flecken und stellt das Territorium der gelebten Erfahrung einschließlich des Reichtums an visuellen symbolischen Prozessen, Gefühlen, Emotionen und Empfindungen nicht in seiner Gesamtheit dar. Kunsttherapien sprechen unmittelbar die auditiven, visuellen und kinästhetischen Sinne wie auch die Emotionen an. Wenn wir auf nonverbale Hinweise achten und Ausdruck in einer Vielfalt von Künsten ermöglichen, wenn wir die unterschiedlichen Sinne ansprechen, dann entstehen neue Erfahrungsdimensionen, die ästhetisch lohnend und in unseren Gesprächen mit Kindern effektiv sind.

[32] Parallel hierzu haben Melissa und James GRIFFITH (1994) im Umgang mit somatisch begründeten Problemen (z. B. sogenannten „somatoformen Störungen") entdeckt, daß „unaussprechliche Zwangslagen" eine verbale Kommunikation ungewiß und sogar unmöglich machen können. Nach ihrer Feststellung muß dieses Dilemma sowohl im Bewußtmachen der Körperhaltung und Bewegung wie auch durch sicheren verbalen Ausdruck angesprochen werden, bevor der Zustand verbessert werden kann.

Darstellende Künste

Kinder und ganze Familien können aufgefordert werden, narrative Konversationen unter Verwendung darstellender Künste zu entwickeln mit Hilfsmitteln wie Zeichnen oder Malen, Cartoons, Gedichten oder Tagebüchern, Skulpturen, geleiteten Phantasiereisen, Tabellen oder Karten, Sandkästen, Puppenschauspielen, Verkleidungen, Rollenspiel und Dramatherapie, Bewegung, Laienspiel und Anfertigung von Masken (Barragar Dunne, 1992; Freeman & Lobovits, 1993; Smith & Barragar Dunne, 1992).

Obwohl viele der Ansätze in diesem Kapitel beschreiben, wie man direkt mit einem Kind oder Kindern arbeitet, können sie auch angewendet werden, um alternative Kommunikationsformen zwischen Familienmitgliedern zu ermöglichen, die zum Beispiel an einer Familienzeichnung interessiert sind, an einem Puppenspiel oder dem Sandkasten.

Man muß keine Künstlerin sein oder eine besondere Ausbildung haben, um darstellende Kunst in Verbindung mit narrativer Therapie zu verwenden. Es gibt ganz geradlinige Möglichkeiten, um Ausdrucksformen zu erweitern. Zum Beispiel können viele Kinder aufgefordert werden, Gedanken zu Problemen oder Gegenproblemen in der graphischen Form von Zeichnungen oder Cartoons zu zeigen. Man muß keine Expertin in darstellender Kunst oder Spieltherapie sein, da das Kind bereits ein Experte im Spielen ist und einen weiten Weg gehen wird, wenn man es nur dazu auffordert; der Erwachsene muß nur einverstanden sein, sich mitziehen zu lassen und die Bedeutungen aufzugreifen, die sich ergeben.

Das Feld der Kunsttherapie hat einiges mit der narrativen Therapie gemeinsam. Wenn auch die Theorien hinter diesen Ansätzen unterschiedlich sein können, ist doch das „Ausdrücken" eines Problems in einer Kunstform an sich verwandt mit der Praxis der Externalisierung. Der eigentliche Prozeß, die Beziehung zu einem Problem zu zeichnen, in eine Skulptur oder ein Drama zu verwandeln, ruft ganz selbstverständlich im Innersten das Gefühl hervor, daß dieses Problem außerhalb des Ichs zur Reflexion zur Verfügung steht. Der Akt des Darstellens in diesem Sinn wird oft als an sich günstig geschildert – es kann eine Erleichterung für Kinder sein, das externalisierte Problem buchstäblich auf symbolische und dennoch körperlich empfundene Weise „auszudrücken". Dies erlaubt ihnen, das Problem zu „sehen" und leichter darüber nachzudenken. Genauso wie sie es allein beim Spielen machen, arbeiten Kinder oft gern in verdeckter Form und wiederholt an ihren Geschichten, wie zum Beispiel im Puppentheater, statt Dinge direkt anzusprechen.

In einigen darstellenden Kunsttherapien erfindet die Klientin einen bildlichen Ausdruck ihres Problems, mit dem sie Dialoge führt und der theoretisch als „Teil" des Ichs verstanden werden kann. So wird zum Beispiel „die Kritikerin" innerhalb eines Menschen personifiziert, gezeichnet und in eine angenehmere Beziehung zu diesem Menschen gebracht (McMurray, 1988). Nach unseren Erfahrungen ergeben sich ähnliche Vorteile aus dem künstlerischen Ausdruck eines Problems in der Kunsttherapie wie aus der Praxis der Externalisierung.

Sowohl die Therapie mit Hilfe der darstellenden Kunst (Weller, 1993) wie auch die narrative Therapie fordern ihre Klientinnen auf, dem von ihnen Dargestellten eine Bedeutung zu geben, und verwenden es nicht zur objektiven Diagnose und zum Zweck der Interpretation. Die Therapeutin nimmt eine Haltung der Neugier ein und ermöglicht der Klientin eine Ausweitung der bevorzugten Bedeutungen, statt ihr eine Expertinnenmeinung zu ihren künstlerischen Werken anzubieten.

Die Darstellung der Bedeutung

Narrative Therapeutinnen sind an der „Darstellung neuer Bedeutungen" interessiert (Bruner, 1986; White & Epston, 1990a/1997), die dazu führt, daß gemeinsam alternative Geschichten geschrieben werden. Unser Gebrauch der Sprache formt aktiv die Bedeutung und daher auch die Erfahrung, statt sie nur zu repräsentieren oder zu beschreiben. Michael White (in White & Epston, 1990b, S. 12) sagt dazu:

> Wenn wir akzeptieren, daß Menschen ihre Erfahrungen strukturieren und durch das Schildern dieser Erfahrung mit Bedeutung versehen, und daß sie in der Darstellung dieser Geschichten ausgewählte Aspekte der erlebten Erfahrung ausdrücken, dann folgt daraus, daß diese Geschichten konstituierend sind – sie formen Leben und Beziehungen.

Dieser Gedanke nimmt im Kontext der darstellenden Kunsttherapie neue Dimensionen an. Die „Darstellung" einer neuen Bedeutung oder Geschichte, die andere Ausdrucksbereiche mit einschließt, trägt dazu bei, die neue Erfahrung zu verfestigen. Sieht man buchstäblich in einem Bild eine unterschiedliche Sicht, so fügt das der Darstellung der

Bedeutung eine Sinnesdimension hinzu. Ein Kind zeichnet sich zum Beispiel so, wie das Problem es sehen würde, und dann so, wie es selbst gern gesehen werden würde; hierdurch gewinnt es eine problemfreie Version von sich selbst, die zu der sich herauskristallisierenden alternativen Geschichte paßt.

Kinder lieben es, über Schauspiel oder Puppenspiel neue Geschichten über ihre Beziehung zum Problem darzustellen. Stellen Sie sich ein besonderes Projekt für die Darstellung von Bedeutung vor: ein Video-Dokumentarfilm von der bevorzugten Geschichte eines Kindes oder einer Familie, wie z.B. der Interviews, Empfehlungsschreiben, Gedichte und bedeutungsvolle Bilder in Zeichnungen und im Sandkasten.

Zusammen mit verbalen Kommentaren und Fragen wird die Darstellung von Bedeutung in irgendeiner dieser Kunstformen multidimensional und somit wertvoller.

Der Gewinn durch Ästhetik

Künstlerische Darstellung kann für sich genommen als lohnend und heilsam erlebt werden. In der darstellenden Kunsttherapie wird der Schaffensprozeß als wertvoll betrachtet, und das Hauptaugenmerk liegt nicht auf technischer Virtuosität oder dem künstlerischen Verdienst des Produkts. Wenn darstellende Kunst mit dem gemeinsamen Erstellen von Narrativen verbunden wird, ermuntern wir das Kind zu alternativen Ausdrucksformen, fragen respektvoll nach den Nuancen der Bedeutungen und lassen unsere eigene Vorstellung mit den seinen überlappen, statt die Geschichten dazu zu benutzen, das Produkt zu interpretieren oder evaluieren.

Paolo Knill, Helen Nienhaus Barba und Margo Fuchs (1995, S. 71) haben den Wert einer ästhetisch befriedigenden Darstellung festgehalten:

> Eine *ästhetische Reaktion*, wie wir den Ausdruck hier benutzen werden, bezieht sich auf eine deutliche Reaktion mit einem physischen Ursprung auf ein Geschehen in der Vorstellung, einen künstlerischen Akt oder auf die Wahrnehmung eines Kunstwerkes. Wenn die Reaktion tief geht und die Seele erschüttert, beschreiben wir sie als „bewegend" oder „Atem-beraubend"[33]. Unsere Sprache suggeriert eine sinnliche Wirkung in Verbindung mit dem Bild, was sich, wie

[33] **Anm.d.Übers.:** deutsch im Original

HILLMAN es beschreibt, in dem schnellen Einatmen (oder der Inspiration) äußert, wie wir das in der Gegenwart von Schönheit erleben können (1994).

In multimodalen oder intermodalen darstellenden Therapien werden die Personen aufgefordert, sich flexibel zwischen den unterschiedlichen Ausdrucksmitteln hin und her zu bewegen und ihren kreativen Instinkten und Interessen zu folgen (KNILL, BARBA & FUCHS, 1995; ROBBINS, 1994; ROGERS, 1993). Zufriedenheit ist gewährleistet, da unterschiedliche Sinne angesprochen werden und eine vertiefende Wirkung stattfindet. Dieses Modell kann lose im Kontext der narrativen Therapie angewandt werden. Zum Beispiel kann über den Sandkasten reflektiert werden, indem ein Gedicht oder eine Kurzgeschichte geschrieben wird. Seine Bedeutung kann durch Bewegung weiterentwickelt werden, die dann zu einem Gemälde oder einer Skulptur führt.

Wenn sie wissen, daß unterschiedliche Mittel zur Verfügung stehen, wählen das Kind oder andere Familienmitglieder möglicherweise unterschiedliche Ausdrucksweisen zu verschiedenen Zeiten während der Therapie. Manchmal treten für das Kind zusammen mit dieser ästhetischen Erfahrung wichtige Bedeutungen ans Tageslicht. Die elfjährige Arianna war mehrere Jahre lang in individueller Spiel-, Kunst- und Buchtherapie gewesen, um sich von den Auswirkungen schweren körperlichen und sexuellen Mißbrauchs zu befreien. Eines Tages kam sie ins Spielzimmer und ging, nach einem leisen „Hallo“, zum Sandkasten hinüber. Im Zentrum beginnend zeichnete sie sorgfältig mit dem Finger eine Spirale über den ganzen Sandkasten in den Sand. Arianna forderte Jenny auf, sich den Sandkasten anzusehen, zog es jedoch zu diesem Zeitpunkt vor, nichts zu sagen. Es entstand ein zartes Schweigen. Jenny fragte, ob sie sich vielleicht auf irgendeine andere Art ausdrükken wollte, vielleicht mit einem Gedicht oder einer Zeichnung über ihren Sandkasten. Arianna setze sich auf den Boden und schrieb das Gedicht in Abbildung 8.1.

Nachdem Arianna das Gedicht gelesen hatte, fragte Jenny, ob und wie sie sich wohl weiter ausdrücken möchte. Arianna meinte, sie würde vielleicht gern etwas Tagebuch schreiben oder etwas von ihrem Wissen in einem Handbuch mitteilen. Da sie sich bewußt war, daß möglicherweise andere das von ihr Geschriebene später lesen würden, schrieb sie den folgenden Kommentar zu ihrem Gedicht auf.

Wirbelnder Sand
von „Arianna“, 11 Jahre

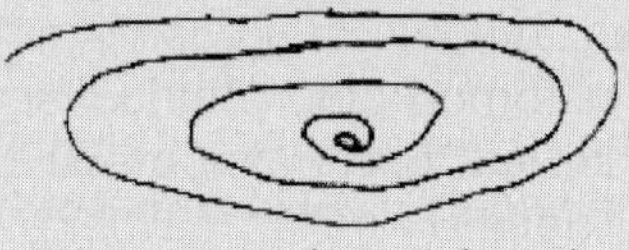

Ich gehe in den wirbelnden Sand
Der Strand hat verborgene Schätze -
Perlmutt und
Muscheln
Und Schneckengehäuse
Ich schleud're einen Stein über den endlosen
Strand
Er ist eine Wüste
Ohne Kakteen.
Er ist der Himmel
Ohne Engel.
Er ist die Welt
Ohne Krieg
Er ist Leere
Ohne böse Gefühle.
Er ist Liebe
Ohne Ende.

Abbildung 8.1: „Wirbelnder Sand“

Die Verwandlung der Angst

Dieses Geschichten-Gedicht handelt von einem Mädchen, das durch eine endlose Wüste geht, die eine endlose Wüste der Angst zu sein scheint, aber eigentlich findet das Mädchen, daß dies ein schöner Ort ist. Sie denkt, sie ist nicht wirklich allein und jedes Sandkorn ist so wertvoll wie eine Perle. Die Muscheln und Schnekkengehäuse sind nicht nur tote Tiere, sondern lebendige Schätze.

Ich habe gelernt, meine Sensibilität positiv statt negativ einzusetzen. Statt zu weinen, wenn jemand mich beschimpft, denke ich jetzt: „Das ist einfach dein Problem“ und kann darüber lachen. Angst ist wie Sensibilität, man muß sie ändern. Angst ist eigentlich verborgener Mut. Angst ist ein Pfeil – sie weist auf Dinge hin – sie kann dein Freund sein. Es gibt zwei Arten von Angst: (1) Angst aus Dummheit;

wenn man Angst vor seinen Gefühlen hat, dann hat man verletzte Gefühle. (2) begründete Angst. Woher kennt man den Unterschied? Hör einfach auf deine Gefühle, auf das, was dein Herz dir sagt, nicht auf das, was Angst dir sagt. Du mußt mit deinem Herzen zuhören, auf dein Herz hören.

Als Jenny bedachte, daß bis zu diesem Punkt in ihrer gemeinsamen Arbeit Dissoziation die hauptsächliche Möglichkeit für Arianna gewesen zu sein schien, wenn irgend etwas im Zusammenhang mit Angst oder Mißhandlung zur Sprache kam, war sie von der Lebendigkeit und Gewandtheit ihres Ausdrucks bewegt.

Jenna und der Tempel des Lichts

Wir bieten Ihnen nun eine längere illustrierte Fallgeschichte an, damit Sie die kreative Reise eines Kindes lesen und betrachten können, das mehrere Kunstformen benutzt hat, um sich auszudrücken. Jenna und ihre Mutter Rachel trafen sich mit Jenny in Einzel- und Familiensitzungen in Abständen über einen Zeitraum von zwei Jahren.

Jenna, acht Jahre alt, von gemischt afro-amerikanischer und jüdischer Herkunft, und ihre Mutter Rachel kamen zu Jenny, denn, wie Rachel es ausdrückte, „sie scheint bereit, sich mit einigen Themen in Bezug auf den Tod ihres Vaters durch Krebs vor einem Jahr auseinanderzusetzen". Rachel berichtete, Jenna sei ihrem Vater, Gene, sehr nahe gewesen, der sie hauptsächlich versorgt hatte, aber seine langwierige Krankheit hatte bedeutet, daß er häufig müde und schlecht gelaunt gewesen war. Ihre Familie hatte sich einer doppelten Krise gegenüber gesehen: Bei Gene wurde Krebs festgestellt, als Rachel gerade selbst eine Krebsbehandlung hinter sich hatte. Glücklicherweise befand sie sich jetzt auf dem Weg der Besserung. Rachel beschrieb dann ihre Tochter als „lebenssprühenden, energiegeladenen, charismatischen und künstlerisch begabten Wildfang".

Jenna empfand viel Angst und Kummer. Und eines war sicher – sie war auch wütend und jähzornig. Sie machte regelmäßig ins Bett und verbrachte oft den größten Teil der Nacht schreiend als Folge von „schlechten Träumen". Jenna schlief nie durch und war ganz allgemein sehr anspruchsvoll. Dies war ein ernsthaftes Problem für Rachel, die äußerst erschöpft war und für ihre Gesundheit und ihr Wohlbefinden Schlaf brauchte. Sie hatte den Eindruck, alles sei ein einziger Kampf geworden, und fand es schwer zu entscheiden, „wo sie die Grenze zwischen ihren und den eigenen Bedürfnissen ziehen sollte".

Jenna war mittlerweile weitgehend von Angst beherrscht, hatte deswegen Schwierigkeiten, zur Schule zu gehen, und konnte auch „Gruseliges“ weder lesen noch im Fernsehen oder auf Video ansehen. Als Jenny Jenna nach den Auswirkungen der Furcht auf ihr Leben und ihre Beziehungen fragte, klagte diese: „Sie hindert mich daran, Bücher zu lesen und mich mit meinen Freundinnen zu treffen.“ Rachel und Jenna hatten beide den Wunsch, diese Zeit nach dem Verlust von Gene durchzustehen, ohne daß Angst Jennas Leben übernahm. Sie hatten sich auch schon einige Techniken ausgedacht, die Jenna benutzte, um sich selbst zu beruhigen, wie zum Beispiel nachts eine Musikkassette spielen zu lassen.

Rachel wünschte sich eine Kunsttherapie für ihre Tochter, da dies, wie sie wußte, eine bevorzugte Ausdrucksform ihrer Tochter war. Jenny stellte mit Rachel und Jenna einen lockeren Plan auf, um die Therapie aufzuteilen in gemeinsame Treffen und in Einzelsitzungen für Kunst, Spiel und Gespräche. Viele narrative Konversationen fanden mit Rachel und Jenna zusammen statt, und viele Sitzungen mit darstellender Kunst mit Jenna allein, obwohl sie ihre Produkte und Gedanken danach der Mutter darlegte.

Jennas verstorbener Vater, Gene, wurde von Anfang an mit in die Therapie einbezogen. Auf Jennys Vorschlag brachten Rachel und Jenna Photos aus der gemeinsamen Familienzeit mit, ebenso wie Geschichten über sein Leben und sein Sterben.[34] Die Familie führte einfache Rituale durch, mit denen sie Gene in ihr Leben mit einschlossen; sie zündeten zum Beispiel Kerzen an und erinnerten sich an Zeiten mit ihm, wo er normalerweise an Ereignissen im Familienleben teilgenommen hatte. Jenny stellte dann Fragen, was Gene sich für Jenna wünschen würde. Welchen Rat würde er geben in Bezug auf Jennas Kampf mit der Angst oder irgend welchen anderen Problemen? Was würde er über ihre Erfolge sagen, und wie würde er sie feiern? Jenna rief dann aus, sie wünschte sich, ihr Vater würde von ihren Leistungen oder den Schritten, die sie unternommen hatte, erfahren.

---

[34] Jennys aktives Interesse daran, Gene mit einzubeziehen, war zum Teil durch den Aufsatz von Michael White (1988b) angeregt: „Wieder Hallo sagen: Die Aufnahme der verlorenen Beziehung in die Aufarbeitung der Trauer.“ Dieser Artikel gibt uns die Metapher des „Hallo – Sagens“ wie auch die üblichere und beliebtere des Loslassens oder Auf Wiedersehen-Sagens als Möglichkeit, Trauer oder Verlust zu verarbeiten.
Sie erinnerte sich auch an ihre Erfahrungen, als sie im Herzen einer asiatischen Gemeinde lebte, wo in vielen Haushalten Altäre für die Vorfahren stehen. Wenn etwas Wichtiges geschieht, werden Duftstäbe angezündet und die Familienmitglieder sitzen in meditativem Gebet vor einem Photo des geliebten Angehörigen, der in der Phantasie über die Ereignisse „informiert“ und zu ihnen „befragt“ wird.

Eine Weile lang war Jenna damit zufrieden, einfach ihre Angst als „Ängste" zu externalisieren. Zorn und forderndes Verhalten, das sie an den Tag legte, wurden entweder als „Angst" oder als „Frustration" bekannt. Später kam Jenna auch mit dem Ausdruck „die Gaunerin", wenn die Angst sich besonders stark einmischte. Um die Frustration und den Streit zu überwinden, die zwischen Mutter und Tochter standen, schlug Jenny vor, sie sollten zusammen nebeneinander von der anderen Seite des Raumes aus diese Probleme in Form von zwei Puppen betrachten. Von diesem gemeinsamen Standpunkt aus beschlossen sie, ein Antifrustrationsteam zu bilden und zusammenzuhalten, um gemeinschaftlich die beiden Puppen zu tadeln. Diese Wahrnehmungsverschiebung veränderte ihre Beziehung zu Hause.

Jennas Trauer war etwas, worüber sie lange Zeit nicht sprechen konnte, bis Jenny sie aufforderte, ein Bild von ihrem Erlebnis zu malen. Jenna malte ein Bild (Abbildung 8.2) von einem Mädchen, auf das Wasser „wie ein Eimer voller Tränen" aus einer Dusche über sie herunterströmte. Sie sagte leise, dies seien zum Teil die Tränen ihrer Mutter. Dies ermöglichte ihr zu sagen, daß sie von der Trauer ihrer Mutter überwältigt und erschreckt war und es selbst schwer fand zu weinen.

„Wenn sie über meinen Papa spricht und weint und es ist laut und unheimlich, ist das wie eine Dusche," erklärte sie. „Es macht mich wütend, sie so aufgebracht zu sehen." Bei der nächsten gemeinsamen Sitzung war Jenna be-

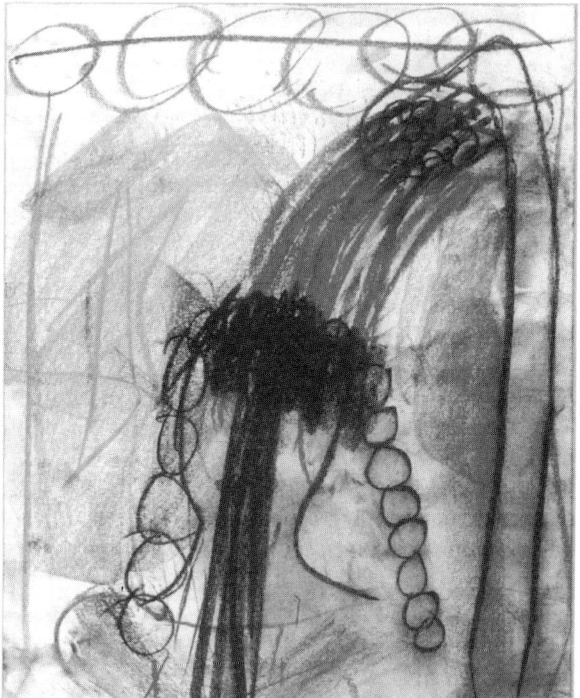

Abbildung 8.2: Ein Eimer voller Tränen

reit, ihrer Mutter dieses Bild zu zeigen. Dieses Bild sprach Bände für Rachel über Jennas Gefühle und regte sie zu einer Konversation darüber an, wie Rachel ihre Trauer in einer Weise und an einem Ort zum Ausdruck bringen könnte, die für Jenna nicht „unheimlich“ war. Jenna fragte, ob sie dabei helfen könnte, Trauer und Weinen weniger überwältigend für sie zu machen.

Einige Monate später malte Jenna ein Bild von einem Regenbogen und schrieb auf Jennys Vorschlag hin ein Gedicht dazu.

Regenbogen an einem stürmischen Tag

Ich bin ein stürmischer Tag
Ich habe einige Blitze und schwärzliche Streifen
Und alle Arten von Farben an meinem Himmel:
Pfirsichfarben und grün,
Magentarot, rosa und ein wenig lavendel,
Durch all dies hindurch kannst du den Regenbogen sehen auf mir.

Ich bin ein Gewitter,
Ich grummel und grummel
Ich fühle mich schön sauber,
Ein schönes Gefühl, ein Sturm zu sein.
Klirr, Krach, Rums, Dadamm,
Das ist der Blitz in Alabam
Rosa, gelb, lila, braun,
Misch alles zusammen und du kriegst einen Sturm.

Es schien leichter für Rachel und Jenna zu sein, Jennas Beziehung zu Angst und Sorge zu diskutieren und zu überlegen, wie schädlich die Angst für ihren Schlaf war. Ihnen wurde klar, daß die Sorge – was unter ihren Umständen überhaupt nicht verwunderlich war – ein Auswuchs der Angst war. Besonders Jenna war ärgerlich, weil dies sie daran hinderte, Bücher zu lesen oder bei Freundinnen zu bleiben, aus Angst, es könnte etwas Gruseliges im Fernsehen oder in den Büchern auftauchen. „Sie ist eine Gaunerin, die dich dazu bringt zu meinen, du könntest mit diesen Dingen nicht fertig werden, und dir einredet, du seist dumm,“ sagte sie. Auf Jennys Nachfragen beschloß Jenna, es sei unfair, daß soviel in ihrem Leben von der Gaunerin Angst übernommen wurde; sie war jetzt bereit, sich ihr in den Weg zu stellen. Als allererstes, so beschlossen sie, müßte Jenna in der Lage sein, den Unterschied zwischen Sorge und Angst zu erkennen und eine Trennlinie zwischen den beiden zu ziehen.

Jenny schlug Jenna vor, Bilder zu malen (Abbildungen 3.3 und 3.4, S. 109/110), die zeigten, wie es war, wenn Sorge die Oberhand über sie gewann und wenn Jenna die Sorge besiegte. Jenny hielt ihre Kommentare zu den Bildern fest:

> *Gute Sorge, schlechte Sorge*
>
> *Zuerst siegt die Sorge. Dann schlägt Jenna sie. Weißt du wie? Statt sich ärgern zu lassen, ärgert sie die Sorge. Dann macht sie sich nicht mehr so viel Sorgen wie vorher. Das gefällt ihr besser. Die Sorge sollte im Gefängnis in Einzelhaft sein, damit man sie sich holen kann, wenn man sie braucht, zum Beispiel wenn man über die Straße geht. Man sollte sich auch Sorgen machen, wenn man sich übergeben muß. Wenn man das nicht tut und zur Schule geht, könnte man jemand anderen krank machen, oder sogar selber viel kränker werden, gefährlich krank.*

Diese Unterscheidung wurde von Rachel bestärkt, die mit Jenna über ihre „realistischen Sorgen" sprach und was sie gegen sie machen könnte, unabhängig von den Zeiten, wo Sorge sich in die Gaunerin Angst verwandelte. Da sie mittlerweile wußten, daß diese Gaunerin bei körperlicher Anspannung gedieh, bestand ein Projekt darin, „Freunde der Entspannung" zu identifizieren und zu pflegen, wie zum Beispiel Musik, tiefes Atmen und Bestätigungen wie auch Jennas eigene Furchtlosigkeit und Kraft. Wenn sie diese Freunde brauchte, konnte sie sich an diese wenden mit der Bitte um Hilfe bei Entspannung und Überwindung der Angst, statt die Mutter in der Nacht aufzuwecken. Eine von Jennas originellen Ideen bestand darin, „einen imaginären Gehirnschalter" zu erfinden, „den man benutzen konnte, um das Gehirn wieder einzuschalten und es von den Tricks der Angst zu befreien, die es abgeschaltet haben".

Was sie selbst betraf, beschloß Rachel, sie müsse einige Grenzen festlegen. Sie verwendete das bewährte Tabellensystem, auf dem frühes Schlafengehen und in der Nacht Durchschlafen mit Sternchen festgehalten wurden und es eine wöchentliche Belohnung für Erfolg gab.

Rachel und Jenny halfen dabei, die Geschichte von Jennas Fähigkeiten zur Beherrschung der Gaunerin Angst weiter auszuschmücken. Als sie sich das nächste Mal trafen, verkündete Jenna aufgeregt, sie habe angefangen, sich „unheimlich-komische Filme wie *Die Rückkehr der Killer-Tomaten*" anzusehen. Rachel fügt hinzu, ihr sei auch mit Freude aufgefallen, wie Jenna ganz unkompliziert sagte, was sie nicht sehen wollte. Jenna war eingeladen worden, sich *Psycho* auf der Party einer Freundin anzusehen, und zögerte nicht, sich mit einem Buch in ein anderes Zimmer zurückzuziehen.

Jenny liebt es, die Gegenhandlung zu verdichten oder Bilder von alternativen Geschichten mit Hilfe von Mitteln auszuschmücken, die andere Sinne mit einschließen, zum Beispiel den Tastsinn und das Visuelle. Als Jennas Selbstsicherheit im Umgang mit der Angst wuchs, forderte Jenny sie auf, „eine Angstmaske und eine Freiheitsmaske" zu basteln. Sie machte drei Masken; mit jeder wurde gespielt, sie wurde anprobiert und erhielt eine Stimme und eine Geschichte. Jenny stellte jeder Maske Fragen wie: „Wie heißt du? Was machst du? Was ist dein Lebensziel? Wie ärgerst du Kinder wie Jenna? Was würdest du uns gern über dich wissen lassen? Wie kann Jenna Frieden mit dir schließen?" Jenna hielt die folgenden Geschichten über ihre Masken fest:

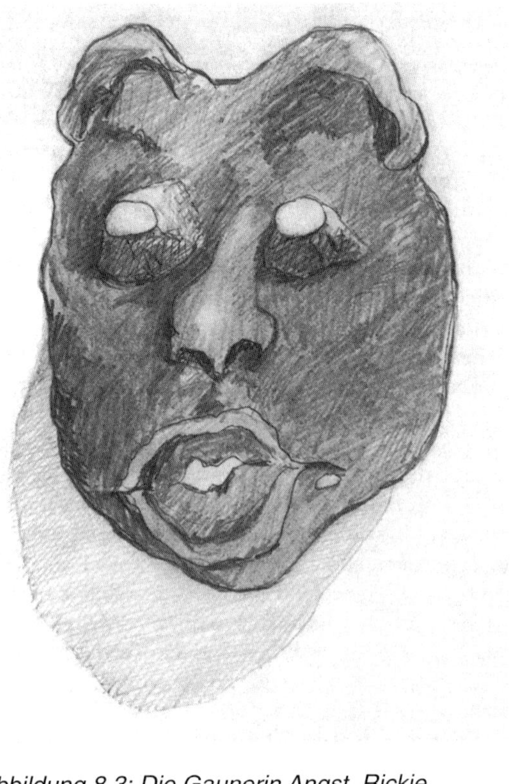

Abbildung 8.3: Die Gaunerin Angst, Rickie

Angstmaske (Abbildung 8.3)
Der Name meiner Angstmaske ist Rickie. Sie ist das leere Gesicht der Angst ... umgeben von Glück. Sie hat leere Augen, und sie ist traurig, weil das Glück sie umgibt. Sie hat jetzt den Namen Angst bekommen. Ich sage zu der Maske: „Du bist nicht mehr nichts ... nichts sein machte es schwer, dich zu kennen. Wenn du erst einmal einen Namen hast, kann man dich kennen und besiegen!“

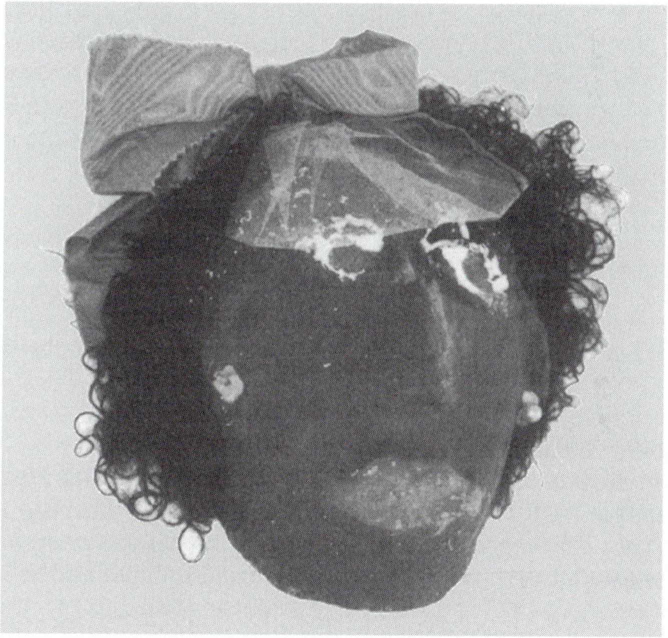

Abbildung 8.4: Freiheitsmaske, Sarah Lee, „ein Mädchen, das weiß, was es tut.“

Freiheitsmaske (Abbildung 8.4)
Ich bin ich, wenn ich zwanzig Jahre alt bin. Ich habe kurzes, lockiges Haar. Ich bin Hausärztin. Ich liebe meine Arbeit. Ich wohne mit einer Freundin zusammen. Ich bin komisch, glücklich, traurig und liebe es, Spiele zu spielen. Mama ist zu Hause. Ich könnte Sarah Lee heißen, ein Mädchen, die weiß, was es tut. Sie ist auf dem richtigen Weg, sie hat ihr Leben in der Hand. Sie macht sich keine Sorgen, sie hat Glück. Sie hat keine Angst beim Rendezvous und bei ihrer Hochzeit.

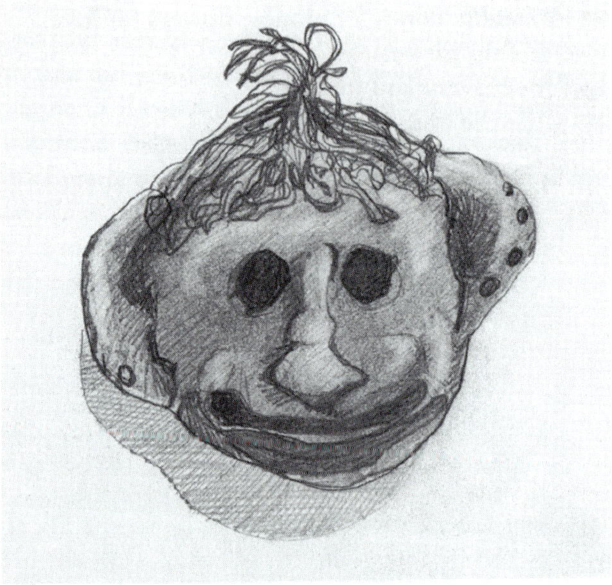

Abbildung 8.5: Eine andere Zukunftsmaske, „Es wäre ein wunderbares Leben".

Eine andere Zukunftsmaske (Abbildung 8.5)
Er ist ein Rocker, er liebt Rap, er hat rotes und blaues Haar. Er ist Bandleader. Er ist zwanzig, er möchte eine andere Karriere machen, wenn er ein bißchen älter ist. Das ist es, wovon ich geträumt habe, denn das klingt unterhaltend. Es wäre ein wunderbares Leben.

Mehrere Monate später wurde Jennas Herrschaft über Angst und Sorge einer Prüfung unterzogen. Sie kam von der Schule nach Hause, und ihre Mutter war nicht da. Es stellte sich heraus, daß Rachel durch den Verkehr aufgehalten worden war. Statt in Panik zu geraten, nahm Jenna sich zusammen und rief die Freundin ihrer Mutter an, die zu ihr kam und bei ihr blieb. Jenny hoffte, diesen Durchbruch in Jennas neue Geschichte von Mut, Humor und Angstfreiheit einflechten zu können. Sie fragte, ob Jenna eine Möglichkeit finden wollte, dies auf künstlerische Weise zu feiern. Jenna war in der Stimmung, etwas im Sandkasten zu gestalten, ihrer Lieblingskunstform (Abbildung 8. 6). Danach schrieb sie ein Gedicht mit Gedanken über ihr Kunstwerk. Während Jenna ihr Gedicht schrieb, schrieb Jenny einen Brief.

Hier ist Jennas Gedicht:

Der Tempel des Lebens

Götter und Göttinnen betrachten die Dinge des Lebens,
Venus und Buddhas und andere stehen und schauen,
Der Tiger ist das Zeichen von Mut und schützt vor Gefahren im Leben,
Der Frosch mit Juwelen das Zeichen von Leidenschaften und Schönheit im Leben.
Venus und Buddhas zusammen mit den anderen Göttern und Göttinnen
bewachen die Dinge des Lebens.
Nahrung für deine Gesundheit, Tannenzapfen für Geld, Blumen für Liebe,
Ein Frosch mit Juwelen für Schönheit,
Ein Tiger für Mut und für Leben,
Das ist es, was die Götter beschützen!

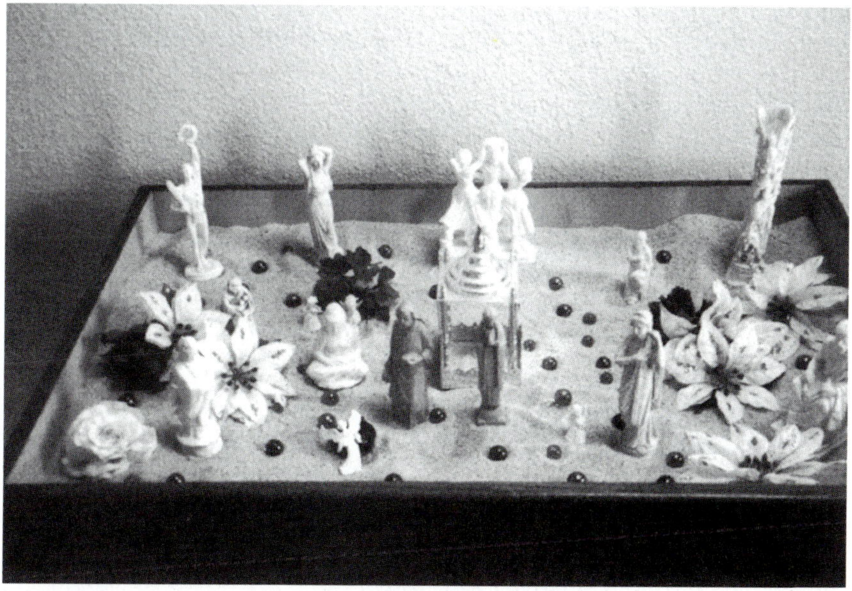

Abbildung 8.6: Sandkasten: Der Tempel des Lebens

Hier ist Jennys Brief, der von Jenna nach ihrem nächsten gemeinsamen Treffen durchgesehen und vervollständigt wurde.

Liebe Jenna,

als wir darüber sprachen, die letzten Fortsetzungen in deiner Geschichte zu schreiben, Jenna, da haben wir gesagt: „Dies ist die Geschichte von einem Mädchen, das in seinem Leben herausgefordert wird, sich mit ihren Ängsten auseinanderzusetzen. Sie findet ihren Mut und ihr Vertrauen wieder und macht sich bewußt, daß sie auf sich selbst aufpassen kann und auch daß man sich um sie kümmert."

Du bist schon vorher mit Ängsten umgegangen. Du hast gesagt, wie du kürzlich herausgefunden hast, hattest du dir Sorgen darüber gemacht, auf dich selbst aufpassen zu müssen, falls du dich mit etwas auseinandersetzen mußtest und deine Mutter nicht da war. Vor kurzem geschah etwas sehr Wichtiges, was uns – und dir – zeigte, wie gut du auf dich aufpassen konntest. Dies gab dir das Vertrauen, diese Ängste loslassen zu können, da du weißt, daß du jetzt lernst, auf dich selbst aufzupassen.

Du hast mir von dem Mal erzählt, als du von der Hebräisch-Schule nach Hause kamst und niemand da war. Du hättest Angst haben können, aber statt dessen bist du ruhig geblieben, hast deinen Verstand benutzt und darüber nachgedacht, was du tun könntest, um das Problem zu lösen. Du hast beschlossen, die beste Freundin deiner Mutter anzurufen. Das hat dir bewiesen: „Ich weiß, wie ich im Notfall mit mir umgehen muß, und wenn jemals irgend etwas mit Mutter geschehen sollte, könnte ich auf mich selbst aufpassen." Du hast gesagt: „Ich habe erfahren, ich konnte klar denken und vorausdenken, dem Unbekannten ins Auge sehen und Spaß daran zu haben, statt mich zu fürchten ... wie ich daran gelernt habe, kann ich tapfer sein und auf mich aufpassen, und ich wußte jetzt, ich brauchte die Ängste nicht mehr."

Jenna, wann bist du sonst schon einmal vorher mit dieser Freiheit in Berührung gekommen? Welche anderen Zeichen gibt es, daß du Ängste nicht mehr brauchst? Vielleicht können deine Mutter oder andere Menschen dieser Geschichte einige Geschichten über Vertrauen und Mut hinzufügen? Du meintest, Anna würde es nicht überraschen zu erfahren, daß du diese Fähigkeiten hast, so gut wie sie dich kennt.

Als ich dich fragte, wie dieses Bewußtsein sich auf deine Beziehung zu den Ängsten auswirkt, hast du gesagt: „Ich schlafe jetzt nachts besser, und, um es noch einmal zu sagen, ich muß mein Leben jetzt nicht von der Angst bestimmen lassen, sondern kann es statt dessen selbst bestimmen."

Jenna, wie wir schon besprochen haben, war es nur natürlich, daß du dein Vertrauen und deinen Mut wiederfinden mußtest, nachdem dein Vater starb. Du hast gesagt, du meinst, dein Vater würde stolz auf dich sein! Vielleicht können deine Mutter und du euch auch an einige frühere Geschichten von Vertrauen und Mut erinnern, von denen auch dein Vater wußte oder an denen er Anteil hatte? Ich glaube auch, er würde es wunderbar finden, wenn du dies Vertrauen in dich lernst und auch weiterhin frei von Ängsten sein kannst ... und zuversichtlich bist, das Leben genießen und feiern zu können.

Nachdem wir über diese Dinge gesprochen haben, hast du eine ganz besondere Szene im Sandkasten über den Tempel des Lebens dargestellt. Dies kann die Erinnerung in dir wachrufen an deine eigene spezielle Geschichte über Vertrauen im Leben und an deine Zuversicht und deine Tapferkeit.

Voller Vertrauen in deine Freiheit

Deine Jenny Freeman

Was aus Jenna wurde

Jenny traf sich mit Rachel und Jenna während der Vorbereitung von deren Geschichte für diese Buch. Glücklicherweise ist Rachel immer noch gesund. Jenna ist jetzt vierzehn und es geht ihr, wie beide sagen, gut in der Schule, zu Hause und in ihrem gesellschaftlichen Leben. Jenna hat das Gedicht auf Seite 231 zur Verfügung gestellt, das sie geschrieben hat, als sie dreizehn war.

Der Rest dieses Kapitels ist einer Collage von Ideen über die Mischung von darstellender Kunst und narrativer Therapie gewidmet. Wir beginnen mit Gedanken darüber, wie Kinder dazu aufgefordert werden können, sich darstellender Kunst zu bedienen, und wir stellen dann Vorlagen zur Verfügung für einige der vielen verschiedenen Möglichkeiten, wie Mittel der darstellenden Künste mit narrativer Therapie kombiniert werden können.

Kinder zu Spiel- und Kunsttherapie auffordern[35]

Von dem Zeitpunkt an, wo ein Kind den Raum betritt, können nonverbale Hinweise der Therapeutin einen Übergang in andere Kommunikationsbereiche nahelegen. Wenn die Therapeutin bemerkt, daß die junge Person sich beim Reden nicht wohlfühlt, schüchtern oder unruhig ist, auf Fragen nicht antwortet, von Emotionen überwältigt ist, nach Worten ringt oder wenn ihre Aufmerksamkeit von den Kunstmaterialien gefesselt ist, lohnt es sich, andere Ausdrucksmöglichkeiten zur Wahl zu stellen. Die Therapeutin kann mit einer Frage wie: „Manchmal ist es schwer, Dinge mit Worten auszudrücken; könnten wir eine andere Möglichkeit finden?“ zu einer Verlagerung anregen. Oder sie könnte sagen: „Es gibt viele verschiedene Möglichkeiten, wie wir kommunizieren können. Welche würde dir gefallen?“

Jenny nimmt manchmal eine Puppe hoch, die sich mit dem Kind oder den Kindern in einer Familie anfreundet; sie bietet dem Kind oder anderen Familienmitgliedern Puppen an, damit diese eine andere Art des miteinander Sprechens einführen können.

Wenn man eine Verlagerung von Gesprächen zu Aktivitäten aus dem Bereich der darstellenden Kunst vornimmt, kann es hilfreich sein, Aufwärmübungen anzubieten wie Phantasiespiele, Körperspiele oder Anleitungen zu Entspannung (Barragar Dunne, 1992; de Mille, 1976; Oaklander, 1978).

Um zu einem Gespräch mit Hilfe von speziellen Medien anzuregen, könnten wir folgende Fragen an das einzelne Kind oder an Familienmitglieder stellen:

- Wie sieht das Problem aus / wie erscheint es / wie fühlt es sich an / wie hört es sich an für dich?
- Kannst du es in einem Cartoon oder einem Bild zeigen oder eine Maske machen?
- Sieht es für dich wie eine dieser Puppen hier aus? Würdest du lieber Puppen zum Reden nehmen?

[35] Wichtig ist, hier darauf hinzuweisen, daß wir (als Teil der Diskussion der Therapeutin über Sicherheits- und Verhaltensregeln) es gegebenenfalls für angemessen halten, jedem Familienmitglied das Recht einzuräumen, eine bestimmten Frage nicht zu beantworten bzw. nicht auf einen Vorschlag zum Ausprobieren einer bestimmten Ausdrucksform der darstellenden Kunst einzugehen (Chasin & Roth, 1990; Rogers, 1993).

- Könntest du mir zeigen, was du meinst, wenn du eine Szene in dem Sandkasten darstellst?
- Könntest du tanzen oder dich bewegen und zeigen, wie es sich anfühlt, wenn das Problem die Oberhand gewinnt?

Emmas Entscheidung

Jenny und die zwölfjährige Emma hatten eine schwere Zeit, als sie in einer Einzelsitzung darüber sprachen, ob Emma ihre Mutter besuchen wollte, aus deren Haus und Aufsicht sie wegen Mißhandlung entfernt worden war. Emma konnte sich nicht entscheiden, ob sie zu einem solchen Besuch imstande war, obwohl sie und ihre Betreuerinnen übereingekommen waren, es sei Zeit für sie, sich mit dieser Entscheidung auseinanderzusetzen. Mehrere Wochen lang war sie nicht in der Lage gewesen, ihr Dilemma zu lösen.

Emma wand sich buchstäblich. Es war offensichtlich leichter, das Thema zu wechseln oder ein Brettspiel zu spielen. Da sie wußte, daß jede ihrer Entscheidungen Risiken beinhaltete, stellte Jenny Überlegungen zu dem „Zwiespalt" an, in dem Emma sich befand. „Macht dieser Zwiespalt es schwer für dich, dir über deine Gefühle klar zu werden?" fragte sie. „Ist es durch den Zwiespalt so, daß du verdammt bist, wenn du zu Besuch gehst, und verdammt, wenn nicht?" Emma nickte heftig. „Er hindert mich daran, Entscheidungen zu treffen", sagte sie. „Aber es ist zu schwer, darüber zu reden", fügte sie hinzu und schnitt eine Grimasse. Es entstand eine bedeutungsschwangere, recht bedrückende Pause.

Jenny forderte Emma auf sich zu überlegen, ob es vielleicht eine interessantere Art gäbe, sich den Zwiespalt anzusehen und die beiden Seiten der Entscheidung zu untersuchen, ohne zu reden. „Wie würdest du es finden, den Zwiespalt zu untersuchen und an das heranzukommen, was du tun möchtest? Möchtest du Kunst oder die Puppen benutzen?" fragte sie. Emma sprang auf, rannte durch den Raum und griff zwei Puppen, nämlich einen Drachen und einen Schmetterling. Sie ging zu ihrem Platz zurück und sagte erwartungsvoll: „Und was jetzt?" Es gab eine längere Pause, bis Emma vorschlug: „He, sie könnten die beiden verschiedenen Seiten vertreten!" Jenny meinte, diese Idee eröffne große Möglichkeiten, und schlug vor, sie sollten eine farbige Tabelle mit zwei Seiten einrichten, die von den Puppen ausgefüllt werden sollten, um das Für und Wider ihrer Entscheidung auszukundschaften. Die Puppen malten Bilder und schrieben Sätze auf jede Seite der Tabelle, die Gedanken und Gefühle aufdeckten, wie Emma sie vorher nicht hatte in Worte fassen können. Sie war auch in der Lage, den Zwiespalt, in dem sie sich befand, auszudrücken und Pläne zu machen, ihre Familie in ihre Bedenken einzuweihen. Am nächsten Morgen war Emma zu einer Entscheidung gekommen.

Spielerische Möglichkeiten, den relativen Einfluß von Person und Problem zu erkunden

Kinder können sich direkt mit dem „personifizierten Problem" austauschen, um ihre Beziehung zu ihm in Handlung umzusetzen. Zum Beispiel kann eine Puppe angekleidet, eine Maske oder eine Zeichnung können aufgestellt, eine Stimme erhalten und zu ihren Plänen und Absichten befragt werden. Wenn eine junge Person aufgefordert wird, eine „Problemmaske" herzustellen, wird sie auch aufgefordert, eine „Lösungsmaske" oder „persönliche Vertretungsmaske" (BARRAGAR DUNNE, 1992) zu schaffen, um eine alternative Geschichte zu entwickeln.

Die Masken können dann miteinander ins Gespräch gebracht werden, um eine bevorzugte Beziehung zu erkunden und für sie einzutreten. Der neunjährige Jeremy zum Beispiel stellte eine Angstmaske und eine Tapferkeitsmaske her. Als er die Rolle der Angst spielte, fragte Jenny ihn: „Also, Angst, warum hinderst du Jeremy daran, das Leben zu genießen?" Jeremy gab der Angstmaske eine Stimme und antwortete: „Ich flüstere ihm gern zu, daß die Nacht voller Geister und Räuber ist." Dann tauschte Jeremy die Rollen, indem er die Tapferkeitsmaske aufsetzte, und wurde gefragt: „Tapferkeit, was möchtest du der Angst über dich erzählen, was sie nicht weiß und was sie wegscheuchen könnte?" Jeremy antwortete: „Das ist Quatsch, Angst – du denkst dir einfach gern Sachen aus, um mich zu erschrecken. Du benutzt immer noch diese gruselige Sendung im Fernsehen, aber solche Sachen sollen einem ja Angst machen. Ich brauche nicht auf dich zu hören! Wir haben ein Alarmsystem, nicht, Mama? ... Und außerdem, ich werde jeden Tag mutiger!"

In einem anderen Beispiel zeichnete Mickey, der viel Ärger in der Schule hatte, einen Cartoon. Er zeigte in graphischer Form Antworten auf Fragen auf wie: „Erzähl mir, was sagt der Ärgermeister zu dir über dich selbst? Wenn das Problem dich in einem Cartoon zeichnen würde, wie würde es dich aussehen lassen?" Mickey zeichnete den Ärgermeister mit einer Unterschrift, die lautete: „Was kümmerst du dich um die Schule? Du bist sowieso nur ein alter Gammler!"

Um noch weitere solcher „Motive“ des Problems aufzudecken, könnten Fragen wie die folgenden gestellt werden:

- Was sollst du für den Ärgermeister tun?
- Wie versucht er, dich dazu zu bringen, dich in der Schule nach ihm zu richten?
- Wie sind seine Pläne für deine Zukunft? Ist das fair dir gegenüber?

Um die bevorzugte Beziehung zu dem Problem klarzustellen, wurde Mickey danach aufgefordert, ein alternatives Bild zu zeichnen. Er spielte in der Pause und der Ärgermeister war eingesperrt:

- Gefällt dir diese Darstellung von dir selber? Paßt sie zu dir?
- Wie hast den Ärger aus diesem Bild (deinem Leben) herausgehalten?
- Hat es Spaß gemacht, „dich mit dem Zeichenstift zu wehren“ und dein „ungestörtes Ich“ zu zeigen?

Problemhandlungen und Gegenhandlungen der alternativen Geschichten können auch in topographischen Karten dargestellt werden. Eine Karte zum Anfassen wird mit Hilfe des Sandkastens oder einer Zeichnung hergestellt. Dies spricht die Liebe eines Kindes zu Abenteuergeschichten und Zauberei an. Die Karte kann Territorien darstellen, Tabellenpfade in die Freiheit und so weiter; es gibt endlose Möglichkeiten. Zum Beispiel erfindet ein Kind auf der wunderbaren Suche nach Tapferkeit den Angst-See, ein Tapferkeitsteam auf dem Pfad des Glücks, die Friedenswiese und die Höhle der Sorgen-Sauriers. Auch Spiele können erdacht werden, in denen die Beziehung der Familie zu Problemen abgesteckt werden (Davida Cohen, persönliche Mitteilung, 1995).[36]

---

[36] Um von der farbenfrohen visuellen Darstellung zu profitieren, während der „relative Einfluß von Person und Problem ausgearbeitet wird“, hat Jenny mit der Technik des Mind-Mapping (Buzan, 1976) experimentiert. Alle, die mit dieser Methode, Zugang zu Wissen in visueller Form zu erlangen, vertraut sind, haben vielleicht Freude daran, sie im narrativen Bereich auszuprobieren. Das Problem kann in der Mitte einer Seite plaziert werden und verschiedene farbige Tangenten werden von dort aus mit Sub-Tangenten gezeichnet für die darauf bezogenen Aktivitäten und Ideen, um alles, was über seine Handlungen, Wirkungen und Pläne usw. bekannt ist, zusammenzutragen. Dann kann eine weitere Karte mit der alternativen Geschichte/Folge/Lösung im Zentrum erstellt werden, um Eingebungen, einzigartige Ergebnisse und so weiter zusammenzutragen.

Im folgenden behandeln wir ausführlicher mehrere spezielle Ansätze mit darstellender Kunst[37] und geben Beispiele von Fallgeschichten für ihre narrative Anwendung.

Sandspiel

Jeder, der sich an die magische Anziehungskraft von Miniaturfiguren erinnert und an die Schöpfung einer imaginären Welt mit Figuren, wird vom Sandspiel fasziniert sein. Eine junge Person, auch Zweiergruppen wie Mutter und Tochter oder selbst eine ganze Familie können aufgefordert werden, in einem therapeutischen Sandkasten zu spielen (KALFF, 1971). Kinder fühlen sich normalerweise zu der Ansammlung von Miniaturfiguren auf dem Regal hingezogen, die dort versammelt und in Bereitschaft stehen, ausgewählt und im Sandkasten arrangiert zu werden. Für diejenigen, die sich nicht für künstlerisch begabt halten, ist der Sandkasten eine leicht zugängliche und befriedigende Form der symbolischen Kommunikation.[38]

Es gibt mehrere Möglichkeiten, Sandspiel im narrativen Kontext zu beginnen. Kind oder Familie können aufgefordert werden, einen problemgesättigten Sandkasten zu schaffen: „Wie sieht die Welt des Problems aus?“ „Gibt es eine Figur, die dich an das Problem erinnert?“ „Wie lebt sie?“ „Wer sind ihre Kumpels? Wodurch wird sie unterstützt?“

Ein Sandspiel kann benutzt werden, um den Einfluß des Problems darzulegen: „Möchtest du mir zeigen, wie das Problem die Oberhand gewinnt?“ „Könntest du ein Bild von ihm machen oder es mit Symbolen im Sand darstellen?“ Wenn sie das Problem sichtbar aufgestellt haben, finden manche Kinder es leichter, seine Auswirkungen zu schildern.

Die Therapeutin bietet die Möglichkeit an, den problemgesättigten Sandkasten so zu lassen, wie er ist, oder einen „Übergangskasten“ zu gestalten, indem Veränderungselemente hinzugefügt werden:

---

37 Bei der Kombination von dramatischer Darstellung und narrativer Therapie ist viel kreative Arbeit geleistet worden. Siehe zum Beispiel BARRAGAR DUNNE (1992), CHASIN & ROTH (1990) und CHASIN & WHITE (1989).

38 Sandspiel wird hier im Kontext der narrativen Therapie verwendet und unterscheidet sich deutlich von den JUNGschen (KALFF, 1971) und ~~und~~ den Englischen Schulen (die „Welttechnik“, *world technique,* wie sie von LOWENFELD, siehe BOWER, 1976, entwickelt wurde). Während Jenny den Sandkasten auch offen und für Erkundungen verwendet, beschränken wir uns hier auf seinen speziellen Einsatz bei einem narrativen Ansatz.

- Möchtest du den Sandkasten so lassen, wie er ist, oder ihn verändern oder einen weiteren Kasten gestalten?

Wenn das Kind sich entscheidet, den Sandkasten zu verändern, können Gegenstände weggenommen, hinzugefügt oder an einen anderen Ort gestellt werden. Die Therapeutin kann Fragen wie die folgenden stellen:

- Möchtest du ein paar andere Figuren in den Kasten stellen oder die Dinge irgendwie umstellen?
- Was würdest du dazustellen oder wegnehmen, damit du ein besseres Gefühl dabei bekommst?
- Was würde das Ganze irgendwie befreien?

Bei der Arbeit mit ganz speziellen Ergebnissen könnten wir fragen:

- Was machst du in deinem Leben, was die Art und Weise verändert, wie das Problem in dieser Szene wirkt?
- Könntest du zeigen, wie du dir dein Leben zurückholst?
- Kannst du zeigen, was passiert, wenn du der Boß des Problems bist?

Im Verlauf der Konversation können Kind oder Familie aufgefordert werden, einen Sandkasten mit einer alternativen Geschichte zu schaffen oder eine Reihe von Sandkästen, die symbolisch darstellen, welchen unterschiedlichen Bezug Kind oder Familie zu dem Problem haben. Der Sandkasten kann eine Kampfszene zeigen, einen Triumph über das Problem oder eine Vision vom Leben, wie es ohne das Problem sein wird. Das Erlebnis des Kindes verlagert sich, während es die unterschiedlichen Sandkästen macht und während es in dieser greifbaren Form neue Bedeutungen erarbeitet.

Auch dann kann eine alternative Sandkasten-Geschichte geschaffen werden, wenn ein Kind bereit ist, sich eine neue Geschichte vorzustellen, ohne erst das Problem darzustellen. Etwas Ähnliches wie die „Wunderfrage" (DE SHAZER, 1991) könnte ebenfalls als Anregung für den Sandkasten gestellt werden: „Wie würde es aussehen, wenn die Dinge schon so wären, wie du sie dir wünschst?"

Von Sitzung zu Sitzung können Sandkästen benutzt werden, um Fortschritt zu zeigen oder Rückschläge zu untersuchen. Manchmal fühlen Kinder sich wohler, den problemgesättigten Sandkasten erst darzustellen, wenn sie sicher an dem Problem vorbei gelangt sind. Jasons Geschichte in Kapitel 15 ist hierfür ein Beispiel.

Polaroid-Fotos und Dias dienen dazu, den Sandkasten zu archivieren. Sie können eingesetzt werden, narrative Veränderung im Laufe der Zeit darzustellen. Oft wählen Kinder eine Figur, die sie selbst oder ihr Team darstellt, und diese erhält dann magische Kräfte. Die Symbole und die Sandkasten-Geschichte werden oft wieder aufgegriffen und in zukünftige Konversationen oder Kunstformen mit eingeflochten, etwa wie der Inhalt eines narrativen Briefes.

Kinder und Familien können einfach die Aufforderung aufgreifen, „eine Karte davon zu erstellen, wie das funktioniert“ oder „es im Sand zu zeigen“. Bevor sie allein einen Sandkasten gestalten, werden die Kinder darüber unterrichtet, wie sie möglicherweise vorgehen können: Einige ziehen es vor, die Geschichte sozusagen als laufenden Kommentar während der Gestaltung des Sandkastens zu erzählen; andere beenden erst schweigend die Arbeit am Sandkasten und versammeln dann Familie und Therapeutin, um die Geschichte vorzutragen. Sandkasten-Bilder sollten den tiefen Respekt erhalten, der jedem künstlerischen Produkt gebührt. Sie sollten nicht berührt werden, es sei denn, das Kind fordert zur Teilnahme auf, und sie sollten nicht vor den Augen des Kindes auseinander genommen werden.

Zoe schiebt den Sorgenmacher ab

Während einer Therapie, deren Hauptaugenmerk darauf lag, die siebenjährige Zoe von ihrer Furcht zu befreien, von ihren Eltern getrennt zu sein, erwähnte Jenny ein Kind, das sie früher einmal getroffen hatte und das einen Beutel benutzte, um gute Ideen, wie man Sorgen überwindet, darin zu verstauen. Wie sich herausstellte, hatten Zoe und ihre Eltern früher die Methode erfunden, sie mit einer „Tasche voller Küsse“ in die Schule zu schicken. Dennoch versuchten die Sorgen immer noch, sie davon zu überzeugen, ihre Eltern würden am Ende des Schultages nicht wiederkommen. Gemeinsam kamen die Familie und Jenny dann auf die Idee mit „dem Erinnerungsbeutel“, der einen Prüfstein für Tapferkeit und Zaubermittel enthielt und ihr die Fürsorge der Eltern in Erinnerung rufen konnte. Dies sollte die Entdeckung unterstützen, die sie durch gezieltes Fragen gemacht hatten, daß es nämlich solche „Erinnerungen“ in ihrem Leben bereits gab. Obwohl kein wirklicher Beutel hergestellt wurde, berichtete Zoe in der nächsten Woche eifrig über Tage aus der Vergangenheit mit solchen Erinnerungen, und bestärkte so die neue Geschichte, die sie über ihre frühere Tapferkeit und ihr Vertrauen entwickelte.

Während der letzten drei Treffen (von insgesamt sechs) wurde eine fortlaufende Geschichte im Sandkasten (Abbildung 8. 7) geschaffen. Zoe wurde aufgefordert, im Sand zu zeigen, wie sie sich vom Problem oder, wie sie es genannt hatte, vom Sorgenmacher ihr Leben zurückholte. Zuerst wählte sie einen großen blauen Drachen als Sorgenmacher aus, den sie mitten in den Sandkasten stellte. Sie sprach darüber, wie dieser ihr Leben beeinträchtigt hatte. Als sie gefragt wurde, ob sie den Sandkasten im Moment so lassen wollte, wie er war, oder ihn verändern wollte, suchte sie sich ein Symbol für sich selbst aus und sammelte ein Team unterschiedlichster Tiere und magischer Gestalten zusammen, die ihr halfen, den Sorgenmacher mit Spott und Drohungen in eine Ecke zurückzudrängen. In der nächsten Sitzung gruben einige aus dem Team den Drachen ein und setzten sich auf seinen Kopf.

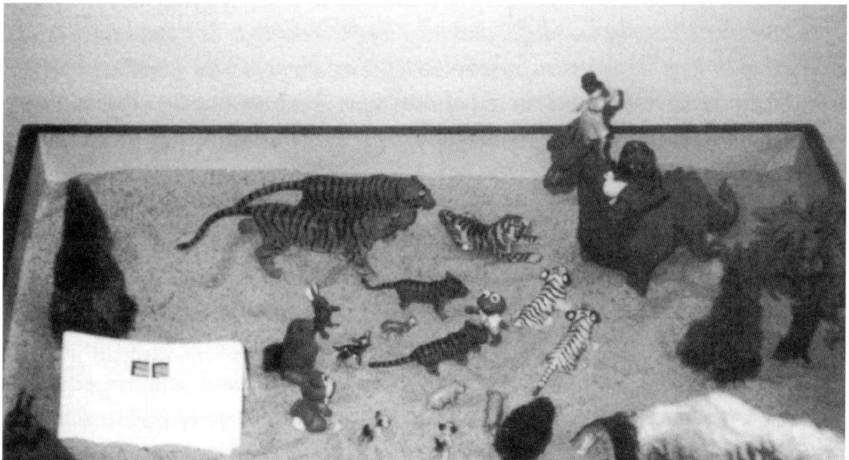

Abbildung 8.7: Das Team drängt den Sorgenmacher in eine Ecke zurück und setzt sich auf seinen Kopf.

Das große Team stellte ein Klubhaus mit einem Treffpunkt her, wo sie sich Gedanken machen konnten, wie sie sich vom Sorgenmacher befreien könnten. Und hier hatten sie die großartige Idee mit dem „glücklichen Auf Wiedersehen" statt des „traurigen Auf Wiedersehen". Wie sich herausstellte, hatte Zoe während der vergangenen Woche mit dieser Idee experimentiert, und das „glückliche Auf Wiedersehen" hatte das Erlebnis des Abschieds von den Eltern am Morgen bereits verändert. Am Ende der Geschichte im letzten Sandkasten hatte das magische Team so viel Platz eingenommen, daß es ein „Spielhaus" eingerichtet hatte, nur um den Spaß genießen zu können, den sie nun haben konnten, wo sie nicht mehr so viel mit den Sorgen über den Sorgenmacher zu tun hatten. Immer mehr von ihnen, einschließlich Küken und Eule, hatten Spaß daran, sich auf seinen Kopf zu setzen.

Eltern, die Zeugen solch einer Geschichte werden, fühlen sich oft angeregt, eigene Bedeutungen beizutragen. Als Zoe ihre Sandkasten-Geschichte zu Ende erzählt hatte, sagte ihr Vater, Robert, scherzend, der Sorgenmacher müsse sich nun, da er sich in so einer langweiligen Position vergraben in der Ecke befand, überlegen, ob er nicht langen Urlaub nehmen oder sich nicht sogar pensionieren lassen wolle! Und dann nahmen Zoe, Marina (ihre Mutter), Robert und Jenny jeder eine Puppe, die sich mit den anderen über all diese Entwicklungen unterhielt.

Der folgende Brief wurde von Susan Andrea Weiner als Antwort auf den Sandkasten geschrieben. Im Rahmen ihrer Ausbildung war Susan als Reflektierendes Ein-Personen-Team zu den Familientreffen hinzugekommen.

Liebe Zoe, Marina und Robert,

es war sehr schön, Euch vor einigen Wochen in Jennys Büro kennenzulernen. Vielen Dank, daß Ihr mich in die wunderbaren und sehr schlauen Tricks eingeweiht habt, die Zoe und ihr Team benutzt haben, um den Sorgenmacher davon abzuhalten, Zoe zu stören. Nachdem ich Euch, Zoe, Marina und Robert und dem restlichen Team von Zoe vorgestellt worden war, konnte ich verstehen, warum der Sorgenmacher trotz seiner drei Köpfe nicht genug Verstand hatte, um Zoe daran zu hindern, erwachsen zu werden und es dabei schön zu haben.

Zoe, von all Deinen Ideen gefiel mir besonders der Einfall mit dem Fliegenden Einhorn, das Schlafpulver über den Sorgenmacher streut, um ihn „schlafend in seinem Käfig zu halten", und der Einsatz der süßen Rosen, „die ihn niesen ließen und ihn verwirrten, so daß er vergaß", Dich zu stören, als Du Pläne zum Besuch Deiner Freundinnen machtest. Zoe, Du hast Dir wirklich hilfreiche und schöpferische Teammitglieder herangeholt!

Marina und Robert, Ihre so offensichtliche Liebe und Unterstützung und Ihr Engagement, mit Zoe zusammenzuarbeiten und kreative Wege zu entdecken, um die Furcht zu zähmen und loszulassen, haben offensichtlich dazu beigetragen, den Sorgenmacher in seinem Käfig zu halten, bewacht von den loyalen und schützenden Tigern. Was ist Ihnen in der letzten Zeit in Bezug auf Zoes wachsende Fähigkeit aufgefallen, beim Abschied entspannt zu sein und Möglichkeiten zu finden, mit dem glücklichen Auf Wiedersehen zu experimentieren? Welche von Ihren klugen Ideen, wie zum Beispiel Umarmungen und Küsse in Zoes Tasche zu stecken, hat Zoe benutzt? Haben die Ängste irgendwelche Versuche unternommen, sie wieder hereinzulegen? Welche anderen Ideen haben Sie alle noch gehabt, wie man den Sorgenmacher austricksen kann?

Hat es jetzt, wo der Sorgenmacher in eine Ecke gedrängt wurde, mehr Möglichkeiten für ein glückliches Auf Wiedersehen gegeben? Habe ich recht mit meiner Vermutung, daß Ihr Auf Wiedersehen sagen, wenn Zoe zur Schule gebracht wird, immer glücklicher wird, da Zoe die gemeinen Tricks des Sorgenmachers abschüttelt und loshopst zu ihren Freundinnen? Welche von ihren vielen Ideen hat sie als Hilfe benutzt, um Zutrauen zu gewinnen und zu glauben, sie könne entspannt sein und wissen, daß sie nach der Schule abgeholt wird?

Zoe, schläft oder schnarcht der Sorgenmacher noch in seinem Käfig, oder hast du ihn fortschleichen lassen? Ich hoffe, er wird nicht andere Kinder stören, aber dürfte ich die Tricks weitererzählen, die ich von dir gelernt habe, wie man die Ängste daran hindert, Spaß und Freundschaften zu verderben? Ist Dir aufgefallen – wie mir –, daß nach dem „Auf Wiedersehen" das „Hallo" kommt ... Hallo zu dem Tag mit viel Spaß in der Schule, Hallo zu neuen Erlebnissen, Hallo zu Umarmungen und Küssen, die in Deinen Taschen kichern, und Hallo zu Mama und Papa, wenn sie Dich nach der Schule abholen? Wie viel leichter ist es, sich dazu zu bringen, der Schule Hallo zu sagen? Freuen Deine Eltern sich, weil sie wissen, Du füllst Deinen Tag mit Hallos?

Zoe, erinnerst du Dich selbst daran, daß dies „alberne Tricks" sind und Du ein starkes und unterstützendes Team an Deiner Seite hast? Wenn Du mich irgendwann einmal darüber informieren willst, welche schlauen Tricks Du und Deine Eltern benutzt habt, um die Furcht daran zu hindern, Euch den Spaß zu verderben, dann brauchst Du mich nur anzurufen und zu sagen – richtig geraten – „Hallo!"

Vielen Dank noch einmal, daß Ihr mir von Euren klugen Ideen und mächtigen Stärken erzählt habt.

Herzlich,

Susan

In einer Folgesitzung acht Monate später sagte Marina, Zoe habe immer noch einige Ängste, aber sie habe den Eindruck, Zoe und die Familie habe mehr Hilfsinstrumente, um damit umzugehen. Zoe ihrerseits sagte, es mache ihr Spaß, zur Schule zu gehen. Als das Thema des Sorgenmachers zur Sprache kam, kicherte sie und sagte, sie stelle sich vor, wie sie zwei Finger als Ohren hinter dem Kopf des Sorgenmachers hochhielt – „um sich noch mehr über ihn lustig zu machen".

Bewegung und Körperbewußtsein

Im kinästhetischen Bereich achten wir auf die Verkörperung des Problems und auf seine Auflösung. Eine Person kann im Bauch das Gefühl haben, „vom Problem überholt zu werden" und durch Tanz, Bewegung oder Haltung einen Ausweg zu finden. Durch Bewegung kann man sich hinsichtlich des Problems zur Freiheit hin bewegen (Smith & Barragar Dunne, 1992).

Die Therapeutin kann junge Menschen auffordern, darauf zu achten, was es für ihren Körper bedeutet – für ihre Haltung, ihr Atmen und ihre Bewegung –, wenn sie sich als mit einer Problemgeschichte belastet fühlen. Ein Kind könnte versuchen, „in den Schuhen des Problems zu gehen und die Dinge aus seiner Perspektive zu sehen" (Clover Catskill, persönliche Mitteilung, April 1991). Kind und Familie können spielen oder Tanz und Körperstatuen dazu benutzen, den Einfluß des Problems auf den Körper zu erkunden.

Ein Kind, das mit „Selbstzweifeln" zu kämpfen hat, könnte gefragt werden:

- Wo in deinem Körper lebt der Selbstzweifel?
- Wenn er dich in seinem Griff hat, wie bringt er dich dazu, zu gehen, stehen, atmen und dich zu bewegen?
- Was erwartet er, was dein Gesicht machen soll?
- Welche Stellung/Haltung läßt er dich in der Welt einnehmen?

- Wie färbt er deine Sinne?
- Kannst du zeigen, was in deinem Körper passiert, wenn der Selbstzweifel in der Klasse auftaucht?
- Wie fühlt sich das für dich an?
- Was würdest du statt dessen lieber fühlen?
- Wie sitzt und stehst du, wenn du dich entspannt und selbstsicher fühlst?
- Was passiert, wenn du gegen die Botschaften des Selbstzweifels über Mädchen angehst und deinen eigenen Weg gehst und deine eigenen Gespräche führst?

Die Therapeutin kann sie dann auffordern, durch eine Übergangsbewegung oder Körperhaltung einen Weg aus dem Einflußbereich des Problems heraus zu erkunden und so allmählich eine Bewegung der Eigenbestimmtheit und Freiheit zu entwickeln. Diese befreienden Bewegungen oder Gesten können zu leicht wieder hervorrufbaren Erkennungszeichen werden, die der betreffenden Person dazu dienen, sich an eine alternative Haltung in Bezug auf die Problemgeschichte zu erinnern. In der Pantomime können Familienmitglieder versuchen, dem Problem die Maske vom Gesicht zu ziehen, es aus ihrem Körper herauszuschütteln oder es sonst irgendwie auf körperliche Weise aus einer Person oder Beziehung zu entfernen.

Jüngere Kinder lieben das intrigante „Ausspionieren" des Problems, um zu sehen, wie es sie in ihrem Körper austrickst und wie es sie zum Gehen oder Handeln bringt. Die Art und Weise, wie eine problematische Geschichte den Körper beeinflußt, kann zwischen den Treffen wie auch während der Sitzung auffällig sein. Wir schlagen vor, daß die Kinder ihre Ergebnisse, wie es jeder gute Spion tun würde, festhalten und ihre Insider-Information zur nächsten Sitzung mitbringen. Wenn die Tricks des Problems dechiffriert worden sind, kann das Kind dem Problem Gegenstreiche spielen und es überlisten, indem es seine Haltung und den Gesichtsausdruck ändert, es ausatmet oder beschließt, es ziehen zu lassen.

Dan, Julia und das „Gewicht eines Problems"

Es folgt ein Beispiel, wie somatisch verankerte Bewußtheit und Kommunikation bei einem achtjährigen Jungen eingesetzt wird, der nicht gerade der Typ war, die Idee von „Tanz- oder Bewegungstherapie" begeistert aufzugreifen. Bei Jennys erstem Treffen mit Dan und seiner Mutter Julia saß Dan mit zusammengebissenen Zähnen und über der Brust fest verschränkten Armen da, während seine Mutter die Häufigkeit seiner Kämpfe und Wutausbrüche schilderte. Versuche, den Zorn oder die Kämpfe zu externalisieren, scheiterten immer wieder, wenn Dan die Augen verdrehte oder wütend protestierte und mit seinen Tennisschuhen gegen die Teppichkante stieß. „Er hat angefangen" oder „Es war nicht meine Schuld" waren ständig wiederkehrende Redewendungen, die Dan beharrlich zu seiner Verteidigung und in Sorge um Fairneß hervorbrachte. Diese Sorge schien auszuschließen, daß Dan irgendeine Verantwortung für seinen Zorn oder seinen Anteil am Streit übernahm.

Jenny schien es wichtig zu sein, die Abläufe der Kämpfe und Beschuldigungen in der Familie zu untersuchen und auch mögliche Mißhandlungen abzuschätzen. Ihre beharrlichen Versuche, zur Erreichung dieses Ziels eine externalisierende Konversation anzufangen, führten zu nichts. Schließlich fragte sie: „Wäre es in Ordnung, wenn Ihr beide in einer Weise über diese Dinge sprechen würdet, bei der Dan aus dem Platz des Sündenbocks entlassen wird und das Problem des Zorns und des Kämpfens statt seiner dorthin gesetzt wird?" Julia war einverstanden, aber Dan sah weiterhin unbeteiligt, wenn auch argwöhnisch aus. Jenny überlegte einen Augenblick und fragte dann Dan, ob er wisse, was sie meinte. Wenn nicht, könnte sie es ihm zeigen?

Sie stand auf und ging langsam zu ihm hinüber. Sie fragte ihn, ob es in Ordnung wäre, wenn sie ein Buch an seine Brust hielt. Er war einverstanden, also näherte Jenny sich Dan, der immer noch saß, und hielt dann ein Buch ein paar Zentimeter von seinem Körper entfernt und sagte: „Laß uns mal so tun, als sei dieses Buch das Kampfproblem, das auf deine Brust drückt. Du weißt, wie es dich immer wieder in Schwierigkeiten bringt, dich zum Sündenbock macht, so daß es aussieht, als hättest du Schuld – fühlt es sich so an, als laste ein Druck auf dir? Hast du das Gefühl, als ob die Schuld schwer auf dir lastet?" Dan nickte.

„Was würde geschehen, wenn wir es dir von der Brust nähmen und es hier drüben auf den Boden legten, wo wir es alle ansehen könnten?" fragte Jenny, während sie anfing, das Buch von Dans Brust zu entfernen. „Wäre das eine gute Idee?" Dan nickte wieder. Jenny nahm das Buch hoch, wobei sie es übertrieben schwer sein ließ, und warf es auf den Boden, wo es mit einem dumpfen Aufschlag landete.

Dan stieß einen hörbaren Seufzer der Erleichterung aus. Jenny zeigte auf das „externalisierte" Problem auf dem Boden und fragte, ob es fair vom Problem sei, ihn so niederzudrücken und ihn die ganze Zeit in Schwierigkeiten zu bringen. „Nein, das ist es nicht", sagte Dan mit Nachdruck und machte mit dem Fuß drohende Bewegungen Richtung Buch.

Das physische Gefühl, seinen Körper vom Problem erleichtert zu haben, schien Dan zu helfen, sich zu entspannen. Er streckte sich, setzte sich im Stuhl zurück und wandte sich etwas seiner Mutter zu, als diese in mitfühlender Weise anfing darüber zu sprechen, welche Auswirkungen die ganzen Kämpfe auf sein Leben hatten. Dies machte den Weg für eine lebhafte Diskussion frei, in der Dan und Julia anfingen zu untersuchen, wie Streiten und Wut in der Familie funktionierten und was sie dagegen machen konnten.

Die Hinwendung zu somatischen Aspekten in einer sicheren und entspannten Atmosphäre macht es möglich, emotional geladene Information Teil der Konversation werden zu lassen. Wenn ein Kind wie Dan entspannter ist und weniger defensiv, werden höchstwahrscheinlich schwierige Themen wie Mißhandlung eher zum Vorschein kommen.

In einem ähnlichen Sinne schreiben Griffith und Griffith (1994, S. 66) darüber, wie „emotionale Haltungen Möglichkeiten des therapeutischen Dialogs entweder eröffnen oder verschließen". Sie unterscheiden zwischen ethologisch begründeten Haltungen der Ruhe und solchen der Mobilisierung. Mobilisierungshaltungen können ohne Sprache ausgedrückt werden durch „auskundschaften, untersuchen, Beunruhigung zeigen, sich zum Angriff oder zur Verteidigung vorbereiten, anschleichen oder fliehen". In der Sprache zeigen Mobilisierungshaltungen sich durch „rechtfertigen, verspotten, täuschen, beherrschen, distanzieren, protestieren, verteidigen". Ruhehaltungen werden deutlich in Verhaltensweisen wie ruhen, schauen und spielen und in der Sprache durch „reflektieren, zuhören, fragen, schöpferisch und nachdenklich sein, phantasieren, tagträumen".

Diese Ideen bieten uns nützliche Richtlinien für die Therapie mit Familien und Kindern. Wenn wir auf die Haltungen achten, mit denen die Menschen bei uns ankommen oder die während der Konversation hervorgerufen werden, und wenn wir unser Können einsetzen, um Ruhe im Raum zu fördern, löst die Spannung sich auf in eine Bereitschaft, sich zu entspannen und offen in sicherer Atmosphäre zu sprechen.

Wenn jede Art von Kommunikation so gut wie unmöglich zu sein scheint

Was passiert, wenn all Ihre spielerischsten und kreativsten Fragen wie auch Aufforderungen, verbal oder nonverbal zu reagieren, ihre Wirkung verfehlen? Es ist verführerisch, weiter zu versuchen, Kinder dazu zu bringen, sich auf die eine oder andere Weise auszudrücken, aber dadurch verursachen wir möglicherweise unnötigen Druck.

Wenn andere Kommunikationsformen nicht besonders erfolgreich sind, gibt es andere Möglichkeiten, voran zu kommen. David hat eine Art, die Konversation am Leben zu halten, selbst wenn es an direkter Kommunikation mit dem Kind mangelt. Statt unerbittlich zu versuchen, eine Antwort hervorzulocken, beschließt er vielleicht, andere Anwesende im Raum über den jungen Menschen und seine Situation zu befragen. Dadurch könnte eine spontane Reaktion vom Kind hervorgerufen werden oder es hört einfach zu und nimmt die Konversation in sich auf. Er würde zum Beispiel Jills Mutter in folgender Weise ansprechen: „Wenn Sie Jill wären, wie könnten Sie die Frage beantworten?“ Dann, wieder an Jill gewandt, fragt er: „Wie ähnlich ist die Jill, die deine Mutter eben dargestellt hat, deiner eigenen Jill? Wenn sie versucht, ihr Verständnis von Jill deiner Jill anzunähern, würdest du zustimmend nicken, wenn es ‘wärmer’ wird? Oder verneinend den Kopf schütteln, wenn es ‘kälter’ wird?“

Jenny hat mit Kommunikationscodes experimentiert. Ein Junge war zum Beispiel so emotional in das Problem verstrickt, daß er nicht sprechen wollte. Jenny fiel auf, daß er sich zwar weigerte, laut zu sprechen, aber den Kopf auf ihre Fragen hin bewegte. Sie schlug vor, einen Code zu entwickeln, so daß er ihre Fragen beantworten konnte, ohne sprechen zu müssen. Er brummte und nickte kurz als Antwort auf ihren Vorschlag, und sie fragte, ob das Ja hieß. Er brummte wieder und auf diese Weise fuhren sie fort. Das Signalsystem, auf das sie sich einigten, umfaßte ein Brummen für „ja“, ein Kopfwackeln für „nein“, ein Handwedeln für „ich weiß nicht“ und nach unten blicken für „diese Frage gebe ich weiter“. Dies gestattete ihm, die Konversation durch einfaches Reagieren auf ihre Fragen und Vermutungen weiterzuführen. Nachdem sie diesen Code festgelegt hatten, bat Jenny ihn, seine Erfahrungen mit den Auswirkungen des Problems und seinem Einfluß auf das Problem zu zeichnen oder auf eine andere Art mitzuteilen. Wie sich herausstellte, war dies für ihn viel leichter als zu reden.

Ein Kind kriecht vielleicht auch unter eine Decke, streckt die Hand heraus und zeigt uns als Reaktion auf unsere Überlegungen nur den nach oben oder nach unten gehaltenen Daumen. Einige Kinder beschließen, durch eine Puppe zu sprechen, selbst wenn sie nur nickt oder als Antwort auf die Fragen und Vermutungen der Erwachsenen mit dem Kopf wackelt.

Auf der anderen Seite der Skala liegt die Herausforderung bei Kindern manchmal darin, daß sie äußerst begierig sind zu reden und wir uns nicht auf die Konversation konzentrieren können, die wir mit den anderen im Raum führen müssen. Wenn Kinder bei einem Familientreffen Schwierigkeiten damit haben zu warten, bis sie mit dem Reden an der Reihe sind, kann eine „Unterbrechungskarte" eingesetzt werden (Jeffrey Kerr, persönliche Mitteilung, August 1996). Dem Kind werden verschiedenfarbige Karteikarten gegeben, auf die es seine „Unterbrechungsnotizen" schreiben kann und die ihm dann helfen, sich an die wichtigen Dinge zu erinnern, die es sagen will, wenn es an der Reihe ist. Wir können auch Zeichnen, Gedichteschreiben und andere Mittel vorschlagen, wie das Kind sich ausdrücken kann, während die Erwachsenen bei einem Familientreffen reden.

Kapitel 9
Ko-Therapeuten

In vielen Kindergeschichten befreunden Kinder sich mit ihren nicht-menschlichen Begleitern und erhalten Hilfe von diesen: Hunde, Vögel, Delphine, Meerschweinchen, ihre eigenen Haustiere, Stofftiere und eingebildete Freunde. Was wäre Calvin ohne Hobbes, Christopher Robin ohne Pooh der Bär, Timmy ohne Lassie oder Max ohne die Wilden Kerle?

Kinder- und Familientherapeuten haben über den Wert von Puppen und Spielzeugen geschrieben, wenn es darum geht, Kommunikation mit Kindern in der Therapie zu erleichtern (Barragar Dunne, 1992; Brems, 1993; Gil, 1994; Oaklander, 1978). Es ist normalerweise für ein Kind befreiend, wenn es in indirekter Weise über Dinge sprechen kann. Oaklander (1978, S. 104) formuliert dies folgendermaßen:

> Es ist oft für ein Kind leichter, durch eine Puppe zu sprechen, als das, was es schwierig auszudrücken findet, direkt zu sagen. Die Puppe bietet eine gewisse Distanz, und das Kind fühlt sich sicherer, einige seiner innersten Gedanken auf diese Weise aufzudecken.

Was den Therapeuten anlangt – wer von uns hat sich nicht einmal nach ein wenig Hilfe gesehnt, nach Erleichterung und neuer Einsicht? Und hier erfolgt der Auftritt des imaginären oder nicht-menschlichen Ko-Therapeuten! Ko-Therapeuten in Form von Puppen, anderen Spielzeugen oder sogar imaginären oder mythischen Wesen können zu Hilfe geholt werden, um den Therapeuten zu unterstützen und die Konversation zu beleben. Zu den ersten Praktikern in narrativer Therapie, die ihre Experimente veröffentlichten, gehörten Wayne McLeod (1985), der von seinen „ausgestopften" Teammitgliedern in der Therapie unterstützt wurde, und Andrew Wood (1985), dessen imaginärer Freund und Kollege König Tiger in einer Höhle lebte und gern mit Kindern kommunizierte.

Einige von uns träumen davon, die ganze Zeit Ko-Therapeuten zur Verfügung zu haben! Obwohl immer häufiger Reflektierende Teams eingesetzt werden, ist es bei den meisten unserer Sitzungen kaum durchführbar, menschliche Ko-Therapeuten dabei zu haben. Statt dessen können wir Familienmitglieder oder andere bei der Sitzung anwesende Personen auffordern, sich eine Puppe zu nehmen und mit ihr ein Reflektierendes Team zu bilden. Reflektierende Teams, die von Puppen gebildet werden, können eine ganze Spielbreite von Stimmen in den Raum hineintragen. Stellen Sie sich ein Team vor, das aus einer weisen Eule, einer Schnecke, einem Zauberer oder einem König, einer Königin, einem Drachen und einem Frosch besteht!

Kindertherapeuten haben ihre eigene Lieblingsgruppe von Charakteren, die sie als Ko-Therapeuten einsetzen, und auch ihre eigene Art zu spielen. In Jennys Büro befand sich eine ganze Ansammlung von großen und kleinen Puppen, die geduldig, aber auch begierig darauf warteten, aufgerufen zu werden. Manchmal fällt Jenny oder einem Kind auf, wie eine ganz bestimmte Puppe sich zu winden scheint und darum bittet, in Aktion treten zu können. Ganz besonders häufig handelt es sich hierbei um „Gauner“, einen jungen braunen Hund, der auf seinen Hinterbeinen sitzt und einen intelligenten, wachen und vielleicht sogar schelmischen Ausdruck im Gesicht trägt. Gauner weiß viel über Unfug und Ärger und kann mit Kindern mitfühlen, die oft darin verwickelt sind. Er ist aber so etwas wie ein Experte darin geworden, wie man sich vom Ärger befreit, und er ist sehr neugierig, von anderen Kindern zu erfahren, welche Möglichkeiten sie dafür gefunden haben.

Bei Kindern, die schüchtern sind, ist es manchmal die Schnecke, die vorsichtig ihre Fühler ausstreckt, um Freunde zu finden. Manchmal ist es auch Juno, ein freundlicher, wuscheliger Bobtail, dessen Augen hinter den Stirnfransen versteckt sind. Er kann ein bißchen eine Nervensäge sein, wenn er sich auf dem Bauch herumrollt und ständig gestreichelt werden möchte, aber er hört geduldig bei all den Geschichten von Schmerz und Hoffnung zu. Nippo das Nilpferd hat viel Humor; es hat Talent dafür, einen riesigen Matschspaß aus Problemen zu machen und ernste Schwierigkeiten aufzulockern. Und wenn diese Ko-Therapeuten jahrelang Erfahrung bei ihren Interaktionen mit den Geschichten der Kinder sammeln, können sie bessere Fragen stellen und besser reflektieren. Sie hören zu, archivieren und verbreiten das Wissen und Können der Kinder und bieten ihnen an, ihnen einige der Tips und Geschichten mitzuteilen, die sie von anderen Kindern, mit denen sie in der Vergangenheit gespielt hatten, gehört haben.

Es ist auch eine gute Idee, einige Puppen zu haben, die ziemlich unauffällig sind (wie zum Beispiel eine einfache Lumpenpuppe oder ein Kaninchen mit einem unbestimmten Gesichtsausdruck) und deren „Persönlichkeit“ vom Therapeuten noch nicht sehr ausgereift wurde; diese geben einem Kind die Chance, seine Phantasie einzusetzen und selbst Freundschaft zu schließen (Sallyann ROTH, persönliche Mitteilung, August, 1996).

Das Kaninchen, das die Löffel spitzt

Manchmal scheint auch ein erfahrener Ko-Therapeut nicht zu allzuviel nütze zu sein. In Danas Fall war nicht eine der Puppen in der Lage, mit ihr zu reden oder ihr zuzuhören. Selbst Gauners Charme wirkte nicht. Sehen Sie, Dana, die sieben Jahre alt war, war nicht nur wegen der Scheidung ihrer Eltern und des Todes ihrer Großmutter traurig und in sich zerrissen, sondern litt auch häufig unter verzweifelten Schreianfällen, bei denen sie laut rief, niemand würde ihr zuhören und niemand verstünde sie. Diese Empfindung war so mächtig, daß sie, wann immer irgendein Thema mit der geringsten emotionalen Geladenheit in der Konversation auftauchte, völlig zusammenbrach, die Hände über die Ohren legte und schrie: „Ihr hört mir nicht zu!" Danas offensichtlicher Schmerz und die Isolation, unter der sie wegen dieser Ausbrüche litt, brachen ihrer Mutter oft fast das Herz. Sie haßte es, wenn sie Dana „Auszeiten" geben mußte, bis diese sich wieder genügend beruhigt hatte, um mit den anderen zusammensein zu können. Beide Eltern waren sehr erpicht darauf, ihr zu helfen, diese Anfälle unter Kontrolle zu bekommen und eine erträgliche Kommunikationsweise zu finden. Verschiedene Versuche, sowohl sanfte wie auch energische, Wut und Isolation zu externalisieren und dann nachzuforschen, wie sie das Nicht-Gehört-Werden erlebte, verschlimmerten sich unter dem Druck dieser intensiven Sensibilität. Sobald irgend etwas Problematisches erwähnt wurde, flogen Danas Hände hoch, bedeckten ihre Ohren, und der Schreianfall erfüllte den Raum.

Danas Eltern untersuchten den überall spürbaren Einfluß von Beschuldigungen, Scham und Kritik, die während und nach der Scheidung eskaliert waren, auf alle Familienmitglieder. Im Laufe der Zeit machte die Arbeit an einem Anti-Kampf-Projekt in der Familie einige Fortschritte, aber dies war von größerem Interesse für die Erwachsenen als für Dana. Sie arbeiteten hart daran, den Wutausbrüchen und dem Schreien eigene Grenzen zu setzen – Grenzen, die früher aus Furcht davor, noch mehr Schande auf Dana zu laden, nicht respektiert wurden. Diese unbeabsichtigte Kooperation mit Scham und Beschuldigungen hatte die Vorstellung erhärtet, Dana sei durch die Scheidung furchtbar verletzt, könne mit der neuen Beziehung des Vaters nicht fertig werden und müsse mit Samthandschuhen angefaßt werden. Ihre Reaktion auf die Erwähnung irgendwelcher schwierigen Themen waren ständiger Beweis für Danas ungeschützte Verwundbarkeit.

Als diese Geschichte etwas von ihrer Fähigkeit verlor, die Eltern schuldbewußt zu machen oder Dana als übermäßig verwundbar darzustellen, begann diese, ihre Möglichkeiten, sich selbst zu beruhigen, zu entwikkeln und anzuwenden. Dies war ein Schritt in die richtige Richtung und dennoch – wenn ein Erwachsener irgend etwas für Dana Unbequemes mitteilen wollte, kam die Konversation schnell zum Stillstand und verzweifeltes Schreien erfüllte den Raum.

Eines Tages tauchte in Jennys Kopf, während sie sich abmühte, eine Gesprächsmöglichkeit mit Dana zu finden, ein Gedanke auf. Sie hielt plötzlich ihre Hand ans Ohr und teilte Dana leise mit, man habe ihr gerade die Idee zugeflüstert, sie solle ein Zauberkaninchen, das zuhört, machen. Dana lächelte. Der Kopf des Kaninchens war schnell aus einer weißen Knetmasse[39] geformt. Es hatte große Ohren und ein sanftes Lächeln und in der folgenden Woche erhielt es einen pelzigen kleinen Körper und einen Schwanz.

Als Dana das nächste Mal anfing, sich zu verkrampfen und zu schreien: „Ihr hört mir nicht zu!" steckte die Zauberkaninchen-Handpuppe ihren Kopf aus Jennys Tasche und stellte sich vor als „Das Kaninchen, das die Löffel spitzt". „Das Kaninchen, das die Löffel spitzt" sagte zu Dana: „Wut und Scham haben sich gemeinerweise deine Zunge genommen und dich überzeugt, daß man dich nicht versteht oder hört. Ich bin gekommen, um dir dabei zu helfen, ein bißchen zu zaubern und Sprechen und Zuhören der Scham wegzunehmen und dir zurückzugeben. Paß auf. Zunächst einmal, wann immer du mich brauchst, werde ich das wie ein Zauberer hören, was du zu sagen hast, und ich kann dir helfen, dich an die Sache mit dem Zuhören und Reden zu erinnern. Sieh mal auf meine Löffel. Meinst du, das sind gute Ohren zum Zuhören?" Dana lächelte schüchtern. „Findest du es schön, wenn man dir einfach zuhört? Glaubst du, ich könnte zuhören und dich verstehen?" Dana lächelte wieder und nickte. Das war ein erster Schritt.

Der neue Ko-Therapeut löste Jennys Problem: Wie sollte eine narrative Therapie weitergehen ohne irgend eine Konversation? Frühere Versuche, irgendwelche Ideen in dieser Richtung anzubringen, waren sofort abgewendet worden. Aber wer konnte dem Charme und der Überraschung eines kleinen Zauberkaninchens mit gespitzten Löffeln widerstehen? Da die Botschaft vom „Kaninchen, das die Löffel spitzt" kam,

---

[39] Bei der Knetmasse handelte es sich um *Sculpey* (ein Produktname in den USA), eine Modelliertonmasse, die eine ähnliche Konsistenz wie Knetmasse hat, aber gebrannt werden kann.

drang sie durch. Dana wurde ein wenig neugierig und fing an, sich zu entspannen. Wann immer sich in der Konversation eine Spannung aufzubauen schien, rief Jenny „das Kaninchen, das die Löffel spitzt" zu Hilfe, um die Dinge wieder in Ordnung zu bringen.

Bald nachdem „das Kaninchen, das die Löffel spitzt" aufgetreten war, sagte Dana, sie wolle sich ein eigenes „Kaninchen, das die Löffel spitzt" herstellen. Ihr Kaninchen könne dann „der Freund von dem ersten sein, und sie könnten sich gegenseitig zuhören". Das machten sie dann auch; sie stellten fest, daß sie bei sehr leisen Gesprächen einander zuhören konnten in dem sicheren Gefühl, Wut und Scham aus ihren Gesprächen herauszuhalten. Diese neue Beziehung zwischen den „Kaninchen, die die Löffel spitzen" öffnete allmählich die Tür zu einer sanften Veränderung. Sie kann vielleicht am besten durch ein Zitat von Lynnea WASHBURN beschrieben werden, das wir auf einer Postkarte fanden:

Wir saßen in der ruhigen Stille, wenn Tag und Nacht sich treffen.
„Hör mal", sagte er, „hast du das gehört?"
„Ich habe nichts gehört", war meine Antwort.
„Manchmal gibt es eine Art Klang, wenn alles gut ist."
„Ich wünschte, ich hätte ihn gehört," sagte ich leise.
Und dann schien mir, gerade als ich aufhörte, so angestrengt zu lauschen als könnte auch ich ihn wirklich hören.

Kevins erster Job

Es dauerte eine Weile, bevor Kevin, der zürnend-zornige Affe, seine erste ernsthafte Anstellung im Außendienst bekam. Nach seiner Vorstellung bei seinem ersten Job war sich David jedoch recht sicher, daß er eine brillante Karriere vor sich hatte.[40] David traf Jackie und ihre drei Kinder, Brad, der fast neun war, Jerry, sieben, und Suzie, fünf, etwa ein

[40] Kevin trat in die wohl etablierten Fußstapfen von Rupert, dem Bären, der regelmäßig Michael WHITE beriet. David traf Rupert zuerst in Adelaide, Australien, 1981. Man würde vermuten, daß ein nicht amtlich zugelassener Therapeut wie Rupert im Verlauf von fünfzehn Dienstjahren ausgebrannt ist, aber er ist eher noch lebendiger als jemals zuvor. Rupert kam durch Sophia VOGT in Michaels Praxis, die folgendes dazu zu sagen hatte: „Ich lege einen Teil meines Ich in Rupert. An seiner Erschaffung ist viel Liebe beteiligt. Deswegen ist er nicht irgendein ausgestopftes, lebloses Objekt, sondern eine kleine Kreatur, die eine bestimmte Summe von Eigenschaften entwickelt hat, genau wie Menschen dies machen. Er hat seine eigenen Geschichten zu erzählen und um diese zu hören, muß man nur richtig zuhören – nicht mit den Ohren, sondern mit dem Herzen. Wenn du so mit ihm kommunizieren kannst, wirst du feststellen, daß er viel zu geben hat."

Jahr, nachdem Kevin ihm von seinen amerikanischen Freunden Dian Barkan und Lucia Gattone geschenkt worden war. Wenn man ihm die Hand drückte, konnte Kevin sich schütteln und merkwürdige Geräusche machen. Er hatte auch ein großes rotes Herz auf seiner anderen Hand, auf dem stand: „DU MACHST MICH WILD."

Jackie hatte viele Jahre mit ihrem damaligen Ehemann, der sie mißhandelte, gelebt und war, wie sie es ausdrückte, „abgestumpft". Schließlich hatte sie die Beziehung beendet, da sie, unterstützt von ihrer Mutter und ihrem Arzt, zu dem berechtigten Schluß gekommen war, daß es sich hier um „eine Frage von Leben oder Tod" handelte.

Als Ausgleich für die schrecklichen Dinge, die ihren Kindern durch die Mißhandlungen geschehen waren, sah Jackie, was nicht überraschend war, ihre Aufgabe als Mutter darin, „jedem launischen Einfall der Kinder" nachzugeben. Das war nicht so hilfreich, wie sie gehofft hatte. Wie sie allmählich begriff, war fehlende Disziplin kein Ausgleich oder Ersatz für Disziplinierung durch Mißhandlungen. Jackie fühlte sich recht hilflos angesichts der ständigen Streitereien, des Ärgers und der Anzeichen von Verzweiflung bei den Kindern. Brad bekam bei der leisesten Herausforderung zornige Wutanfälle. Nun sind manchmal solche Anfälle Alarmzeichen für Mißhandlungen in einer Familie. Dies traf auch früher für Brad zu. Seine Wutanfälle hatten diesen Zweck erfüllt und der Alarm war von Jackie, ihrer Mutter und ihrem Arzt beachtet worden. Brads jüngerer Bruder Jerry war in einer ähnlich aufreibenden Situation gewesen, aber statt Wutanfälle zu haben, ließ Jerry das hinterlistige Aa mit ihm machen, was es wollte – vier oder fünf Mal am Tag waren seine Hosen beschmutzt.

David beschloß, die ganze Familie Kevin, dem Stoffaffen, vorzustellen, der neben ihm auf dem Stuhl des Ko-Therapeuten saß. David führte vor, wie Kevin kreischte, keuchte und johlte, wenn man den Knopf mit der Aufschrift HIER DRÜCKEN in seiner linken Handfläche betätigte. Alle waren überaus amüsiert über Kevins Wüten und staunten, wie sehr er wie ein wirklicher Affe aussah.

Dies brachte David auf einige Fragen, die er Brad stellen wollte. „Hast du schon mal einen Affen gesehen?" fragte David. Brad bejahte und beschrieb die Possen der Affen, die er zu Hause im Zoo und bei einem Besuch in Bali, Indonesien, gesehen hatte. „Glaubst du, bei deinen Wutausbrüchen siehst du in den Augen deiner Familie, deiner Klassenkameraden und Freunde wie ein Affe aus?" fragte David. Brad meinte, das sei vermutlich richtig. „Glaubst du, es ist richtig und passend für einen Affen, sich wie ein Affe zu benehmen?" Brad stimmte dem zu. David stellte eine letzte Affen-Frage: „Wie fühlst du dich, wenn deine Wut einen Affen aus dir macht?"

Wie alle wußten, war am nächsten Tag Brads Geburtstag. David fragte ihn, ob er meinte, es sei unfair, wenn dies einem Jungen, der neun Jahre alt wurde, passierte. Brad drehte sein Gesicht zu einer Seite, offensichtlich tief in Gedanken. Er stimmt zu, dies sei in der Tat unfair – ja, sogar empörend – bei einem Jungen, der einen Tag vor seinem neunten Geburtstag stand, wenn er in dieser Weise zu einem Affen gemacht wurde. „Wirst du dir selbst morgen Reife zum Geburtstag schenken?" fragte David. Brad sah etwas unsicher aus, sagte aber, es sei seiner Meinung nach eine Möglichkeit.

Während Brad nachdachte, begann David eine Konversation mit seinem neuen Ko-Therapeuten: „Kevin, was hältst du von einem einen Tag vor seinem neunten Geburtstag stehenden Jungen, der von seiner Laune zum Affen gemacht wird?" Kevin war schüchtern und nur bereit, in Davids Ohr zu flüstern, und daher mußte David für ihn übersetzen: „Was Kevin mir sagt ist, daß er dir die Wut abnehmen will, wenn du deswegen aufgebracht bist. Er sagt, es macht ihm nichts aus, wenn die Wut einen Affen aus ihm macht, da er es ja gewohnt ist, ein Affe zu sein. Eigentlich ist er sogar gerne einer, weil er bis nach oben in hohe Palmen klettern und kreischen und überhaupt nach Herzenslust schreien kann. Anderen Affen macht das nichts aus, denn so sind Affen eben." Dann wandte David sich an Brad: „Möchtest du, daß Kevin sie dir abnimmt? Oder möchtest du sie für dich selbst, deine Familie, deine Freunde behalten?" Brad rief aus, er wolle sie nicht mehr und Kevin könne sie haben. Mit dieser Zustimmung fuhr David fort: „Würdest du es gern sehen, wenn ich Kevin frage, wie man diese Übergabe macht? Verstehst du, was ich meine? Du übergibst ihm deine Wut, wenn du sie eigentlich nicht für dich haben willst."

Brad drängte David, Kevin gleich danach zu fragen. David leitete die Frage an Kevin weiter, der bedeutete, er wolle in Davids Ohr flüstern. Das machte er dann ziemlich ausführlich. David war sehr erfreut über Kevins Vorschlag und konnte nicht anders, als dies laut zu zeigen, während Kevin in sein Ohr flüsterte: „Was du nicht sagst! Also, das ist eine interessante Idee! Sind alle Affen so klug wie du?" Schließlich verstand David Kevins Plan und leitete den Vorschlag an einen sehr interessierten jungen Mann weiter: „Brad, Kevin sagt, man muß folgendes tun. Er ist bereit, heute mit dir nach Hause gehen. Wann immer du das Gefühl hast, es kommt ein Wutausbruch (oder jemand anders bemerkt es, ehe du es selber mitkriegst), geh zu Kevin und gib ihn an ihn weiter, indem du seine Hand drückst und einen Schritt zurück machst, damit du nicht verletzt wirst. Und bitte lach nicht über ihn, wenn er daraufhin anfängt, seine Affenpossen zu spielen." David zwinkerte Kevin zu, als dieser an dem Tag mit Brad fortging.

Nach diesem Treffen konnte David erst nach sieben Wochen Jackie und ihre Familie wieder erreichen, da sie alle zu ihren Eltern umgezogen waren. Bis dahin war Brad dann wirklich neun Jahre alt geworden. Er hatte in der ganzen Zeit nur zwei Wutanfälle bekommen. Das Herumwüten schien für Brad und seine Familie bereits eine alte Geschichte zu sein, aber er war bereit, „sich ein bißchen zu erinnern", was passiert war, wenn er einen Wutausbruch an Kevin den Affen weiterreichte. Hier ist ein Bericht der ersten Übergabe: „Ich bin in Mamas Zimmer gegangen und habe Kevins Hand gedrückt. Der Wutanfall ist in Kevin reingegangen. Und dann habe ich Kevin auf das Regal getan", fuhr Brad fort. „Ich habe mich gut hinterher gefühlt und erwachsener. Ich bin dies Schlechte losgeworden. Er (Kevin) hat mir Gutes gegeben." David hätte Brads Antwort auf die nächste Frage nicht vorhersagen können: „Wieviel Gutes hat Kevin dir gegeben?" „Eine ganze Zimmerladung voller Gutem", antwortete Brad.

Jackie stützte Brads Behauptung und erkannte an, „es ist viel besser mit ihm geworden." Sie gab zu, sie und ihre Eltern seien überrascht. „Bist du bereit, dich von Kevin zu trennen, oder meinst du, du brauchst ihn noch in deiner Nähe auf seinem Sonderplatz auf dem Regal?" fragte David. Brad schien ganz zuversichtlich, er könne allein weitermachen. David berichtete Brad dann, dies sei Kevins erster Job, und fragte, ob er meine, Kevin habe eine gute Zukunft vor sich, wenn er kleinen Jungen und Mädchen, deren Leben unter der Fuchtel ihrer Wut stand, Hilfe leistete. Brad sagte, er würde Kevin bestimmt ein gutes Empfehlungsschreiben für die nächste Anstellung geben.

Um den Tag abzurunden, fand David heraus, daß Jerry mit dem Hinterlistigen Aa in den sieben Wochen, seit sie sich getroffen hatten, nur zwei „Entweichungen" gehabt hatte. Bei ihrem ersten Treffen hatte David Jerry berichtet, Kevin sei ganz allgemein ein Experte in Bezug auf ganz generelle Entweichungen und könne ihm helfen, das Hinterlistige Aa auszutricksen. David erzählte Jerry, wenn er das Hinterlistige Aa austricksen wolle, müsse er nur Kevin dicht an sein Ohr halten und ihn fragen, wie man trickreicher sein könne. Zu Davids Überraschung hatte

Jerry keine Veranlassung, Kevin zu befragen. Wie Jerry selbst erzählte, hatte er gerade angefangen, selbst „Aa machen zu gehen“ und hatte kein Interesse daran, viel Aufhebens darum zu machen!

Nach dem erfolgreichen Abschluß des ersten Jobs ist Kevin nun in seine Ecke in Davids Büro zurückgekehrt, wo er geduldig auf seinen nächsten Auftrag wartet.

Kapitel 10
„Irre" und besondere Fähigkeiten[41]

Die zehnjährige Emily[42] erschien, um David über die aufregenden Entwicklungen hinsichtlich ihrer letzten Aktionen gegen ihr Daumenlutschen in der Nacht zu informieren. Sie hatten sich schon früher mehrere Male getroffen, als sie acht war. Zu der Zeit hatte diese Angewohnheit sie sowohl am Tag wie auch in der Nacht beherrscht. Es konnte sich eigentlich niemand daran erinnern, sie jemals ohne Daumen im Mund gesehen zu haben. Wie sie zugab, war das sehr quälend für sie. Sie machte sich Sorgen, mißgestaltete Kiefer und Zähne zu bekommen, und es gab zu dieser Zeit dafür auch tatsächlich sichtbare Anzeichen.

Nach dem zweiten Treffen griff Emily in das „Leben" ihres Daumens ein, als sie Anstoß an den Auswirkungen nahm, die das Daumenlutschen auf sie hatte. Jeder war äußerst glücklich darüber, daß Emily am Tag ihr eigenes Leben hatte, und das Daumenlutschen in der Nacht wurde zurückgestellt. Jetzt, zweieinhalb Jahre später, war Emily ganz offensichtlich über irgend etwas freudig erregt. David brauchte nicht lange, um herauszufinden, was es war. Emily berichtete, sie habe fünf Nächte hintereinander nicht am Daumen gelutscht.

Natürlich war David sehr neugierig und bat sie, ihn in das Geheimnis ihres Erfolges einzuweihen. Sie berichtete ihm, es habe alles mit ihrer imaginären Familie zu tun: Jim Harritt, Jims Mutter und Vater und John und Lisa, fünfzehn und sechzehn Jahre alt. David war nicht überrascht, daß Emily ältere Freunde gewährt worden waren, denn sie schien ihrem Alter etwas voraus zu sein. Da David immer sehr begierig darauf ist, mit jungen Menschen über ihre imaginären Freunde und Familien zu sprechen, fand er es aufregend, als er feststellte, daß Jim Harritts Vater die Konzession dafür besaß, „irre" begabten Kindern in Neuseeland imaginäre Freunde zuzuweisen.

Wer oder was sind die „irre" Begabten? Nun, das sind Kinder, die Begabungen von einer Art haben, die andere Kinder und Erwachsene

[41] **Anm.d.Übers.:** Wir haben den Begriff „weird" mit „irre" übersetzt, um die Doppeldeutigkeit (irre: *verrückt, unnormal* sowie *toll, ganz besonders, wahnsinnig gut*) zu erhalten

[42] Diese Geschichte ist eine Revision von EPSTONS und BETTERTONS (1993) Artikel: „Imaginäre Freunde: Wer sind sie? Wer braucht sie?"

eben für irre halten. Dies bedeutete, wie Emily David erzählte, daß man unter Umständen „geneckt und herumgeschubst“ und von Kindern sowie Erwachsenen, die weniger begabt waren als man selbst, vollkommen mißverstanden würde. Die „irre Begabten“ haben besondere Fähigkeiten, die ihnen, nach Emilys Meinung, erlauben, „Dinge zu sehen, die nicht da sind“ oder „Dinge anders zu sehen als andere ..., manchmal können sie denken, die wirkliche Welt spiele keine so wichtige Rolle“.

David beschloß, die Gelegenheit zu ergreifen und mehr über imaginäre Freunde[43] zu lernen und darüber, welche Rolle sie im Leben der irre Begabten spielen könnten. Er stellte Emily viele Fragen und sie war sehr wohlwollend und freundlich und erzählte ihm, wer sie sind und wer sie benötigt. David sagte, er würde in Zukunft jedem irre begabten Kind, dem er begegnete, von Herrn Harritt erzählen und darüber, wie sie sich an ihn wenden könnten.

„Wie bewirbst du dich bei Herrn Harritt um einen imaginären Freund?“ fragte David. Emily erzählte ihm, man ließe ihn in der Vorstellung oder durch ein geheimes Schreiben wissen, welches Alter man laut Geburtstag habe, und dann, was noch wichtiger war, welches Alter die Person habe, bei der man sich wohlfühlt. Man erzählt ihm auch, welche Art von Person man ist. Emily sagte in ihrer Bewerbung, sie sei eine „freundliche Person, eine hilfsbereite und starke Person“. Dann erzählt man Herrn Harritt, welche Interessen und speziellen Fähigkeiten man hat, die man lieber vor den meisten Menschen gleichen Alters und vor allem vor den Erwachsenen geheim gehalten hat. Man berichtet ihm von den Lieblingsdingen, wie Musik, Bücher, Essen oder Kleidung, und von den Freizeitbeschäftigungen, die einem am meisten Spaß machen. Es ist auch eine sehr gute Idee, sich ein Photo von einem selber zu besorgen, damit Herr Harritt eine Vorstellung bekommt, wie man aussieht. Emily meinte, die anderen Kinder sollten wissen, daß Herrn Harritts Hauptbüro sich im Meer irgendwo zwischen Tasmanien und der Cook-Straße befindet.

David fragte Emily: „Wenn es nur eine bestimmte Anzahl imaginärer Freunde gäbe, und zu viele Bewerbungen vorlägen, wer käme als erster dran?“ Sie antwortete sofort: „Die einsamsten, am irresten begabten Kinder.“

---

[43] Taylor, Cartwright und Carlson (1991) berichten, „imaginäre Begleiter sind überraschend weit verbreitet. Die neusten Untersuchungen zeigen, daß bis zu 65% der Kinder im Vorschulalter imaginäre Begleiter haben.“

David fragte sich erst leise für sich und dann laut, so daß Emily ihn hören konnte: „Wie haben deine imaginären Freunde dir bisher in deinem Leben geholfen?“ Er war sehr überrascht, als er feststellte, welchen großen Teil sie bis dahin und auch jetzt noch in Emilys Leben spielten. „Vor allem helfen sie mir,“ sagte Emily, „wenn ich mich einsam fühle oder wenn ich zu Hause oder in der Schule Ärger habe.“ David wurde bewußt, daß er dies hätte erraten können, wenn er es nur richtig versucht hätte. Aber da war noch mehr. Das meiste von dem, was Emily ihm erzählte, hätte er niemals raten können, ganz gleich, wie sehr er es auch versucht hätte.

Emily fuhr fort: „Sie helfen mir mit Hausaufgaben, die ich nicht herausbekommen kann. Sie geben mir hilfreiche Hinweise, aber sie machen sie nie für mich; und sie geben Kindern auch ganz persönliche Kraft, Angewohnheiten zu überwinden, die sie nicht haben möchten oder nicht mögen, zum Beispiel Daumenlutschen oder immer weinen.“

David war sich nicht darüber im klaren gewesen, daß Emily die ganze Zeit geweint hatte, da sie, wenn sie miteinander geredet hatten, immer fröhlich und glücklich war. Vielleicht war sie deswegen immer in so guter Stimmung gewesen, da David, wie sie wußte, ihre irre Begabung kannte.

David fragte: „Was hat dich zum Weinen gebracht?“

„Ein kleiner Klaps oder ein Wort konnten mich zum Weinen bringen, aber jetzt verwandle ich das Weinen in Lachen.“

„Haben deine imaginären Freunde mit Necken geholfen?“

„Mit Necken, man kann fast automatisch die komische Seite sehen und es zeigen ... Die Plagegeister können einen nicht mehr so aufregen!“

„Abgesehen von dem, was dich gestört hat, haben deine imaginären Freunde irgend etwas gemacht, um dein Leben zu einem besseren Leben zu machen, als es war, bevor du sie kennengelernt hast?“

„Sie haben mir geholfen, unternehmenslustiger zu sein. Ich habe keine Angst vor Höhen mehr. Früher hatte ich Angst vor Donner, aber jetzt freue ich mich auf ein Gewitter und hoffe, daß es donnern wird. Ich habe auch keine Angst mehr vor Spinnen.“

„Moment mal, Angst vor Spinnen ist ganz schwer zu überwinden. Wie haben sie da deinen Mut gestärkt?“

Emily berichtete darüber, in welcher Weise ihr imaginärer Freund John sie unterstützt hatte. „John hat mir erzählt, diese Anti-Angst-Methode hat bei ihm innerhalb von einem Tag funktioniert. Er hat mir davon erzählt und gefragt, ob ich es versuchen will. Obwohl die Idee merkwürdig klang, gefiel sie mir. Er machte folgendes: In der einen geschlossenen Hand hatte er eine Spinne und in der anderen geschlossenen Hand ein paar Lollies und er hat sich geweigert, mir zu sagen, was in welcher Hand war. Dann sagte er mir, ich soll meine Hand ausstrecken. Das habe ich dann gemacht und nach fünf Malen hatte ich keine Angst mehr vor Spinnen. Ich mußte noch ein paar Spinnen wegwerfen, aber wenn ich darüber nachdenke, haben sie mir eigentlich nicht weh getan."

David fragte, ob es noch mehr solche Ideen von irrer Begabung wie dieser gäbe. Und die gab es tatsächlich. Anscheinend hatte Emily früher einmal Angst vor Krabben in den kleinen Gewässern zwischen den Felsen gehabt. John zeigte ihr, wie sie erst einen langen Stock und dann immer kürzere Stöcke benutzen konnte, bis sie schließlich die Krabbe mit den Händen greifen konnte, ohne von ihren Scheren gekniffen zu werden. Dies bedeutete, von nun an konnte Emily viel mehr Spaß daran haben, über die Felsen von Palm Beach bis Boatshed Bay zu laufen, wenn Ebbe war.

David war sicher, er könne davon ausgehen, daß Emily das Beste bis zum Schluß aufbewahren würde. „Was richtig gut an imaginären Freunden ist, sie sind eine gute Übung, wenn wirkliche Freunde zu Besuch kommen, wie das ja üblich ist ... imaginäre Freunde behandeln einen so, wie man gern behandelt werden möchte."

David hatte noch eine letzte Frage für Emily: „Wenn du deinen imaginären Freunden für eine Sache danken könntest, nur für eine einzige Sache, wofür würdest du ihnen dann danken?" Emily antwortete: „Ich habe allmählich verstanden, wie ich bin und was ich nicht kann, wie Buchstabieren und Bälle fangen beim Sport. Aber so langsam werde ich auch darin besser."

Emily empfiehlt imaginäre Freunde für einsame junge Menschen, die eine Zeit lang warten müssen, bis sie wahre Freunde finden. Leider werden Menschen wie Emily manchmal für irre gehalten, obwohl sie eigentlich einfach nur irre begabt sind.

Nachdem David mit Emily gesprochen hatte, überlegte er, wann imaginäre Freunde besser als wirkliche Freunde sein können – imaginäre

Freunde wissen immer, daß du wirklich wundervoll bist und irre begabt. Wenn du imaginäre Freunde hast, die versuchen, dich zu überzeugen, du seist schlecht, oder versuchen, dich in Schwierigkeiten zu bringen, wirf sie raus und nimm Kontakt zu Herrn Harritt auf, um imaginäre Freunde wie die von Emily zu bekommen.

Irre Begabungen respektieren

Manchmal werden die Begabungen eines jungen Menschen als irre beurteilt. Aber mit der spielerischen Einlassung auf Emilys verschwörerische Diskussion über irre Fähigkeiten respektierte man ihre imaginären Freunde; damit war sie dann nur allzu bereit, diesen mit Achtung und sich mit Selbstachtung zu begegnen. Als David anfing, sich für „besondere Fähigkeiten" von Kindern zu interessieren, fiel ihm auf, daß nicht nur viele Erwachsene diese Fähigkeiten als merkwürdig oder irre einordneten, sondern die Kinder selbst oft davon überzeugt waren.

Während er über Kinder nachsann, die sich selbst bezichtigt hatten, bzw. von anderen beschuldigt wurden, „irre" zu sein oder „Eigenbrötler", „Tagträumer" oder „Lügner", „eine Macke" zu haben oder in einer „Phantasiewelt zu leben", wurde David immer neugieriger auf ihre geheimen Erfahrungen. Er machte sich Gedanken darüber, welche niederdrückende Wirkung es auf diese Kinder haben mußte, wenn sie mißverstanden, heruntergemacht und ignoriert oder in anderer Weise unterschätzt wurden. Er hielt es für klug, besondere Fähigkeiten in einer Weise zu diskutieren, die gerade ihre Widersprüchlichkeit respektierte: Sie boten auf der einen Seite den jungen Menschen wunderbare Vergnügen und Freuden, wurden auf der anderen Seite von wichtigen Erwachsenen im Leben des Kindes für irre erachtet. Schließlich haben Eltern und Lehrerinnen normalerweise das Monopol zu entscheiden, was Wissen ist und was Unsinn, und die Kinder entsprechend zu beurteilen. Jedoch schweigen Kinder nicht nur auf Grund von Unterdrükkung über ihre Fähigkeiten. Es ist ihnen einfach noch nicht in den Sinn gekommen, Erwachsene über ihr Fähigkeiten aufzuklären, da sie solche Aktivitäten nie für Fähigkeiten gehalten haben.

Als David erst einmal angefangen hatte, Kinder nach ihren speziellen Fähigkeiten zu fragen, wurde er von Offenbarungen und Enthüllungen überflutet. Kinder berichteten, einige Erwachsene in ihrem Leben schienen zu fürchten, was sie nicht verstanden. Andere schienen ungeduldig gegenüber „irrer Begabtheit" zu sein, die sie als Anzeichen von kindischem Verhalten betrachteten. Kinder sagten, Erwachsene hätten oft versucht (vermutlich in dem Glauben, ihren Kindern dabei zu helfen, diese „Unreife“ zu überwinden), sie zu überzeugen, sie sollten daraus „herauswachsen“ – je eher desto besser.

Kinder erinnerten sich daran, wie man sich über sie lustig gemacht oder sie wegen ihrer Fähigkeiten geneckt hatte. Sie lernten bald, diese zu unterdrücken oder sie nur Erwachsenen oder Freunden zu enthüllen, zu denen sie großes Zutrauen hatten. Wenn junge Erwachsene von David gefragt wurden, in welchem Alter solche Unterdrückung stattgefunden hatte, erzählten sie von Vorfällen im Alter von zehn bis dreizehn.

Während die Offenbarungen der Kinder David überraschten, reagierten die Eltern völlig ungläubig. Sie erfuhren das erste Mal etwas über ganz erstaunliche Aspekte im Leben ihrer Kinder. Eltern, die Zeugen dieser Offenbarungen waren, fingen bald an, „Spuren“ von irren Begabungen bei ihren eigenen für selbstverständlich gehaltenen, aber nicht benannten besonderen Talenten zu entdecken und sich an sie zu erinnern. Einige Eltern zeigten sogar Interesse daran, besondere Begabungen, denen sie entweder abgeschworen oder die sie verschmäht hatten, wieder zu rehabilitieren.

Die Kinder, deren besondere Begabungen nun eine hervorragende Rolle in ihrem Leben spielten, schlossen sich David an und spielten mit Ideen, wie z.B. T-Shirts mit der Aufschrift: „Ich bin ein Spinner und stolz darauf“. Einige stolze „Spinner“ erwogen, Gruppen zu bilden, die sie „Im Reich der Spinner“ nannten.

Nach unserer Feststellung erweitert die Entdeckung von besonderen und irren Begabungen unseren Horizont und fordert uns dazu heraus, die Art und Weise, wie Kinder Dinge deuten und mit Problemen umgehen, zu konkretisieren. Wenn wir nicht davon ausgehen, daß eine junge Person renitent ist oder ihr etwas „fehlt“, sondern vielmehr davon, daß sie vielleicht ihre Fähigkeiten vor uns geheim hält, können einige Fragen auftauchen: „Auf welchem Gebiet liegen ihre Stärken?“ (statt „Auf welchem Gebiet liegen ihre Schwächen?“) „Welches Reich bewohnt ihr Geist in diesem Augenblick? Benutzt sie ihre Phantasie, sich mit einem imaginären Freund auszutauschen oder spielt sie ein Ein-Mann-Spiel?“ Diese Fragen verleihen dem, was man normalerweise für leicht und flatterhaft hält, Gewicht, und berücksichtigen, was oft unberücksichtigt bleibt. Wenn wir nicht fragen, finden wir vielleicht nie etwas über die inneren Erlebnisse und die Expertise dieser Kinder heraus. Dies ist für sie wie auch für uns ein Verlust.

Im Reich von Intuition, Phantasie und Zauberei existieren besondere Fähigkeiten. Sie können auch in den speziellen Talenten eines Kindes liegen, wenn es zum Beispiel ein Instrument spielt, Zauberkünste beherrscht oder jonglieren kann. Wenn man diese Talente zu ihrem Ursprung zurückverfolgt, entdeckt man irre Begabungen: zum Beispiel Herzen lesen; sich in ein Phantasietier verwandeln; mit Hilfe von Telepathie Dinge in Träumen verstehen; Harmonie in einem disharmonischen Streit hören; oder sich selbst beruhigen, indem man seine Jonglierfähigkeiten einsetzt.

Ganz allgemein ausgedrückt, schließt Familientherapie Kinder mit ein und schließt ihre „besonderen Begabungen" aus. Zum Beispiel meinen einige familientherapeutische Schulen, Kinder verhalten sich auffällig, um die Aufmerksamkeit auf Schwierigkeiten in der Beziehung zwischen den Eltern zu lenken. Daraufhin tritt die Paarbeziehung in den Mittelpunkt der therapeutischen Aufmerksamkeit und die „Welten" der Kinder werden an den Rand gedrückt; sie sind kurios, aber eindeutig unwichtig.

Auch imaginäre Feinde können einen Platz in der Phantasie eines Kindes einnehmen und sowohl in seinen inneren wie auch in seinen äußern Welten Verwüstung anrichten. Das Kind befindet sich in einer Beziehung zu diesen Bewohnern, seien sie nun wohlwollend oder übelwollend. Einige Beziehungen segnen den jungen Menschen mit stetiger Unterstützung und Fürsorge; sie bieten weisen Rat oder ständige Begleitung. Andere sind ein Fluch für den jungen Menschen, indem sie ihn erniedrigen, beschämen, quälen und verfolgen. Letzteren Fall greifen wir im nächsten Kapitel auf.

Realitätskontrolle

Erwachsene bringen manchmal ihre Sorge zum Ausdruck, wenn sie die Spielwelten des Kindes betreten und von seinen imaginären Freunden oder irren Begabungen erfahren. Sie fragen dann: „Ist es nicht verwirrend oder unheimlich für das Kind, dessen Realitätskontrolle sich noch entwickelt, wenn ein Erwachsener die Realität durcheinander bringt, indem er sich in die Phantasiewelt des Kindes begibt?" Kinder drücken jedoch im Gegenteil oft ihre beträchtliche Erleichterung aus, wenn sie sich sicher fühlen und solche Freunde und Begabungen wichtigen Erwachsenen offenbaren können. Wenn sie gewiß sind, daß ihre innere Welt akzeptiert wird, können sie ihre Angst vor Zensur vergessen und den Erwachsenen vollen Zugang zu ihrer Phantasie gewähren. Dann können sie entweder ihre Phantasie zu Hilfe nehmen und für ihren Zweck verwenden oder die Vorstellungen zurückdrängen, die dem Problem dienen.

In einer externalisierenden Konversation können Erwachsene und Kinder nicht nur die bloße Existenz solcher Erfahrungen erspähen, sondern auch die Qualität der Beziehung, die das Kind zu solchen Freunden und Begabungen hat. Befriedigende Aspekte der Beziehungen werden festgehalten und geschätzt, während die Methoden, mit denen die junge Person in der Beziehung mißbraucht, mißhandelt oder betrogen wird, offengelegt und kritisiert wird.

Auch Klinikerinnen haben vielleicht Bedenken, die Realität des Kindes durcheinander zu bringen, indem sie diese Freunde und Begabungen unterstützen. Dies könnte auf die Tatsache zurückgeführt werden, daß zu einer gewissen Zeit Phänomone, wie imaginäre Freunde, für private Phantasien gestörter Kinder gehalten wurden. Doch wie die Forschung seit 1973 immer wieder gezeigt hat, ist die Fähigkeit, imaginäre Welten und Freunde zu schaffen, ganz unabhängig von der Fähigkeit, zwischen Phantasie und Realität zu unterscheiden (TAYLOR, CARTWRIGHT & CARLSON, 1993). In unserer eigenen Praxis haben wir beobachtet, wie selbst sehr kleine Kinder ganz genau unterscheiden lernen, was eine Phantasiewelt ist und was nicht. Kindern mit einer aktiven Vorstellungskraft ergeht es nicht schlechter bei der Realitätskontrolle als anderen Kindern und hinsichtlich ihrer Fähigkeit sich etwas vorzustellen und glücklich zu spielen, ergeht es ihnen möglicherweise besser.

Genealogie der Idee der irren Begabungen

Während David über irre Begabungen nachdachte, begann er seine eigenen Kindheitserlebnisse neu zu bewerten und über jene nachzudenken, die dazu beigetragen hatten, seine eigenen Begabungen zu fördern. Er mußte seine lang gehegte Überzeugung neu überdenken, sein Vater sei ein liebenswerter Narr. In der kleinen kanadischen Stadt, in der David aufwuchs, war sein Vater als „Benny, der Erdnußmann" bekannt. Benny war die Abkürzung von Benjamin und „Erdnußmann" hieß er, weil er eine kleine Lunchbar besaß, in der auch von ihm selbst geröstete Erdnüsse verkauft wurden. Es folgt eine der Geschichten über Benny, den Erdnußmann (1991/1997), an die David sich erinnert und die beispielhaft ist für seine neuen Überlegungen hinsichtlich seines Vaters:

Als ich fünfzehn war, teilte ich meinen Eltern mit, ich hätte zusammen mit einigen älteren Freunden Alkohol getrunken, was in meinem Alter nicht erlaubt war. Meine Eltern nahmen dies, wie ich erwartet hatte, recht gelassen auf, aber unerwarteterweise beließ es mein Vater nicht dabei. Da er ein Mann war, der nur bei wenigen Gelegenheiten trank und wenig Schnaps oder Bier zu Hause hatte, war ich überrascht, als er kurze Zeit nach meiner Mitteilung mit einer sehr großen Tüte vom Getränkeladen nach Hause kam. Wenn ich darüber nachdenke, vermute ich, daß er eine günstige Zeit auswählte, um mit dem Auspacken der Tüte anzufangen. Ich beobachtete ihn, wie er Flaschen mit Rum, Roggenwhiskey, Whisky, Wodka und Gin wegpackte. In meinem ganzen Leben hatte ich noch nie so viele verschiedene Arten von hochprozentigem Alkohol auf einmal gesehen.

Ich mußte ihn einfach fragen, was da los war. Mein Vater erzählte mir, er habe die ganze Zeit, seit ich ihm von meinem Trinken berichtet hatte, über Schnaps nachgedacht und sich überlegt, ob hochprozentiger Alkohol heutzutage immer noch so „stark" war wie zu der Zeit, als er so alt war wie ich. Ich antwortete hochnäsig: „Und was hat das alles mit den ganzen Flaschen zu tun, die du hier hast?" Er sagte mir: „Die einzige Möglichkeit, das mit Sicherheit herauszufinden, besteht darin, alle Sorten auszuprobieren." Ich muß zugeben, ich war irgendwie verwirrt. Er forderte mich auf, ihm Gesellschaft zu leisten und mit ihm die „Stärke" des hochprozentigen Alkohols auszuprobieren. „Wie machst du das?" fragte ich ahnungslos. „Also, das ist eigentlich ziemlich leicht. Was man macht, ist, man trinkt ihn. Das ist die einzige Art, das herauszufinden."

Jetzt wußte ich, ich hatte eine ganz tolle Sache zu erwarten – freie Getränke auf Kosten meines Vaters. Ich mußte über die Naivität meines Vaters lachen, wenn ich daran dachte, daß meine Freunde das Risiko eingingen und die Flaschen ihrer Eltern mit Wasser verdünnten, um ihre eigene Versorgung sicher zu stellen. Ich hatte meinen Vater immer irgendwie für einen Narren gehalten, so war das also nichts Neues für mich.

Von Zeit zu Zeit beraumte mein Vater einen Test an, in dem wir zusammen tranken und die Stärke von zum Beispiel Roggenwhiskey von damals und heute verglichen. Er brachte mich dazu zu überlegen, wie „stark" Whiskey für mich war, während wir zusammen sprachen und tranken. Wir hatten beide gelegentlich Kopf-

schmerzen, aber das bewies nur, wie stark Whiskey sein konnte. Meine Freunde bewunderten mich, wie gut ich meinen Vater reinlegen konnte, und ich gewann viel Respekt durch das, was sie für meine List hielten.

Erst viele Jahre später wurde mir klar, wieviel Ähnlichkeit Bennys Vorstellung von „Stärke" mit dem Familienkonzept des „seine Grenzen kennen" hatte. Er bestand auf unseren Experimenten, bis er genügend Beweise hatte, daß ich wirklich meine Grenzen kannte. Da ich meine wohlüberlegten Trinkgewohnheiten ihm gegenüber unter Beweis gestellt hatte, schlief mein Vater an den Abenden besser, an denen er wußte, ich war „mit meinen Freunden ausgegangen".

Mit dem Beispiel seines Vaters vor Augen konnte David irre begabte Sichtweisen besser würdigen. Er begann, neben den jungen Menschen als Kamerad zu stehen, wenn sie ihre Irren Begabungen erkundeten und rehabilitiert sahen. Mit respektvoller Neugier begann er, mit Fragetaktiken zu experimentieren, durch die diese Begabungen hervorgehoben und bestätigt wurden. Hier sind einige Beispiele:

- Findest du Erwachsene langweilig in der Art und Weise, wie sie Dinge nur mit den Augen von Erwachsenen sehen können?
- Kannst du Dinge auf mehr als eine Weise sehen?
- Hast du den Verdacht, daß du mehr über einige Dinge in deinem Leben weißt als alle anderen?
- Haben Erwachsene (oder deine Freunde) versucht, dir auszureden, dir die Dinge auf deine Weise vorzustellen? Ist deine Phantasie in den Untergrund gegangen? Behältst du sie nur für dich?
- Wärst du bereit, mich in deine Geheimnisse einzuweihen?
- Hast du deine eigene magische (phantastische) Art und Weise, Dinge zu tun? Wenn du mir davon erzählen würdest, glaubst du, ich würde mich über die Zauberei (Phantasterei) lustig machen?
- Glauben einige Leute, du seist verrückt, wo sie doch eigentlich, wenn sie dich wirklich durch und durch kennen würden, wissen müßten, daß du irre begabt bist?
- Findest du es schwer zu glauben, daß deine Eltern einmal Kinder mit ihrer eigenen wunderbaren Phantasie waren?

Informelle Untersuchungen über spezielle und irre Begabungen

Vielleicht hat dieses Kapitel Erinnerungen von Fähigkeiten in Ihnen ausgelöst, die Sie als Kind hatten oder derer sie sich bei anderen bewußt waren. Wurden diese Fähigkeiten möglicherweise während des Erwachsenwerdens aufgegeben oder sind sie noch Teil Ihres Lebens? David hat die folgenden Fragen für Workshops von Therapeutinnen, die mit Kindern arbeiten, entwickelt; Sie können sie allein oder mit einer Freundin oder in Gruppen ausprobieren.

- Erinnern Sie sich daran, welche besonderen und jetzt scheinbar irren Fähigkeiten Sie als Kind hatten? Welche Freuden und Befriedigungen haben Ihnen diese Begabungen verschafft? Haben Sie diese jemals dazu benutzt, Dinge zu verbessern?
- Haben Sie diese Freuden und Befriedigungen mit jemand anderem geteilt, oder behielten Sie sie mehr oder weniger für sich selbst?
- Erinnern sie sich an irgend einen Erwachsenen – zum Beispiel Vater oder Mutter, Onkel, Tante, Großvater oder -mutter, Lehrerin oder auch die Person, die Ihnen im Eckladen Süßigkeiten verkaufte –, der Ihre besondere Begabung ganz und gar zu würdigen wußte?

Wenn Sie sich an jemanden erinnert haben (oder auch an mehr als eine Person), stellen Sie sich folgende Fragen:

- In welcher Weise gab Ihnen diese erwachsene Person zu verstehen, daß sie wußte, Sie waren „irre begabt" und Ihre Fähigkeiten waren keine „Verrücktheit"? War es die Art, wie sie zu Ihnen sprach? War es das Zwinkern in den Augen? Was an dieser Person vermittelte Ihnen außerdem Interesse und Respekt für Ihre innere Welt?
- Haben Sie diese Fähigkeiten aufgegeben oder verleugnet, etwa im Alter von zehn bis dreizehn Jahren, vielleicht in Reaktion auf eine kritische Bemerkung einer Lehrerin, der Eltern, einer Freundin oder wegen verschiedener Mißverständnisse und daraus folgenden Ängsten hinsichtlich dieser Begabungen? Oder kamen Sie zu irgendeinem Zeitpunkt zu dem Schluß, diese Fähigkeiten seien kindisch, und Sie ließen sie daher hinter sich?
- Als Sie erwachsen wurden, haben Sie da einmal darüber nachgedacht, zu irgendeiner Ihrer scheinbar irren Begabungen zu stehen oder sie zu rehabilitieren? Unter welchen Umständen geschah das?

- Wenn Sie diese Fähigkeiten bewahrt haben, welche Rolle spielen sie in Ihrem Leben? Wie pflegen Sie diese?
- Spielen irgendwelche dieser besonderen Fähigkeiten jetzt eine wichtige Rolle in Ihrer Arbeit mit Kindern oder Erwachsenen?

Wenn Sie sich an niemanden erinnern können, der von Ihren besonderen Begabungen wußte und sie anerkannte, stellen Sie sich folgende Fragen:

- Wenn Sie als die Person, die Sie jetzt sind, dem Kind, das Sie damals waren, zur Verfügung gestanden hätten, wie hätten Sie vielleicht Ihr Interesse und Ihre Würdigung für Ihre besonderen Fähigkeiten zeigen können? Wie hätten Sie sich diesem Kind, das Sie damals waren, gegenüber verhalten, damit die Anerkennung ganz zweifelsfrei zu sehen gewesen wäre?

Während bei vielen Befragten besondere Fähigkeiten unbemerkt blieben oder von anderen unterdrückt wurden, erinnerten andere sich an wichtige Menschen in ihrer Vergangenheit, die solche Fähigkeiten erkannten und unterstützten. Wenn David erwachsene Therapeutinnen befragte, die sich an solche Personen erinnerten, sagte er folgendes: „Können Sie sich an Fragen erinnern, die solche Menschen, die Sie zu würdigen wußten, Ihnen gestellt haben? Oder, falls nicht, können Sie vermuten, welche Fragen sie Ihnen wahrscheinlich gestellt haben würden?" Sie erinnerten sich an Fragen, die meistens folgendermaßen lauteten[44]:

- Worüber hast du nachgedacht?
- Welche großen Gedanken hast du in deinem Geist hin- und herbewegt?
- Was spielt sich in deiner Vorstellung ab?
- Erzähl mir, was du siehst, wenn ...
- Was meinst du, wäre vielleicht geschehen/hätte möglicherweise geschehen können, wenn ...?
- Was könntest/würdest du tun bei ...?
- Wann hat es Spaß gemacht? Wann hat es dich zum Lachen gebracht?

[44] David möchte besonders Suzie SNYDERS Großvater Ross für seinen Beitrag zu dieser Liste danken.

- Was, würdest du sagen, geschieht als nächstes?
- Was siehst du da oben/da draußen?
- Was hat dich überrascht/schockiert?

Wie die Therapeutinnen, die David interviewte, sagten, wären diese Fragen nicht als irgendeine Art von Verhör aufgefaßt worden. Sie waren in keiner Weise eine Bewertung des Intelligenzquotienten des jungen Menschen. Sie beschrieben die Haltung der fragenden Person als „wahrhafte Neugier darüber, was ein anderer Mensch weiß". Mit anderen Worten, all diese Fragen haben die gemeinsame Prämisse, daß das, was diese junge Person „weiß", einzigartig ist, wichtig und interessant für die Erwachsenen, und daß es Erstaunliches in sich birgt.

Robert liest Herzen

Der fünfzehnjährige Robert wurde an David überwiesen, weil er vor kurzem entkräftende Flashbacks durchgemacht hatte, als er sich ein Programm mit Oprah Winfrey über sexuellen Kindesmißbrauch ansah. Wie Robert David anvertraute, war er im Alter von drei bis acht Jahren fünf endlose Jahr von Mitgliedern seiner derzeitigen Pflegefamilie gequält worden. Deswegen hatte Robert es für notwendig erachtet, sorgfältig die Motive jedweder Person abzuschätzen, die versprach, für ihn zu sorgen. Als dies ans Tageslicht kam, konnten David und Robert das, was andere vielleicht als „Mißtrauen" bezeichnen würden, neu als legitime Überlebensfähigkeit zu beschreiben. An dieser Stelle soll es genügen zu sagen, daß Robert zu diesem Zeitpunkt ein sehr scharfsichtiger Menschenkenner geworden war.

Als Robert David erzählte: „Ich kann Menschen lesen", begann eine neue Beschreibung seiner Fähigkeit Gestalt anzunehmen. David war neugierig auf dieses Können. „Glaubst du, du kannst in Menschen hineinsehen?" Robert versicherte ihm, er könne das. Gleichzeitig spielte er jedoch diese Begabung als etwas ganz Normales herunter. David blieb weiter bei diesem Thema: „Wohinein kannst du da sehen?" Robert erklärte beiläufig, er könne sagen, ob eine Person gut oder böse sei. „Kannst du die Herzen lesen?", überlegte David. Zum ersten Mal seit ihrem Treffen fing Robert mit verwirrtem Eingeständnis an zu grinsen und antwortete voller Enthusiasmus: „Ja, ich kann Herzen lesen!"

David stellte Robert die Idee der „irren Begabung" als eine wünschenswerte persönliche Beschreibung mit der Frage vor: „Meinst du, dieses Lesen der Herzen qualifiziert dich dazu, von mir als 'irre begabt' bezeichnet zu werden?" Robert stimmte zu, dies sei der Fall. David fragte dann: „Hältst du dieses Lesen der Herzen für eine irre Begabung, die du deiner Sammlung weniger irrer Begabungen hinzufügen kannst?" Sein selbstsicheres „Ja!" zeigte Robert als einen wahrhaft irre Begabten. Dies erlaubte ihm, eine eigene „Wissensdomäne" zu errichten, die sich vom Wissen der Erwachsenen abhob und ihnen nicht untergeordnet werden konnte.

Während der nächsten Monate weitete Robert sein Lesen der Herzen aus, um Klassenkameraden und Lehrerinnen zu finden, die „Glück, Freude und Humor in ihrem Herzen hatten". Er war so gut darin, „Herzen" wie diese zu finden, daß er eine Gruppe von loyalen Freunden um sich sammeln konnte. Er verdiente sich auch in der Schule Respekt als ein Mensch, der bereit war, für jeden einzutreten, der tyrannisiert wurde, und sich um die zu kümmern, die Verletzungen erlitten hatten oder behindert waren.

Weitere imaginäre Freunde – Martin und Dirk

Im folgenden Interview mit David untersucht der sechzehnjährige Martin die Art seiner Beziehung zu seinem imaginären Freund Dirk. Martin war wegen ständigen, leichtsinnigen Drogenmißbrauchs und Drogenhandels aus der Schule ausgeschlossen worden und lernte nun mit Hilfe von Fernkursen weiter. Die Beziehung zu seinem Vater war so schwierig geworden, daß dieser den Kinderschutzbund eingeschaltet hatte. Der Ausweg, auf den sich alle geeinigt hatten, bestand darin, Martin für eine gewisse Zeit in eine Pflegefamilie zu geben.

Etwa zu diesem Zeitpunkt lernte David Martin kennen, da man es für klug hielt, wenn Martin als Vorbereitung zur Familienaussöhnung eine Beratung erhielt. Martin war ein sehr großer junger Mann und sah älter aus, als er war. Er gab zu, sein Vater „hat allen Glauben und alles Vertrauen in mich verloren und wir konnten nicht miteinander reden, aber wir fangen schon an, uns auszusöhnen".

Als David und Martin gegen Ende der ersten Sitzung das Wesen seiner „besonderen Fähigkeiten" untersuchten, stellte Martin seinen imaginären Freund Dirk vor und lüftete damit das Geheimnis. David hatte die Ehre, als erster Dirk kennenzulernen.

Zu Beginn des zweiten Treffens fing David mit einer Zusammenfassung an: „Du hast dich bei dem Gedanken, eine irre begabte Person zu sein, sehr wohl gefühlt. Laß mich noch einmal auf einige deiner Kommentare zurückkommen. Du hast dich immer 'ziemlich verrückt' gefühlt, aber einige Leute, wie Peter, haben dir das Gefühl gegeben, du seist einzigartig, irre begabt. Du hast mir gesagt, es sei gut gewesen, dies zu wissen. Und diese deine Fähigkeiten seien im Laufe der Zeit mit dir gewachsen."

David wollte gerne wissen, wie lange Dirk schon Martins imaginärer Freund ist. Martin erklärte ihm, Dirk existiere „seit etwa einem Jahr" und er „trägt Kleidung aus dem Ersten Weltkrieg mit einer Lederkappe und Schutzbrille und einer Zigarette im Mund".

„Tauchte Dirk einfach auf, oder hast du ihn sozusagen in dein Leben eingeladen?" fragte David.

„So halb und halb," erwiderte Martin, „ich habe ihn im Geist geformt, und dann erschien er einfach irgendwie in meiner Hand – wenn ich so eine hohle Hand mache, setzt er sich da 'rein."

David war neugierig, ob Dirk eine Hilfe in Martins Leben war: „Kann ich dich fragen, ob Dirk irgendeine Rolle dabei gespielt hat und dir geholfen hat, dich von dem Problem mit dem Dealen und Einnehmen von Drogen zu befreien? Hättest du es ohne ihn geschafft?

„Nein, er hat eine große Rolle dabei gespielt," sagte Martin.

„Macht es dir etwas aus, mir zu erzählen, was er zu allem beigetragen hat?"

„Er war eigentlich so eine Art Berater für mich."

„Hast du dich häufig an ihn gewendet?"

„Ich konnte ihn rufen, aber manchmal saß ich in meinem Zimmer, und er tauchte einfach auf."

„Kannst du dich an irgendeine Beratersitzung mit Dirk erinnern, die dir als herausragend in Erinnerung geblieben ist, weil sie einen Wendepunkt in deinem Kampf bildete, dein Leben den Drogen und dem Dealen wieder abzuringen?" fragte David.

Martin erwiderte: „Er hat einfach zu mir gesagt: Sieh in die Zukunft und guck dir an, was aus dir werden wird, und dann habe ich mich selbst gesehen – mit Lungenkrebs und zerstörten Gehirnzellen."

„Ist Dirk mit deiner Therapie so weit zufrieden?"

„Ja, er freut sich, weil ich etwas verändert habe, und er freut sich, weil ich zu Ihnen komme."

„Oh, schön. Warum freut er sich so?“

„Sie sind jemand anderes mit einem anderen Standpunkt.“

David war glücklich darüber, ein gutes Arbeitsverhältnis zu seinem Kollegen zu haben. „Wissen Sie“, fuhr Martin fort, „ich habe früher immer gedacht, ich sei so eine Art Monster und würde verrückt. Ich hatte da wirklich eine Weile lang riesige Angst.“

David erwog dann mit Martin die Möglichkeit, daß ein imaginärer Freund Teil der Lösung statt Teil des Problems sein könnte. David half Martin darüber nachzudenken, was „verrückt“ war und was nicht. Dies nahm Martin einen Teil von seiner Angst und machte es ihm möglich, sich wohler zu fühlen, wenn er das Geheimnis von Dirk lüftete. Dirk zu verstecken, hätte für Martin negative Folgen haben können, indem es einen wichtigen Teil seines inneren Erlebens stigmatisierte und ihm eine wichtige Ressource in seinem Kampf gegen Drogen und Dealen nahm.

David bot Martin einige Bewertungskriterien an, mit deren Hilfe dieser entscheiden konnte, ob seine Beziehung zu Dirk eine destruktive, verwirrende oder bedrückende Macht in seinem Leben darstellte: „Wenn dein imaginärer Freund mehr wie ein Feind wäre und dich verfolgte oder beschimpfte, würde ich dich fragen, ob das die Art von Freund ist, die du behalten möchtest. Schließlich können sich einige Feinde als Freunde verkleiden wie Wölfe im Schafspelz. Gibt es irgendwelche Gründe zu vermuten, Dirk sei nicht ein guter Freund gewesen?“

„Nein, er ist immer ein großartiger Freund gewesen.“

„Hat Dirk jemals Fehler bei dir festgestellt?“

„Einmal kam da so ein betrunkener Typ rein, und ich habe ihm gesagt, er soll sich den Finger in den Hals stecken und sich übergeben. Er machte das und landete im Krankenhaus. Er war fast erstickt. Dirk hat mir gesagt, ich hätte ihn nach Hause ins Bett schicken sollen.“

„Kann Dirk manchmal streng sein?“ fragte David.

„Ja, mein Vater kam rein und ich schrie gerade meine Handfläche an.“ Martin lachte lauthals, als ihm dieser Vorfall wieder ins Gedächtnis kam.

„Es ist komisch,“ sagte Martin grübelnd, „aber ich kann ihn ganz und gar in Farbe sehen. Er hat einen Schnurrbart, und die ganzen Falten im

Gesicht sind zu sehen. Das hat mich früher immer ganz verrückt gemacht, denn imaginäre Freunde sind doch nicht da, sie sind in deinem Kopf."

„Macht es deinen imaginären Freund freundlicher, wenn du ihm einen Körper gibst?" überlegte David.

„Ich sehe ihn auch in meinen Träumen und mein Unterbewußtsein redet mit ihm. Ich vermute, ich habe ihn programmiert, oder wie man das nennen soll. Ich habe das, was ich haben wollte, in ihn gelegt."

Dies reizte Davids Neugier: „Als du Dirk gemacht hast, welche Zutaten hast du da benutzt?"

Martin antwortete bereitwillig: „Freundschaft, Freundlichkeit, Respekt, einfache Hilfsbereitschaft, Lachen, Lustiges. Ich habe ihm einen Lebensraum in meinem Hinterkopf geschaffen. Ich kann meine Augen schließen und sehe eine Wohnzimmergarnitur für ihn. Es ist komisch, wie er zu mir kam. Ich saß da eines Tages und habe ihn gezeichnet. Ich habe diesen Typ einfach gezeichnet."

Überzeugt, daß Dirks und Martins Beziehung befreiende Qualitäten hatte, fragte David: „Wenn du dich von Drogen abwendest, wie wendest du dich ihm zu?"

Martin dachte eine Weile darüber nach. „Sein Rat war, loszugehen und zehn Päckchen Kaugummi zu holen. Jedes Mal wenn du das Gefühl hast, etwas rauchen zu müssen, schieb dir ein Stück Kaugummi in den Mund. Er gab mir den guten Rat, nicht Zigaretten selber zu rollen, weil mich das daran erinnert, wie man Stoff einrollt. Wissen Sie, ich habe mal geglaubt, ich bin 'schizophren', weil ich diese Stimme hörte. Ich habe ihn nun akzeptiert; er gehört eigentlich mir," sagte Martin nachdenklich.

David bat ihn um Rat: „Würdest du solch einen Freund anderen Menschen empfehlen?"

Martin antwortete nachdenklich: „Man tut einfach alle Güte, die man finden kann, in ihn. Er warnt mich vor Risiken und Gefahren."

David hatte eine letzte Frage: „Darf ich dich fragen, wo du heute ohne Dirk wärst?"

Martin antwortete sofort: „In einem Drogenentzugsprogramm oder tot!"

Kapitel 11

Familie in Aktion

Viele Familien- und Kinderprobleme sind nicht ausschließlich auf uns als Individuen zurückzuführen oder unterstehen unserem Einflußbereich. Vielmehr liegen sie in dem Ungleichgewicht unserer Gesellschaft – die das Individuum über die Gemeinschaft stellt, das Weltliche über das Heilige, das Männliche über das Weibliche, Geld über Zeit, Reiche über Arme usw. Dieses Ungleichgewicht drückt auf die Familien und droht, sie „zu teilen und zu besiegen". Angst, Frustration oder Verzweiflung übernehmen und führen zu Feindseligkeit und Resignation. Alltägliche familiäre Interaktionen erhalten einen Anflug von Bitterkeit, Sarkasmus und Vorwurf.

Wenn Familien sich inmitten solcher Erfahrungen befinden, muß man ihnen aufmerksam zuhören und sie im Kontext ihrer individuellen und sozialen Umstände respektieren. In diesem Kapitel geht es darum, wie die Perspektive der Familientherapie auf jene Punkte fokussiert werden kann, an denen das Persönliche und das Politische sich überschneiden. Dies ist eine Voraussetzung, um die persönlichen und familiären Beziehungen zu solchen Problemen untersuchen zu können.

Krieg und Frieden in der Familie

Familienspannungen können bis ins Unerträgliche gehen, wenn die Furcht besteht, die Familienstruktur könne zerreißen, weil zum Beispiel ein Stiefelternteil wegen der Konflikte mit den Stiefkindern droht, die Familie zu verlassen, weil eine Scheidung bevorsteht oder weil ein Heranwachsender möglicherweise von zu Hause fortläuft. Handgreifliche Auseinandersetzungen oder übertriebene Bestrafungen können diese drohenden Ereignisse begleiten.

Befindet sich eine Familie in einer Krise, so wird ein junger Mensch, wenn man ihn nach seiner Meinung fragt, möglicherweise von einer „Partei" in der Familienpolitik in Beschlag genommen. Wenn er die Erfahrung gemacht hat, in einen Machtkampf verstrickt zu sein, weiß er, daß jede Aussage, die er macht, vermutlich als Stellungnahme „für jemanden" gedeutet wird. Diese Situation läßt ihn unter Umständen verstummen oder provoziert seine wütenden Beteuerungen, aber keine der beiden Reaktionen nützt seinen Zielen. Wenn er sich für Schweigen entscheidet, werden ihn vielleicht die Geschwister schikanieren oder die Erwachsenen ignorieren. Wenn er die Provokation wählt, interpretiert man das vermutlich als eine negative Art, Aufmerksamkeit zu suchen, respektlos zu sein oder einfach als schlechtes Benehmen.

Ein Kind oder eine Frau, die körperlich oder emotional unter Druck gesetzt werden, weil sie entweder von einer „Partei" in Beschlag genommen werden oder aber sich Gefahren ausgesetzt sehen, entscheiden sich möglicherweise dafür, ihre Not nur verdeckt mitzuteilen, aus Furcht, jegliche Selbstbehauptung könne die Labilität in der Familie vergrößern. Das Kind wird zu gehemmt sein, als daß es Spannungen und Einschüchterungen in der Familie direkt kommentiert. Es folgt ein Teufelskreis von Verheimlichen und Verfolgung. Zum Beispiel verbirgt ein Kind unter Streß möglicherweise seine Probleme mit den Hausaufgaben, um einen Familienaufruhr zu vermeiden. Wenn es seine Schwierigkeiten versteckt, ist die Gefahr allgegenwärtig, daß sie von dem bedrohenden Familienmitglied entdeckt werden und das Kind als Ursache der Familienspannungen beschuldigt wird. Irgendwann wird die Tatsache, daß seine Zensuren leiden, an die Oberfläche kommen. Wenn es zu dieser Entdeckung kommt, wird das Versteckspiel des Kindes und nicht die einschüchternde Atmosphäre im Mittelpunkt der Kämpfe stehen.

Typischerweise wird meistens auch die Mutter des Kindes beschuldigt, „die Dinge nicht unter Kontrolle zu haben". Wenn es zu dieser Art Aufruhr kommt, wird der Machtmißbrauch derjenigen, die zu der bedrohlichen Atmosphäre beitragen, unbemerkt bleiben oder gerechtfertigt werden.

Selbst wenn es nicht um Mißhandlungen geht, können versteckte Taktiken seitens der Frauen und Kinder zum Ausgleich des Ungleichgewichts in der Macht den Rapport mit dem Therapeuten infrage stellen. Ein Schulpsychologe stellt zum Beispiel bei einem Jungen psychologische Probleme fest und überweist ihn in eine Therapie. Der Vater beschuldigt seine Frau ständig, schlechte Entscheidungen „für die Familie" zu treffen. Er behauptet: „Mein Sohn braucht sie" und „wir haben genug Geld, und sie kann den verdammten Job aufgeben, der ihr lieber ist als die Familie. Sie arbeitet zu viele Stunden, ohne befördert zu werden oder mehr Geld zu bekommen". Er sagt, sie könnten „mit meinem Geld auskommen, wenn sie sich um die Kinder kümmert und wir dann weniger Hilfe in Anspruch nehmen müssen, wenn sie mehr im Haus saubermachte und wir die Reinemachefrau nicht mehr brauchten, und wenn sie mehr kochen würden, damit wir weniger Geld in Restaurants ausgeben".

Er zieht nicht in Betracht, daß sein größeres Gehalt und seine schnellere Beförderung durch das bessere Vorankommen von Männern am Arbeitsplatz unterstützt wird und seine Frau sowohl gegen eine unsichtbare Mauer ankämpfte wie auch gegen die allgemeine negative Auffassung in der Gesellschaft, arbeitende Mütter vernachlässigten ihre Kinder. Er beklagt sich, seine Frau „vergißt immer alles, was für mich und die Kinder wichtig ist". Dann ermuntert er lautstark den Therapeuten, sich darum zu kümmern und „die Vergeßlichkeit und die falschen Prioritäten" seiner Frau zu korrigieren, damit die Probleme seines Sohnes gelöst werden könnten. Er behauptet, seine Standards bezüglich ihrer Entscheidungen seien „normal" und so, „wie jeder es von einer guten Mutter und Ehefrau erwarten würde."

Die Mutter sagt, seit ihr Sohn angefangen habe, Probleme zu haben, hätte sie sich, „verwirrt, überwältigt und pflichtvergessen" gefühlt. Sie fährt fort: „Ich habe in der letzten Zeit viel vergessen und bin für unseren Sohn eigentlich nicht da gewesen." Der Therapeut kann leicht zwischen den Ansprüchen des Mannes und der Nachgiebigkeit der Frau gefangen werden und die Stimme des Kindes ausschließen. Außerdem wird man vom Therapeuten behaupten, wenn er nicht der Frau hilft, sich „normal" zu verhalten, daß er die „Aufdeckung ihrer vernachlässigenden Erziehung" ignoriert. Wenn er das Vorrecht des Mannes infrage stellt, Standards zu setzen, die sie als Frau und Mutter erfüllen muß, gerät er in große Gefahr, vom Mann als „parteiisch" gegen ihn angesehen zu werden und von der Frau als jemand, der „die Probleme meiner Familie nicht versteht". Der Therapeut führt einen Balanceakt durch, bei dem er versucht, die Auswirkungen solcher Machtunterschiede auf eine Weise zu benennen und zu externalisieren, die beide Ehepartner mit einschließt und unterstützt wie auch die Stimme des Kindes berücksichtigt.

Sollte der Mann sich mit seiner Forderung durchsetzen, die Frau solle ihm in allem nachgeben, so werden die Probleme des Sohnes wahrscheinlich nicht geringer werden. Die hier beschriebenen Muster von offenem und verstecktem Verhalten werden vermutlich bis zu einem Punkt eskalieren, wo sich Furcht, Feindseligkeit und Groll wie eine schwere Decke über das Familienleben senken. Ernsthaftigkeit scheint die angemessene Reaktion zu sein, wenn die Emotionen so beklemmend dicht im Raum stehen, daß man sie mit einem Messer schneiden könnte. Eine vollständige Diskussion darüber, wie man den Machtkampf des Paares in Angriff nimmt, sprengt den Rahmen dieses Kapitels, aber um den Leser nicht ganz in der Luft hängen zu lassen, bieten wir hier einigen Stoff zum Nachdenken.

Wenn ein Therapeut sich in einer dieser unhaltbaren Lagen befindet, kann er, neben dem Hinzuziehen der Stimme des Kindes, die Beziehung der Familie zu den verschiedenen gesellschaftlichen Forderungen untersuchen. Er kann zum Beispiel die „teile und herrsche-Strategie" der Ungleichheit der Geschlechter externalisieren: Geschlechtsbedingte Ungleichheiten wie unterschiedliche Bezahlung und Beförderung am Arbeitsplatz fördern starre Rollen für Männer und Frauen und schreiben sie fest. Diese Rollen üben unangemessenen Druck auf den Mann aus, ein „super" Ernährer der Familie zu sein, und auf die Frau, eine „super" Betreuerin. Keiner von beiden kann diesen Erwartungen gerecht werden, und sie stehen gegeneinander, wenn in einem der Bereiche etwas falsch läuft. Wenn es ein finanzielles Problem ist – hat er versagt; gibt es ein Problem mit dem Kind oder der Ehe – hat sie versagt. Wird der negative Einfluß des Problems auf die Familienkommunikation ausgesprochen, kann dies ein Anreiz für Veränderung sein und eine Quelle der Hoffnung und der Möglichkeiten.

Die Familienmitglieder können sich verbünden und eine spielerische Verschwörung anzetteln oder ein Projekt, das die Teile-und-Herrsche-Taktik der Ungleichheit der Geschlechter untergräbt. Sie können Vorfahren wiederentdecken, die aus den Zwängen der einschränkenden Geschlechtsstereotypen ausgebrochen sind. Sie können Helden in ihrem gegenwärtigen Leben benennen, die aktiv gegen die Eingrenzungen durch die Geschlechterrollen Widerstand geleistet haben. Sie können darüber spekulieren, welche positiven Auswirkungen die neue Rolle jedes einzelnen von ihnen auf ihre Kommunikation innerhalb der Familie haben könnte. Sie können Rollen wählen, die den individuellen ökonomischen und Beziehungsbedürfnissen ihrer Familie angepaßt sind, und sich mit anderen Familien zusammentun, die ihnen geistig und hinsichtlich ihrer Sorgen nahestehen.

In den folgenden Fallgeschichten bieten wir Ihnen einige Überlegungen zu Situationen an, in denen die Aufmerksamkeit des Therapeuten von den Kindern abgelenkt wird und sich auf die Machtkämpfe richtet, die innerhalb der Familie die Kommunikation gestalten. Es ist schwer, sich vorzustellen, wie man in solch einer Atmosphäre einen spielerischen Ansatz verfolgt, aber es ist wichtig, dies zu tun. Andernfalls werden die Machtkämpfe, die solche gesellschaftlichen Unausgewogenheiten begleiten, die Sorgen und Beiträge der Kinder verdecken, Ungleichheit verstärken, und die Familie wird eine wertvolle Quelle für Kreativität und Veränderung verlieren.

Evans Kampf für ein Miteinander

Der achtjährige Evan und seine zehnjährige Schwester Brianna standen mitten im Kreuzfeuer einer bevorstehenden Scheidung. Beide Eltern wollten sich trennen, aber jeder von ihnen bestand darauf, daß der andere zuerst gehen müsse. So befanden sie sich also in einer Pattsituation. Der Vater war wegen Stellenabbaus entlassen worden und hatte eine Arbeit mit geringerer Bezahlung annehmen müssen. Obwohl beide Eltern lange Arbeitszeiten hatten, lebte die Familie unter finanziellem Druck. Finanzielle Veränderungen wie diese haben reale Auswirkungen auf eine Familie (wie zum Beispiel eine Verschiebung der Geschlechterrollen und das Zerbrechen der ehelichen Bande). Diese Aspekte sollten zwar in der Therapie angesprochen werden, es ist aber wichtig, ihnen nicht zu gestatten, Teilnahme und Einfluß des Kindes einzuschränken.

Evan war dabei erwischt worden, wie er kleine Summen Geldes von der Mutter und der Schwester gestohlen hatte. Man machte sich auch Sorgen, weil er außer fernsehen keine Interessen hatte; er hatte nur wenige Freunde und war schlecht in der Schule. Obwohl beide Eltern glaubten, daß ihr ständiger Konflikt schädlich für ihre Kinder war, sahen sie keine Hoffnung, sich über ihre Streitpunkte zu einigen, und schafften es nicht, die Trennung in Angriff zu nehmen.

Evans Reaktion auf jegliche Frage von den Eltern oder von Dean bestand in „Ich weiß nicht“ oder „Ich glaube schon“. Wann immer er diese unverbindliche Position verließ, fand er sich auf der einen oder anderen Seite des Disputes wieder. Wenn er zum Beispiel die Bemerkung machte, er habe kürzlich bei der Bootstour am Wochenende Spaß gehabt, wurde er beschuldigt, Partei für den Vater (Bootfahren) gegen die Mutter (andere Arten von Wochenendvergnügungen) zu ergreifen. Wenn er darüber sprach, wie eine Sache in der Schule ihm Spaß gemacht habe, beschuldigte die Schwester ihn, sich einzuschmeicheln, und warf ihm vor, sich mit den Eltern gegen sie zu verbünden. Seine Mutter beschuldigte den Vater, ein „Disneyland-Papa“ zu sein, der die Gunst der Kinder erkaufte, indem er sie verwöhnte, während sein Vater den Therapeuten ansah, als ob er sagen wollte: „Sehen Sie, ich kann ihr nichts recht machen.“ Der Konflikt umfing jeden in der Familie wie ein dichter Nebel und niemand wußte, wie er sich bewegen sollte, ohne jemandem auf die Füße zu treten.

Dean beschloß, Evan allein zu treffen, da es keine Möglichkeit für ihn zu geben schien, bei den Familientreffen für sich selbst zu sprechen. Er

Was ist mit Brianna?

war jedoch auch allein genau so unverbindlich. Dean dachte an eine andere Möglichkeit. Warum sollten sie nicht eine Familientherapiesitzung haben, bei der mit dem Problem gespielt wurde, trotz des Ernstes dieses Problems?

Dean schlug dies vor, und sie waren alle einverstanden, es auszuprobieren. Sie erfanden ein Spiel, das alle spielen konnten. Jedes Familienmitglied sollte für einen anderen in der Familie etwas aufschreiben, was dieser raten sollte, zum Beispiel einen Lieblingsfilm, etwas, was ihn ärgert, ein Restaurant, eine Fähigkeit oder einen Ferienplan. Dann sollte jeder seine Vermutung aufschreiben, was der andere antworten würde. Dean schlug zwei Wege vor, wie man dieses Spiel angehen könnte: als Wettkampf oder als Zusammenarbeit. Wenn sie die Wettkampf-Alternative wählten, würden sie versuchen, alle anderen durcheinander zu bringen. Derjenige, der die wenigsten richtigen Vermutungen in einer Runde äußerte, mußte aufhören; die letzte Person, die übrigblieb, war Sieger. Die Alternative mit der Zusammenarbeit würde bedeuten, daß jeder versuchte, sich Dinge auszudenken, die andere Familienmitglieder sehr wahrscheinlich raten würden. Die Familie würde als Team spielen und die höchstmögliche Gesamtzahl richtiger Vermutungen in einer Runde sammeln. Das Ziel würde darin liegen, die „persönliche Bestzahl" der Familie festzulegen.

Evan war sehr für die Regeln und das Ergebnis eingenommen, die nicht auf Wettkampf ausgerichtet waren. Dean fragte ihn, ob er von seiner Vorliebe für Kompromiß statt Konflikt Abstand nehmen würde, wenn seine Schwester sagte, das Spiel würde „keinen Spaß machen, wenn niemand gewinnt". Evan sagte, er würde seinen Standpunkt beibehalten und sich weigern, nachzugeben. Dean fragte Evan dann, ob er nachgeben würde, weil es vielleicht so aussieht, als ob er „auf der Seite des Vaters" wäre. Schließlich „hat dein Vater gesagt, er würde sich lieber umstellen, statt zu kämpfen". Evan war immer noch fest entschlossen. Dean stellte ihm eine weitere ähnlich geartete Frage: „Würdest du nachgeben, weil es vielleicht aussieht, als ob du auf der Seite der Mutter bist, weil sie glaubt, du hast eine starke Meinung wie dein Vater, und hier hast du dann tatsächlich eine starke Meinung?" Evan blieb fest.

Dean fuhr dann fort und befragte jedes Familienmitglied, warum sie meinten, Evan würde nicht nachgeben. Wie alle meinten, war er wirklich der Zusammenarbeit in der Familie verpflichtet. Nach dieser Diskussion beschloß die Familie, das Spiel auf beide Arten auszuprobieren. Wie sich herausstellte, war ihr Familiengeist wichtiger als die Frage, wie dieses Spiel gespielt wurde. Immer wenn es dabei gut gelaunt zuging, steckte der Humor alle an und die Schärfe wurde aus dem Wettkampf genommen. Die Familie hatte Evans festen Standpunkt akzeptiert und konnte sich daher in Richtung Humor, Harmonie und Kooperation bewegen.

Zu ihrer ersten Initiative zu Hause gehörte es, einen bestimmten Bereich des Familienlebens zu bestimmen, der von Streit und Konflikt freigehalten wurde. Die Zeit der Hauptmahlzeit wurde zur ersten konfliktfreien Zone erklärt. Sie einigten sich, daß alle Streitereien zwischen Evan und seiner Schwester bis zu der Zeit zwischen Hauptmahlzeit und Nachtisch verschoben werden mußten. Die Eltern fungierten als Schiedsrichter, die dafür sorgen sollten, daß der Kampf „fair" und „über der Gürtellinie" blieb. Sie berieten sich mit Dean über die Verbesserung ihrer „Schiedsrichter-Fähigkeiten". Sie machten sogar einen besonderen Ring für Kraftproben und Schaumstoffschläger, die ihre Kinder benutzen konnten.

Als jedoch die Zeit für die „Kraftprobe" kam, zog es merkwürdigerweise jeder vor, Nachtisch zu essen, statt zu kämpfen. Um im Rahmen ihrer Mittel zu feiern, beschlossen sie, ein „Friedensmahl" zu haben statt eines teuren Mahls, das „auch nur mit einem Nachtisch" endete. Allmählich kam auch ihr Humor zum Vorschein, und sie erfanden einen neuen Lieblingsnachtisch – den „Friedenskuchen". Bald baten Evan und seine Schwester die Eltern, die Hauptmahlzeit zu einer „arbeits- und gelddiskussionsfreien Zone" zu erklären. Die Eltern fügten sich dem gern.

Evans Eltern brauchten nicht viel Ermunterung durch Dean, um zu entscheiden, daß – unabhängig davon, ob sie zusammenblieben oder nicht – „konfliktfreie Ereignisse" für das Wohlergehen der Kinder und auch ihr eigenes unabdingbar waren.

Simon, der Transformer (Umgestalter)

Wenn Eltern ihre Kinder zur Therapie bringen oder selbst kommen, liegt es oft daran, daß sie sich über die Kindererziehung nicht einig sind. Sie wenden sich an den Therapeuten, der ihren Streit entscheiden soll. Ein bekanntes Beispiel hierfür ist die Debatte über den Streitpunkt „du bist zu hart ... du bist zu weich".

Sarah eröffnet das Gespräch, indem sie Dean erzählt, der elfjährige Simon sei immer schüchterner und sensibler geworden. Sie macht sich

Sorgen, weil er nicht ausdrücken kann, was ihn dazu bringt, sich zurückzuziehen. Die Folge dieses Sich-zurückziehens ist, daß er fast alle Freunde und fast alles Interesse an der Schule verloren hat. Sie hofft, Dean kann ihn „aus seinem Schneckenhaus herausholen". Sie macht sich auch Sorgen, ihr Mann, Jeffrey, sei „zu hart und einschüchternd".

Demgegenüber ist Jeffrey der Meinung, Sarah sei zu sanft und „belohne Simon mit Mitgefühl und Sorge, selbst wenn er nur ein bißchen beunruhigt ist." Er glaubt, Sarah untergräbt seine Versuche, Maßnahmen für Simons mangelhafte Leistungen in der Schule festzulegen. Er legt weiterhin dar, „sie untergräbt sogar ihre eigene Autorität bei ihm", indem sie abwechselnd sein Fehlverhalten mit Mitgefühl belohne und dann wieder unendliche Auseinandersetzungen mit Simon habe.

Als Dean Simon hierzu befragte, antwortet dieser, er wisse nicht, warum er so handelt, wie er handelt. Er sagt, die Schule ist langweilig, Freunde hat er aber doch und er mag Fernsehen und Computerspiele. Sarah wirft ein, „keiner seiner Freunde ist aus seiner eigenen Altersgruppe", während Jeffrey unterbricht, um hinzuzufügen: „Er macht lieber Computerspiele und sieht fern, statt seine Hausaufgaben zu machen:"

Dean ist in einer Zwickmühle. Wenn er Mitgefühl mit Simon zeigt, könnte Jeffrey dies als Entschuldigung für Simon und Parteinahme für Sarah deuten. Wenn Dean mithilft, Grenzen zu setzen, könnte ihm dies Simon entfremden und von ihrem Standpunkt aus als Parteinahme für Jeffrey gesehen werden. Wenn er den Streit der Eltern als das Problem identifiziert, dann verringert er damit höchstwahrscheinlich den Stellenwert von Simons Standpunkt in dessen Überlegungen.

Jeffrey glaubt, Simon sei von der Maxime geleitet, „negative Aufmerksamkeit sei besser als gar keine". Nach dieser „Theorie der negativen Aufmerksamkeit" zeigen Kinder problematische Verhaltensweisen, um durch die ihnen geschenkte Aufmerksamkeit belohnt zu werden. Wenn Eltern sich dem verschreiben, ignorieren sie das Kind oder distanzieren sich von ihm, wenn es ein unerwünschtes Verhalten zeigt, wobei sie hoffen, das nicht belohnte Verhalten würde so verschwinden. Die Möglichkeit, erwünschtes Verhalten zu belohnen, wird ausgeschlossen, weil dies einem „zu weichen" Verhalten zugeordnet wird. „Warum sollte ich ihn für etwas belohnen, was jedes Kind in seinem Alter tun muß?" Solch einen Kurs in der Erziehung zu steuern, kann eine Familie in Schwierigkeiten bringen. Wenn Eltern einem Problem Beachtung schenken, belohnen sie negatives Verhalten, aber wenn sie das Problem ignorieren, ignorieren sie möglicherweise einen „Hilfeschrei" – und das ist Sarahs Sorge. Man könnte sagen, Probleme „ziehen Aufmerksamkeit an“, es könnte aber auch sinnvoll sein zu sagen, junge Menschen zeigen problematisches Verhalten, um Aufmerksamkeit auf sich zu lenken.

Nach der „Hilfeschrei-Theorie“ würde ein Kind, das jeden in seiner Umgebung unglücklich macht, kein problematisches Verhalten zeigen, wenn es nicht irgendeinen zugrunde liegenden Schmerz gäbe, der beachtet werden muß. Die Eltern würden dann also nach einem Weg suchen, bei dem das Kind sich öffnen und die „wahre“ Bedeutung zum Ausdruck bringen kann, die sich hinter dem Symptom verbirgt, so daß der Hilfeschrei beantwortet werden kann. Nach unserer Erfahrung vertreten Männer häufiger die Theorie der negativen Aufmerksamkeit, während Frauen dazu neigen, die „Hilfeschrei-Theorie“ zu unterstützen. Oft sehen Eltern sich durch diese Theorien und die damit verbundenen Lösungen entzweit.

Ein Familientherapeut wird möglicherweise aufgefordert, Schiedsrichter zu sein. Wenn seine Ideen nicht mit einem der Eltern oder beiden übereinstimmen, könnte er in den Streit mit hineingezogen werden. Er könnte zum Beispiel der Meinung sein, das Kind brauche tatsächlich mehr Mitgefühl oder ein konsequentes Aufzeigen von Grenzen oder der Streit der Eltern selbst sei die Quelle des Problems.

Im Rahmen der auf das Kind konzentrierten Familientherapie ist es nicht Sache des Therapeuten, über die gegensätzlichen Ansprüche zu urteilen. Seine Aufgabe besteht darin, jeden der Betroffenen zu ermutigen, darüber nachzudenken, welche Funktion das Problem im Leben und in den Beziehungen jedes Familienmitglieds erfüllt. Ein externalisierendes Gespräch ermöglicht den Familienmitgliedern, die Auswirkungen des Problems erfassen zu lernen. Hierbei können die gegensätzlichen Ansatzpunkte von Vorteil sein, solange sie jeden mit hinzuziehen, indem sie nämlich unterschiedliche Perspektiven bezüglich der Wirkungsweise des Problems darlegen.

Jeffrey wies darauf hin, daß einige Probleme einfach zu viel Aufmerksamkeit seitens der Familie erhielten und zum großen Teil besser ignoriert werden, während Sarahs Erfahrung ihr nahelegte, daß Probleme den Hilfeschrei eines Kindes zum Verstummen bringen und disqualifizieren können. Simons Theorie und Ansatz, das Problem zu verstehen und zu verändern, erscheint vielleicht phantastisch, zu stark vereinfachend oder sogar irrelevant neben den unterschiedlichen von den Erwachsenen vertretenen Theorien.

In solch einer streitbaren Atmosphäre beschränkt sich Simons Meinungsäußerung auf „Ich weiß nicht“ oder unterbleibt vielleicht sogar völlig. Obwohl es verführerisch ist, Simons Mangel an Reaktion mit „nicht motiviert“ oder „zurückgezogen“ zu beschreiben, wäre dies mehr als kurzsichtig. Simon stehen vielleicht ein imaginärer Freund, eine irre oder verborgene Begabung, ein geistiges Training oder ein Held oder eine Geschichte zur Verfügung, auf die man zurückgreifen oder die mit Puppen bzw. kleinen Figuren im Sandkasten dargestellt werden kann. Er hat vielleicht sogar seinen eigenen Ansatz entwickelt, der mit der Erwachsenenlogik nicht in Einklang steht. Es ist wichtig, Simons Sichtweise in die Konversation mit einzubeziehen.

Im Laufe des Spiels kam Simons Sichtweise zum Vorschein. Er sagte, er sei gelangweilt und nicht an der Schule interessiert. Er hatte auch das Gefühl, selbst uninteressant zu sein und sei nicht verwundert, daß niemand sich ihm zuwende. Er sagte, er zöge das Spiel mit kleineren Kindern vor, da er sie mit seinen Phantasiespielen unterhalten könne.

Simons Spiel mit „Transformern“ (Miniaturfiguren, die sich unter Verwendung derselben Teile von menschenähnlichen Robotern in Waffen verwandeln lassen und wieder zurück) gab ihm die Möglichkeit an die Hand, sowohl seine Sorgen darzustellen wie auch die Mittel, diese zu beheben. Im Laufe seines Spiels mit den Transformern offenbarte Simon seine Fähigkeit, die Vorstellungskraft dafür zu benutzen, sich selbst durch Schauspielern zu transformieren. Als Dean ihn fragte, ob er seine körperliche Fähigkeit, sich selbst zu transformieren, in einer Weise benutzt hatte, die er vielleicht selber noch nicht bemerkt hatte, wurde Simon neugierig. Als Dean wissen wollte, ob er sein Stillsein in ein Talent für Schauspielerei transformiert habe und ob er meine, seine schauspielerischen Fähigkeiten könnten für seine Freunde interessant sein, wurde das Image, das Simon von sich selbst hatte, nämlich langweilig zu sein, infrage gestellt.

Dean fragte Simon, ob er meinte, sein Schulleben könnte weniger langweilig sein, wenn sein Ruf als desinteressierter Schüler in den Augen seiner Lehrer transformiert würde. Simon meinte, das könnte sein, und griff bereitwillig Deans Aufforderung auf, mit ihm zusammen einen Brief an seinen Lehrer über sein Interesse an Filmen und Videospielen zu schreiben. Auf diesen Brief hin erlaubte ihm sein Lehrer, das audiovisuelle Material im Klassenraum zu verwalten. Diese Aufgabe sprach Simons Interesse an Filmen und seine körperliche Geschicklichkeit in der Schule an.

Es war fast so, als warte Simon darauf, daß der elterliche Streit so oder so entschieden würde, bevor er die Initiative ergreifen konnte. Die Auseinandersetzungen der Eltern hatten unbeabsichtigt sein scheinbares Desinteresse und seine Inaktivität unterstützt. Als spielerische Kommunikation den sehr geladenen Streit in den Hintergrund drängte, wurde Simons Unterfangen zum Mittelpunkt der Therapie. Dadurch wurde der Streit sehr rasch hypothetisch. Simons Vater freute sich, als er sah, wie Simon „schließlich die Initiative ergriff", und seine Mutter war ebenfalls zufrieden, denn als Simon erst einmal zu sprechen angefangen hatte, „kamen wir der Sache wirklich auf den Grund". Simon war der Meinung, er fand es gut, „in der Schule etwas zu machen, was 'cool' war" und was die anderen Kinder bewunderten.

Das Familienfriedensprojekt

Dean und Jenny haben Familien rekrutiert, die von Wut, Kampf, Nörgelei und andern Formen von Streit besessen sind, um diese mit anderen zusammenzubringen und eine „Friedensfamilie" zu gründen. Dean kam auf diese Idee, während er verschiedene Familienmitglieder nach ihrer Bevorzugung von „Frieden" in ihrem Familienleben befragte. Viele sprachen von Feindseligkeit und Gewalt in ihrer eigenen Vergangenheit, ihrem gegenwärtigen Leben, in den Medien und in der Gesellschaft allgemein. Sie wollten zwischen dieser Art des Miteinanderumgehens und ihrem eigenen Heim und Leben eine Grenze ziehen. Sie waren gewillt, sich zusammenzutun, um gegen die Auswirkungen einer Kultur zu protestieren, die Gewalt innerhalb der Familie entschuldigt. Sie ergriffen zum Beispiel Maßnahmen wie, von Zeit zu Zeit den Fernsehapparat auszustellen, keine gewaltverherrlichenden Produkte zu kaufen, „Nicht-Verbreitungsverträge" zu unterschreiben oder Friedensproklamationen zu verteilen, in denen sie ihre friedlichen Absichten verkündeten.

Andrew, der Wutberater

Die Geschichte, wie Andrew ein Wutbändiger wurde, haben wir in Kapitel 2 erzählt; es folgt die Geschichte, wie Andrew bei denen, die ihn umgaben, zu Veränderung anregte.

Brian und Jean, Andrews Eltern, hatten auch Eigenes über Wut und Aggression zu berichten. Brian gab zu, daß er sich in Machtkämpfe mit seinem Sohn verstrickte oder ungeduldig wurde und Andrew anherrschte, wenn er „schlecht gelaunt" war. Jean erzählte von der Familie, in der sie aufgewachsen war, die der „Zornessucht“ verfallen war. Sie waren bedacht darauf, andere Wege für die Erziehung ihres Sohnes zu eröffnen.

Als Jenny fragte, wie Brian und Jean dies gern angehen würden, antworteten sie, sie würden gern erkunden, was das Aufwachsen in ihren eigenen Familien sie über Zorn und Kommunikation gelehrt hat. Die Konversation führte bald weiter zu den Überlegungen, welche Botschaften sie von den Medien und der Gesellschaft im weiteren Sinne erhalten hatten. Jenny, die sie nur allzu gern in diesem Bemühen unterstützte, ergriff die Gelegenheit, um sie über das „Familienfriedensprojekt“ zu informieren. Jenny fragte sie, ob die Idee der Friedensfamilie zu ihren Überlegungen paßte: „Möchten Sie, daß ich zusammen mit Ihnen Ihre eigenen Gedanken und Praktiken hinsichtlich einer potentiellen Friedensfamilie untersuche? Und diese vielleicht sogar in der Zukunft mit anderen Familien teile?“ Die Idee gefiel ihnen so gut, daß sie von da an bei jedem Treffen Zeit mit Überlegungen zu ihrem Familienfriedensprojekt verbrachten.

Obwohl Andrews Eltern zunächst damit angefangen hatten, Andrews Wutbändigen zu unterstützen, war er es nun, der ihr Wutberater wurde. Er machte es sich zur Gewohnheit, sie daran zu erinnern, ihre eigene Wut zu bändigen, wenn er den allmählich wachsenden Zorn in ihren Stimmen hörte. Brian und Jean fanden dies anfangs ganz amüsant, aber im Laufe der Zeit betrachteten sie dies als einen Meilenstein auf ihrem Weg zu einer Friedensfamilie.

Hier ist nur eine der vielen Wutberateranekdoten, die Teil ihrer Friedensfamiliensaga wurde: Eines Tages fuhren sie in dichtem Verkehr und Jean war sich nicht bewußt, wie sie vor sich hin fluchte, bis plötzlich vom Rücksitz her Andrews Stimme ertönte: „Mama, paß auf, die Wut kriegt dich zu fassen!“ Ihre Belustigung löste die Wut auf, bevor sie von ihr überwältigt wurde. Statt immer mehr unter Streß zu geraten, konnte sie Andrew danken, weil er ihr „bewußt gemacht hatte, daß sie sich in mich einschlich“.

Den folgenden Brief schrieb Jenny an die Familie über ihre gemeinsame Arbeit:

Lieber Andrew, lieber Brian, liebe Jean,

ich dachte, es könnte nützlich sein, Euch zu schreiben und jeden von Euch nach Eurem Familienfriedensprojekt zu fragen.

Andrew, es hat Spaß gemacht zu sehen, wie Du den schlimmsten Teil der Wut überwunden hast. Sie hat Dich früher dazu gebracht, Dinge zu tun, die Dich unglücklich machten – mit dem Kopf gegen Dinge stoßen und Wutanfälle bekommen – und die Dir gar nicht ähnlich sahen. Erinnerst Du Dich, wie Deine Eltern sagten, daß Du von den wichtigen Leuten in Deinem Leben unheimlich gern gemocht wirst? Die Wut mußte, so haben wir uns das überlegt, Dich irgendwie hereinlegen, indem sie Dich dazu brachte zu sagen, daß Du Dich nicht magst. Du hast gesagt, die Wut „bringt mich dazu, einen Stein zu treten" und „der Zorn bringt mich dazu, zu brüllen und zu schreien und er macht mir Angst."

Bei unserem ersten Treffen hast Du erklärt: „Ich mag es nicht, und ich habe es satt." Ich konnte sehen, daß Du bereit warst, die Verantwortung selber zu übernehmen und daß Du auch Frieden mit der Wut schließen wolltest. Zu den Anzeichen dafür gehörten: (1) Du wolltest ein großer Junge sein und selbst entscheiden, was aus Dir werden sollte, statt der Wut die Kontrolle zu überlassen. (2) Du fühltest dich „alt genug, um zum Beispiel die Wut zu stoppen". (3) Du hast gute Ideen, mit denen man Probleme lösen kann. (4) Du hast beschlossen, das Badezimmer wie ein Erwachsener zu benutzen. (5) Du bist seitdem ins Bett gegangen und leichter eingeschlafen wie ein Erwachsener – was der ganzen Familie hilft, ihre Ruhe zu bekommen und friedlicher zu sein. Ich bin sehr beeindruckt davon, wie bereit Du warst und wie schnell Du Deine Wut in den Griff bekommen hast. Würde es Dir etwas ausmachen, wenn ich Deine Geschichte anderen Kindern erzähle, die ihre Wut bezähmen wollen? Es könnte ihnen Hoffnung und Mut machen.

Jetzt möchte ich Deine Eltern nach dem Familienfriedensprojekt fragen: Jean und Brian, Sie kommen beide aus Familien, in denen Wut weit verbreitet war und die Leute sich der „Zornessucht" ausgeliefert haben. Das ist eine große Schwierigkeit, wenn man erwachsen wird – und dies wollten Sie nicht für sich selbst oder Andrew. Haben Sie sich Sorgen gemacht, eine unkontrollierte Wut würde Ihre junge Familie infizieren? Diese Infektionen scheinen von Generation zu Generation weitergereicht zu werden. Die Wut hat Ihre Familie mit „Schreien und Spannungen" gestört und „Andrew Angst gemacht". Sie sagten, Sie „hätten dieses Muster satt". Wie sind Sie zu dem Entschluß gekommen, in dieser Generation damit Schluß zu machen?

Ich bin bewegt und beeindruckt, wenn ich junge Familien wie Ihre treffe, die das Interesse und den Mut haben, Konflikte so friedlich zu lösen.

Was gibt Ihnen die Stärke, das Vermächtnis der Zornessucht nicht anzunehmen? Wie kamen Sie zu dieser Entscheidung? Wie stützen Sie sich gegenseitig? Welche „Friedensfamilienpraktiken" haben Sie entdeckt? Was haben Sie bereits gemacht, was Sie auch weiterhin tun werden? Welchen Effekt, glauben Sie, wird dieses Projekt auf die Zukunft Ihrer Familie und auf Ihren heranwachsenden Sohn haben?

Brian, Sie setzen sich gerade mit der Frage der Machtkämpfe zwischen Vätern und Söhnen auseinander. Ist das Teil Ihres allgemeinen Friedensprojektes? Sie haben gesagt, Sie wurden in einem Machtkampf gestürzt, als Sie feststellten, daß Sie wie Ihr Vater dachten: „Ich möchte nicht beherrscht werden. Ich will keine Marionette sein." Werden Sie durch diese Gedanken dazu verführt zu vergessen, wieviel mehr Macht Sie als Ihr vierjähriger Sohn haben? Welche Kräfte sind Ihrer Meinung nach im Spiel, die Dominanz und Aggression zwischen Vater und Sohn fördern? Da Dominanzfragen Teil unserer sozialen Existenz sind, interessiert es mich sehr, wie Menschen bewußte Entscheidungen treffen, um ihre Auswirkungen zu verringern. Ich würde gern auf dem Laufenden bleiben, was Sie darüber in Ihrer Beziehung entdecken.

Jean, ich bin von Ihrer Entschlossenheit beeindruckt, die Nachwirkungen Ihrer Kindheit mit „Zornessucht" zu überwinden. Welche Wirkung hat es, wenn Sie gemeinsam mit Brian Grenzen abstecken? Wird dies unterstützt durch seine Arbeit an der Dominanzreduzierung? Wird dadurch die allgemeine Spannung in der Familie verringert? Ich bin mit Ihnen einer Meinung, daß es „Liebe und gute Kommunikation" in Ihrer Familie gibt. Andrew fühlt sich respektiert und vertraut Ihnen und seinem Vater. Ist dadurch ein Fundament gegeben, das die volle Entwicklung einer Friedensfamilie in Ihrer Generation zu einer weniger gewaltigen Aufgabe macht? Sie sind schon ein gutes Stück Weges gegangen. Verstehen Sie, warum ich das sagen kann? Welches wird Ihrer Meinung nach Ihr nächster Schritt sein?

Ich bin gespannt, von Ihnen zu hören, wie sich Ihr Friedensprojekt entwickelt hat, wenn wir uns das nächste Mal treffen,

Ihre

Jenny Freeman

Zusammenfassung

Wenn sozialer Druck droht, eine Familie zu teilen und zu besiegen, ist es verführerisch, sie von der Welt, in der sie leben, abzutrennen – indem man einen „professionellen“ Vorhang um sie herum zieht. Therapeuten können sich in diesem „Raum“ sehr wohlfühlen. Es gibt immer so viel mit dieser Familie zu bereden – über sie selbst, ihre Eltern und ihre Herkunftsfamilien. Wenn wir selbst kurzsichtig sind, wie können unsere Konversationen mit Familien zu dem Punkt gelangen, wo sie ihre schwierige Lage als etwas sehen, was außerhalb ihrer selbst steht? Familien, die unter sozialem Druck zerbrechen, sollten nicht noch mehr durch Leute wie uns belastet werden (BOYD-FRANKLIN, 1989; PINDERHUGHES, 1989; TAMASESE & WALDEGRAVE, 1993). Wir müssen mit unserem Nachdenken, Reden und Handeln dort ansetzen, wo das Persönliche und das Öffentliche sich überschneiden. Das ist das, was wir als *Familie in Aktion* bezeichnen.

Kapitel 12

Eine ganz eigene Phantasie

Viele der jungen Menschen, die uns begegnet sind und die mit Angst oder anderen Problemen kämpfen, haben auch eine sehr lebhafte Phantasie. Das Thema der Phantasie durchläuft unser Buch wie ein roter Faden: In diesem Kapitel diskutieren wir über die wechselhaften Beziehungen einiger Kinder zu ihrer Phantasie. Die Beziehung einer jungen Person zu ihrer Phantasie kann eine wundervolle Quelle immer wiederkehrender Freuden sein. Sie kann aber auch terrorisieren. Fest im Griff der Furcht und von ihr getrieben, kann eine lebhafte Phantasie außer Kontrolle geraten. Jenny hörte eine Komödiantin im Radio witzeln: „Die Furcht ist eine Dunkelkammer, in der Negatives entwickelt wird."

Die meisten von uns haben Kindheitserinnerungen von eingebildeten Ungeheuern oder Hexen unter dem Bett oder im Schrank. Phantasie in den Klauen der Furcht kann ein Kind davon überzeugen, daß Räuber um das Haus schleichen, ein Geist sich an der Schlafzimmerwand entlang drückt oder jeder Hund ein Ungeheuer ist, das es beißen will. Alpträume können so lebendig sein, daß sie als fast real erlebt werden und eine zerstörende emotionale Wirkung haben können. Ein Kind kann schließlich durch eine seiner großartigsten Ressourcen tyrannisiert werden. Ist es unter diesen Umständen verwunderlich, wenn ein Kind wenig Hoffnung hat, diese Fähigkeit wieder unter Kontrolle zu bekommen?[45]

Wir müssen uns bewußt machen, daß einige Ängste ihren Ursprung in realen und furchterregenden Umständen haben, wie Traumata oder Mißbrauch, und es liegt an uns, uns zu vergewissern, ob das Kind traumatisiert wurde oder ob es zu diesem Zeitpunkt in Sicherheit ist. Manchmal ist es unsere Aufgabe, solche Umstände aufzudecken und sie anzusprechen. Wenn das Kind jedoch erst einmal sicher ist, kann es ermutigt werden, seine Gefühle und seine Phantasie vom Mißbrauch zurückzufordern – Ängste für gegenwärtige Gefahren zu reservieren und die Phantasie dazu zu verwenden, seinen eigenen Zielen zu dienen.

---

[45] Beliebte Werke der Kinderliteratur machen von diesem Thema Gebrauch; zum Beispiel *There's a Monster in My Closet* [Da ist ein Ungeheuer in meinem Schrank] (MAYER, 1968), eine Geschichte, in der ein Junge, der von Ungeheuern terrorisiert wird, sie schließlich zähmt und sich mit ihnen befreundet.

Ginger und die Traumschutzwand

Die achtjährige Ginger wurde von Alpträumen verfolgt, in denen sie von furchterregenden Ungeheuern mit Klauen und Zähnen terrorisiert wurde, die sie jagten, bis sie durchgeschwitzt und atemlos aufwachte. Nachdem Jenny zu ihrer Zufriedenheit festgestellt hatte, daß Ginger nicht in Gefahr war, kam sie zu dem Schluß, hier handele es sich um eine lebhafte Phantasie, die von Furcht beherrscht wurde.

In Gingers letztem „unheimlichen Traum" ging es um einen Löwen, der sie verfolgte. An einem See bestieg sie mit einer Freundin zusammen ein Boot, um sich an der anderen Seite in Sicherheit zu bringen. Sie erreichten das gegenüberliegende Ufer, wo sie am Eingang zu einer Höhle landeten. Die Höhle erschien dunkel und drohend. Als sie hineinlugten, sahen sie zu ihrem Entsetzen ein riesiges, gräßliches Krokodil. Es regte sich und fing an, sich in ihre Richtung zu bewegen. Es schien keinen Ausweg zu geben, keinen sicheren Hafen. Zu diesem Zeitpunkt erwachte sie. Sie wußte nicht, was danach kam. Selbst als sie bei Tage davon berichtete, zitterte Gingers Stimme beunruhigt, und Angstschatten huschten über ihr Gesicht.

Jenny befreite Ginger aus dem Bann dieses Traums, indem sie sie aufforderte, ein Puppenspiel zu inszenieren. Ginger sprang auf und dachte sich ein bezauberndes Spiel ganz nach ihrer Wahl aus. Ihre Improvisationskunst und ihre lebhafte Phantasie waren sehr eindrucksvoll. Ihre Familie schaute zu und bestätigte ihr „wunderbares Vorstellungsvermögen". Sie erzählten von Gingers Fähigkeit, Dinge vor ihrem inneren Auge zu sehen, und von ihrer Vorliebe für Phantasiespiele.

Jenny befragte die Eltern nach den Augenblicken, in denen Ginger ihre Phantasie ganz frei genoß, im Gegensatz zu den Zeiten, wo die Furcht mit ihr durchging. Sie fragte Ginger: „Würdest du es vorziehen, dein Talent noch mehr unter Kontrolle zu haben? Oder ist es dir lieber, wenn die Furcht die Regie so oft wie jetzt übernimmt?" Ginger entschied sich für ersteres. Jenny fragte Ginger, ob sie Interesse an einigen Phantasiespielen hätte, bei denen sie üben könnte, ihre Phantasie für sich selbst einzusetzen, statt sie der Furcht zu überlassen. In einer Aufwärmphase[46] regte Jenny ein Spiel an, bei dem sie Ginger fragte, ob sie die Augen schließen und sich einen Videobildschirm im Raum vorstellen könnte; wenn ja, konnte sie vor ihrem geistigen Auge ein Bild darauf sehen? Konnte sie ein imaginäres Puppenspiel auf den Schirm

[46] Ideen für Aufwärmphasen finden sich bei DE MILLE (1976) und OAKLANDER (1978).

projizieren? Ginger bestätigte, daß sie das könnte. Als das Spiel auf ihrem geistigen Bildschirm ablief, wurde Ginger aufgefordert zu improvisieren. Ginger erdachte sich und betrachtete mehrere Versionen auf ihrem inneren Bildschirm, wobei sie die ganze Zeit kicherte. Die übersprudelnde Lebendigkeit von Gingers Phantasie war bezaubernd.

Nach einer Weile fragte Jenny Ginger, ob sie daran interessiert wäre, in ihrer Phantasie mit einigen furchteinflößenden Traumbildern zu spielen. Obwohl sie etwas aufgeregt war, sagte Ginger, sie würde es gern versuchen. Sie projizierte ein Ungeheuer aus einem „alten Traum" auf den Bildschirm. Sie experimentierten dann gemeinsam zu Gingers großem Vergnügen mit einigen komischen Varianten. Ginger stellte fest, daß sie die Ungeheuer in rot gepunkteten Unterhosen herumlaufen, Arien singen und sich im Kreis drehen lassen konnte. Ginger lachte zusammen mit all den anderen. Jenny fragte, ob ihr früher klar gewesen sei, wie gut sie dazu in der Lage war, ihren Humor in ihre Phantasie mit einfließen zu lassen. Hatte sie sich bewußt gemacht, welch eine verspielte Phantasie sie eigentlich hatte? Was würde geschehen, wenn die Angst sich das auch vor Augen halten würde? Würde sie in ihrer roten Unterhose davonlaufen? Gingers „Ja" ging in ihrem Kichern unter.

Jenny fragte Ginger, ob sie bereit wäre, ihren letzten Alptraum mit ihr durchzuspielen. Sie sagte, sie sei bereit und entschlossen. Ginger legte ihn für ihr inneres Videogerät ein und ließ ihn für eine Weile „zurückspulen". Sie fing an, ihn abzuspielen, aber als sie diesmal zu dem wirklich schrecklichen Teil kamen, fragte Jenny Ginger, ob sie bereit sei, den Traum weiterlaufen zu lassen, um zu sehen, was noch geschehen würde.[47]

Ginger holte tief Luft und stellte sich vor, der Traumfilm würde weiter spielen. Die Höhle und das drohende Krokodil tauchten auf. Und diesmal sah Ginger beim Zuschauen einen Gefängniszaun, der vom See her kam und den Eingang der Höhle verschloß. Sie blickte hinein und das Krokodil tauchte auf mit roten Punkten und ein bißchen traurig dreinschauend. In dem Augenblick hörte sie den Löwen am anderen Ufer brüllen und war einen Augenblick angespannt. Sie vergewisserte sich bei ihrem Vater, der sie ermutigte, sich zu entspannen und zu sehen, was geschehen würde, wenn sie den Traum weiterspielen ließ.

---

[47] Diese Idee basierte auf C. G. JUNGS Technik des aktiven Phantasierens bei Träumen, erklärt von John SANFORD in seinem Buch (1978): *Dreams and Healing: A Succinct and Lively Interpretation of Dreams.*

Nun sah sie, wie eine liebliche Fee über den See flog. Sie wies auf den Löwen und die Fee flog über ihn rüber und streute schimmernden Staub über ihn. Er verwandelte sich in ein schnurrendes Kätzchen, und sie lächelte. Es dauerte nicht lange, bevor es sich wieder in einen Löwen verwandelte, aber mit der Fee in ihrer Nähe machte Ginger sich keine Sorgen mehr. Ja, Ginger und ihre Freundin saßen sogar im Boot mitten auf dem See und bestaunten aus der Entfernung die schreckliche Ausstrahlung des großen Tieres.

Gingers Aufregung darüber, mit ihrem Traum spielen zu können, war spürbar. Später fragte Jenny sie, welche Bedeutung ihre Fähigkeiten für sie jetzt hätten, wo sie mehr unter ihrer Herrschaft standen. In einer Folgesitzung überraschte Ginger Jenny mit der Bemerkung, sie erinnerte sich an eine Zeit vor einigen Jahren, als sie entdeckt hatte, sie könne sich tatsächlich bewußt machen, daß sie träumte, und beschließen aufzuwachen oder den Traum zu ändern. Es war in der letzten Woche wieder passiert. Ginger, Jenny und die Familie stellten Überlegungen darüber an, wie faszinierend Träume sein können, wenn sie keine Angst machen.

Blaubeerpfannkuchen oder nichts!

Jenny ist aufgefallen, daß bestimmte Kinder, die oft unter schlechter Laune, Ärger und Wut wie auch unter Furcht leiden, die besondere Fähigkeit besitzen, sich zukünftige Ereignisse im Geist ausmalen zu können, wodurch Erwartungen in ihnen erzeugt werden, wie sich die Dinge abspielen würden. Wenn die Realität dann den Erwartungen des Kindes nicht gerecht wird, kann es zutiefst enttäuscht sein. Bei einer Familie zum Beispiel versuchte Jenny beim ersten Treffen herauszufinden, wie genau „das Elend“ das Leben der achtjährigen Phoebe unter seine Kontrolle gebracht hatte. Obwohl es eine Weile brauchte, um die Einzelheiten zu erfahren, wurde ihr doch von einem Ereignis berichtet, das recht typisch für dieses Elend war. Sie erzählten von einem „elenden Tag“, einem Sonnabend, als Phoebe ohne erkennbaren Grund über einen Familienausflug böse und unglücklich zu sein schien. Jenny folgte ihrer Ahnung, daß Phoebe vielleicht ein Kind mit einer Phantasie sein könnte, die sehr genaue Erwartungen erstellte, und fragte nach Einzelheiten des Ereignisses, das die Familienmitglieder beschrieben, und auch danach, was Phoebe sich vorher vorgestellt hatte.

Wie sich herausstellte, hatte Phoebe, als ihre Familie am Abend vorher geplant hatte, zum Frühstück auszugehen, die Idee gehabt, sie würden zu ihrem Lieblingsrestaurant gehen und Blaubeerpfannkuchen mit richtigem Ahornsirup essen. Sie konnte diese köstlichen Pfannkuchen fast riechen und schmecken. Als nächstes stellte sie sich vor, wie sie auf dem Rückweg bei dem Spielplatz anhielten, und sie konnte sehen, wie ihr Vater ihr auf der Schaukel Schwung gab, während sie sich so weit zurücklehnte, wie sie konnte, um den ganzen blauen Himmel und die Wolken „auf dem Kopf" zu sehen.

Am Sonnabend brach die Familie auf. Als sie schließlich beim Restaurant anlangten, das sie ausgesucht hatten und das nicht das von Phoebe erwartete war, fühlte diese sich sehr gekränkt. Sie war nicht in der Lage, vom Frühstück zu sprechen, das sie sich vorgestellt hatte; alles, was sie herausbrachte, war ein nörglerisches: „Ich mag das Restaurant hier nicht." Als sie bestellen sollten, hatte sie sich in einen unerklärlichen und peinlichen Wutanfall über ihren Sitzplatz hineingesteigert. Dies überschattete den Rest des Tages, an dem für Phoebe alles schlecht zu laufen schien und sie nichts wieder zur Ordnung bringen konnte. Jennys Interview über Phoebes „enttäuschte Phantasie" deckte auf, wie sehr sie an ihre lebhaften, aber inflexiblen Vorstellungen über die Zukunft gebunden war.

Die Familie ließ sich begierig auf Bemühungen ein, Phoebe zu helfen, ihre Phantasie von Elend und Enttäuschung zu befreien. Sie stellten bald fest, daß es wichtig für sie war, sich im voraus auf ihre Erwartungen „einzustimmen" und sie darauf vorzubereiten, wenn diese nicht verwirklicht werden konnten. Sie gingen dazu über, sie davon in Kenntnis zu setzen, was in der nahen Zukunft geschehen würde. Phoebe lernte, ihre Phantasie besser einzuschätzen und sie flexibler zu nutzen. Schon bald fing sie an, Wörter statt Wutanfälle zu benutzen, um ihre Wünsche und Erwartungen auszudrücken. Ihre Zusammenfassung beim letzten Treffen lautete: „Meine Phantasie ist meine Freundin, aber sie muß offen sein." Bis heute beschwört Phoebes Phantasie Bilder zukünftiger Ereignisse herauf, und sie hat damit zu kämpfen, sie anzupassen, aber wie ihre Familie bei Nachfolgetreffen berichtete, haben sie jetzt zumindest die Möglichkeit, darüber zu reden.

Timmy und das Große Silberne Ungeheuer

In der nächsten Geschichte verbindet David Epston die Phantasie des siebenjährigen Timmy mit seiner eigenen und schreibt eine Verwandlungsgeschichte für Timmy und seine Familie.

Der erste Telefonanruf. Alice, Timmys Mutter, rief David an und bat um einen Termin. Alice wollte allein kommen, da sie das Gefühl hatte, es müsse mit ihr als Mutter etwas nicht in Ordnung sein. Sie berichtete David traurig darüber, wie negativ ihre Gefühle Timmy gegenüber geworden seien. Sie drückte sich in einem Ton aus, der so voll schmerzlicher Demütigung war, daß David den Eindruck hatte, er müsse eine Bitte aussprechen. Er sagte ihr, er habe zwar genau verstanden, was sie ihm erzählt habe, er wolle sie aber dennoch gern mit Timmy und anderen Personen zusammen treffen, die sie auswählen könnte. Er fragte sich, ob es vielleicht eine alternative Möglichkeit gebe, ihre Sorgen zu verstehen.

Das erste Treffen. David forderte Alice und Timmy auf, in seinen Raum einzutreten. Als sie sich hinsetzten, wäre es David schwer gefallen zu sagen, wer düsterer aussah. Trotz der beklemmenden Atmosphäre fragte David, ob er „Timmy ohne die Probleme kennenlernen könne. Ich möchte wissen, über welche Ressourcen wir alle verfügen, die wir gegen die Probleme, wie immer sie auch aussehen, in die Waagschale werfen können", fügte er hinzu. Alice beeilte sich, David mitzuteilen, Timmy habe „eine erstaunliche Phantasie, viel Begeisterung für gewisse Dinge und große Willensstärke".

„Wie zeigt er seine erstaunliche Phantasie?" fragte David. „Er kann gut schreiben," antwortete Alice. David wandte sich an Timmy und fragte: „Worüber schreibst du am liebsten?" Die Begeisterung, die Alice erwähnt hatte, zeigte sich auf Timmys ganzem Gesicht, als er David erzählte: „Das Große Goldene Ungeheuer!" Timmy berichtete weiter über das Ungeheuer und all die vielen Möglichkeiten, die er hatte, um sich und andere mit seiner erstaunlichen Phantasie zu erfreuen.

Während Timmy sprach, sah Alice glücklich und traurig zugleich aus. Sie fuhr in ihrem Bericht für David fort und sagte, Timmys Phantasie sei zwar manchmal wunderbar, aber seine Gedanken könnten „die Welt schwarz malen" und seine Stimmung verdüstern. Ein anderes Problem war, daß er sich manchmal in die Hosen machte. Timmy erklärte den Ärger, indem er klagte: „Ich werde die ganze Zeit ausgeschimpft, weil ich nicht tue, was man mir sagt."

„Gehen die Gedanken manchmal mit dir durch?" fragte David Timmy. Dieser stimmte zu. „Wenn deine Phantasie deine Gedanken packt, kann sie ihnen dann Streiche spielen?" Laut Timmy war dies mit Sicherheit der Fall. „Warum meinst du, wollen die *Probleme*[48] deine Gedanken für sich haben?"

---

[48] **Anm.d.Übers.:** Die (gelegentliche) Hervorhebung beruht darauf, kenntlich zu machen, daß es sich um eine Externalisierung handelt, vgl. Kapitel 3, Fußnote 5

Timmy dachte einen Augenblick über diese ungewöhnliche Frage nach. Er war nicht sicher, wie er darauf antworten sollte, aber er erwiderte: „Ich würde gern einmal mit meinen Gedanken sprechen, damit ich die Tage so haben kann, wie ich sie mir wünsche."

„Welche Art von Tagen stellst du dir für dich vor, Timmy?"

„Einen schönen Tag, an dem ich nicht ausgeschimpft werde."

„Warum würden denn die *Probleme* mit deinen Gedanken und deiner Phantasie durchgehen wollen?"

„Meine Phantasie bringt mich in Schwierigkeiten, und ich denke an schlimme Dinge, die passieren könnten. Im Vergnügungspark hat sie mir eingeredet, ich würde es auf der Achterbahn nicht schön haben."

„Was hast du erwidert, als sie versuchte, dir den Spaß zu nehmen?"

„Ich habe zurückgekämpft und beschlossen, sie abzuschütteln."

„Wie hast du das angefangen?"

„Ich habe in Gedanken zu meiner Phantasie gesagt: 'Ich will dich nicht.' Dann habe ich meine Phantasie hereingelegt. Ich habe sie dazu verleitet, artig zu sein. In meinen Gedanken habe ich den Park in einen Dschungel verwandelt. Ich hatte in Gedanken einen Malerpinsel und wo immer meine Phantasie herumgegangen ist, habe ich ein Krokodil gemalt. Ich habe den Spieß umgedreht und sie auch erschreckt!" Nachdem er diesen erstaunlichen Trick seiner Gedanken geschildert hatte, bestätigte Timmy David und seiner Mutter, wie stolz er auf sich war, weil er seine Phantasie hereingelegt hatte, statt von ihr hereingelegt worden zu sein.

Während David Timmy und seine Mutter über diesen Vorfall und über Timmys Fähigkeiten und Interessen im allgemeinen befragte, beeindruckten ihn eine Reihe von Dingen bei Timmy, über die er sich Notizen machte. Da zu den beeindruckendsten Begabungen Timmys Phantasie und sein Schreibtalent gehörten, fühlte sich David angeregt, eine Geschichte über Timmy und seine Familie als Ghostwriter zu schreiben. Er bat Alice und Timmy um Erlaubnis, jetzt sofort in der Sitzung Notizen für solch eine Geschichte machen zu dürfen. Sie waren einverstanden. Er sagte ihnen, er würde einen groben Entwurf anfertigen und ihn dann Timmy zeigen, um von ihm Hilfe zu bekommen. Er habe vor, ihn nach dem Treffen fertig zu machen und ihnen mit der Post zu schicken.

Bevor er die Geschichte schrieb, sah David sich noch einmal die Liste mit den beeindruckenden Dingen an, die er über Timmy geschrieben hatte. Dann blickte er auf die Liste mit den Methoden, wie Probleme der übertriebenen Wut und Furcht Timmy daran gehindert hatten, seine Phantasie zu genießen. Als er alles zusammenstellte, konnte er sehen, wie sich daraus eine Geschichte ergeben könnte. Nachdem er sich diese Geschichte ausgedacht hatte, beriet er sich mit Timmy über einige Ideen und Details, die Timmy bereitwillig lieferte.

Die Geschichte vom Großen Silbernen Ungeheuer

Einmal habe ich einen Jungen getroffen, der eine erstaunliche Phantasie hatte. Durch seine Phantasie war er wirklich gut im Schreiben, Malen, Denken und Geschichtenschreiben. Alle waren sich auch einig, daß er wirklich große Willensstärke besaß. Alle meinten, er sei wirklich ein Glückspilz. Dadurch fühlte er sich wie eine ganz besondere Person. Und du mußt wissen, er war tatsächlich eine ganz besondere Person. Seine Geschichten, Bilder und klugen Aussprüche machten ihm große Freude, und sie bereiteten auch vielen Menschen, die ihn kannten, große Freude. Es sah so aus, als würde dieser Junge ein großartiges Leben haben.

Er war einziges Kind, bis zwei Jahre später eine Schwester in das Leben seiner Familie trat. Und wieder zwei Jahre später folgte eine zweite. Jetzt waren sie drei. Seine Eltern hatten wirklich großes Glück gehabt, denn jedes ihrer Kinder war auf seine eigene Art erstaunlich. Keine Mutter und kein Vater hätten sich mehr erhoffen können.

David erinnerte an Timmys bekannten Gegenspieler, das Große Goldene Ungeheuer. Er änderte das Metall zu Silber, um nicht abzuschreiben. Dies erlaubte Timmy, seine „erstaunliche Phantasie“ von nun an seine eigenen Interessen verfechten zu lassen.

Es sah so aus, als ob sie alle glücklich und in Frieden weiterleben würden, als jedoch das Große Silberne Ungeheuer herausfand, was da geschah. Du mußt wissen, Große Silberne Ungeheuer hassen erstaunliche Kinder und glückliche Familien. Je mehr es diese Familie ausspionierte, desto saurer wurde es. Es dachte bei sich: „He, warum bin ich so sauer? Warum mache ich nicht statt dessen das Leben dieser Familie sauer?“ Es überlegte, mit wem es anfangen sollte, und meinte dann, es sei nur richtig und angemessen, sich das älteste Kind auszusuchen. Es dachte bei sich: „Dieses Kind ist so schlau, so willensstark und hat solch eine erstaunliche Phantasie! Ich werde es ihm zeigen. Ich werde ihm seine Willensstärke und seine Phantasie nehmen und sie benutzen, um ihn sauer werden zu lassen. Und wenn er sauer wird, werden auch alle anderen in der Familie sauer." So beschloß also das Große Silberne Ungeheuer, sich mit Hilfe von WUT und ANGST in die Gedanken dieses erstaunlichen Jungen einzuschleichen. Aber erst mußte es einen Weg finden, sein Innerstes sauer zu machen.

Wie David sehr wohl wußte, gehörte es zu den schlimmsten Dinge, die Timmy passierten, wenn das Hinterlistige Aa es geschafft hatte, „dein Aa dazu zu bringen, in dir zu bleiben, statt herauszukommen und dahin zu gehen, wo es hingehört – in die Abwasserkanäle". Alice und Timmy waren sich einig, daß dieser Trick sogar noch „hinterlistiger" war als der, bei dem es „das Aa in deine Hose tut, wenn du nicht hinguckst oder nicht daran denkst". David vermutete, Hinterlistiges Aa könne sehr wohl ein Agent des Großen Silbernen Ungeheuers sein, weswegen es natürlich ein wichtiger Charakter in der Geschichte sein würde.

Das Große Silberne Ungeheuer hatte einen Freund, der „Hinterlistiges Aa" hieß. Ich vermute, ihr würdet alle gern wissen, wie es zu diesem Namen gekommen war. Es ist eigentlich ziemlich offensichtlich. Es ist so verdammt HINTERLISTIG. Es kennt Tausende von Tricks, wie es zum Beispiel das Aa der Kinder dazu kriegt, sich in ihre Hosen zu schleichen, wenn sie nicht daran denken. Oder noch schlimmer, ihnen zu sagen, sie sollten es in sich behalten, was sie sauer macht. Jeder weiß, der beste Platz für Aa ist der, mit lautem Rauschen der Toilette heruntergespült zu werden.

Dann fand David heraus, wie das Große Silberne Ungeheuer sich mit dem Hinterlistigen Aa verbunden hatte, um Timmy sowohl im Inneren wie auch nach außen hin sauer zu machen. Es flößte Timmy Angst ein und machte ihn auch mißmutig und schlecht gelaunt, und – was am schlimmsten war – es machte das ganze mit Hilfe von Timmys Phantasie, wodurch es vor ihm verbergen konnte, was es da tat. Timmy dachte einfach, es sei eine seigene Schuld oder die eines anderen in der Familie.

Als das Aa anfing, diesen Jungen von innen her sauer zu machen, sagte das Große Silberne Ungeheuer zu sich selbst: „Es ist jetzt an der Zeit, seine Phantasie zu übernehmen und ihn wütend zu machen." Und das tat es. Die Welt des Jungen verdüsterte sich, und er wurde mißmutig und schlecht gelaunt. Wie so viele mißmutige Leute hörte er auf zu tun, was seine Mutter und sein Vater von ihm verlangten, obwohl er eine wirklich nette Mutter und einen wirklich netten Vater hatte. Er schien nicht in der Lage zu sein, sich selbst zu helfen. Er konnte es selber nicht verstehen. Seine Gedanken schienen ihren eigenen Willen zu haben. Aber, verstehst du, das Große Silberne Ungeheuer ließ nie durchblicken, was es da machte. Es ließ den Jungen glauben, er sei Herr über seine Gedanken. Und so stellte der Junge fest, daß er die ganze Zeit wütend war, ohne eigentlich zu wissen warum.

Dies reichte solch einem Ungeheuer nicht, und so beschloß es anzufangen, dem Jungen Angst zu machen. Es wußte, wie furchtbar leicht es war, erstaunlichen Kindern mit erstaunlicher Phantasie Furcht einzuflößen. Alles, was man tun mußte, war, ihre Phantasie zu packen und mit ihr durchzugehen. Das Große Silberne Ungeheuer fing an, ihm mit Hilfe von Tricks Angst zu machen. Einige davon waren ganz gemein. Wenn sie funktionierten, nahmen sie dem Jungen allen Spaß, indem sie ihm den Spaß einfach ausredeten. Einmal zum Beispiel, auf dem Jahrmarkt, sagte ihm das Große Silberne Ungeheuer, die Achterbahn würde ihm keinen Spaß machen. Also, findest du nicht, daß so etwas ein ziemlich gemeiner Streich ist, dem man einem erstaunlichen Kind spielen kann?

Ein Held erblickt oft das Licht, wenn es am dunkelsten ist. David legte ganz deutlich dar, wie das Große Silberne Ungeheuer sich bei Timmys Phantasie durchsetzte. Gemeinsam hielten sie sich die ganze Zerstörung vor Augen, die das Ungeheuer in seinem Leben und in seiner Beziehung zu seinen Eltern angerichtet hatte. David schlug Timmy vor, er solle sich im Geiste einmal vorstellen, wer in seinem Leben diesen Ärger verursachte und wie seine Gegenspieler das anstellten. Timmy war wütend auf das Ungeheuer und beschloß, es dazu zu bringen aufzuhören. David schrieb in der Geschichte, daß Timmy dieses plante, aber er untersuchte nicht, wie er es anstellte. Das überließ er Timmy.

Schließlich dämmerte es diesem erstaunlichen Jungen mit der erstaunlichen Phantasie, wie sauer sein Leben eigentlich geworden war. Und auch seine nette Mutter und sein netter Vater wurden ziemlich sauer. Also dachte er darüber nach und dachte und dachte. Schließlich sagte er zu sich selbst: „He, ich weiß, wer dahinter steckt. Es ist dieses elende Große Silberne Ungeheuer. He, Kumpel, ich weiß, was du vorhast." Und damit beschloß er, sich seine Phantasie zurückzuholen. Schließlich war sie sein Eigentum und nicht das des Großen Silbernen Ungeheuers. Und er dachte sich einen ziemlich erstaunlichen Weg aus, wie er sie zurückbekommen wollte. Aber er beschloß, es niemandem zu erzählen, bis er David Epston und seine Mutter, seinen Vater und seine Schwestern im Familientherapiezentrum wiedertreffen würde. Sie konnten es gar nicht erwarten, von seiner erstaunlichen Methode zu erfahren.

Welche Initiative würde Timmy ergreifen, um seine Phantasie von dem Ungeheuer zurückzugewinnen? Nun, das war das Rätsel, mit dem das erste Kapitel der Geschichte endete, und das jeden, der sie las, gespannt auf die nächste Fortsetzung warten ließ!

Das zweite Treffen. Timmys Vater, Robert, und seine jüngeren Schwestern, die drei und fünf Jahre alt waren, kamen zur nächsten Sitzung eineinhalb Monate später mit David, Alice und Timmy hinzu. David wandte sich an Timmy, um herauszufinden, was im nächsten Kapitel ihrer Geschichte geschehen war: „Erinnerst du dich, wir haben uns vor etwa fünf oder sechs Wochen getroffen, und ich habe diese Geschichte für dich geschrieben? Ich möchte gern wissen, was mit diesem Ungeheuer von dir geschehen ist." Timmy erzählte David, er habe sich gut benommen. David war neugierig zu erfahren, wie er das geschafft habe. „In welcher Weise hast du dich gut benommen? Mußtest du irgend etwas mit dem Ungeheuer machen, um dein Leben wieder in die Hand zu bekommen und dich gut benehmen zu können?" Timmy erwiderte, das sei richtig. „Was hast du gemacht?" fragte David und platzte fast vor Neugier. „Das ist ja aufregend!"

„Ich habe Sachen mit dem Pinsel gemalt," erwiderte Timmy.

„Du hast Sachen mit dem Pinsel gemalt? Was hast du gemalt?"

„Eine Falle", antwortete Timmy, „Eine Ungeheuerfalle!"

David hatte schon bei anderen Kindern, denen er gegen Ungeheuer geholfen hatte, von Fallen gehört, daher fragte er sofort: „Wie hast du es überlistet, in die Falle zu gehen?" Er sah Timmy an, um die Antwort zu hören, konnte aber nicht der Versuchung widerstehen, erst einmal zu raten: „Hast du besondere Nahrung in die Falle getan, die das Ungeheuer mag, damit es hineingeht?"

David hatte falsch geraten, aber Timmy erbarmte sich und ließ ihn nicht noch einmal raten: „Leute, nachgemachte Leute, Attrappen."

„Wirklich," antwortete David, der alles genau wissen wollte, „und wie groß war die Falle? So groß wie ein Haus oder so groß wie ein Auto oder wie?"

„So groß wie ein Auto."

„Ist das Große Silberne Ungeheuer da einfach reingegangen, ohne nachzudenken?"

„Ja."

„Und hast du die Tür hinter ihm zugemacht?"

„Es ist da drin geblieben."

„Hat es dann gesagt: 'Laß mich raus! Ich will auch brav sein! Ich laß dich in Ruhe'?"

„Ja."

„Wie lange hast du es in der Ungeheuerfalle festgehalten?"

„Drei Tage."

David hielt diese strenge Strafe für angemessen. „Meine Güte, nach drei Tagen würde jeder heraus wollen!" David überlegte, wie Timmy zu der Entscheidung gekommen war, das Ungeheuer laufen zu lassen: „Hat es zuletzt gesagt: 'Bitte, laß mich raus. Ich will mich auch gut benehmen, das verspreche ich.'?"

„Ja."

„Hat es dir am Ende leid getan?"

„Nein."

„Was hast du ihm gesagt, wo es hingehen soll, nachdem du es rausgelassen hast?"

„HAU AB!" brüllte Timmy.

David wollte wissen, wohin Timmy es geschickt hat: „Hau ab aus meinem Haus oder aus Auckland?"

„Aus Auckland."

„Glaubst du, es ärgert jetzt irgendein Kind in Hamilton?"

„Ja," sagte Timmy.

David vermutete, jetzt, wo das Ungeheuer weg war, hätte Timmy seine Phantasie wieder in seinen eigenen Händen. „Hast du geglaubt, daß du deine Phantasie wieder für dich zurückgewonnen hast?“ fragte er.

„Ja!“ rief Timmy aus.

„Und ist das etwas Gutes oder etwas Schlechtes?“

„Etwas Gutes.“

„Erzähl mir, wie du deine Phantasie für dich selbst benutzt. Hast du Spaß damit?“

„Ja.“

David wollte wissen, welche Art Spaß Timmy mit seiner Phantasie hatte, aber Timmy konnte das nicht genau sagen. Daher wandte David sich an Alice: „Fällt Ihnen irgend etwas ein, wie er seine Phantasie für sich selbst zurückerobert hat?“

Alice hatte keine Schwierigkeit mit der Antwort: „Er hat ganz erstaunliche Dinge gezeichnet, aber wenn er die Ungeheuer wegmalt, ist das alles in seiner Vorstellung.“

David wandte sich wieder an Timmy: „Erinnerst du dich, wie düster die Welt für dich war? Wird sie jetzt grauer oder weißer oder wie?“

„Weißer.“

„Ist das schön für dich?“

„Ja, ziemlich schön.“

„Freust du dich jetzt auf den Frühling und auf mehr Sonnenschein?“

„Ja,“ sagte Timmy.

Die einzige Frage, die jetzt noch offen blieb, war die, ob Timmy sich am Verbündeten des Großen Silbernen Ungeheuers gerächt hatte, am Hinterlistigen Aa. Und ob er das hatte! „Wirklich, was hast du gemacht?“ fragte David begierig.

„Ich habe dasselbe gemacht, was ich auch mit dem Ungeheuer gemacht habe. Ich habe mit dem Phantasiepinsel Fallen gemalt.“

„Was hast du gemacht, als das Hinterlistige Aa in die Falle ging?“

„Ich ließ es nach fünf Tagen laufen.“

„Du hast es fünf Tage festgehalten? War es schlimmer als das Große Silberne Ungeheuer?"

„Ja."

„Spülst du es die Toilette herunter?"

„Ja."

Der Mythos von den perfekten Eltern. Alle in der Familie waren begeistert von dem, was in Timmys Leben seit dem ersten Treffen geschehen war. Es gab auch einige wichtige Entwicklungen in Alices Leben.

Alice hatte sich von ihrer Selbstdemütigung losgesagt. Ihre Gefühle in Bezug auf Timmy hatten sich um „100% verändert", und auch ihre Gefühle über sich selbst hatten eine „vollkommene Wende" vollzogen. Als David fragte, wie dies geschehen war, erzählte sie ihm, sie habe Gründe gefunden, das infrage zu stellen, was Robert als „den Versuch, perfekte Eltern zu sein" beschrieb. Offensichtlich war Alice von seiten ihrer Familie hinsichtlich ihrer mütterlichen Fähigkeiten äußerst genau unter die Lupe genommen und kritisiert worden. Sie hatte nicht nur versucht, diesen Erwartungen gerecht zu werden, sondern noch darüber hinauszugehen und sich Perfektion aufzuerlegen.

Im Zeitraum zwischen den Treffen hatten Robert und Alice sich zusammengetan, um ihren elterlichen Ehrgeiz einer eingehenden Prüfung zu unterziehen. Sie hatten sich vorgenommen, sich zu weigern, weiterhin die Erwartungen anderer an sie zu übertreffen. Dies taten sie, indem sie angaben, ihren eigenen Erwartungen den Vorrang zu geben und ihren Ehrgeiz auf ein neues Ziel auszurichteten – nämlich sich an ihren Kindern und deren „erstaunlicher Phantasie" zu erfreuen.

Zack und Blade[49]

In dieser Fallgeschichte übernahm David die Rolle des Konsultanten für die Therapeutin Karen Moore[50], die durch expressive Kunsttherapie einen imaginären Freund entdeckte, der ernsthaft außer Kontrolle geraten war und solche Verwüstung anrichtete, daß es das Leben eines jungen Mannes gefährdete. Wäre nicht Karens selbstsicheres Auftreten gewesen, hätte sie leicht durch die Ergebnisse ihrer sorgfältigen und

---

49 **Anm.d.Übers.:** „blade" – im deutschen: Klinge

50 Karen Moore bereitete den anfänglichen Entwurf für diese Fallgeschichte vor. Zu der Zeit war sie *doctoral fellow* am Xanthos-Beratungszentrum in Alameda, Kalifornien.

Ideation

genauen klinischen Bestandsaufnahme gelähmt sein können. Ihre Sorge richtete sich auf das Ausmaß von Zacks suizidaler und „psychotischer“ Ideation, auf seine „dissoziativen Phasen“ und seine unkontrollierten „aggressiven“ und „selbstzerstörerischen“ Impulse. Wenn Karen nicht in der Lage gewesen wäre, ihn in einen mystischen Initiationsritus einzubinden, der ihn dazu herausforderte, seine körperliche Tüchtigkeit und seine Vorstellungsgabe zu seinem eigenen Guten und dem anderer Menschen einzusetzen, hätte sie letztlich möglicherweise seine Einweisung in ein Krankenhaus empfehlen müssen.

Als der zwölfjährige Zack und seine Mutter ihre Gespräche mit Karen begannen, erfuhr sie erst von den Verwüstungen, die Blade verursachte, bevor sie überhaupt die Existenz von Blade entdeckte. Zacks Mutter kam sehr verängstigt in die Familiensitzung mit Karen. Anscheinend hatte Zack die Haustür eingetreten. Die Mutter war überzeugt, daß ihr Sohn so etwas nicht machen würde, wie z.B. erst die Tür eintreten und dann eine Lüge darüber erzählen, wer dafür verantwortlich war. Aber wenn es nicht der Sohn gewesen war, den sie kannte und liebte, wer hatte es dann getan? Wer war dieser „Sohn“, der sich so böswillig und destruktiv verhielt? Sie fand keine Lösung zu diesem Rätsel.

Zu diesem Zeitpunkt wußte Karen nichts über Blade, aber sie teilte Zacks Mutters geheimen Verdacht, daß nicht alles so war, wie es zu sein schien,. Ihr Verdacht begründete sich auf einer Zeichnung, die Zack für sie mitgebracht hatte – ein Bild von einem teuflischen, bedrohlichen und muskulösen Krieger – halb Mann, halb Tier. Karen beschloß, während der Hälfte der Sitzung mit Zack allein zu sprechen und ihn über das Bild zu befragen. Hierbei offenbarte Zack dann, daß es sich um Blade handelte, der, wie sich herausstellte, ein imaginärer Freund oder vielmehr Feind war. Wie sie weiter herausfand, war es laut Zack auch Blade gewesen, der die Vordertür eingetreten hatte! Zack erzählte dann, wie Blade seine beeindruckend starke Hand/Klaue fest über seinen Mund legte, das Telefon nahm und der Mutter erzählte, Einbrecher hätten die Tür eingetreten. Bis dann schließlich Zacks Mutter und die Polizei eintrafen, war Blade natürlich verschwunden und hatte es Zack überlassen, sich den Fragen der Polizei zu stellen und, was noch schlimmer war, den Tanz mit der Mutter zu überstehen.

Zack erzählte Karen, Blade sei so eine Art kämpfender Superbösewicht, „teils Gorilla, teils Gepard, teils Akrobat, teils Mutant und teils Spinne.“ Obwohl Zack einige seiner Eigenschaften bewunderte, war er wütend auf ihn, weil er diesmal zu weit gegangen war. Er hatte sein

Leben unerträglich elend gemacht und seine Beziehung zur Mutter fast völlig zerstört.

Wie Zack Karen erklärte, war der Vorfall, um den es ging, in gewisser Weise typisch: Blade übernahm die Kontrolle, machte furchtbare Sachen, erzählte Lügen und überließ es dann Zack, die Konsequenzen zu tragen. Aber in einer Hinsicht war der Vorfall deutlich untypisch: Zack war schockiert, wie weit Blade diesmal gegangen war. Zack wußte, daß Blade zu stark wurde, zu gewalttätig und zu gefährlich. Er wünschte sich, Blade wäre tot und aus seinem Leben verschwunden, aber er fühlte sich in einer Falle, denn die einzige Möglichkeit, Blade loszuwerden, bestand darin, sich selbst zu töten! Zack befand sich in einer ganz individuellen problematischen Situation – er wollte sich nicht selbst töten, aber gleichzeitig wollte er auch nicht, daß Blade sein Leben ruinierte und seine Mutter verletzte.

Karen fragte: „Wann nimmt Blade dir die Kontrolle aus der Hand?" Dafür gab es ganz bestimmte Umstände. „Es geschieht," erklärte Zack, „wenn ich zu 5 Prozent böse bin und zu 5 Prozent beunruhigt oder wenn jemand versucht, mich herumzukommandieren, selbst wenn es nur ein bißchen ist." Als Karen fragte, ob er sich bei diesen Schwellenwerten wohlfühlte, erwiderte Zack, sie seien zu niedrig für ihn, um sich wohl zu fühlen, „denn wenn Blade die Kontrolle über mich gewinnt, bringt er mich dazu, verrückte Sachen zu machen". Obwohl er Blade in der Vergangenheit respektiert hatte, gefiel Zack die jetzige Beziehung zu ihm nicht. Blade hatte ihn verraten und war ein „grausamer Diktator mit einem starken Arm" in seinem Leben geworden.

Eine Woche nach dieser Sitzung erzählte Karen dem narrativen Team, bei dem Dean die Supervision übernommen hatte und zu dem sie selbst gehörte, die Geschichte von Zacks Beziehung zu Blade. Das ganze Team war sowohl fasziniert wie auch zutiefst erschreckt von dieser Schilderung einer mit Sicherheit gefährlichen Angelegenheit, bei der es um Leben oder Tod ging. Alle brachten sie ihre Neugier hinsichtlich Blades zum Ausdruck wie auch ihre Sorge um Zack und drängten auf mehr Information über die beiden.

Einige ihrer Fragen lauteten: Woher kam Blade? Würde Zack es vorziehen, zu mehr als 5 Prozent böse oder beunruhigt sein zu können, ohne daß Blade die Kontrolle übernimmt? Und was war mit Zacks Mutter? Hatte der Vorfall mit der Tür sie Verdacht schöpfen lassen hinsichtlich einer geheimen Existenz von Blade? Glaubte sie, Blade und Zack seien dieselbe Person?

Als das Team feststellte, daß Blade nicht zum Vorschein kam, wenn die Mutter anwesend war, wollten sie wissen, ob Zack bewußt war, daß sie seine Verbündete war. Wie würde die Zukunft aussehen, wenn Blade noch die nächsten fünf Jahre bliebe? Könnte Zack seine Beziehung zu Blade neu gestalten oder würde es einen Kampf auf Leben oder Tod zwischen ihnen geben müssen?

Als Karen mit den Fragen des Teams zu Zack zurückkehrte, war er gleichermaßen verblüfft über ihre Sorge und ihr Interesse an ihnen beiden. Er wollte genau wissen, wer sie waren und warum sie solch ein Interesse zeigten! Schließlich hatte bis vor ein paar Wochen überhaupt niemand etwas von Blades Existenz in seinem Leben gewußt. Zack und Blade hatten sich fünf lange Jahre in einem geheimen und verzweifelten Kampf und Guerillagefecht befunden. Und jetzt sahen sie sich plötzlich unter den faszinierten Blicken eines halben Dutzend narrativer Therapeutinnen in einen Kampf verstrickt, und die wollten alle wissen, welche Allianzen, Taktiken und Strategien sie hatten.

In dieser Sitzung dachte Zack gründlich nach und sprach sehr ausführlich mit Karen über die Fragen, die das Team gestellt hatte. Er informierte Karen auch über die Vorgeschichte mit Blade und brachte sie über den gegenwärtigen Stand seiner Beziehung zu Blade aufs Laufende. Blade hatte seit jener Nacht vor langer Zeit, als er wie „aus heiterem Himmel" aufgetaucht war und Zack in einem seiner Träume angegriffen hatte, beharrlich versucht, völlige Herrschaft über Zack zu gewinnen. Zack war damals erst sieben gewesen, aber er trug immer noch die „Narbe" dieser allerersten Attacke, die ihn aus dem Bett geworfen hatte. Seitdem waren Zacks Träume zu permanenten Kriegsschauplätzen geworden. Anfangs war der Kampf für ihn gut, da er in der Lage gewesen war, hierbei seine Traumidentität vom starken Kämpfer namens „Sturmschatten" zu entwickeln, der stark genug war, gegen Blades Familie anzukämpfen. Es war ihm gelungen, alle Verwandten Blades zu töten mit Ausnahme seines Cousins Havoc ["Verwüstung"].

Nach Zacks Sieg über seine Familie war Blade auch bei Tage in Zacks Leben eingetreten und hatte angefangen, Rache an Zacks Beziehung zur Mutter und den Geschwistern zu nehmen. Bei dem Vorfall mit der Zerstörung am Haus hatte Blade die Oberhand im Krieg gewonnen. Zack und seine Familie hatten sich nun so weit entfremdet, daß seine Mutter eine Pflegefamilie für ihn in Betracht zog. Aber das war nicht das einzige: Blade hatte die Zornschwelle auf 1 Prozent herabgesenkt und brachte Zack dazu, verrückte Dinge zu tun, selbst wenn er nicht „wirklich wütend“ war.

Karen fragte Zack nach den Zeiten, wo Blade nicht die Kontrolle übernahm. Das geschah nur dann, wenn Zack traurig war oder wenn es „schöne Energie“ gab. Mit diesem Wissen konnten Karen und Zack eine wichtige Entdeckung über Blades „Kryptoniten“ machen – es war die „schöne Energie“, die Blade schwächte.

Karen fragte, ob es Zeiten gab, wo Blade ihm half. Die gab es tatsächlich. Blade gab Zack die Fähigkeit, Mauern und Bäume hoch zu klettern, Salto zu machen und beim Baseball hart zu schlagen. Seine Saltos waren so gut, daß Zacks Freunde über sein gymnastisches Können verblüfft waren. Dank Blade war Zack in kurzer Zeit zu einem der besseren Spieler im Baseballteam geworden.

Ganz nebenbei hatte Zack am Ende der Sitzung eine Überraschung für Karen. Obwohl Blade in der jetzigen Zeit viel leichter die Kontrolle über Zack gewann, berichtete er, er sei einem Kampf mit einem Freund ausgewichen und habe bei der Gelegenheit „hundertprozentige Kontrolle über Blade“ gehabt. Obwohl er es unmöglich fand, dies zu erklären, war es, wie Zack wußte, „ein physischer Akt“. Ihm hatte Schulverbot gedroht, und er wollte wirklich nicht gegen seinen Freund kämpfen, daher meinte er, keine andere Wahl zu haben, als sich physisch an diesem Kampf zu hindern. Karen wußte, dies war ein großer Erfolg seiner Willenskraft für ihn, da Zack in Schule und Nachbarschaft für sein unkontrolliertes Verhalten berüchtigt war.

Als Karen dem Team über die Vorgeschichte wie auch über dieses neuste Ereignis berichtete, hatten sie noch mehr Fragen an Zack über seine Beziehung zu Blade: War Blade für den siebenjährigen Zack ein Feind/Kamerad gewesen? Hatte er ihm geholfen, gegen die Einsamkeit zu kämpfen, wenn seine Mutter bei der Arbeit war? Hatte Zack Blades Familie angegriffen, um seine eigene zu schützen? War Zack stark genug, um ohne Blade mit seiner Wut fertig zu werden? War er über Blade hinausgewachsen, bevor er gewillt war, Zack aus sich hinauswachsen zu lassen?

Sie waren auch begierig zu erfahren, wie Zack es im einzelnen körperlich geschafft hatte, Blade unter Kontrolle zu halten: Wie hatte es sich anfangs in Zacks Körper angefühlt, als Blade gekommen war, um Zack unter seine Herrschaft zu bringen? Wo genau hatte Zack die Kraft in seinem Körper gefühlt, als er Blade unter seine Kontrolle brachte? Zack sagte, er sei ein paar Stufen hinuntergesprungen, bevor der Kampf eskalierte: Hatte er seine trainierten Beinmuskeln benutzt, um die Stufen hinunter zu springen und um so von Blade wegzukommen? Das Team machte sich Sorgen darüber, ob Zack als Antwort auf Blades Gewalt selbst Gewalt einsetzen würde. War es einer von Blades Tricks, Zack an der Überzeugung festhalten zu lassen, ihn zu töten, sei die einzige Lösung? Vielleicht benutzte Blade die Strategie des verlängerten Kampfes, um Zack in einen endlosen Machtkampf zu verwickeln, der an seiner Energie zehrte und ihn schwächte.

Diese Fragen waren neu und andersartig für Zack und gaben ihm viel zu denken. Er hatte nie überlegt, wie er physische Kontrolle über Blade ausübte, und war sich nicht sicher, ob er irgendwelche speziellen Muskeln dabei eingesetzt hatte. Er stimmte zu, daß die Beherrschung von Blade eine große Leistung war. Nach einigem Nachdenken beschloß er, er müsse Blade töten trotz der erstaunlichen Wende der Ereignisse und ungeachtet der Vorteile, die er zu seinem körperlichen Wohlbefinden eben gerade durch Blade gewonnen hatte.

Bei demselben Treffen widmete Karen einige Zeit der Mutter. Obwohl die Mutter immer noch nichts von Blades Existenz wußte, erzählte sie Karen, sie sei sicher, daß irgend etwas Ernstes mit ihrem Sohn sei, und sie habe daher beschlossen, ihn anders zu behandeln und alle Strafen bei ihm auszusetzen. Obwohl die Mutter nichts von Blade ahnte, hatte Zack doch endlich eine „leibhaftige Verbündete“ in seinem Kampf um Leben und Tod gefunden.

Vielleicht wußte Zacks Mutter instinktiv, daß „schöne Energie“ Blade schwächte. Vielleicht war Blades Familie „gemein“ gewesen und hatte sich nie so verhalten wie Zacks. Wie auch immer – sie war ganz sicher weniger rachsüchtig als Blade. Es sah allmählich so aus, als habe Blade seine Trümpfe verspielt, als er die Tür zerstörte und über die Einbrecher log. Statt Zack in mehr Elend und Ärger mit seiner Mutter zu stürzen, hatte dieser Vorfall ihre Sorge wachgerufen!

Es dauerte noch eine weitere Woche, bis der Wettstreit zwischen Zack und Blade seinen Höhepunkt erreichte. Und dann benutzte Zack einen Zustrom „schöner Energie“, um Blade seiner Macht zu berauben, von hohen Gebäuden zu springen. Dadurch war er in der Lage, ihn im Traum in einem Kampf zu besiegen. Er erklärte es damit, daß er durch den starken Wall von „schöner Energie“, den seine Mutter aufgebaut hatte, Kraft gewonnen hatte, während Blade dadurch tödlich geschwächt worden war. Im Anschluß an die monatelange Zeit des „Spielzeug-Verbots“ hatte sie ihm überraschend einen Super-Nintendo geschenkt. Sie hatte ihn auch zu einem Familienpicknick mitgenommen, als er darum gebeten hatte. Als er sie gefragt hatte, ob er dorthin dürfte, hatte sie statt des erwarteten „Nein“ geantwortet: „Was immer du willst, ich bin einverstanden.“ Unmittelbar danach wurde Blade ins Jenseits befördert.

Nach dem heldenhaften Kampf hatten Karen und Zack noch ein letztes Treffen. Sie gingen gemeinsam seinen Kampf durch. Das narrative Therapieteam hatte eine letzte Frage: Hatte Zack noch irgend etwas von dem mächtigen Blade gelernt, bevor er ihn tötete? Zuerst dachte Zack nein, aber dann gab er doch zu, er habe Blades athletisches Können bewahrt.

Wichtiger war für Zack, daß immer noch eine Unmenge „schöner Energie“ vorhanden war: Er hatte sogar einige Zeit „nur so“ mit seiner Mutter verbracht, was ihm sehr gefiel! Er sagte auch, es fiele ihm jetzt leichter, auch zu seinen Geschwistern nett zu sein. (Blades Cousin Havoc trieb sich immer noch herum, aber Zack erzählte Karen, er habe ein wachsames Auge auf ihn und hielte ihn mit einem Herzen voller Glück auf Abstand.)

Karen behielt den festen Eindruck zurück, die Mutter habe ihm ungemein in seinem Kampf gegen Blade geholfen. Obwohl Zacks Mutter nie etwas von diesem „imaginären Feind“ erfuhr, hatte sie die Weisheit besessen, Zack besondere Zuwendung zu zeigen, nachdem Blade die Tür eingetreten und in Bezug auf die Einbrecher gelogen hatte. Sie hatte diese besondere Weisheit besessen, die Eltern haben können – zu wissen, daß ihr Kind ein Problem hatte, das letztlich nicht durch Strafen gelöst werden konnte. Obwohl sie es zu dem Zeitpunkt nicht wußte, hatte sie Zack geholfen, Blade durch ihre Freundlichkeit zu töten.

*Follow-up-Informatio*n: Dean nahm drei Jahre später Kontakt zu Zack und seiner Mutter auf, um sich über die Entwicklung in ihrem Leben zu informieren und ihre Erlaubnis zu erhalten, ihre Geschichte zu veröffentlichen. Sie gaben diese bereitwillig in der Hoffnung, andere würden Anregungen beim Lesen über Zacks Reise erhalten. Zack hatte einige Höhen und Tiefen durchgemacht, aber im allgemeinen ging es ihm gut. Er bemühte sich zum Beispiel eifrig um einen gut bezahlten Job.

Interessanterweise war es doch keine zufriedenstellende Langzeitlösung für Zack gewesen, Blade zu besiegen. Nach dem mächtigen imaginären Kampf war Blade wieder aufgetaucht, aber – wie vom Team vermutet – hatte Zack schließlich eine produktive Beziehung zu Blade herausgearbeitet. Es gab Blade immer noch, und er gab Zack Kraft, aber er konnte ihn nicht mehr beherrschen und in seinem Leben Verwüstungen anrichten. Und da nun sein imaginärer Feind nicht länger seine Beziehungen zerstörte durch Zyklen von Angriff und Verteidigung, hatte Zack ein friedliches Verhältnis zu seinen Freunden, Nachbarn, Klassenkameraden und seiner Familie.

III.

Spielerische Geschichten

Kapitel 13

Jonathon: „Ich habe das alles überwunden und ich glaube, ich kann nicht mehr zurück."

Die Familie Lawson sind Pakehas (weiße Neuseeländer) englischer Abstammung. Die Familienmitglieder, die in die Therapie kamen, waren Jonathon, neun Jahre, Judy, seine Mutter, und Ron, sein Vater. Sie trafen sich zweimal innerhalb eines Monats mit David EPSTON. Sam, sieben Jahre, und Jimmy, vier Jahre, gehören ebenfalls zur Familie.

Nehmen wir einmal an, in unseren Gesprächen mit einer Familie hat eine alternative Geschichte über die Beziehung zwischen Person und Problem Anklang gefunden, und die Gegenhandlung beginnt sich zu verdichten. Dennoch wäre es noch zu früh, sich zu entspannen und den nächsten Schritt zu tun. Eine alternative Geschichte kann sehr viel Bestätigung benötigen, bevor sie wirklich Fuß gefaßt hat und ehe sie die durch eine gut begründete Problemgeschichte verursachten Rückschläge, Rückfälle und ein Abgleiten überlebt. Die Problemgeschichte wird durch die wiederholten Erfahrungen in der Vergangenheit und durch die Angewohnheit, sie zu unterstützen und ihr Beständigkeit zu verleihen, bekräftigt. Es ist keine einfache Angelegenheit, Kind und Familie zu helfen, eine neue Geschichte so fest in ihrem Leben zu verankern, daß sie die Oberhand gewinnen kann und sich auf ihre Zukunft auswirkt.

Der folgende Fall demonstriert den spielerischen Ansatz, der sich zwischen David und der Familie Lawson angesichts einiger sehr ernsthafter Ängste entwickelte. Er zeigt im weiteren die mühselige Arbeit mit all ihren Details, die nach anfänglichem Erfolg geleistet werden mußte. Der Therapeut arbeitet sehr beharrlich mit seinen Nachfragen, um dem Erfolg, den Jonathon bei der Rückeroberung seines Lebens von den *Ängsten* errungen hatte, Dauerhaftigkeit zu gewährleisten, um die „Geheimnisse" hinter solch einer Leistung zu erkunden und sprachlich festzuhalten und um Jonathons frühere und gegenwärtige Reife und Begabung zu bestätigen.

Erstes Treffen

Jonathon war neun Jahre alt, als er mit seinen Eltern, Judy und Ron, das erste Mal zu David kam. Anscheinend war *Angst* auf ziemlich offensichtliche Weise in das Leben dieses netten, normalen Kindes, wie Jonathon es war, getreten. Während er mit einem Freund in einem nahegelegenen Park spielte, war er von einem berüchtigten Wachhund angegriffen worden, den seine Besitzer hatten frei herumlaufen lassen. Von niemandem kann man erwarten, daß er sich von solch einem traumatischen Erlebnis über Nacht erholt. Jonathons Eltern unternahmen zusammen mit anderen besorgten Nachbarn rechtliche Schritte, um sicher zu stellen, daß dies niemals wieder geschehen würde. (Jonathon war nicht das erste Opfer solcher Angriffe.)

Trotz dieser Maßnahmen schien *Angst* sich in Jonathons Leben auszubreiten. Zuerst öffnete sie die Tür für furchtbare Geistererscheinungen, die besonders gräßlich während der Nacht waren. Obwohl Jonathon kraft seines eigenen Mutes die Tür vor diesen schrecklichen Geistern verschloß, nahmen, sobald dies geschehen war, Ängste vor Einbrechern deren Platz ein und drohten, durch Fenster und Türen in das Zuhause einzudringen. Und als ob dies nicht genug für einen jungen Menschen wäre, ging *Angst* noch viel weiter, indem sie ihn davon überzeugte, der Polizeihubschrauber, der nicht weit von seinem Haus entfernt stationiert war, sei nicht mehr dafür da, auf Gesetzesbrecher zu achten, sondern habe die üble Absicht, ihn zu entführen und Gott weiß wohin zu bringen.

Als David anfing, Jonathon zu befragen, war niemand überrascht zu erfahren, daß *Angst* Jonathon überzeugt hatte, er sei jünger als er tatsächlich war, und ihm den Eindruck vermittelt hatte, er ginge rückwärts und nach unten, bis er sich wie ein „Fünfjähriger" fühlte. *Angst* war nachts viel überzeugender und so fühlte Jonathon sich bei Tage müde, zerstört und verzweifelt. Jeder konnte sehen, wie seine Mattigkeit ernsthafte Auswirkungen auf seine Schularbeit und seine Unternehmungen in der Freizeit hatte. Sie beeinträchtigte auch seinen Appetit und bald verspürte er ihn kaum noch.

Und dennoch – als David danach fragte, wie entschlossen er und seine Eltern waren, sich *Angst* entgegenzustellen, war Jonathon nur allzu bereit zuzugeben, wie satt er es hatte, daß *Angst* ihm das Leben so schwer machte. Als er dies zum Ausdruck brachte, löste er sich für einen Moment von seiner entmutigten Haltung und sprach mit einer Kraft, die ihm in den nächsten Wochen noch gute Dienste leisten sollte.

Nach Überzeugung aller hatte *Angst* ihm seine Sicherheit genommen und ihn von seinen Eltern, Judy und Ron, abhängig gemacht, die sich darin übertrafen, alles Erdenkliche zu tun, um ihm Rückhalt und Sicherheit zu geben. Jonathon brachte jetzt seinen Wunsch zum Ausdruck, sein altes Gefühl von Sicherheit wieder zurückzugewinnen. Zu diesem Zweck schlug David ihm vor, er solle für sich und seine Familie die Rolle des „Nachtwächters" übernehmen (Epston, 1986/1997).

Bevor sie sich mit den Einzelheiten des Jobs auseinandersetzten, verbrachten David und die Familie einige Zeit damit, darüber nachzugrübeln, wie *Ängste* funktionierten. Sie erörterten die „Gesetze der Angst", die folgendermaßen lauten:

1. *Ängste* nähren sich von Vermeidung; sie wachsen proportional zu der Zeit, in der man sie meidet.
2. *Ängste* sind schwach; sie brauchen gute Freunde, die sie ernähren.
3. *Ängste* sind ansteckend; sie müssen isoliert werden.
4. *Ängste* haben keinen Humor; sie können Späße auf ihre Kosten nicht ausstehen.
5. *Ängste* lauern in dunklen Ecken, sie müssen ans Licht gebracht werden.

Diese Gesetze halfen allen, einige der Tricks zu durchschauen, die *Ängste* oft anwenden, um junge Menschen zu Tode zu erschrecken – und auch Erwachsene. Am Ende der Diskussion war jeder ziemlich ernüchtert hinsichtlich der Art und Weise, wie *Ängste* im Leben der Menschen wirken. Es trat eine Kameradschaft zutage, an der David nur allzu gern teilhatte.

Als nächstes nahmen David, Jonathon und seine Eltern die Arbeitsbeschreibung für den Nachtwächter in Angriff. Angesichts der mißlichen Lage, in die ihn seine *Ängste* gebracht hatten, wäre Jonathon vielleicht gern wieder in eine defensive Position gegangen und hätte sich hinsichtlich Wachsamkeit und Schutz weiter auf seine Eltern verlassen. Statt dessen ergriff er die Gelegenheit, in die Offensive zu gehen und dabei zu helfen, Sicherheit für seine Familie zu schaffen und aus alldem noch als nettes, normales Kind hervorzugehen, das er vor dem traumatischen Angriff des Hundes gewesen war. Mit Hilfe der Fragen von Familie und David entschied Jonathon, er würde sich am tapfersten fühlen und am ehesten die *Ängste* erschrecken, wenn er seinen Sicherheitsdienst in seiner Baseballkleidung verrichtete, mit seinem treuen

Schläger und der Taschenlampe in der Hand. Er war der Meinung, zweistündliche Überprüfungen aller wahrscheinlichen Orte (einschließlich Türen und Fenster), durch die ein Eindringling ins Haus kommen könnte, wäre ein mehr als angemessener Schutz. Seine Eltern erklärten sich großzügig bereit, ihn auf seinen Runden zu begleiten, aber hinter ihm, damit sie „seinem Mut nicht im Wege stehen würden". Sein Vater meinte, es wäre eine gute Idee für Jonathon, wenn er sich den Wecker stellen würde, der ihn zu seinen Sicherheitsrunden aufwecken sollte.

An diesem Punkt hatte David den Eindruck, es sei nur fair zu sagen, daß sie bereits dabei waren, das 4. Gesetz zu brechen. Er ergriff sogar die Gelegenheit, Jonathon zu fragen, wie seiner Meinung nach *Angst* mit der guten Laune und dem Humor fertig wurde, die sich in ihrer Diskussion zeigten. Jonathon fand es schwierig, darüber zu sprechen; er war sich viel sicherer hinsichtlich der Zufriedenheit, die er empfinden würde, wenn er sein Zuhause und seinen Platz dort absichern würde. Er dachte sogar, solch ein Plan käme einer Rache nahe – oder wäre zumindest eine Abrechnung mit *Angst*. Am Ende ihres ersten Treffens war die Lawson-Epston-Verschwörung gegen *Angst* startbereit und in der Lage, jeglichen weiteren Einfluß zu testen, den *Angst* möglicherweise versuchen würde, auf Jonathons Leben auszuüben.

Zweites Treffen

Als die Familie einen Monat später zu einem zweiten Treffen kam, sah Jonathon wieder wie ein nettes, normales Kind aus. David forderte Jonathon und die Familie auf, eine Einschätzung des im letzten Monat Erreichten vorzunehmen und gemeinsam eine neue Geschichte über Jonathon zu verfassen – eine Geschichte, die auf dem Mut und der Stärke basierte, auf die Jonathon zurückgreifen konnte, um sich sein Leben von den *Ängsten* zurückzuholen. Jonathons neue Geschichte ist durch eine ganz sorgfältige Ausarbeitung der einzigartigen Ergebnisse entstanden, die andernfalls vielleicht nicht vollständig in das Bild, das er von sich hatte und das andere möglicherweise von ihm hatten, integriert worden wären.

Jonathons Vater berichtete von ihren Nachtwächterrunden: „Wir setzten ihm seine Baseballkappe auf, gaben ihm den Schläger. Wir haben ihm die Jacke angezogen. Dann sind wir herumgegangen und haben ein paar Sachen überprüft. Innerhalb weniger Tage sind wir weiter und weiter hinter ihm geblieben."

Jonathon erzählte stolz von seiner eigenen Nachtwächtertätigkeit: „Ich und Mama sind an der Seite ums Haus gegangen und haben geprüft, ob alle Fenster und Türen zu waren. Wir haben das nur ein paar Nächte lang gemacht."

„Wie kam es, daß du beschlossen hast, weniger zu machen?" fragte David ihn.

Jonathon antwortete nachdenklich: „Weil ich gemerkt habe, daß da Fenster und Türen waren und man sie nicht aufmachen kann, ohne richtig lauten Lärm zu machen oder sie kaputt zu machen."

David mußte Jonathon einen Augenblick unterbrechen, um seine Erlaubnis zu bekommen, diese Bemerkungen schriftlich festhalten zu dürfen, damit sie zur Verfügung standen, falls er in Zukunft bereit wäre, sich mit anderen jungen Menschen zu beraten, die daran dachten, Nachtwachen auszuprobieren, um ihr Leben wieder sicher zu machen. David fing an aufzuschreiben, was Jonathon und seine Familie sagten.

Jonathons Mutter Judy fuhr voller Vergnügen mit dem Bericht fort: „Wir sind hinter Jonathon hergegangen bei seiner Runde. In der ersten Nacht war er überzeugt, daß jemand da draußen war, also sind wir um 4 Uhr morgens nach draußen gegangen. Wir mußten auch außerhalb der Pforte nachsehen, und da war ein Mann, der die Straße lang ging." Sie drehte sich zu Jonathon und lächelte: „Den haben wir ganz schön erschreckt, nicht?" Ansteckendes Gelächter brach aus. Als alle sich wieder gefaßt hatten, fragte David Jonathon mit gespieltem Ernst: „Hast du noch andere Menschen erschreckt? Glaubst du, der Mann muß jetzt wegen der *Ängste* zu mir kommen?"

David bat dann Jonathons Mutter einzuschätzen, wie Jonathon sich als Person verändert hatte, unter Berücksichtigung dessen, daß *Angst* ihn vorher rückwärts und nach unten getrieben hatte: „Judy, als Sie hinter Jonathon standen, wußten Sie da, daß er als Person etwas größer wurde?"

Ohne zu zögern antwortete sie: „Ja, das wurde er. Anfangs konnte ich nicht weiter als etwa einen halben Meter von ihm entfernt sein, und dann konnte ich weiter weggehen." Judy erinnerte sich dann an eine Bemerkung, die sie vorher in dieser Sitzung gemacht hatte – darüber, wie sie und Jonathon die letzte Spur von Angst aus Jonathons Leben „fortgelacht hatten". Sie erzählte David von dem Zeitpunkt, wo das geschehen war. Eines Nachts war Jonathon aus seinem Schlaf erwacht, zu ihnen gelaufen und in das Bett seiner Eltern gesprungen.

Früher war das ein übliches Ereignis ihres nächtlichen Lebens gewesen. Und zwar so sehr, daß Judy sich daran gewöhnt hatte, sich einfach zur Seite zu rollen und Platz für ihn zu machen, sobald sie seine Füße den Boden berühren und ihn laufen hörte. Aber dieses Mal spielte sie ihm einen Streich. Sie blieb an ihrer Seite des Bettes liegen. Jonathon mußte dies auffallen. Er fing an zu lachen und sie ebenfalls. Jonathon rief in ihre Erzählung herein: „Zum Teil war das Spaß, oder?"

Judy antwortete ihm: „Und zum Teil war es Ernst. Ich finde also auch, daß *Angst* keinen Humor mag." Sie fügte für David hinzu: „Wir hatten eine Menge Spaß. Es war eigentlich schwer, das zu vermeiden."

Jonathons Vater berichtete David: „Wir haben versucht, den Wecker so hinzukriegen, daß er regelmäßig weckt. Das hat nicht funktioniert, aber es brauchte eigentlich auch nicht zu funktionieren."

David wandte seine Aufmerksamkeit dann Jonathon zu und fragte, ob er immer noch zweimal pro Nacht seine Runden machte, wie sie es vor einem Monat vereinbart hatten. Er erzählte David selbstbewußt, daß er damit vor zwei Wochen Schluß gemacht hätte. David wollte wissen, wie er zu dieser Entscheidung gekommen war. Jonathon antwortete mit einem Anklang von Gleichgültigkeit in seiner Stimme: „Weil es etwas ermüdend wurde. Ich wußte, niemand würde kommen, um mich zu holen."

David sagte Jonathon, das „klingt zweifellos sehr tapfer", aber er fragte doch: „Woher wußtest du, daß dich niemand holen würde?"

Jonathon formulierte sein Wissen ohne weitere Umschweife: „Die Angst vor Einbrechern ist jetzt jahrelang dagewesen, und bisher hat uns noch niemand beraubt."

Das gab David Grund zu der Überlegung: „Heißt das, als du *Angst* aus deinem Leben herausgestoßen hast, ist *Mut* zurückgekehrt?"

Jonathon versicherte ihm, so sei es gewesen.

David hielt es für weise, darüber nachzudenken, ob die *Ängste* immer noch in zwei anderen wichtigen Bereichen von Jonathons Leben Verwüstungen anrichteten. Zuerst fragte er: „Schläfst du nachts jetzt besser?" Jonathon berichtete, er wache zwar immer noch automatisch mitten in der Nacht auf, aber das mache ihn nicht mehr so kaputt. David bemerkte, Jonathon habe vielleicht immer noch ein Schlafproblem. Jonathon glaubte das auch, aber er widmete dem nicht viel Aufmerksamkeit.

David erinnerte Jonathon dann daran, wie dieser ihm vor einem Monat erzählt habe, das Problem mit *Angst* habe sein Erwachsenwerden zur Umkehrung gebracht. Er fragte: „Wie alt fühlst du dich jetzt?“ Jonathon schätzte: „Ungefähr acht.“ David war beeindruckt, daß Jonathon ungefähr drei Jahre Erwachsenwerden in nur einem Monat aufgeholt hatte.

David notierte diesen Zeitablauf, da es sehr wichtig ist, Fortschritt zu messen. Dann fragte er Judy, ob sie das bestätigen könne oder nicht. Judy bemerkte enthusiastisch: „Ja, er hat einen großen Sprung gemacht. Er hat viel mehr selbständige Sachen in den letzten zwei Wochen gemacht, wie zum Beispiel allein aufstehen und sich selbst Frühstück machen.“ Wie Jonathon stolz hinzufügte, macht er sich auch selbst Toast. David ergriff sofort die Gelegenheit, diese Dinge festzuhalten und wiederholte: „Jonathon hat viel mehr selbständig gemacht, zum Beispiel hat er sich zum ersten Mal selbst Frühstück gemacht.“

Judy fuhr fort: „Er macht alles. Ich mache überhaupt nichts. Er holt die Schüsseln raus. Brät die Eier. Macht das Gas an. Kocht alles. Stellt alles wieder aus. Sehr verantwortungsbewußt.“

David war von der starken Unabhängigkeit seiner Unabhängigkeit beeindruckt: „Ich hoffe, es macht dir nichts aus, wenn ich das sage, aber das klingt mehr nach einem Zehnjährigen. Glaubst du, du bist jetzt sogar deinem Alter voraus?“

„Also, ich glaube, das bin ich, wenn ich mein Frühstück selbst mache,“ räumte Jonathon ein.

David fügte seinem Bericht hinzu, daß Jonathon seinem Alter voraus war, weil er sich selbst Frühstück machte.

Aber das war nicht die einzige Art und Weise, wie Jonathon sich weiter selbständig machte. Wie Judy erzählte, half er auch beim Tischdecken und seinen Brüdern beim Lösen ihrer Probleme. David schrieb auf: „Hilft Brüdern beim Lösen ihrer Probleme.“

Den eigenen Erfolg anerkennen

Wie David wußte, war Jonathon ein bescheidenes Kind, aber er hatte den Eindruck, Jonathon habe einen Anspruch auf mehr Stolz, weil er sein Leben so entschlossen und in solch kurzer Zeit wieder in die eigenen Hände genommen hatte. Er meinte, es sei außergewöhnlich für einen Neunjährigen gewesen, sich dem Gefühl der Beschämung entzogen zu haben, daß er durch *Angst* auf die Stufe eines Fünfjährigen degradiert worden war! Damit Jonathon ein entsprechendes Selbstwertgefühl entwickelte, fragte ihn David: „Hast du dadurch, daß du dieses Problem gelöst hast, den Eindruck, bist du so eine Art Problembewältigungsmensch'?" Hierdurch wurde Jonathon eine andere Art der Beschreibung von sich selbst angeboten, die sich nicht auf die „furchtsame" oder „ängstliche" Person bezog. Jonathon zögerte und sagte dann: „Nicht so sehr!" David fragte ihn direkt: „Glaubst du, du hast dieses Problem gelöst?" Jonathon mußte zugeben, daß dies tatsächlich der Fall war. David ließ nicht locker: „Macht dich das irgendwie stolz auf dich?" „Ja, ein bißchen mehr als früher", mußte Jonathon zugeben.

Dies war eine sehr widerwillige Zustimmung, und so überlegte David, ob Jonathon seinen Erfolg mit mehr Stolz anerkennen könnte, wenn er diesen Stolz mit eigenen Augen sehen könnte. David hielt seine Hände in kurzem Abstand auseinander: „Dies ist ein kleines bißchen Stolz." Dann hielt er die Hände weiter auseinander: „Dies ist ein mittleres bißchen Stolz." Dann hielt er die Arme weit auseinander: „Und dies ist sehr viel Stolz." Er bat Jonathon, ihm mit seinen Händen zu zeigen, wieviel Stolz er dazugewonnen habe, weil er das *Angst*-Problem gelöst hatte. David schätzte Jonathons Handdistanz auf „ein mittleres bißchen Stolz". Dann bat er Jonathon, ihm zu zeigen, wie stolz seine Mutter auf ihn sei, weil er sein *Angst*-Problem gelöst habe. Ohne zu zögern nahm Jonathon seine Arme so weit auseinander, wie es ging, ohne unangenehm zu sein. „Das wäre also sehr viel", schloß David daraus. Dann wandte er sich Zustimmung heischend an Judy. Sie blickte bewundernd auf ihren Sohn und sagte: „Ja, da gibt es eine Menge Dinge wie die Selbständigkeit, das Zubereiten des Frühstücks, die Art und Weise, wie du viel reifer mit deinen Brüdern umgehst – das alles macht mich wirklich stolz auf dich."

David kam dann noch einmal auf einige der anderen Auswirkungen zu sprechen, die nur einen Monat vorher die *Ängste* auf Jonathon gehabt hatten. Er erinnerte sie daran, daß die *Ängste* Jonathon früher den Appetit verdarben, und wollte wissen, ob das immer noch der Fall war.

Judy rief aus: „ER IßT JETZT MEHR!"

David forderte sie auf zu spekulieren: „Meinen Sie, Jonathon war vor Angst krank?" Dann spaßte er: „Judy, Sie werden wahrscheinlich sagen, 'Ich wünschte, er hätte wieder Angst, dann würde er nicht so viel essen – das wäre billiger'!"

Zu Jonathon sagte David: „Wußtest du, daß Leute, wenn sie große Angst haben, keinen guten Appetit haben?“ Jonathon murmelte eine Zustimmung. „Hast du deinen Appetit wiedergefunden? Hat *Angst* dir deinen Appetit geraubt?“ Jonathon bejahte das.

„Wieviel mehr ißt du jetzt als vorher, als dein Leben von *Angst* bestimmt war?“ Jonathon zählte sein übliches Frühstück auf: „Vier Scheiben Toast, Müsli und Wheetabix mit Rosinen.“

David staunte über diesen Verzehr: „Das ißt du alles?! Wenn ich so viel essen würde, müßte ich wieder schlafen gehen!“

„Erzähl mir jetzt mal“, fuhr David fort, „hast du jetzt auch mehr Energie, wo du so viel ißt?“ Jonathon dachte darüber nach und erinnerte sich, daß er schneller gelaufen war, besser Baseball gespielt und mehr Sport getrieben hatte und dabei auch wirklich besser gewesen war. David schrieb das alles auf und fügte Judys Bemerkung hinzu: „Er macht jetzt auch seine Hausaufgaben!“

David fragte Jonathon dann, wie stolz seiner Meinung nach sein Vater auf ihn war. Jonathon schätzte, sein Vater „ist sehr stolz auf mich, weil ich die *Ängste* ein bißchen mehr überwunden habe“. David beugte sich vor und sprach Jonathon direkt an, wobei er wie immer sorgfältig darauf achtete, Jonathons genaue Beschreibung zu wiederholen: „Gut, hier ist die Frage. Du hast gesagt, dein Papa ist ‘sehr stolz’ auf dich, weil du ‘die *Ängste* ein bißchen mehr überwunden’ hast, aber von all den Dingen, die du sonst noch gemacht hast, worauf ist er am zweit-stolzesten auf dich?“

Jonathon überlegte eine Weile, dann antwortete er: „Wahrscheinlich darauf, daß ich mein Frühstück selbst mache.“

David suchte nach den Ursprüngen für solch eine neuartige Handlung und fragte: „Sag mal, Jonathon, wie bist du auf die Idee gekommen, dir Frühstück selbst zu machen? Das ist für jemanden in deinem Alter ja nicht üblich.“ Rückblickend meinte David, er hätte auch noch Jonathons Geschlecht in Hinblick auf dies ungewöhnliche Verhalten mit anführen können.

„Ich bin durch Mama darauf gekommen, als sie uns einmal Toast gemacht hat,“ sagte Jonathon beiläufig. Seine Antwort war keine vollständige Erklärung für die Selbständigkeit solch eines Unterfangens.

„Ja, aber hör mal,“ rief David aus, und spielte den Advokaten des Teufels, „du hättest doch in das Zimmer deiner Mutter gehen und sagen können: 'Wach auf! Mach mir Toast!' Wie bist du auf die Idee gekommen, ihn *selbst* zu machen. Hast du ein paar Unterrichtstunden bei deiner Mutter genommen, wie man das macht?"

„Ja, Unterricht!" antwortete Jonathon stolz.

Da David nicht umhin kam anzunehmen, daß noch mehr dahinter steckte, machte er noch einen weiteren Schritt als Teufelsadvokat: „Hattest du keine Angst, der Ofen würde explodieren oder du würdest das Essen verbrennen?"

Als David Jonathons nonchalanten Gesichtsausdruck sah, rief er aus: „Also, ich kann dir jetzt nicht einmal *Angst* einreden! Wenn ich jetzt in diesem Augenblick versuchen würde, dir *Angst* einzureden, könnte ich das schaffen?"

„Nein, aber ...", Jonathon zögerte, aber dann schwoll der Stolz in ihm hoch und es platzte aus ihm heraus: „NEIN, DAS KÖNNTEST DU NICHT!"

„Warum könnte ich es nicht schaffen, wenn ich es versuchte, dir *Angst* einzureden?" fragte David.

Jonathon trat für seine *Tapferkeit* ein: „Weil ich das alles überwunden habe und ich glaube, ich kann nicht mehr zurück."

Langsam und mit sichtlicher Zufriedenheit hielt David diese Kommentare in seinen Notizen fest

Verhinderung eines Comebacks des Problems

Um alle nochmals zu vergewissern, daß Jonathons Talente sich gegen alle Comebacks durchsetzen würden, die die *Ängste* vielleicht in seinem Leben versuchen würden, fragte David: „Erzähl mir einmal, Jonathon, gibt es irgendeine Möglichkeit, wie *Angst* dich wieder ins Bockshorn jagen könnte?" Mit Vorsicht sagte Jonathon: „Ich glaube nicht." David erbat sich und erhielt Jonathons Erlaubnis, ihn in einen imaginären Dialog mit dem Problem zu verwickeln, indem er sagte: „Ich weiß eine ganze Menge über *Angst*, denn mir sind recht viele tapfere Kinder begegnet. Macht es dir was aus, wenn ich mal *Angst* bin?"

Als er die Rolle von *Angst* übernahm, gab David seiner Stimme einen leicht drohenden Ton: „Jonathon, wie kommst du darauf, daß du so tapfer bist, denn ich sage dir, es gibt einige ZIEMLICH UNHEIMLICHE DINGE, die dir passieren könnten!"

„Weil ich viel mehr über Türschlösser und Geräusche weiß," gab er zurück.

Die Stimme von *Angst* übertrumpfte das vorher gesagte noch: „Ja, aber wie ist es mit GEISTERN? Könnte ich dir mit ein paar Geistern Angst machen?"

Wieder hielt Jonathon dagegen.

„Wie ist es mit UNGEHEUERN?", bedrängte David ihn.

Er wurde mit einem lauten: „NEIN!" abgewiesen.

„Ja, aber ich kenne einige wirklich schreckliche Ungeheuer, einige furchtbare! GRÜNE!"

Jetzt hatte Jonathon eindeutig einen Vorteil: „Das würde nicht funktionieren."

Die Stimme von *Angst* zog ihren letzten Trumpf hervor: „Was ist mit BÖSARTIGEN HUNDEN?"

Jonathon wies *Angst* mit einem eindeutigen „NEIN" ab.

Jonathon war so gebieterisch, daß David sich Sorgen machte, er sei vielleicht zu weit gegangen. Er nahm wieder seine eigene Stimme an: „Kann ich wieder ich sein? Ich werde nicht mehr *Angst* sein. Sag mir mal, du wirst doch nicht zu tapfer, oder?"

„Nein ... nicht zu tapfer."

David hob dann die Möglichkeit hervor, die Angst zu Jonathons eigenem Nutzen einzusetzen. „Bei einigen Dingen lohnt es sich, ein bißchen vorsichtig zu sein, nicht? Zum Beispiel, wenn man über die Straße geht oder auf Bäume klettert."

Judy stimmte von ganzem Herzen zu und erzählte: „Der achtjährige Bruce, unser Nachbarjunge, hat überhaupt keine Angst, und jetzt mußte er mit vielen Stichen genäht worden, weil er einen Baseball ins Auge bekommen hat."

David überlegte, ob Jonathon bereit wäre, Bruce zu helfen. „Bruce hat Ärger und bekommt mehr Stiche und Verletzungen als nötig. Du bist aus einigen Ängsten herausgewachsen, ein bißchen wie aus alten Kleidern, aber es gibt immer noch einige sehr brauchbare Ängste. Könntest du ihm ein paar von den alten Ängsten geben, die du nicht mehr brauchst?"

Jonathon war etwas verwirrt von diesem Gedanken und sagte, „Ich weiß nicht“ und fügte dann hinzu: „Es ist sehr schwer, mit Bruce zu reden.“

David schlug ihm Zauberei vor: „Könntest du ihn nicht zu dir einladen zu einem Toast und dann machst du einen Toastsandwich und legst die Ängste dazwischen und dann ißt und verdaut er sie?“

Jonathon antwortete nicht auf diesen Spielvorschlag, aber David blieb noch bei seinem Interesse an Jonathons Expertise. Er fragte Jonathon, ob er seinen Brüdern in Bezug auf Angst hatte behilflich sein können. Das war tatsächlich der Fall.

Es stellte sich heraus, daß Jonathons jüngerer Bruder Sam einmal erschreckt aufgewacht war. Es hatte irgend etwas mit Einbrechern zu tun, was niemanden überraschte. Obwohl Jonathon nicht meinte, Sam geholfen zu haben, dachte sein Vater aber, das könne doch der Fall gewesen sein: „Erinnerst du dich, wie ansteckend *Ängste* sind?“ erinnerte ihn Ron. „Zufällig hatte Sam Angst vor Einbrechern, aber er hat gesehen, wie Jonathon damit fertig wurde, und so ist die Angst nicht wieder zu Sam zurückgekehrt.“

David unterstützte Rons Standpunkt: „Jonathon, wenn du nicht mit deinen *Ängsten* fertig geworden wärst, und die *Ängste* mit dir fertig geworden wären, glaubst du, Sam würde sich dann jetzt in ihrer Macht befinden?“

Wahrscheinlich würde das so sein, gab Jonathon zu.

David fragte dann, ob Sam ihm ein Dankeschön schuldete. Jonathon schien verwirrt von dieser Überlegung. „Hör mal, wie viele schlaflose Nächte hast du wegen der *Ängste* verbracht?“

„Sechs Monate.“

„Glaubst du, du hast Sam sechs Monate mit schlaflosen Nächten erspart?“

Jonathon erwiderte: „Vermutlich.“

David fragte weiter: „Wenn ich zu dir sagen würde: ‘Hättest du gern schlaflose Nächte in den nächsten sechs Monaten?’, was würdest du dann zu mir sagen?“ Jonathon bestätigte David, daß er die ganz sicher nicht haben wollte. „Und wenn ich dann zu dir sagen würde, ‘ich zeig dir einen Weg, wie du darum herumkommst’, wärst du mir dann dankbar?“

Jonathon grinste und zeigte seine wachsende Anerkennung für sich selbst: „Ja."

„Wenn Sam dies verstehen könnte und er dich nur zu beobachten brauchte, meinst du, er müßte dann dankbar sein?"

Jonathons nächstes „Ja" hatte einen ganz unmißverständlichen Beiklang von Sicherheit. Alle waren sich einig, daß die Dinge nicht nur wieder in Ordnung waren, sondern Jonathon auch in diesem sechsmonatigen Martyrium über sich selbst hinausgewachsen war – einem Martyrium, das ihm eine Überlegenheit gegeben hatte, die er vielleicht woanders nicht hätte gewinnen können.

Kapitel 14

Tony: „Der Junge an sich ist in Ordnung."

Die Familie Thompson sind Afro-Amerikaner. Die Familienmitglieder, die zur Therapie kamen, waren Tony, zehn Jahre, seine Schwester Nicole, zwölf Jahre, die Mutter, Denise, und seine Großmutter mütterlicherseits, Zelda.

Erstes Treffen

Während seine Mutter und Großmutter ihr Leid klagten, saß Tony still dabei, ließ den Kopf etwas hängen und starrte vor sich hin. Jenny konnte nicht sagen, ob er zuhörte oder die Konversation ausblendete. Wie sie dann erfuhr, hatte Tony für einen Zehnjährigen eine Menge Ärger. Er erhielt oft Schulverbot, weil er ständig in der Klasse unerträgliches Verhalten zeigte und auf dem Schulhof dauernd in Kämpfe verwikkelt war. Er wurde häufig zur Schulleiterin gerufen, was für seine Großmutter, die an der Schule unterrichtete, eine Last war.

Der ständige Ärger verfolgte ihn auch bis nach Hause in Form von Lügen, Diebstahl, Zerstören von Eigentum, einschließlich seines eigenen Spielzeugs, und Telefonaten mit Nummern, die Unsummen kosteten. Er hatte zuhause auch den Ruf, „nicht hilfsbereit" und „unkooperativ" zu sein und „nicht zuzuhören". Seine Mutter Denise und die Großmutter Zelda waren hinsichtlich dieser Probleme mit ihrer Weisheit am Ende.

Jenny fragte sich, ob Tonys gedämpftes Verhalten ein Zeichen seines Respekts für die Erwachsenen war. Da ihr bewußt war, daß sie dies würdigen mußte, stellte sie vorerst den Versuch zurück, ihn unabhängig vom Problem kennenzulernen. Denise hatte Jenny deutlich gemacht, wie wichtig es war, die Ernsthaftigkeit der Situation darzulegen und zu zeigen, wie verzweifelt sie und ihre Mutter waren.

Jenny begann, nach den Sorgen zu fragen, die Denise und Zelda sich in Bezug auf Tonys Wohlergehen und Zukunft machten. Sie überlegte laut, wieviel die Sorgen mit den Schwierigkeiten zu tun hatten, einen afro-amerikanischen Jungen in einer Gesellschaft zu erziehen, in der überall Rassismus und Unrecht zu spüren sind.[51] Wäre es vielleicht

[51] Siehe Boyd-Franklin (1989) und Pinderhughes (1989).

einfacher, mit einer afro-amerikanischen Therapeutin über diesen Druck zu sprechen? Nach einiger Überlegung einigten sich die Frauen, sie würden gern bleiben. Wie sich herausstellte, öffnete die Diskussion über den sozialen Druck, der auf Tony und seiner Familie lastete, die Tür für eine Konversation, die sich durch die gesamte Familientherapie hindurchziehen sollte.

Nach mehreren Treffen mit der Familie schlug Jenny eine Einzelsitzung vor, um Tony etwas aus sich herauszulocken. Trotz seines wilden Rufes war Tony schüchtern und sehr höflich, saß still da und blickte aus dem Fenster. Jenny fragte, ob sie mit den Puppen reden wollten. Tony nahm sich einen Frosch und Jenny eine Schnecke. Ihre Schnecke flüsterte Tonys Frosch zu, ob er ihr etwas über Tony erzählen würde. Als *Schnecke* etwas Information über Tonys Interessen erhalten hatte, fragte sie *Frosch,* was Tony seiner Meinung nach sagen würde, wenn er drei Wünsche frei hätte. *Fröschchen* dachte einen Augenblick nach und flüsterte dann, Tonys Wünsche wären: (1) „Nicht böse sein“, (2) „Mit den anderen Leuten im Haus auskommen“ und (3) „Ein paar Erdnußbutterkekse bekommen“.

Eine Kehrtwendung gegen den Ärger

Zwei Wochen später kamen Denise und Zelda wieder zu einem Familientreffen. Offenbar hatte sich zuhause und in der Schule viel Ärger angestaut. Sie konzentrierten sich mit Jenny auf den Druck, die Sorgen und die Erschöpfung, die sie empfanden. Auch Jenny wurde klar, wie sehr sie um Tony besorgt war.

Später beim nächsten Treffen, als Jenny gerade versuchte, die Gefühle, von all diesen Sorgen überwältigt zu werden, abzuwehren, erfuhr sie etwas Neues von Zelda: Tony hatte gerade einige relativ gute Tage in der Schule hinter sich. Jenny ergriff diesen dünnen Halm der Hoffnung und schlug eine weitere Einzelsitzung mit Tony vor. Sie wollte mit Hilfe der Puppen mehr über Tonys Sichtweise dieser guten Nachricht erfahren. Vielleicht konnten sie gemeinsam die Bedeutung dieser Ausnahme für das Problem zu einer Geschichte der Veränderung ausweiten.

Tony kam in der nächsten Woche. Nachdem sie herausgefunden hatte, daß Tony daran interessiert war, „eine Kehrtwendung gegen den Ärger“ zu machen, besprach Jenny seinen Erfolg von der vorherigen Woche – seine beiden „ärgerlosen“ Tage – sehr gründlich, detailliert und wiederholt. Da er etwas Erfolg für sich verbuchen konnte, fand Tony es leichter, über „den Ärger“ zu sprechen. Früher hatte der *Ärger* ihn so überwältigt, daß er dazu nur sagen konnte, er habe gefühlt, wie „böse“ er war und sich gewünscht hatte, „gut“ zu sein. Jetzt, wo er sich einige Schritte vom *Ärger* entfernt hatte, war er bereit, über dessen Auswirkungen auf sein Leben und seine Beziehungen mit weniger Schuldgefühlen nachzudenken. Jennys Fragen gingen hin und her zwischen den Gegensätzen, wie sein Leben war, als *Ärger* ihn austrickste, wie es jetzt war und wie es sein könnte, wenn er sich „noch weiter vom *Ärger* entfernen“ würde.

Jenny faßte die jüngste Entwicklung in Tonys Kampf gegen *Ärger* zusammen: „Wir sprachen davon, wie deine Großmutter in der letzten Woche sagte, sie habe den Eindruck, die Dinge entwickelten sich in einer positiven Richtung. Einige gute Dinge sind passiert und einige schlechte, aber ihr ist aufgefallen, wenn sie am Büro der Schulleiterin vorbeiging, daß du nicht oft da drinnen warst, und sie sagte, andere Lehrerinnen hätten sie angerufen und gesagt, du hättest einen guten Tag gehabt und das wäre doch eine schöne Veränderung. Sie hat sich darüber gefreut, und deine Schwester Nicole fand das auch schön. Du hast mir dann erzählt, wie du daran gearbeitet hast, eine Kehrtwendung zu machen. Kannst du mir darüber noch mehr erzählen?“

Tony deckte sehr schnell eine wichtige Leistung auf: „Die Lehrerin hat mir was aufgegeben, was ich tun sollte, und das machte ich dann, und ein Freund hinter mir hat mich gerufen, aber ich habe nicht auf ihn gehört. Und in der Still-Lesezeit hat mein Freund mich wieder gerufen, und ich habe mich nicht umgedreht und habe weiter gelesen.“ Jenny war beeindruckt, wie Tony geschafft hatte, solch eine Aufforderung zum *Ärger* abzulehnen. Sie versuchte sogar zu raten, wie er das vielleicht geschafft hatte: „Hast du einfach beschlossen, ihn zu ignorieren?“ Tony nickte. „Wie hat sich das angefühlt, als du das gemacht hast? Hast du dich stark gefühlt?“ Tony stimmte eifrig zu: „Sehr stark!“

„Was hast du selbst von dir gedacht, als du das geschafft hast?“

„Ich habe mich gut gefühlt,“ sagte Tony und sein Gesicht leuchtete.

„Ist dir aufgefallen, wie dir das geholfen hat, dich aus *Ärger* rauszuhalten? Oder den *Ärger* von dir wegzuhalten?“

„Ja.“

Jenny war an den Einzelheiten interessiert und fragte: „Gut, und was hat dein Freund danach gemacht? Hat er aufgehört?“

„Ja, ich habe ihn ignoriert, und er hat dann auch weitergelesen."

„Aha, dann hast du das wirklich durchbrochen, nicht? Was wäre früher passiert, wenn ein Freund versucht hätte, dich anzusprechen, damals, bevor du angefangen hattest, eine Kehrtwendung zu machen?", fragte Jenny, die dieses Ereignis mit der vom *Ärger* dominierten Vergangenheit in einen Gegensatz bringen wollte.

„Früher habe ich mich einfach umgedreht, und dann wurde immer mein Name an die Tafel geschrieben."

Jenny wollte die Gefühle ebenso wie die Konsequenzen herausarbeiten: „Und dann warst du im *Ärger* verfangen? Wie hat es sich angefühlt, wenn dein Name an der Tafel stand?"

„Traurig oder verrückt", sagte Tony leise. Es entstand eine Pause.

Da sie wußte, wie wichtig ein positives Erkennen für Tony war, führte Jenny den Gedanken fort: „Ich vermute, das hat dir nicht sehr gefallen. Ich erinnere mich, du hast mir mal erzählt, daß du deinen Namen an der Tafel haben wolltest für etwas, worauf du stolz sein könntest – du hast gehofft, 'Schüler der Woche' zu werden. Hältst du es auch für unfair, wenn *Ärger* dich reinlegt und du deinen Namen nur auf eine Weise an die Tafel bekommst, die dich verrückt oder traurig macht?"

„Ja. Ja."

„Als du verrückt oder traurig warst, weil du deinen Namen dort angeschrieben gesehen hast, hat *Ärger* dich da hoch oder runter gebracht – verstehst du, hat er dich respektlos behandelt?"

Tony nickte.

„Sag mal, behandelst du jetzt *Ärger* statt dessen respektlos?"

„Ja", sagte Tony grinsend.

„Warst du überrascht über deine Stärke, als du *Ärger* ignoriert hast?"

Tony nickte. „Und hast du festgestellt, daß du trotzdem noch mit deinen Freunden ausgekommen bist und gleichzeitig für dich selbst stark sein konntest?"

„Ja."

„Hast du beschlossen, später mit ihnen zusammen zu kommen, während der Pause?"

„Ja."

„Wer, meinst du, respektiert dich möglicherweise deswegen?"

„Die Lehrerin."

„Glaubst du, ich hätte vielleicht wissen können, daß du dazu fähig wärst?" Jenny vervollständigte ihre Bestandsaufnahme derjenigen Personen, die zur Zuhörerschaft eines Tony gehörten, der frei vom *Ärger* war. „Ja," pflichtete Tony ihr bei. Jenny fuhr fort. „Wußte deine Familie deiner Meinung nach, daß du zu so etwas fähig warst?" Tony zeigte ein breites Grinsen und nickte zustimmend mit dem Kopf.

„Das hat dich anscheinend ziemlich ermutigt", bemerkte Jenny. „Bist du diese Woche zufriedener mit dir selbst?" Tony zeigte immer noch lächelnd seine Zustimmung.

Während Tony sich in dieser Anerkennung aalte, kehrte Jenny zu einem Thema zurück, das ihr sehr am Herzen lag – sein Selbstbild. „Erinnerst du dich an das eine Mal, wo du drei Wünsche hattest, und ein Wunsch war der, daß du nicht böse sein wolltest? Als du das sagtest, wollte ich dir sagen, daß ich dich nicht für böse gehalten habe. Manchmal wirst du in *Ärger* hineingezogen. Und du kommst dann dazu, Dinge zu machen, die dir weh tun und sogar deiner Familie weh tun, aber wie auch deine Mama und Großmama gesagt haben, sie finden, du bist ein wirklich guter Mensch, der nur durch Tricks in *Ärger* hineingezogen wird. Verstehst du, was wir meinen?" Tony verwirrte das alles und so teilte Jenny die Fragen in kleinere Stücke auf.

„Was denkst du über dich selbst?"

„Ich bin gut."

„Erzähl uns, welches für dich der Unterschied ist zwischen gut sein und Sachen machen, die böse sind, wie lügen und stehlen." Jetzt verstand Tony sie ganz eindeutig und konnte ihr folgen. Da sie sah, daß er diesen Unterschied zwischen seinem Bild von sich selbst und den Verhaltensweisen im Zusammenhang mit *Ärger* erkannte, wandte Jenny sich einer möglichen von *Ärger* befreiten Zukunft zu.

„Was, meinst du, wird jetzt geschehen, wo du diese Kehrtwendung machst? So in den nächsten zwei Wochen?"

„All die prima Sachen! Wie daß ich Sachen bekomme und damit spiele, und mit dem Fahrrad fahre, das ich von der Freundin meiner Schwester bekommen habe."

„Und du meinst, jetzt wirst du mehr Spaß haben?“

„Oh, ja!“

Jenny wandte sich einem für Tony und seine Familie zentralen Thema zu. Seine Großmutter war Lehrerin an seiner Schule und ihre Meinung von ihm war sehr wichtig für ihn. „Ist es besser, wenn deine Großmama nicht so oft in der Schule mit dir schimpfen muß? Wenn *Ärger* sich an dich ranmacht, muß sie sich dich dann vorknöpfen und auf dich aufpassen?“

„Ja, manchmal.“

„Wie läuft das dann?“

„Die Schulleiterin findet das immer raus, weil die Lehrerinnen und sie alle Sprechfunkgeräte haben, und die benutzen sie, damit die Schulleiterin runterkommt, und dann erzählt die Schulleiterin alles Großmama.“

„Wie fühlt sich das an für dich?“

„Dann möchte ich am liebsten weinen.“

„Hmm ... schämst du dich dann auch vor all den anderen Kindern? Was würdest du lieber haben – wenn sie mit dir schimpfen muß oder wenn du unabhängiger bist und du sie dann nach der Schule siehst und ihr Spaß habt miteinander?“

„Sie nach der Schule sehen.“

Jenny wußte, wie wichtig das Erwachsenwerden für Tony war. „Findest du es schön, unabhängiger zu sein ... also ein größerer Junge zu sein, auf den die Erwachsenen nicht mehr so aufpassen müssen wie damals, als du ein kleiner Junge warst? Du bist gerade zehn geworden, nicht? Glaubst du, es ist angemessen für einen Zehnjährigen, wenn du davon frei bist, daß die Großmama mit dir schimpfen muß?“ Tony nickte, lächelte gequält und sagte: „Ja.“ Jenny hakte noch mal nach: „Findest du das Gefühl, zehn Jahre alt zu sein, schön?“ Tony verstand sie genau und nickte.

Jenny forderte Tony zu einem Vergleich auf: „Wie alt fühlst du dich mit *Ärger* und *Wut* ?“

„Wie ein kleiner Junge.“

„Müssen Erwachsene sich viel Sorgen um kleine Jungen machen?“

„Hmmhmm.“

„Hast du das Gefühl, du könntest einfach nur wissen, Großmama ist da in der Schule, und du brauchtest sie nicht die ganze Zeit in Ärger verwickelt zu sehen?“

„Ja.“

„Du brauchst es also nicht, daß sie sich die ganze Zeit um dich kümmert, wie um ein kleines Kind? Ist es schöner, wenn Großmama dir gerade dann ihre Aufmerksamkeit schenkt, wenn sie ziemlich stolz auf dich ist? Was sagt sie, wenn sie stolz auf dich ist?“

„Das ist schön für mich. Sie lächelt mich an.“, sagte Tony.

Die Paten

Obwohl Tony in seinem Bemühen, dem *Ärger* zu entkommen, eine Kehrtwendung vollzogen hatte, bemerkte Jenny, daß Denise und Zelda in Bezug auf Tonys Verhalten einen unverrückbaren Standpunkt einnahmen. Sie betonten, sie fühlten sich immer noch ausgebrannt, weil sie so viel *Ärger* gehabt hatten, und sie wollten jetzt nicht „weich“ werden, denn sie kannten die Risiken, die Tony drohten, wenn er weiter *Ärger* haben würde, zum Beispiel frühzeitiger Tod oder Gefängnis. Jenny suchte nach Ausgewogenheit zwischen Denises und Zeldas Sorgen hinsichtlich der Risiken, denen ein männlicher Afro-Amerikaner sich ausgesetzt sah, und ihren eigenen Sorgen als Therapeutin darüber, welche Auswirkungen eine strenge Erziehung auf Tonys positive Sichtweise von sich selbst haben würde.

Da sie selbst keiner Bevölkerungsgruppe angehörte, die jeden Tag mit diesen schwierigen Entscheidungen zu tun hatte, wandte Jenny sich an einen afro-amerikanischen Kollegen um Unterstützung bei der Klärung der kulturellen Erwägungen, die hier mit ins Spiel kamen. Mit Zustimmung der Familie lud sie ihren Freund und Kollegen John Prowell und ihren Ehemann Dean ein, beim nächsten Treffen ein Reflektierendes Team zu bilden.[52]

Jenny eröffnete die Sitzung, indem sie Zelda bat, die Geschichte zu erzählen, wie es gewesen war, als Tony die Schule besuchte, an der

[52] Dean, ein Weißer, und John, ein Afro-Amerikaner, bildeten eine Partnerschaft, die Familien und ihren Therapeutinnen kulturell bedingte und verschiedenartige Sichtweisen anbot (Lobovits, Maisel & Freeman, 1995; Lobovits & Prowell, 1995; Tamasese & Waldegrave, 1993; White, 1995).

sie als Lehrerin arbeitete: „Sie arbeiten und unterrichten an derselben Schule, an der Tony Schüler ist. Die Lehrerinnen wenden sich oft an Sie, wenn etwas passiert. Sie haben darüber gesprochen, wie Sie mit diesen Rollen umgegangen sind."

Zelda erzählte die Geschichte: „Anfangs, als ich mit dem Unterrichten begann, dachte ich, 'Dies ist der beste Weg, um zu helfen, Tony und Nicole groß zu ziehen. Man kann ihnen beständig Aufmerksamkeit schenken, und sie lernen, daß nichts durchgeht, weil immer jemand da ist, der bei Ärger zwickt und ihn im Keim erstickt und an der Kette zieht.' Ich fragte Denise, was sie davon hielt, ihn in dieselbe Schule zu schicken, als er in der ersten Klasse war. Wir haben uns dafür entschieden, weil Tony vulgäre und gewalttätige Dinge zu Erwachsenen gesagt hatte, seit er vier Jahre alt war. Der Plan war der, seine Umgebung zu verändern. Und zwei Jahre lang haben die Dinge sich auch geändert. Ich meine, er war immer noch unruhig und wild und forderte Aufmerksamkeit, aber das gewalttätige Verhalten und Gerede hörte auf. Aber jetzt kommt es wieder zum Vorschein. Vorher ist es nie so weit gekommen, daß die Schulleiterin oder die Lehrerinnen mit hineingezogen wurden. Und jetzt haben wir einen Sättigungsgrad erreicht, wo Denise sich mit der Lehrerin trifft und diese ihr kurze Botschaften schickt wie: 'Haben Sie mal daran gedacht, ihn in eine andere Schule zu schicken?' Die Lehrerin würde sich lieber nicht mehr mit der Situation auseinandersetzen müssen. Anfangs habe ich mich begeistert auf diese Situation eingelassen – sehenden Auges. Aber jetzt habe ich Zweifel, ob es das Richtige war."

„Ich versuche zu erfassen, womit Sie sich da auseinandersetzen müssen," erwiderte Jenny. „Was ich von Ihnen allen gehört habe, ist, daß Sie viel Zeit und Energie und Fürsorge und Gedanken da rein gesteckt haben, diese Kinder großzuziehen. Wir reden hier über sehr viel Ärger, stimmt's? Und es ist für Sie eine besondere Herausforderung, einen Jungen aufzuziehen, weil es mehrere Generationen lang nur Mädchen gewesen sind." Zelda und Denise nickten.

„Und um es auch Dean und John mitzuteilen, ich denke, die ganze Familie hat das Gefühl, daß er einige einzigartige Begabungen hat – wie sie es ausgedrückt haben, 'er hat etwas ganz Besonderes an sich'. Als ich mit Tony sprach, habe ich mehr darüber herausgefunden, wie klug er ist. Er weiß, wie er seine Arbeit machen muß und er ist ein talentierter Künstler. Ich glaube, er hat auch eine gute Phantasie."

„Wir wissen, daß da viel Talent ist. Wir versuchen, all den anderen Kram herauszujäten," erklärte Zelda. Denise fuhr fort: „Er hat einige ganz aufrichtige Anliegen und Wünsche darüber, was er gern für andere Leute tun würde. Aber andere Dinge stehen ihm dann im Weg."

„Denise, da war etwas wirklich Wichtiges in der ersten Diskussion, die wir gemeinsam hatten," erinnerte sich Jenny, die noch einmal das Wesentliche der früheren Diskussionen rekapitulieren wollte. „Sie haben davon gesprochen, wie ganz anders es war, einen Jungen zu erziehen als Ihre Tochter, und wieviel Sorgen es Ihnen bereitet hat, einen afro-amerikanischen Jungen in einer ungerechten Gesellschaft großzuziehen. Sie haben sich große Sorgen gemacht, Tony könnte 'böse werden'. Sie haben sich gefragt, 'Was wird, wenn sein Verhalten nicht unter Kontrolle gehalten werden kann? Wo wird er enden? Welchen Risiken und welchem Druck ist er ausgesetzt?' Wir haben über die erschreckenden Statistiken für afro-amerikanische Jungen gesprochen. Welche Unterstützung gibt es für einen jungen Mann, erwachsen zu werden und mit seinem Verhalten zurechtzukommen und dabei diesen Risiken aus dem Weg zu gehen? Und dann ist da Tonys verinnerlichtes Selbstbild. Wir machen uns alle Sorgen, daß er meint, er ist wirklich böse – nicht daß er weiß, was er gerade macht, ist böse, aber daß er sich Sorgen macht, selbst böse zu sein. Können diese Sorgen uns alle irgendwie überwältigen? Verdecken sie die Talente, von denen wir gesprochen haben?"

Denise nickte und murmelte ihre Zustimmung, als Jenny sprach. Jenny fuhr fort: „Üben einige dieser kulturellen und sozialen Zwänge zeitweise besonderen Druck auf Sie aus, weil sie so intensiv und heimtückisch sind? Bringen sie ein Übermaß an Sorgen mit sich, mit denen Sie fertig werden müssen? Wenn zum Beispiel ein afro-amerikanischer Junge etwas Geld stiehlt oder sich schlecht benimmt, gibt das nicht vielleicht zu größerer Sorge Anlaß, er könnte einen kriminellen Lebensweg einschlagen, als wenn ein weißer Junge dasselbe machte?"

Zelda und Denise waren einer Meinung mit Jennys Einschätzung dieser zusätzlichen Last, die ihnen durch diese Faktoren aufgebürdet wurde. Zelda fügte hinzu: „Eltern müssen versuchen, Dinge bis ins letzte hinein zu analysieren, um herauszufinden, was in Ordnung gebracht werden muß." Sie stellte Betrachtungen darüber an, wie sie Denise großgezogen hatte und was sie über die negativen Ergebnisse wußte, denen jedes afro-amerikanische Kind sich ausgesetzt sah. „Ich denke bei mir, 'Ich bin diese Straße schon einmal gegangen, und ich weiß, wovon ich spreche". Aber einem Kind etwas erzählen, ist nicht dasselbe, als wenn sie es selbst für sich lernen. Ich kann also nur sagen, 'Okay, wenn ihr es selbst herausgefunden habt, kommt wieder zu mir und erzählt es mir, und dann können wir darüber diskutieren.' So habe ich sie großgezogen."

„Haben Sie das Gefühl, auf lange Sicht gesehen eine recht enge Beziehung zu Ihrer Tochter zu haben?" fragte Jenny. Als sie Denises Zustimmung hörte, wandte sie sich ihr zu. „Es ist so gekommen, wie Ihre Mutter gesagt hat, nicht wahr? Sind Sie zu Ihrer Mutter zurückgekehrt und haben mit ihr über die Sachen geredet, über die Sie nachgedacht hatten?" Denise lachte und sagte voller Herzlichkeit zu ihrer Mutter: „Sehr oft, stimmt's?"

„Es gibt da also eine richtig gute Kommunikation."

Denise antwortete: „Wir sind eine Familie, in der jeder mit jedem eng verknüpft ist. So hat sie uns immer genannt: eine Familie, in der jeder mit jedem eng verknüpft ist, und das sind wir wirklich. Wir sind immer füreinander da. Und im Moment konzentrieren sich alle auf Tony."

Zelda dachte laut über Denises Beobachtung nach: „Und das verursacht vermutlich sehr viel Streß bei ihm – zu viel Aufmerksamkeit."

Dies paßte zu anderen Fragen und Schwierigkeiten, für die Jenny sich Hilfe von der Familie und dem Team für ihre Überlegungen wünschte: „Wie zieht man einen afro-amerikanischen Jungen auf und unterstützt in einer Gesellschaft wie dieser seine Unabhängigkeit, seinen Elan, seine Widerspenstigkeit und Selbstsicherheit auf eine Art und Weise, die ihn nicht allen möglichen Gefahren aussetzt? Treiben all dieses Sorgen und der Druck Sie manchmal dazu, mit ganzer Härte gegen ihn vorzugehen – einfach um ihn zu beschützen? Aber wenn Sie nicht hart gegen ihn vorgehen, machen Sie sich dann Sorgen, er könnte da draußen Ärger bekommen? Wird ihn das ermuntern, voller Elan zu sein, sich aber nicht den Risiken aussetzen, die ihn aufgrund seiner Hautfarbe erwarten? Wie verurteilt man ein Verhalten, das ihm Ärger einbringt, während man gleichzeitig seine einzigartige Identität unterstützt?"

Denise beschrieb ihre Sichtweise: „Ich möchte, daß er weiß, daß ich ihn von ganzem Herzen liebe, aber mit vielem, was er macht, nicht einverstanden bin. Wir teilen unsere Tränen. Wir umarmen uns, wir sagen uns, ich liebe dich und das alles."

Zelda teilte die Ansichten von Denise in diesem Punkt: „Also, alles, was Sie angesprochen haben, ergibt Sinn, und ich versuche auf liebevolle und freundliche Weise dieses Thema mit Tony anzusprechen. Das heißt nicht, daß er schlecht ist, es ist einfach nicht in Ordnung, solche Dinge zu tun. Der Junge an sich ist in Ordnung. Es sind all die anderen impulsiven Sachen, die von seinem Tatendrang kommen, die uns aufregen."

Sie dachte über die schwierige Entscheidung nach, wieviel Unterstützung ein Kind erhalten sollte, wenn es schlechtes Verhalten zeigt: „Ich denke manchmal, dieser positive Ansatz funktioniert vielleicht im Fernsehen, aber im richtigen Leben funktioniert er nicht. Im Fernsehen ist das Kind in irgendeiner schwierigen Lage und alle sitzen um den Küchentisch und grinsen und lachen. Damit habe ich ein Problem. Es sieht so einfach aus, wenn sie das machen. Vielleicht müssen wir mal ins Fernsehen. Aber vermutlich ist es das, was wir lernen müssen. Ich möchte vorbeugen. Wir müssen einfach einen Schritt zurück machen, langsamer werden und nachdenken."

Jenny fragte: „Fällt Ihnen ein Beispiel ein, wo das Vorbeugen geholfen hat?"

„Wo das Vorbeugen richtig funktioniert hat?" wiederholte Zelda für sich. „Alles, woran ich denken kann, sind die Vorfälle, wo ich dachte, ich hätte die Grundlagen gelegt, und dann hat es nicht gewirkt. Wir haben vorher Frage-und-Antwort-Sitzungen mit Tony gemacht wie zum Beispiel, 'Rate mal, woraus das gemacht ist. Es ist aus Plastik. Was passiert, wenn du das runterwirfst oder mit etwas Scharfem da reinstichst? Dann geht es kaputt. Haben wir das dafür gekauft? Nein.' Aus meiner Erfahrung mit ihm weiß ich, daß Tony intelligent genug ist, um jede einzelne Frage richtig zu beantworten. Ich denke, 'jetzt hast du es geschafft!' Aber wenn seine Impulsivität ihn übermannt – rums! – hoppla, jetzt haben wir ein Problem."

„Ist es das, was nach Ihrem Eindruck zwischen ihm und seiner Intelligenz steht: seine Impulsivität?"

„Ja, denn er kann jede Frage beantworten. Logisch versteht er es, aber ich weiß nicht, warum es nicht funktioniert," fuhr Zelda fort. „Für mich war das ein Vorbeugen, als wir diese Fragen und Antworten durchgegangen sind."

„Wissen Sie, das macht mich nachdenklich", grübelte Jenny. „Ich denke, es gibt da noch so einen heimtückischen Druck in unserer Gesellschaft – nämlich für alles den Eltern oder Großeltern die Schuld zu geben, verstehen Sie?“

„Das habe ich auch schon alles überlegt. Und ich bin jetzt bei dem Punkt angelangt, wo es mir egal ist, wer die Schuld hat. Ich will es in Ordnung haben.“

„Die Botschaft ist deutlich.“

„Ich würde sagen, ich habe alle Tränen vergossen, die ich zu vergießen habe, und ich habe mich schuldbewußt gefühlt, wenn man von mir Schuldbewußtsein erwartete. Jetzt reden wir von etwas anderem.“

Obwohl es entmutigend gewesen war zu hören, wie Zeldas Vorbeugungsmaßnahmen bei Tony zu nichts geführt hatten, wußte Jenny es doch zu würdigen, daß alle hören konnten, wie entschlossen Zelda und Denise waren, etwas bei Tony zu verändern.

Als der erste Teil des Interviews sich seinem Ende näherte, waren folgende Themen angesprochen worden:

- Wie konnte die Familie am besten ihre Ziele erreichen, Tony zu schützen und vorbeugende Maßnahmen zu ergreifen?
- Wie mußte eine Ausgewogenheit zwischen Strafe und Lob aussehen?
- Wie konnten Tony und seine Familie sich von der Sorge über die erschreckenden Zukunftsaussichten befreien, die vor einem afroamerikanischen Junge lagen?
- Hatten diese Sorgen sie so beeinflußt, daß sie sich zu sehr auf Tony konzentriert hatten, bis er sich schließlich selbst für böse hielt?

Diese schwierigen Fragen standen bald im Mittelpunkt der Überlegungen der „Therapie-Paten“, John und Dean.

Das Thema der Vorbeugung wurde wieder angesprochen, als John Prowell seine Überlegungen darlegte: „Ich frage mich, wie oft es in Tonys Verhalten tatsächlich um Protest gegen etwas in unserem System geht. Wenn wir die Auswirkungen der Kultur außer Acht lassen, könnten wir seinem Verhalten im Grunde folgenden Namen geben – schlechtes Benehmen. Andererseits aber, wie lautet seine Botschaft? Können wir diese Botschaft auf eine Weise interpretieren, die nicht das herunterspielt, was sich offenbar dahinter verbirgt? Ich habe von vielen wunderbaren Fähigkeiten von ihm gehört, und doch kommen diese nicht wirklich so durch, wie er es sich meiner Meinung nach wünscht. Ich frage mich auch, wie verantwortlich er für das Vermächtnis ist, das ihm als männlichem Afro-Amerikaner hinterlassen wurde. Wieviel negative Identität hat er verinnerlicht? Hat er das Gefühl, er müsse irgendwie einen Kreuzzug führen, der ihm mehr Raum in der Welt verschafft – so wie es einige afro-amerikanische Sportler geschafft haben?"

„Dazu würde ich gern was sagen," unterbrach Zelda, „und vielleicht können wir da einhaken, worauf Sie hinauswollen. Ich weiß, ich habe manchmal Redewendungen benutzt wie, 'Wenn dieses Benehmen so weiter geht und du erwachsen bist, bist du dann einer von den Leuten, die da drüben im Gefängnis sitzen? Ist es das, was du willst?' Ich weiß, ich habe das gesagt, um ihn auf etwas hinzuweisen. 'Du mußt dich anders entscheiden, wenn du nicht so enden willst.' Wie hat er das denn verinnerlicht? Ich bin mir nicht sicher."

„Ich überlege, ob er seine Aufgabe darin sieht, sich einen breiteren Spielraum zu verschaffen, in dem er operieren kann", sagte John nachdenklich.

„Also, das könnte er", erwiderte Zelda, „und dann war da noch ein anderer Vorfall mit den Jungen unten in der Straße. Sie haben ihm den falschen Rat gegeben, wie er mit Drogen umgehen muß. Und wir müssen ihm dann ständig Ratschläge erteilen, mit denen wir ihm sagen, das ist nichts für dich. Lassen Sie Denise darüber berichten."

Nach dieser Einführung fing Denise an, eine Geschichte zu erzählen, die eine Art von Vorbeugung zeigte, die keiner der Therapeuten vorausgesehen hätte.

„Tony hat mir etwas sehr Schockierendes erzählt", begann Denise, „ich vermute, heutzutage, also in den 90ern, würden die meisten Kinder ihren Eltern so etwas nicht erzählen. Er kam an einem Sonnabendnachmittag nach oben gerannt und sagte, 'Mama, weißt du was? Der kleine Mike und der-und-der und der-und-der rauchen Hasch und schnupfen Kokain.' Diese Jungen waren direkt da unten auf der Straße und der älteste war dreizehn. Ich glaube, der jüngste ist zehn und der andere elf. Ich war richtig schockiert. Mir fiel der Unterkiefer runter und ich dachte, 'Wie bitte?' Ich sagte, 'Woher weißt du, daß sie das machen?' Er sagte, 'Na ja, sie haben sowas weißes auf ihre Hand getan. Und sie haben so gemacht.'" Sie machte das Schnupfen vor. „Also, ich habe nicht erwartet, so etwas von ihm zu hören!"

„Ich bin wirklich froh, daß er mir das erzählt hat", fuhr sie fort. „Ich hatte ihm erst zwei Wochen vorher gesagt, 'Ich möchte nicht, daß du weiter unten mit diesen Kindern herumlungerst'. Und dann erzählt er mir zwei Wochen später so etwas. Und ich glaube, kein anderes Kind hätte seinen Eltern dies erzählt, denn sie wissen nie, wie ihre Eltern reagieren."

„Aber ich denke gerade, ich bin froh, daß er es mir gesagt hat, denn eins weiß er, ich habe nichts mit Drogen zu tun. Ich lasse sie nicht zu, und ich dulde niemanden in meiner Umgebung, der damit zu tun hat. Ich war einfach schockiert. Das ist einfach etwas, von dem Kinder nicht einmal denken sollten, sie könnten damit zu tun haben. Die einzige Möglichkeit, die mir einfiel, wie ich ihn daran hindern könnte, das auszuprobieren, war, ihn davon abzuhalten, da unten hinzugehen. Er geht vielleicht doch dahin, aber was ich ihm gegenüber immer nur nachdrücklich sagen kann, ist – mach das nicht. Mir ist gleich, wie häufig sie zu ihm sagen, 'Hier, nimm das, Tony, das schadet dir nicht'. Ich habe ihm immer ganz nachdrücklich gesagt, ich wünschte, er würde es nicht tun. Denn bei mir hat er das nie gesehen, und er wird es auch niemals sehen."

Zelda erzählte allen scherzend, welche Einstellung die Kinder zu Drogen und Alkohol haben: „Tony und Nicole haben mir eine flammende Rede über alkoholfreies Bier gehalten!" Denise ahmte den Tonfall ihrer Reaktion auf ihr Rauchen nach: „Oh, mein Gott, früher habe ich Zigaretten geraucht – sie haben Anfälle deswegen bekommen. Ich habe am 31. Dezember aufgehört zu rauchen, weil meine Kinder deswegen ausgerastet sind. Also habe ich gesagt, 'Okay, gut.' Und ich habe zu Tony gesagt, 'Für dich ist das auch nicht gerade das allerbeste. Und wenn du Drogen nimmst, erreichst du nichts im Leben.' Das soll er wissen, Drogen bringen dich um; wenn du Drogen nimmst, tust du deiner Familie weh und machst alle möglichen Dinge, von denen du niemals geglaubt hast, du würdest sie tun. Ich sage zu ihm, 'Laß dich auf nichts ein, was Macht über dich gewinnt. Du mußt immer die Kontrolle über dich haben.'"

„Ich überlege, ob Tony nicht auch seine eigene Klugheit unter Beweis stellt, wenn er zu Ihnen kommt und Ihnen von den Jungen auf der Straße erzählt," fragte John nachdenklich.

„Ja, wir haben darüber diskutiert," erwiderte Denise. „Ich habe zu ihm gesagt, 'Ich bin froh, daß du mich darauf aufmerksam gemacht hast'. Denn ich dachte, wenn das irgendein anderes Kind gewesen wäre, hätte es vielleicht nicht gewußt, wie es sich damit an seine Eltern wenden soll. Aber ich sehe das so: Wir sprechen über alles. Was auch immer meine Kinder wissen wollen, ich sage es ihnen. Und viele Leute nehmen mir das übel. Sie sagen, 'Also, weißt du, das sind Kinder, warum erzählst du ihnen so was?' Weil es die Wirklichkeit ist – manchmal kann die Realität einem wehtun. Das habe ich meiner Mutter auf dem Weg hierher gesagt. Tony und ich haben uns umarmt und all das, weil ich so schockiert war, daß er mir das erzählt hat. Ich habe zu ihm gesagt, 'Ich bin froh, daß du mir das erzählt hast.' Damit zeigt er mir, daß er mir sehr vertraut, genug, um mir so etwas zu erzählen."

„Worauf weist das hin in Bezug auf die Kommunikation in Ihrer Familie?" fragte Jenny. „Und was sagt das über Tony, wenn er die Klugheit zeigt, sich von Drogen abzusetzen trotz des Druckes, unter dem er möglicherweise steht?"

Denise antwortete: „Als er ins Haus gerannt kam und sagte, 'Mama, weißt du, was?' dachte ich, 'Oh, Gott, was haben die Jungen jetzt getan?' Das war nicht das, was ich von ihm erwartet hatte."

„Ich überlege, ob das für das Vorbeugen spricht, das Sie ausprobieren und an dem Sie arbeiten?"

Alle fanden, dies sei der Fall.

An diesem Punkt teilte Dean seine Überlegungen zu der Konversation mit, die in dieser Sitzung stattgefunden hatte: „Ich habe zwei Dinge, die ich gern erörtern möchte. Da waren einige Ausdrücke, die Sie benutzt haben, die ich als Metaphern aufgefaßt habe. Die eine war, als Sie gesagt haben, Tony habe an sich einen gesunden Geist, Sie müßten nur das böse Verhalten ausjäten. Jäten kann meiner Meinung nach ein ziemlich gnadenloser Prozeß sein. Man muß ziemlich kalt sein. So wie wenn man einen Baum stutzt. Sie müssen ihn genau zu Beginn des Frühjahrs stutzen, wenn er am meisten wächst. Man darf da nicht zaghaft sein. Man muß wirklich schneiden. Und wenn man Unkraut jätet, muß man jede einzelne Wurzel aus dem Boden ziehen, sonst sieht man dieses Unkraut gleich wieder. Und daran dachte ich, als Zelda sagte, 'Ich war in der Stimmung, wieder zu dem alten Erziehungsstil zurückzukehren.' Ich dachte, vielleicht sollte man zum Teil wieder den alten Stil aufgreifen. Aber wie macht man das in einer Weise, bei der das böse Verhalten ausgejätet wird, ohne daß dabei gleichzeitig das Kind zu der Überzeugung kommt, es selbst sei im Grunde böse?

„Ich habe zwei verschiedene Metaphern gehört, die für die Fähigkeit in dieser Familie sprechen, dies zu schaffen. Die eine ist die, die ich gerade erwähnt habe von dem Jäten im alten Stil. Die andere fiel mir ein, als ich Sie sagen hörte, sie seien eine Familie, in der jeder mit jedem eng verknüpft ist. Knüpfen erfordert sorgfältige Aufmerksamkeit, damit jeder Faden richtig eingebunden wird. Man kann das Ganze nicht ohne diese Sorgfalt machen, denn dann knüpft man etwas, was wieder auseinanderfällt, oder man macht Fehler, bei denen man dann stundenlang arbeitet, um die Fehler wieder aufzulösen und alles neu zu knüpfen, damit das Ergebnis dann dauerhaft und schön ist.

Ich denke, das ist die andere Seite dieser Münze mit dem Jäten, wo Tony als eine Person und in seinem Wesen an sich gesehen wird. Wie Sie gesagt haben, nicht er ist böse; die Dinge, die er macht, sind böse. Sie versuchen, die Person aus dem Verhalten herauszujäten, und Sie sehen seinen Wert als Person und knüpfen ihn in die Liebe und Anerkennung der Familie mit ein. Ist es das, womit diese Familie kämpft, wie man den Jätstil – wo man kräftig zieht oder entschlossen schneidet – mit dem Knüpfstil verbindet, – wo man aufmerksam ist und sorgfältig und sanft arbeitet?"

„Oh, ja," stimmte Denise zu. Zelda nickte.

„Arbeiten die beiden zusammen?" überlegte Dean. „Haben Sie das Gefühl, einer dieser beiden Stile allein ist für die Familie nicht befriedigend und funktioniert nicht bei Tony? Ich denke daran in Bezug auf das Vorbeugen. Da war zum Beispiel eine Geschichte, wo Zelda darüber sprach, wie sie Tony alles im voraus erklärt und hofft, er würde dann seine Intelligenz einsetzen, aber es hat den Anschein, als würde die Impulsivität dann die Oberhand gewinnen. Der neue Stil allein hat da also nicht funktioniert. Dann war da die andere Geschichte, wo Tony kam und seiner Mama von den Drogen erzählt, weil er genügend Nähe empfand und seine Mama nicht so sehr fürchtete, daß er ihr nicht von den Gefahren erzählte, die unten auf der Straße drohten. War das ein Beispiel für den Knüpfstil, der da wirkte – er hatte diese eng verknüpfte Beziehung zu seiner Mama, und so konnte er mit seinen Sorgen zu ihr kommen? Gibt es da ein schwieriges Abmühen, den richtigen Stil für das passende Geschehen zu finden?"

„Ich bin beeindruckt," erwiderte Denise. „Denn das gefällt mir ganz genau, was Sie da sagen und wie Sie es sagen. Ich bin sehr beeindruckt, denn im Grunde sind wir sehr eng miteinander verknüpft, aber dann haben wir auch das Vorbeugen. Es ist genauso, wie Sie gesagt haben. Und ich habe noch nie daran gedacht, es so zu sehen. Wir versuchen vorzubeugen, und trotzdem sind wir die ganze Zeit immer noch eng miteinander verknüpft, so weit es geht. Ich habe es nie so gesehen. Da unten auf der Straße gibt es diese Gefahr, aber er ist trotzdem unser Tony."

Am Ende dieses Treffens erklärten Dean und John, wieviel Freude es ihnen gemacht hatte, mit dieser Familie zusammenzutreffen. Zelda brachte zum Ausdruck, sie habe sich gefreut, Dean und John kennenzulernen. Sie sagte, das Familiengefühl mache die Dinge leicht. Während alle darüber sprachen, wie gern man in Kontakt bleiben würde, um zu sehen, wie die Dinge sich mit Tony entwickeln, schlug John vor, er und Dean könnten Tonys „Paten" bei seiner Reise sein. Denise und Zelda stimmten lachend zu, das wäre sehr schön. Es wurde die Idee vorgetragen, John und Dean würden im Hintergrund bleiben, über die Entwicklung informiert und je nach Bedarf dazu gerufen werden. „Wäre das für dich in Ordnung?" fragte Jenny Tony. „Ja," sagte er und lächelte schüchtern John und Dean an.

Ein Brief:
„Der Junge an sich ist in Ordnung"

Jenny schickte der Familie nach der Teamsitzung den folgenden Brief:

Liebe Denise, Zelda, Nicole und Tony,

das Team hat sich gefreut, Euch zu treffen und von Eurer Familie zu erfahren. Wir haben darüber diskutiert, wie Tony, obwohl er „an sich in Ordnung ist", diesem „Hineingezogenwerden in Ärger" ausgesetzt war und vielleicht eine negative Identität verinnerlicht hat. Die ganze Familie ist durch die Sorge um Tony beeinträchtigt und ist sich sehr der Herausforderung bewußt, die das Großziehen eines afro-amerikanischen Jungen in einer ungerechten Gesellschaft bedeutet.

Es gab da zwei Elemente, über die wir in Ihrer Familie gesprochen haben: die enge Verknüpfung und Liebe und auch das Stutzen und Grenzen setzen. Sie scheinen hart daran gearbeitet zu haben, beides abzudecken. Bei Ihnen, Denise und Zelda, fragen wir uns, in welchem Ausmaß der Druck der Sorgen das Geschehen bestimmt und Sie in Streß gebracht hat, wodurch Ihnen die Sicht auf Ihren tatsächlichen Erfolg verstellt wurde, wenn es darum geht, Tony zu schützen, zu lieben und ihm die gewünschten Werte zu vermitteln. Wir waren beein-

druckt, als wir erfuhren, wie Tony mit gefährlichen Drogen in Berührung kam und nicht nur vernünftig genug war, sich davon fern zu halten, sondern wie er sogar nach Hause kam und mit seiner Mama darüber sprach. Haben Sie, Denise, gesehen, wie sehr Sie doch letztlich zu ihm durchgedrungen sind? Was anderes sagt dies denn über Sie als eng miteinander verknüpfte Familie aus, wenn man mal darüber nachdenkt?

Bei meinem letzten Treffen mit Tony erfuhr ich, daß er mit seiner Absicht, eine Kehrtwendung gegen den Ärger zu vollziehen, weiterkommt. Er sagte mir: „Ich arbeite daran, das Ruder herumzureißen.“ War Ihnen klar, wieviel Entschlossenheit er besitzt, sein eigenes Verhalten auszujäten? Er sagte, daß er in jener Woche in der Schule versucht hat, „der Lehrerin zuzuhören und zu tun, was sie sagt“ und statt von seinen Freunden aus der Bahn geworfen zu werden, hat er geübt, „nicht zuzuhören“, wenn sie ihn rufen und ablenken. Er sagte, wenn er das macht, „fühlt er sich stark“, die Lehrerin mag das, und er „hat das Gefühl, Großmama ist zufriedener mit ihm“. Ich freue mich sehr, das zu hören, denn Tonys erster Wunsch war der, „kein schlechtes Gefühl dabei zu haben“. Hat Tony beschlossen, sich eng mit seiner Familie und der Lehrerin zu verknüpfen und diese sogenannten „Freunde“ auszujäten, die sich in Richtung Ärger bewegen?

Tonys zweiter Wunsch war, „mit den anderen Leuten im Haus auszukommen“. Tony, ich habe mich sehr gefreut zu sehen, wie Deine beiden Wünschen anfangen, sich dank Deiner Entschlossenheit zu erfüllen. Ich wußte, der zweite erfüllt sich auch, weil Nicole mir erzählt hat: „Früher hat er mich geärgert. Jetzt hat er aufgehört, gegen die Tür zu treten und mir im Flur ein Bein zu stellen. Er kümmert sich mehr um seine eigenen Sachen und läßt mich in Ruhe. Das hilft mir, mehr Arbeit zu schaffen.“

Nicole, jetzt, wo Tony sich mehr um seine eigenen Angelegenheiten kümmert, hast Du da andere Gefühle ihm gegenüber? Meinst Du, er respektiert Dich mehr? Hast Du mehr Respekt für Tony? Du hast gesagt: „Er fängt an, mit anderen auszukommen.“ Versucht er wieder eine ‘Anknüpfung’ an Dich, wird er wieder der Bruder, den Du in der Vergangenheit gekannt und geliebt hast?

Wir freuen uns darauf, mehr von Tonys Fähigkeiten zu hören!

Jenny, John und Dean

Die Sommerliste

Während des Sommers gab es noch mehrere Treffen. Tonys Kehrtwendung behielt ihre Richtung, und er hatte noch mehr positive Überraschungen für Denise parat. Da sie wünschte, diese Entwicklungen festzuhalten, führte Jenny eine Liste von Tonys Erfolgen.

1. Tony erreichte sein Ziel, „den ganzen Sommer lang gut zu sein" und verdiente sich damit ein Fahrrad und einen Laster.

2. Er betrug sich im Sommerlager gut und schlief sogar draußen im Zelt, wodurch er seinen Mut und seine Reife zeigte.

3. Tony hört besser zu.

4. Er spricht und teilt sich vor allem Denise mit und ist wieder enger verknüpft mit der Familie. Er verbringt fröhliche Zeiten mit seiner Mutter, sie unterhalten sich, sehen fern und sind entspannt.

5. Denise findet es weniger anstrengend, ihn um sich zu haben. Er stellt sich nicht mehr mit allem so an, wie er es früher gemacht hat.

6. Tony hilft zu Hause und übernimmt die Verantwortung, selbst sein Zimmer sauber zu halten.

7. Denise und Zelda fällt auf, daß er sich Dinge einfallen lassen kann, die er tun möchte, und daher ist er selbständiger. Denise hat eine neue Sichtweise davon, „wie er das schafft".

8. Wie alle sagen, bringt Tony Frieden ins Haus.

9. Tony scheint mehr Freiheit zu erfahren, da er selbständiger wird.

10. Er hat seine Hausaufgaben für die Sommerschule gemacht, hat sie gut gemacht und auch die Verbesserungen erledigt.

11. Er hat seine alten Verhaltensweisen, in die *Ärger* ihn brachte, über Bord geworfen und ihnen den Rücken gekehrt – dazu gehörten kämpfen, Steine in Fenster und auf Autos werfen und stehlen. In der Klasse hat er aufgehört, mit Papier zu werfen und zu reden, wenn er nicht dran ist. Paß auf, *Ärger*, hier kommt Tony!

12. Tony ist anscheinend „glücklicher, entspannter, er albert und albert", und seine Familie merkt, wieviel Spaß ihm sein Glück und sein Selbstvertrauen machen.

13. In der Schule hilft Tony jetzt mit, indem er zum Beispiel in der Cafeteria mitarbeitet.
14. Ein Anzeiger für seine Befreiung von *Ärger*: Herr Heller im Vorzimmer der Schulleitung hat fast seinen Namen vergessen!
15. Früher durfte er nicht zum Musikunterricht; jetzt sagte seine Musiklehrerin, er sei viel besser geworden.
16. Tony hat einen neuen Hund, Jewell, und er hilft beim Füttern und Aufpassen.

Die Paten werden informiert

Alle waren übereingekommen, es sei eine gute Idee, die Paten auf dem Laufenden zu halten. Jenny unterrichtete John und Dean weiterhin über die Entwicklungen bei Tony und gab ihre Überlegungen an die Familie weiter. Jenny trug ihre Notizen und die Überlegungen des Teams zusammen und schrieb den folgenden zusammenfassenden Brief:

Liebe Denise, Zelda, Nicole und Tony,

John und Dean waren hocherfreut, die neuesten Neuigkeiten zu hören. Als wir uns das letzte Mal trafen, haben wir einiges der Chronik von Tonys erstaunlicher Kehrtwendung hinzugefügt.

Tony, mit Hilfe der Liebe und Unterstützung durch Deine Familie, hast Du eine bemerkenswerte Kehrtwendung gegen Ärger geschafft und aufrechterhalten. Du hast gesagt, Du hast „genug vom Ärger“ und hast „den Mut gefunden, tapfer zu sein.“ Du hast gesagt, Du hast Dir Denise zum Vorbild genommen. Wie Du es ausdrückst: „Mama hat sehr viel Mut. Mama hat mir beigebracht, mich gegen andere Leute durchzusetzen, sie glaubt an mich.“

Tony, Du entdeckst jetzt Deine Selbständigkeit und Deinen Stolz auf Dich selbst und Du wirst nicht mehr hingestellt als der Jüngere, der immer hinterher läuft. Du hast berichtet: „Ich habe aufgehört zu glauben, daß ich böse bin. Mein neuer Freund denkt, ich bin klug. Meine Lehrerin lächelt mich jetzt an.“ Du hast gesagt, Deine Mutter und Nicole sind glücklich, „weil ich nicht mehr ins Büro muß“. Und wenn Ärger versucht, dich in Versuchung zu führen? „Dann sage ich, ich stehe nicht mehr auf der Liste für Ärger.“ Einige Beispiele für die Anti-Ärger-Techniken, die Du benutzt hast, sind: „weggehen, wenn man geärgert wird oder wenn gekämpft wird“ und andere Freunde finden.

Als wir im Juli unser Ziel erreicht hatten, waren Sie, Denise, glücklich, uns erzählen zu können, Tony habe während des Sommers zuhause auf Sie gehört und mitgeholfen. Sie meinten, er „schien glücklicher mit sich selbst zu sein". Wenn Sie zu ihm sagten: „Das hier muß noch erledigt werden", hörte Tony zu und hat dann die Initiative ergriffen und die Arbeit gemacht. Einmal kamen Sie sogar nach Hause und stellten fest, daß Tony staubsaugte! Sie waren so überrascht, ihn zu sehen und sagen zu hören: „Ich wollte nicht, daß das Haus unordentlich ist, wenn du nach Hause kommst." Anscheinend ist die Initiative durch Ihre stetige Ermunterung wieder in Tonys Leben zurückgekehrt.

Wie Du gesagt hast, Nicole, lenkt Tony Dich jetzt viel weniger ab, daher kannst Du Dich entspannen und besser arbeiten. Deine Zensuren sind dieses Jahr besser geworden. Früher mußtest Du zuhause viel mehr auf ihn aufpassen und ihn in der Schule beschützen. Nicole, Du hast gesagt: „Er hilft mir, Sachen zu machen, wenn ich ihn darum bitte. Vorher wollte er nie irgend etwas machen, was man ihm aufgetragen hat. Ich glaube, er lernt, Leute mehr zu respektieren." Wir erinnern uns daran, daß Denise sagte, wie wichtig es für ihre Kinder war, Respekt füreinander und vor sich selbst zu haben. Du hast Deine Liebe und Deine Großzügigkeit Deinem Bruder gegenüber gezeigt, Nicole, als Du gesagt hast: „Es freut mich für Tony." Den Erwachsenen ist aufgefallen, daß Du aufgehört hast, zu ihm zu sagen: „Du bist dumm." Ihnen ist auch aufgefallen, daß er besser für sich selbst einstehen kann, darum brauchst Du Dich nicht mehr so viel darum zu kümmern, ihn zu verteidigen.

Zelda, Sie haben in der Schule alles getan, um ihm die beste Umgebung zu verschaffen. Sie haben stets alles unternommen, um ihn in der Schule zu unterstützen, und wie Sie nun feststellen, müssen Sie jetzt „keine Brände mehr löschen". Statt dessen geht Tony nun den Bränden aus dem Weg. Sie sagten, Zelda, Sie wüßten es zu würdigen, denn sie können sich nun auf ihre „eigene Arbeit konzentrieren, da er sich auf seine konzentriert".

Was für eine Kehrtwendung! Wir sind alle sehr beeindruckt. Die Mitglieder Deiner Familie, Tony, die Dich besser kannten, wußten, Du konntest das schaffen. Deine Mutter liebt Dich und hat großes Vertrauen in Dich. Zelda, die Dich auch liebt, glaubte voller Zuversicht an eine Veränderung, „wenn man sich auf das richtige konzentriert".

Ihre gemeinsamen Entscheidungen, Denise und Zelda, und Ihre gemeinschaftlichen Bemühungen haben diese Kehrtwendung unterstützt.

Es war keine leichte Aufgabe, so viel Unterstützung zu bieten. Ihnen waren die Herausforderungen sehr bewußt gewesen und die Sorgen, die man hat, wenn man einen afro-amerikanischen Jungen in dieser ungerechten Gesellschaft großzieht.

Tony, Du bemühst Dich jetzt, Deiner Familie zu helfen. Wir freuen uns alle darauf, weiterhin von Deinem Erwachsenwerden zu hören. Wir drei würden uns gern mit Dir und Deiner Familie treffen, um Deine bisherigen Erfolge zu feiern und Dich zu ermutigen, Dir weiterhin Deine Freiheit vom Ärger zu bewahren.

Mit Respekt und den allerbesten Wünschen,

Jenny und die „Paten", John und Dean

Jenny schickte einen Entwurf des Briefes an John, damit dieser seine Zustimmung geben konnte. John schrieb auch einen eigenen Brief an Jenny, den diese an die Familie weitergeben sollte:

Liebe Jenny,

Ich bin ganz begeistert über Tonys Triumph über Ärger. Ich finde, seine Fähigkeit, die Eigenschaften seiner Großmutter, Mutter und Schwester zu erkennen und sie als Vorbild zu nutzen, ist einfach bemerkenswert.

Ich würde wirklich gern Tony und seine Familie treffen und ihnen Fragen darüber stellen, wie er es geschafft hat, Ärger zu durchschauen und zu sehen, daß man Ärger nicht trauen kann. Außerdem würde ich gern mehr darüber erfahren, wie er Ärger überlisten konnte. Ich bin beeindruckt von Tonys Erkenntnis, daß Ärger nicht sein Freund sein konnte und ihn nur dazu gebracht hat, schwierige Beziehungen zu den Menschen zu haben, die sich um ihn gesorgt haben. Ich habe noch viele Fragen, die ich Tony stellen möchte: Wie er es geschafft hat, seine Familie als Freunde zu betrachten und als Menschen, denen er mehr trauen konnte als Ärger.

Ich bin dankbar, daß du mir von Tonys Leistungen erzählt hast. Ich war immer überzeugt, er habe das Zeug dazu. Ich hielt ihn für fähig, Ärger zu überwinden, und bin daher sehr erfreut, ein Mitglied dieses Teams gewesen zu sein. Auch in der Zukunft bleibe ich ein Teammitglied für Tony bei seinen zukünftigen Bemühungen.

Mit Respekt und besten Wünschen,

John Prowell

Nachuntersuchung

Mehr als zwanzig Monate sind seit dem Datum dieser Briefe und dem letzten Treffen vergangen. Denise, Zelda, Nicole und Tony haben die Verbindung aufrecht erhalten – immer mit Nachrichten, die Jennys Herz und die Herzen der Paten erwärmten. Während des letzten Telefongesprächs, als Jenny sich danach erkundigte, ob sie die Geschichte in das Buch mit aufnehmen könnte, ließ Denise sie wissen, daß Tony sich sehr gut in der Schule machte. Er hatte einen positiven Schulreport erhalten; und nicht nur das, er war auch auf die Liste der Schulpreisträger gekommen! Sie war erfreut über sein Verhalten zuhause, da er hilfsbereit war und es schön war, mit ihm zusammen zu sein. Sie sagte sogar, daß er sie weiterhin in Erstaunen versetzte. Am glücklichsten machte es sie aber, sagte sie, Tonys Stolz auf sich selbst zu sehen.

Kapitel 15

Jason: „Ich zünde mir jetzt mein eigenes Licht an."

Die Familie Bloom ist jüdischer Abstammung. Die Familienmitglieder, die sich mit Jenny trafen, waren Jason, elf Jahre, Kim, seine Mutter, und Elliot, sein Vater. Die Familie traf sich sechsmal mit Jenny.

Erstes Treffen

Elliot und Kim begannen die Sitzung mit einem Bericht über Jasons Schlaflosigkeit und über seine Ängste, die ihn lähmten und daran hinderten, an allen möglichen Aktivitäten, die für Elfjährige typisch sind, teilzunehmen. Mit diesen Problemen hatte Jason sich den größten Teil seines Lebens herumgequält. Aber jetzt waren alle erschöpft und zermürbt von endlosen Nächten mit unterbrochenem Schlaf. Während sie sprachen, errötete Jason bis zu dem dunklen Haar, wand sich auf seinem Platz und versteckte sich schließlich unter den Couchkissen, wobei er auf Jennys Fragen vor sich hin murmelte: „Ich weiß nicht". Aufgrund ihrer früheren Erfahrungen mit schüchternen elfjährigen Jungen, fragte Jenny sich insgeheim, ob wohl während der gesamten Therapie „Ich weiß nicht" Jasons konstante Antwort auf Fragen sein würde. Es sah ganz nach einer Herausforderung aus.[53]

Da Jenny sich Sorgen machte wegen seiner offensichtlichen Verlegenheit und wegen des Risikos, das Problem könne in entscheidender Weise beeinflussen, wie er das Kennenlernen von Jenny empfinden würde, schlug sie vor, Jason „unabhängig vom Problem" zu befragen. Sie fragte seine Eltern nach seinen Interessen und Begabungen und erfuhr, daß er ein talentierter Künstler und Jongleur war, sich sehr für Kurzwellensender interessierte und gut im Dominospielen war. Während Jason diesem Gespräch lauschte, fing er an, unter dem Kissen hervorzulugen.

Als die Konversation schließlich zu den unglücklichen Auswirkungen des Problems zurückkehrte, konnte Jason zumindest sein Interesse

[53] **Anm.d.Hrsg.:** Ein oft hilfreiches Vorgehen besteht darin, die Antwort „Ich weiß nicht" ernst zu nehmen – als *ehrliche und selbstbewußte* Antwort, da der Jugendliche „riskiert", als „widerspenstig" gesehen zu werden. Es kommt auf die Haltung und Perspektive an, auf welche der vielen möglichen Geschichten (positiver Natur!) ich fokussiere.

daran kundtun, sich von *Furcht* zu befreien und in der Lage sein zu wollen, friedlich zu schlafen. Da sie erfahren hatte, daß Jason ein Künstler war, fragte Jenny, ob er Interesse daran habe, Cartoons zu benutzen, um seine Beziehung zu *Furcht* aufzuzeigen. Er fing sofort an zu arbeiten und stellte bis zum Ende des Treffens einige Bilder fertig.

Zweites Treffen

Jason erschien mit seiner Cartoonmappe unter dem Arm. In ihnen wurde offensichtlich, wie nachts *Ängste* die Kontrolle übernahmen und ihn dazu brachten, sich ständig um seine Sicherheit zu kümmern, indem er Licht anmachte, das Radio anstellte und seine Eltern in regelmäßigen Abständen nach ihm schauen mußten. Und dann verkündete Jason bedeutsam und überraschend, so sei es „früher" gewesen. Er bestätigte Jennys Vermutung, daß er gegenüber *Furcht* an Boden gewann.

Jasons Eltern bestätigten, er habe in den letzten Wochen viele Nächte durchgeschlafen. Während der ganzen Zeit sei er nur einmal mit *Angst* aneinandergeraten. In einem waghalsigen Experiment habe Jason das laut plärrende Radio abgestellt und das blendende Licht gelöscht, die er sonst benutzt hatte, um sich zu schützen. Jenny war hocherfreut, als sie von diesem Experiment und allem, was es implizierte, hörte und war versucht, herumzuspringen und in den höchsten Tönen zu jubeln. Sie schaffte es aber, sich etwas zurückzuhalten, und beschloß, so viele Einzelheiten wie möglich darüber zu sammeln, wie er diese Veränderungen bewirkt hatte.

„Hast du dich selbst überrascht, oder wußtest du die ganze Zeit, daß diese Fähigkeit in dir steckt?"

„Also ich denke mal, ich wußte das," sagte Jason.

„Also wer scheucht nun wen? Meinst du, *Angst* scheucht dich, oder meinst du, du scheuchst sie?"

„Ich scheuche sie," sagte er grinsend.

Bevor sie Jason nach mehr Einzelheiten fragte, wandte Jenny sich an die Eltern: „Was denken Sie beide darüber?"

Elliot antwortete nachdenklich: „Ich glaube, wir haben einen wirklich guten Anfang gemacht. Da war nur eine Nacht, wo er meinte, er könne nicht einschlafen, und wo ich dann dachte, wir haben jetzt wieder eine von diesen Nächten vor uns, über die wir gesprochen haben. Aber ich sagte dann, ‘Du bist einfach übermüdet’, und er ist sofort eingeschlafen. Ich glaube, es verstärkt wirklich ein gutes Verhalten in ihm, wenn ich nicht nach Jason sehe und ihm helfe, sich von diesem Nachschauen zu befreien, und dann kann er einschlafen, wann er will und auf eine Art und Weise, die einfacher ist als das, was vorher dafür notwendig war.“

Diese Bemerkungen erschienen Jenny sehr sinnvoll. „Jetzt, wo Sie rückblickend weiser sind, meinen Sie da, *Angst* hat Sie reingelegt und dazu gebracht, sie zu ‘füttern’, indem Sie nach ihr geschaut haben? Gibt es da eine fast automatische Folgerung, daß man meint, wenn man so auf der Hut sein muß vor *Ängsten* und sich gegen sie so schützen muß, dann müssen diese *Ängste* doch ziemlich furchterregend sein

Elliot nickte zustimmend, als Jenny fortfuhr: „Manchmal kann *Angst* einen ganz geschickt dazu bringen, Sachen zu machen, und man merkt nicht einmal, daß man ihr zuspielt. Als Sie Jason sagten, er sei übermüdet, meinen Sie, das hat Jason unterstützt und *Angst* unterminiert? Oder war es andersherum? Schließlich sind *Ängste* ja äußerst gewitzt, nicht wahr?“

„Ja, ich war auch davon beeindruckt,“ stimmte Elliot zu, „denn danach ist er sofort eingeschlafen, was sehr ungewöhnlich ist. Normalerweise gerät er in einen Teufelskreis. Wenn er sagt, er kann nicht einschlafen, wird das normalerweise von allem noch verstärkt.“

Als nächste befaßte Kim sich mit Jennys Frage: „Seine Entschlossenheit kann in vielen Richtungen wirken. Wenn er entschlossen ist, daß er nicht schlafen kann, kann diese Entschlossenheit das bestärken. Denn er ist ein sehr entschlossener Mensch, besonders wenn er beschließt, etwas zu tun.“ Jenny konnte ihr Argument nachvollziehen: „Anscheinend ist es wichtig, in welche Richtung seine Entschlossenheit geht.“ Sie wandte sich Jason zu und sagte: „In welche Richtung geht sie jetzt?“

Jason dachte nach: „Also, die eine Richtung habe ich ja sozusagen geändert, also es war oft so, wie Mama das gesagt hat – Versuch und Irrtum.“

Jenny schrieb und sprach gleichzeitig, *Versuch und Irrtum*: „Sind Versuch und Irrtum ein wichtiges Prinzip?“

Jason nickte. „Du hast also Versuch und Irrtum angewendet?“

„Na ja, ich habe es versucht mit dem Licht aus, und es hat geklappt, und dann habe ich es versucht, wenn das Radio leiser ist und dann noch leiser, und schließlich habe ich es ausgemacht."

„Was hast du entdeckt? Hast du sozusagen auf der Bettkante gesessen ... nachgedacht ... überlegt, was passieren würde, wenn du es ausstellst ... oder hast du dich schon wohlgefühlt?"

„Also zuerst, als ich es ausgestellt habe, habe ich immer irgendwie so gemacht (Jason machte vor, wie er nervös zappelte), dann habe ich immer wieder darauf geguckt und meine Hand ausgestreckt, so daß ich es jeden Augenblick wieder anstellen konnte."

„Deine Hand fühlte sich also immer wieder dahingezogen?"

„Ja."

„Ich sitze hier völlig gespannt auf der Stuhlkante! Was ist dann passiert, hast du sie irgendwie locker gelassen?"

„Also, ich habe es, glaube ich, nicht angemacht!"

„Tatsächlich! Hast du irgend etwas entdeckt? Hat *Angst* dich reingelegt, indem sie gesagt hat, 'Wenn du es nicht anläßt, komme ich und hole dich'?"

„Nachdem ich das gemacht habe, war ich stolzer auf mich!"

„Du warst stolzer auf dich? Hattest du das Gefühl, du wurdest etwas erwachsener?"

„Ja," sagte Jason mit einem Lächeln.

„Was hat dein *Stolz* dir über dich erzählt, was du vorher nicht wußtest?"

„Na ja, daß ich das Radio nicht anhaben mußte."

„Kann ich dich schriftlich zitieren? 'Ich habe herausgefunden, daß ich das Radio nicht mehr brauchte.' Hat dich das überrascht?"

„Irgendwie schon."

„Irgendwie schon, aber gleichzeitig irgendwie auch nicht? Hast du das irgendwie spielend geschafft? Was hast du dann von dir selbst gedacht? Hast du gedacht, 'Ich bin tapferer, als ich dachte'? So ähnliche Gedanken?"

An diesem Punkt weihte Jason Jenny darin ein, wie alles nach ihrem ersten Treffen zusammen angefangen hatte: „Also, ich weiß nicht, ganz viel hat mir gesagt, daß ich so ziemlich alles machen kann, wozu ich entschlossen bin, denn auf dem Weg nach Hause von der letzten Sitzung habe ich verkündet, ich würde es versuchen mit dem ausgestellten Radio."

„Ah so, tatsächlich?"

„Ja, das habe ich einfach gemacht," fuhr Jason fort. „Also habe ich das einfach gemacht – einen Augenblick war ich mir wirklich nicht sicher, aber ich habe beschlossen, es durchzuhalten."

Jenny fuhr weiter fort zu schreiben und zu sprechen: „*Nicht sicher, aber entschlossen, es durchzuhalten.* Was hat dir Zuversicht gegeben, als du nicht sicher warst?" Jason dachte lange über diese Frage nach. Schließlich kam er zu dem Schluß: „Ich habe einfach versucht, meine Gedanken von der Angst fernzuhalten. Ich habe versucht, sie zu ignorieren, könnte man sagen."

Jenny beschloß, Jason einige ihrer Gedanken mitzuteilen, die sie zwischen den Sitzungen gehabt hatte: „Weißt du, ich hatte einige Ideen, für den Fall, daß du keine hast. Ich habe ein bißchen darüber nachgedacht, was notwendig ist, um durch solche *Ängste* durchzudringen, und ich wollte dir eigentlich diesmal einige Ideen vorschlagen, aber ich fürchte, du hast die Probleme schon selbst gelöst."

Kim lachte: „Eine ganze Menge!" Aber Jason wollte nicht, daß irgend jemand zu weit geht. „Noch nicht alle," fügte er hinzu. „Ich muß vielleicht irgendwann noch einmal wiederkommen ..."

„Ja," versicherte Jenny ihm mit einem Augenzwinkern. „Du mußt es nicht alles auf einmal schaffen! Du könntest das Tempo verlangsamen. Ich möchte nicht, daß du zuviel auf einmal machst."[54] Jason grinste von einem Ohr zum anderen. „Nimm dir Zeit und mach die Arbeit gut," fügte Jenny hinzu.

Drittes Treffen

Als Jason und seine Eltern Jenny das dritte Mal trafen, hatten sie weitere wichtige Entdeckungen gemacht, wie *Ängste* zu einem *Auf-Ängste-Achten* führten. Elliot teilte seine Beobachtungen mit: „Ich erin-

[54] **Anm.d.Hrsg.:** Etwas, was KurztherapeutInnen wie z.B. John WEAKLAND immer wieder betont haben: „Langsam gehen, um schnell voran zu kommen."

nere mich, wir hatten ein Ritual, bei dem Jason sagte, 'Wirst du nach mir schauen?' Das war die Sprache, die wir benutzten. Zum Beispiel, 'Schau nach mir in zwanzig Minuten' war das mindeste. Jason hat das richtig erwartet und erzwungen. Verstehen Sie, das war wie eine Falle – eine 'Sprachfalle', schätze ich. Das hat er jetzt geändert. Jetzt sagt er zum Beispiel, 'Kommst du noch mal rein, wenn du in der Nähe bist?' Ich glaube, er hat immer noch erwartet, daß wir in der Nähe sind, aber es waren nicht mehr dieselben 'Sprachfallen', die er früher benutzt hat."

Jason schloß an die Erinnerungen seines Vaters an: „Also ich glaube, vieles hat sich schon angekündigt, denn, wissen Sie, zuerst fing es an mit alle zehn Minuten Nachschauen, dann alle fünfzehn Minuten, dann alle zwanzig, dann alle dreißig." Dies half Elliots Gedächtnis wieder auf die Sprünge: „Ach ja, das stimmt. Meine Güte!" Er seufzte laut auf, lächelte aber auch. „Wir haben es versucht, aber ich glaube, wir konnten es nie über dreißig Minuten hinausschieben."

Dann äußerte Kim sich dazu: „Dieses Nachschauen hat irgendwie das Gefühl des Mißtrauens verstärkt. Jason sagte zum Beispiel, 'Seht alle dreißig Minuten nach mir', und nach neunundzwanzig Minuten und dreißig Sekunden – rums! 'Wo wart ihr?', und dann war da ein Gefühl des Alarmiertseins, und alle haben sich aufgeregt. Er hat sich aufgeregt, weil wir nicht auf die Sekunde genau da waren. Wir haben uns aufgeregt, weil wir dachten, das ist eigentlich albern." Elliot sagte abschließend: „Er konnte nicht einschlafen, wenn er sich aufgeregt hatte. Es war richtig schlimm! Es war eine Abwärtsspirale der Angst."

Kim stellte dies der gegenwärtigen Situation gegenüber: „Ab und zu mal, wenn wir in der letzten Zeit nach ihm geschaut haben, war er gerade dabei, einzuschlafen und wir haben ihn aufgeweckt." „Ganz genau!" rief Jason mitten im allgemeinen Gelächter aus. „Jetzt kann ich das, glaube ich, zugeben," fügte er hinzu. Kim erinnerte Jason an folgendes: „Ganz häufig bist du extra für uns wach geblieben. Jetzt siehst du nicht auf die Uhr. Du wartest nicht darauf, daß wir zu einer bestimmten Zeit hereinkommen."

Jenny war interessiert an dem Gedanken der sprachlichen Falle. „Es klingt, als sei es jetzt nicht so angespannt, wie es bei den Sprachfallen war. Bei der Sprache, die ihr jetzt benutzt, ist irgend etwas völlig anders. Ist es eine freundlichere oder entspanntere Sprache? Wenn zum Beispiel Jason früher gesagt hat, 'Schaut in zwanzig Minuten nach mir', haben *Ängste* ihn dann reingelegt, so daß er dachte, wenn das nicht genau pünktlich passierte, würde etwas Schreckliches geschehen?"

Jason verstand sie genau: „Also, das ist sehr häufig passiert, aber dann ist es einfach zur Gewohnheit geworden!“

„Ich finde diese Entdeckung, die du über die neue Sprache gemacht hast, wirklich aufregend!“ rief Jenny aus. „Ich finde das richtig spannend. Hast du dir das selbst einfallen lassen oder haben deine Eltern mit dir darüber geredet?“

„Nein, das habe ich selbst entdeckt,“ antwortete Jason stolz.

„Wie hast du das angestellt? Wie hast du eine befreiendere Sprache gefunden, die du für dich benutzen konntest? Ist das einfach passiert, sind die Worte einfach herausgekommen oder hast du gedacht, ‘Ich mag die Art und Weise nicht, wie ich das sage’?“

„Also, die Worte kamen einfach heraus.“

„Meinst du, sie kamen mit einem anderen Empfinden – einem Gefühl von Selbstvertrauen?“

„Ja!“

„War es eine coolere, entspanntere Sprache, mehr so nebenbei? Wie zum Beispiel, ‘Übrigens, wenn ihr in der Nähe seid, schaut mal rein’?“

„Ja, so ähnlich.“

„Was hat die Sprache dir also über dich selbst gesagt?“

„Na ja, daß ich nicht mehr solche Angst hatte.“

Jenny schrieb mit, während sie sprach: „‘Daß ich nicht mehr solche Angst hatte.’ Kann ich deine Eltern fragen, was ihnen das gesagt hat?“

„Klar, natürlich.“

Jenny wandte sich an Jasons Eltern: „Was hat Ihnen das über ihn mitgeteilt? Was hat Ihnen diese neue Sprache, diese entspanntere oder zwanglosere Sprache gesagt?“

Elliot antwortete zuerst: „Also toll, eigentlich hat sie bedeutet, daß er wirklich verstanden hat, wovon wir geredet haben, und sich große Mühe gegeben hat, sein Verhalten zu ändern. Er hat versucht, zwanglos und entspannt zu klingen, damit es sich fast so anhört, als könnten wir uns das selber aussuchen. Ich glaube, es ist uns noch nicht völlig frei gestellt, aber es ist irgendwie, Okay, wenn wir können ... ich war daher wirklich beeindruckt.“

Jenny erkannte die größere Spielbreite zwischen, 'Kommt wann ihr könnt' und 'Genau dreißig Minuten'. „Gibt Ihnen das mehr Freiheit – Sie sind nicht so festgelegt, immer sozusagen das gleiche Kunststück vollführen zu müssen?" Elliot stimmte sofort zu.

„Ich kann mir vorstellen, wie erfreut Sie sind, daß er jetzt mehr wie ein Elfjähriger ist," sagte sie nachdenklich.

„Ganz sicher. Oh ja," stimmte Elliot ihr zu.

Jenny wandte sich an Jason: „Das heißt, deine Eltern können jetzt auch ihren Freiraum haben. Ich könnte mir vorstellen, auf diese Weise ist es jetzt viel entspannter in eurem Haushalt." Wie Jason zugab, war dies jetzt bereits der Fall.

Jason schuf nicht nur eine neue Sprache mit seiner Familie, sondern er war auch eifrig beschäftigt, Cartoons herzustellen! Nachdem er die Cartoons, an denen er arbeitete, hervorgeholt hatte, kam Jenny eine Idee: „Weißt du was? Mir gefällt dieser Cartoon wirklich gut, den du gerade machst. Ich würde gern wissen, ob du damit vielleicht weiter machen könntest. Er sieht wie der Anfang einer Geschichte aus. Könntest du noch mehr Unterschriften über einige der anderen Dinge machen, zu denen *Angst* dich gebracht hat? Könntest du noch ein weiteres Blatt machen, das zeigt, wieviel Boden du von *Angst* zurückgewonnen hast?" Jason schien interessiert, also fügte Jenny hinzu: „Verstehst du, wenn *Angst* versucht, dich reinzulegen, und du sie statt dessen reinlegst – kannst du davon eine Bilderserie machen und zeigen, wie du sie reingelegt hast? Denn *Angst* hat dich vermutlich oft in Verlegenheit gebracht und jetzt ist deine Gelegenheit da; jetzt bist du an der Reihe und kannst die ..."

Jason unterbrach sie: „die *Angst* in Verlegenheit bringen!"

„Du kannst dich rächen, meinst du nicht? Gefällt dir diese Idee, oder ist es einfach nur so eine Idee von mir?" fragte Jenny. Jason genoß offensichtlich den Gedanken, sich zu rächen.

„Gut, ich erzähle dir mal etwas, was mir aufgefallen ist," vertraute Jenny ihm in einem verschwörerischen Flüsterton an. „*Angst* mag keinen Spaß. Ist dir das schon aufgefallen?"

„Irgendwie ja."

„Ich glaube, *Angst* hat nicht gern viel mit Humor oder Spaß oder Zuversicht zu tun. Ist dir das mal aufgefallen? Es ist schwer für *Angst*, sie selbst zu sein, wenn alles entspannt ist. Darum bin ich so glücklich, wenn ich von dieser lockereren, entspannteren Atmosphäre höre und dieser Atmosphäre der Zuversicht, wenn eure ganze Familie miteinander Spaß macht. Ich denke, das sind wirklich großartige Anzeichen dafür, daß ihr sehr viel Boden von der *Angst* zurückgewinnt, meinst du nicht auch?"

Kim stimmte mit ein: „Ja, einige von diesen mitternächtlichen Stunden, die wir gehabt haben, waren *nicht* so spaßig ... wir hatten mehr Spaß während des Tages."

Jenny dachte darüber nach: „Also, es wäre schöner, auch die Nacht zu einem freundlicheren und fröhlicheren Ort zu machen, nicht wahr? Sie muß kein furchterregender Ort sein! Das ist nur die Idee von *Angst*. Ihr könnt eure eigenen Ideen haben!"

Viertes Treffen

Als Jason mit Kim zum vierten Treffen erschien, hatte er etwas anzukündigen. Er war mit seiner Klasse über Nacht auf einem Ausflug gewesen, hatte „großartig geschlafen" und, so rief er aus: „Ich hatte so viel Spaß wie noch nie!" Jason erzählte die Vorgeschichte, indem er erklärte, er habe schon einmal vorher versucht, nicht zu Hause zu schlafen, und das sei solch eine Katastrophe gewesen, daß er Angst gehabt habe, jemals wieder dieses Risiko einzugehen. Sie waren alle besorgt gewesen an dem Morgen, als er fortging, aber sie hatten es überwunden. Das Ganze war besonders bedeutungsvoll, da aus Jasons Sicht die Unfähigkeit, über Nacht fort zu sein, eine der ihn am meisten behindernden Einschränkungen durch *Angst* gewesen war. Jenny wollte gerade darüber in Freudentaumel ausbrechen, als Jason mit seinen Offenbarungen fortfuhr. Wie er weiter berichtete, hatte er in der Nacht, als er fort war, einen Asthmaanfall gehabt, hatte ihn aber unter Kontrolle bekommen und nicht einmal seinen Eltern davon erzählt! Erstaunt über diesen Mut fragte Jenny, wie er denn allein mit dem Anfall fertig geworden sei.

„Ich habe ihn erstickt," sagte er nüchtern.

„Das habe ich noch nie jemanden so sagen hören! Das ist wirklich eine sehr phantasievolle Art, es auszudrücken! Du hast das Asthma erstickt, statt es dich ersticken zu lassen?"

„Ja," lächelte er, „und nicht nur das, seit ich zurückgekommen bin, seit ich auf diesem Frühlingsausflug war, wo ich um halb neun schlafen gegangen und um sieben aufgewacht bin ... habe ich einfach großartig geschlafen und bin nie aufgewacht!"

Jenny war völlig fasziniert. „Fühlst du eine neue Macht in dir wachsen, oder forderst du einfach eine ursprüngliche Macht zurück?" Er nickte mit einem begeisterten Gesichtsausdruck. Jenny vermutete, daß er beiden Möglichkeiten zustimmte. Sie wandte sich an Kim: „Sehen Sie auch, wie Jasons Macht wächst oder sehen Sie eher, wie er seine ursprüngliche Macht zurückgewinnt?" Jason unterbrach aufgeregt Kim bei ihrer Antwort, um eine besondere Fähigkeit aufzudecken, die zu diesem Zeitpunkt nur ihm bekannt war.

„Also, ich habe etwas gemacht, wovon Mama nichts weiß," teilte Jason mit gedämpfter Stimme mit.

„Möchtest du, daß ich davon erfahre?" fragte ihn seine Mutter.

Jason war bereit, die Katze aus dem Sack zu lassen: „Ja, also, ich habe schon seit langem versucht, das Chi in mir stärker werden zu lassen."

„Was hast du gemacht, um dein Chi zu stärken?" fragte Kim neugierig.

„Meditation." Jason konnte sein Kichern nicht unterdrücken; „Meditation und Übungen." Er kicherte noch mehr, und hörte dann nachdenklich auf. „Ich habe langsam geübt ... Ich habe Tai Chi gemacht."

„Tatsächlich?" fragte Jenny und tauschte einen verwunderten Blick mit Kim aus. „Hast du das ganz allein entwickelt? Wann hast du in der letzten Zeit Chi für deine eigene Stärkung genutzt? Hat das etwas mit dem zu tun, was du erreicht hast?" Jason stimmte zu: „Das mit dem Meditieren hat was damit zu tun. Es hat mir mehr Zuversicht gegeben, es hat mich entspannt, wenn ich mich gefürchtet habe. Ich mache das immer am Abend – ich meditiere, weil es mich entspannt."

Jenny war sehr neugierig, genau zu erfahren, wie Jasons besondere Fähigkeit funktioniert hatte und wie die Vorgeschichte war: „Wie bist du auf dieses Wissen gestoßen, und wie hast du es weiterentwickelt?" Jason berichtete, er habe „das Zeug von Papa gelernt". Es zeigte sich, daß dieser Unterricht sehr hilfreich gewesen war und Jason seine „geistige Energie" ganz allein entwickelt hatte. Kim und Jenny waren beide fasziniert. „Könntest du uns helfen, das noch deutlicher zu machen?" fragte Jenny. „Für jemanden in deinem Alter scheint es etwas ziemlich Einzigartiges und Besonderes zu sein, so etwas aufzugreifen und ganz allein zu praktizieren, ohne zu einer Gruppe zu gehören."

„Also, ich habe das auf zwei Arten gemacht," erklärte Jason sorgfältig. „Die eine sieht so aus – ich rufe meine Gedanken auf und denke an etwas Perfektes, wie zum Beispiel einen Strand mit Wellen, die auf den Sand rollen." Alle saßen in atemloser Stille. „Bei der anderen Art nehme ich ein Wort, das zwei Silben hat, aber kurz ist, zum Beispiel 'Sony'. Dann, wenn man einatmet, sagt man 'So', und wenn man ausatmet, sagt man 'ny', so etwa: 'So ... ny'."

Schon das Zuhören war so entspannend, daß Jenny nicht anders konnte als mitzumachen: „So ... ny", sagte sie ein- und ausatmend. „Beruhigt das deinen Geist? Zu welchen Zeiten am Tag oder am Abend machst du das? Bevor du schlafen gehst oder wenn du aufwachst?"

„Ja, ganz oft bevor ich schlafen gehe."

„Ich bin neugierig, weil du solch eine Kehrtwendung gegen *Angst* und *Schlaflosigkeit* vollzogen hast und so viel Freiheit von ihnen zurückerobert hast. Ich überlege, ob dies Gedanken oder Praktiken sind, die du einfach nur in der letzten Zeit eingesetzt hast, oder ob sie sich schon eine Weile lang in dir gebildet haben."

„Also vor zwei Jahren war ich viel gewalttätiger – ich bin irgendwie rumgegangen und habe geboxt und getreten, wo ich nur war. Aber jetzt mache ich das eigentlich nur, wenn ich in meinem Zimmer bin, und dann fange ich an zu trainieren und so, vermute ich mal."

„Hat Jason seine Probleme gezähmt oder zerstört?" fragte Jenny laut, an Kim gewendet, womit sie eine Auswahl an Metaphern anbot. Jason hob seine Faust und bestätigte: „Ich bin stark, aber ich bin unter Kontrolle."

Jenny dachte an ihr erstes Treffen zurück, als Jason ganz den „Ich weiß nicht"-Antworten unterworfen war. „Ist er denn für Sie auch eine ständige Überraschung, so wie er es für mich ist?", fragte Jenny Kim. „Wußten Sie, daß er dies so ernst nimmt und es selbst anwendet?"

„Nein! Das wußte ich nicht. Er steckt voller Überraschungen!"

Jason fügte seine eigene Beobachtung hinzu: „In den meisten Sitzungen hier lernt Mama etwas über mich."

Fünftes Treffen

Als Jason mit seiner Mutter hereinkam, fiel Jenny auf, daß er angespannt aussah. „Woran bist du dieses Mal interessiert?“ fragte sie, „Ich habe das Gefühl, als ob du etwas im Sinn hast.“

Jason wollte einen Vorschlag von einem früheren Treffen aufgreifen und zwei Sandkästen machen. Sie sollten eine Vorstellung davon vermitteln, „wie *Angst* mich besiegt hat und wie sich dann alles gewendet hat“. Jenny machte sich eine geistige Notiz darüber, wie er die Sprache der Erwachsenen aus den früheren Sitzungen als Brücke zu seinen eigenen kreativen Ideen einzusetzen schien.

Jason stellte seinen ersten Sandkasten schnell und mit großer Hingabe fertig (Abbildung 15.1), während Jenny und Kim sich unterhielten. Dann wandte er sich zu ihnen und verkündete: „Okay, ich bin fertig.“

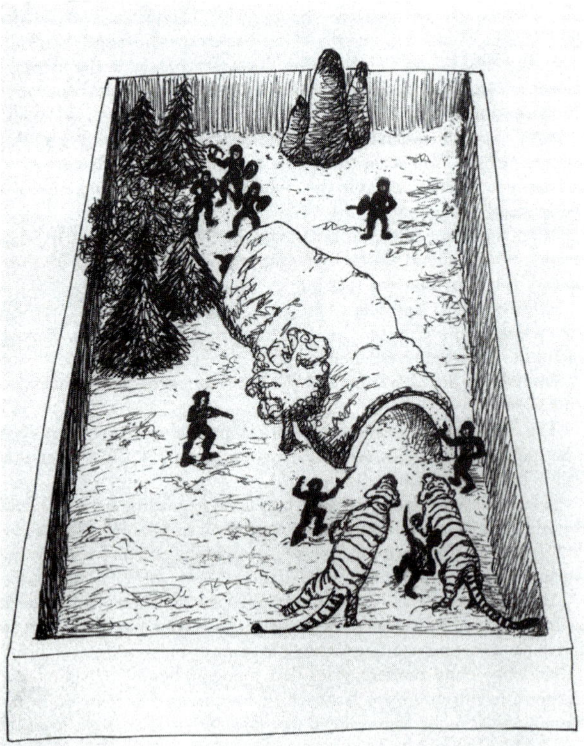

Abbildung 15.1: Yoda ist von den Ängsten *gefangen und lugt aus dem Tunnel heraus.*

„Dies ist alles symbolisch, also kommt nicht auf irgendwelche dummen Gedanken", warnte er Jenny und Kim, die zusammen auf den Sandkasten voll mit Figuren blickten.

„Gut, bist du bereit, es uns zu erklären?", fragte seine Mutter.

Jason zeigte auf die Figur von Yoda aus „Krieg der Sterne". „Guckt mal, das bin ich. Kommt nicht auf irgendwelche dummen Gedanken. So sehe ich nicht in meinen Träumen aus!" rief er und kicherte vor Verlegenheit. Seiner Mutter fiel ein besonderes Zusammentreffen auf: „Darf ich aber mal was sagen? Als du klein warst, wie haben wir dich da genannt? Bevor du das noch verstehen konntest, haben wir dich Obi One Kenobi genannt, aber was wir eigentlich meinten war Yoda!"

„Sie machen Spaß!" rief Jenny.

„Nein, früher haben wir ihn Obi One genannt."

„Okay", warf Jason ein, der mit seiner Beschreibung weitermachen wollte, „also, ich renne durch den Tunnel – ich versuche zu entkommen – ich renne durch die Tiger durch, und sie können mir nicht in den Tunnel folgen, aber ich gehe auf dieser Seite rein und diese Typen [Kämpferfiguren] sind hinter mir her, und darum laufe ich einfach und bleibe im Tunnel, ... und ich bleibe im Tunnel und dann zünde ich eine Laterne an und gehe nach draußen und alles ist in Ordnung." Jason machte eine Pause. „Also, so hat *Angst* sich für mich angefühlt."

Jenny und Jasons Mutter nahmen dies langsam und sehr bewußt auf.

„Mit all diesen Samurais, die den Tunnel angreifen?" fragte Jasons Mutter. „Ich habe gesagt, es ist nur symbolisch!" betonte Jason. „Ich verstehe das", vergewisserte Kim ihm. Er entspannte sich etwas.

„War es so, als ob du auf der Flucht bist?", fragte Jenny.

„Ja," stimmte er zu, „ich habe daher versucht, ihr aus dem Weg zu gehen, aber *Angst* ist immer wieder zu mir zurückgekommen."

„Was ist dann passiert?"

„Also, ich bin von den Tigern gejagt worden; da habe ich Angst bekommen, und darum habe ich versucht, dem auszuweichen, indem ich an etwas anderes gedacht habe. Und dann habe ich einfach neue Gedanken gehabt, die zu neuen *Ängsten* geführt haben, und dann habe ich versucht, vor denen wegzukommen, und dann habe ich neue Gedanken gehabt, die zu neuen *Ängsten* geführt haben. Dann, wenn ich im

Tunnel war, habe ich Mama und Papa gerufen, und sie haben das Licht angemacht, und dann war alles verschwunden."

Jasons Mutter verstand, worauf er hinauswollte. Sie lächelte ihn herzlich an. „Du scheinst jetzt in der Lage zu sein, deine eigene Laterne anzuzünden, denn du rufst uns nicht mehr mitten in der Nacht, damit wir die Laterne anzünden."

„Was für eine wunderbare Erklärung!" sagte Jenny, die selbst diese Erleuchtung hatte (sozusagen). „Ich muß zugeben, ich habe selbst auch versucht, mir etwas Ähnliches dazu einfallen zu lassen."

Sie griff Kims Vorgabe auf und fragte Jason: „Früher warst du mehr davon abhängig, daß deine Eltern die Laterne anzündeten ... kannst du sie jetzt selbst anzünden, und gleichzeitig die Unterstützung von deinen Eltern erhalten?"

„Ich zünde jetzt meine eigene Laterne an. Mmmhmm, jawohl!" rief Jason übersprudelnd.

„Das scheint eine Menge Dinge zu ändern. Sind die *Ängste* jetzt noch mehr auf der Flucht, statt dich zu jagen? Ist es so, daß die Schatten verschwinden, wenn du ein Licht anmachst?"

„Bevor ich all dies hier hatte," sagte Jason und breitete seine Hände über dem ganzen Sandkasten aus. „Wenn die *Ängste* kamen, haben sie die Kontrolle übernommen."

„Bist du in den Tunnel getrieben worden?" Jenny folgte ihm zurück in die Welt des Sandkastens.

„Ja, ich war in einer Falle, und weil ich in einer Falle war, sind meine Gedanken immer zu den *Ängsten* zurückgekehrt und ich bin im Tunnel geblieben. Und was ich dann gemacht habe, ich habe mich hingesetzt und nachgedacht und manchmal darauf gewartet, daß Mama reinkommt, oder ich bin gegangen und habe sie beide geholt."

Plötzlich ging Jenny in Gedanken in Jasons dunklen Tunnel hinein und hatte das Gefühl, selbst Flashbacks seiner Erfahrungen zu erleben, wie er nachts allein in seinem Zimmer war. Ihr wurde deutlich, daß Jason sich jetzt sicher genug fühlte, um sie und seine Mutter in diese unheimlichen Zeiten einzuweihen. Jenny fragte sich, ob Jason, indem er seine Kompetenz in der Auseinandersetzung mit den nächtlichen Ängsten weiterentwickelte, einen günstigen Ausgangspunkt errungen hatte, von dem aus er seine alte Beziehung zu *Ängsten* bewußt wahrnehmen und artikulieren konnte. „Das gibt mir wirklich ein Gefühl dafür, wie es in deinem Zimmer gewesen ist," sagte Jenny nachdenklich. „Deine Geschichte gibt mir ein ganz reales Gefühl davon und von der Umwandlung, zu der es kam, als du anfingst, dir selbst die Laterne anzuzünden."

Sechstes Treffen

Als Jason mit Kim zum letzten Treffen erschien, zu dem Elliot nicht kommen konnte, berichtete er sehr eifrig über weitere Erfolge, als er bei seinem Cousin übernachtet hatte. Da er tatsächlich seinen Ruf als guter Schläfer und Bezwinger von *Ängsten* gefestigt hatte, beschlossen Jenny und Jason die Eintragungen in das *Handbuch des Angstbezwingers* (Abbildung 15.2) abzuschließen. Er steuerte ein illustriertes Gedicht bei und erklärte sich schüchtern einverstanden, über sein Wissen befragt zu werden. Das Interview bewegte sich hin und her zwischen seiner alten und seiner neuen Beziehung zur Angst.

„Jason", jetzt 11 Jahre alt, hatte früher in der Nacht Angst, was ihn furchtbar ärgerte. *Ängste* machten früher die Nacht zu einem unfreundlichen Ort. Jetzt hat Jason die Nacht zurückerobert. Hier ist ein Gedicht, das seine Gefühle über die Nacht zeigt:

Nacht ist ein Sumpf

Nacht ist ein rätselhafter Sumpf, dunkel und düster
Ein Krokodil stakt still über den Grund des Ozeans.
Als es Nacht wird, ertönt ein schriller Schrei,
Der Wind weht über den Sumpf
Plötzlich wird das Krokodil müde,
Treibt ab in einen tiefen, tiefen Schlaf.

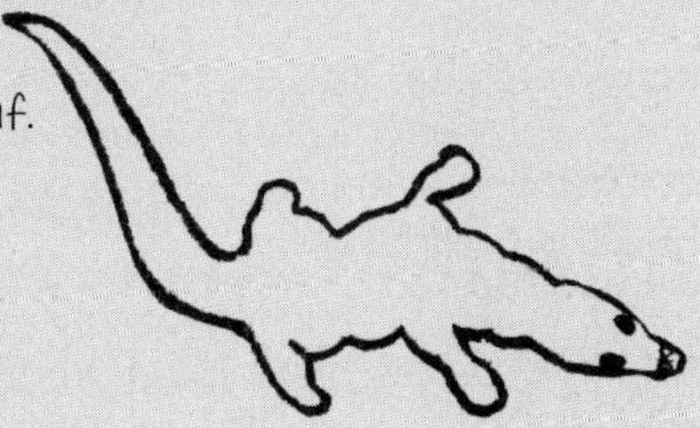

Abbildung 15.2: Nacht ist ein Sumpf.

Jenny fing an: „Was hast du im Verlauf dieser Zeit über dich selbst gelernt?"

„Ich habe gelernt, wollen mal sehen, daß ich mehr tun kann, als ich gedacht habe, und daß *Angst* mich reingelegt hat."

„Wie ist es jetzt?"

„Jetzt lege ich *Angst* rein."

„Und kommst du dabei für dich selbst auch am besten weg – zum Beispiel mit deiner Phantasie? Hat früher *Angst* deine Phantasie übernommen? Hast du mehr Phantasie für dich selbst und weniger für *Angst*?"

„Eigentlich nicht sehr viel für *Angst*."

„Was wird dir dadurch für die Zukunft ermöglicht? Irgend etwas, was du dir nicht hättest vorstellen können?"

„Ich kann mir mehr Gedanken vorstellen, wie zum Beispiel unheimliche Gedanken, und trotzdem keine verrückten Vorstellungen darüber haben."

Nachdem das Interview abgeschlossen war und als Abschiedsgruß für sein *Problem* gestaltete Jason seinen zweiten Sandkasten (Abbildung 15.3). Als Jason, Kim und Jenny gemeinsam in Betrachtung versunken davor standen, begann Jason, indem er darauf zeigte, seine symbolische Geschichte: „Also, in meiner Vorstellung wurden die Tiger nicht so groß ... sie verloren sehr viel Raum, bis sie nur noch diesen Teil hier hatten. Dann habe ich mehr Raum gewonnen. Ich hatte ein besseres Gefühl von mir selbst, und daher habe ich meine Phantasie benutzt und sie gewendet. Ich habe mir eine Armee gegeben, um gegen die Tiger zu kämpfen, bis alles, was ihnen noch übrig blieb, der Tunnel war."

Jenny erkannte, daß das Blatt sich gewendet hatte. „Du hast sie in den Tunnel zurückgetrieben?" fragte sie.

„Ja, sie kämpfen darum, in den Tunnel zu kommen, und alle ziehen sich dahin zurück," antwortete Jason.

„Aber sie sehen nicht mehr annähernd so gefährlich aus," bemerkte Kim.

„Ja," stimmte Jason ihr zu, „also sie drehen alle um und sie gehen in den Tunnel. Vorher haben sie mich in den Tunnel gejagt, aber ich habe

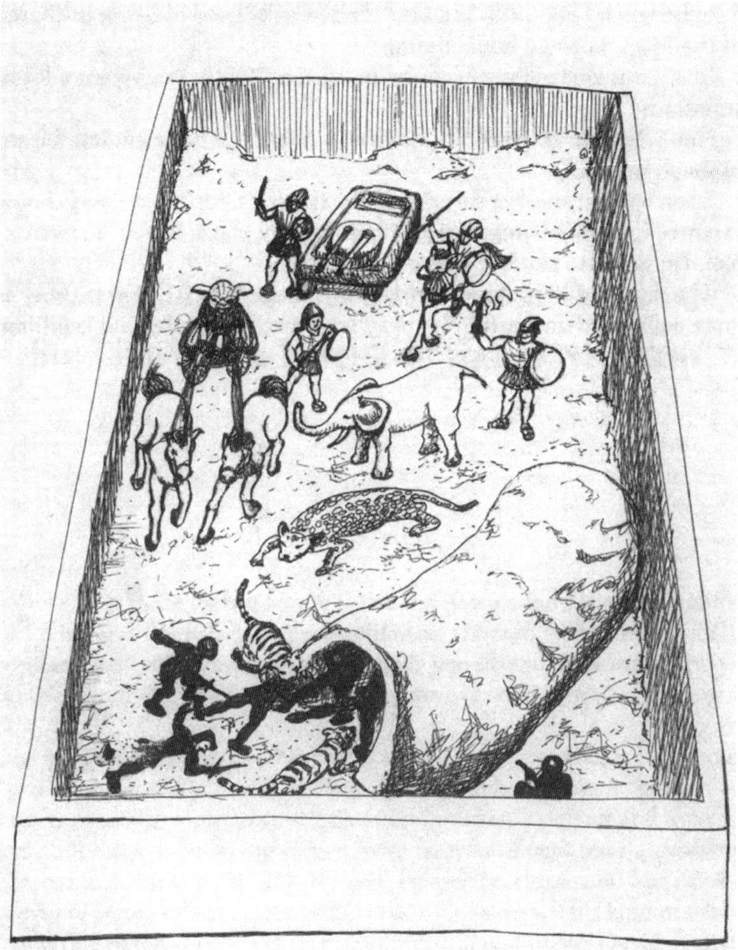

Abbildung 15.3: Yoda und seine Armee treiben die Ängste *in den Tunnel*

von meiner Phantasie Gebrauch gemacht! Ich habe mir eine Armee besorgt, und jetzt sind alle im Tunnel gefangen."

Während sie den Kasten studierte, entdeckte Kim das Wiederauftauchen von Yoda. „Er ist in dem Streitwagen!" rief Kim aus, als sie ihn sah. „Ja, das bin ich!", schwärmte Jason. „Was macht er ... was hat er vor?" überlegte Jenny. „Er guckt einfach auf die Tiger und lächelt," sagte Jason.

Da mußte Jenny auch lächeln. „Wenn er lächelt, heißt das, er hat jetzt mehr Spaß mit seiner Phantasie?"

„Ja," stimmte Jason locker zu.

„Er hat sie in etwas Fröhliches verwandelt?" fragte Jenny. „Das ist ganz schön beeindruckend."

Während Jason weiter Fragen zu verschiedenen Details der Szene beantwortete, die er im Sandkasten dargestellt hatte, fing Jenny an, über seinen Gebrauch einer Kampfmetapher nachzudenken. Sie beschloß, weiter nachzufragen, welche Beziehung Jason vorzugsweise zu den *Ängsten* haben wollte. „Ist dies ein Endkampf oder geht er weiter und weiter? Macht es mehr Spaß, ihn weitergehen zu lassen? Das Gefühl zu haben, daß es da eine fortwährende spielerische Beziehung zu den *Ängsten* und ihren Freunden gibt?"

Jason grinste: „Also jetzt sind sie einfach im Tunnel gefangen, aber manchmal kommen sie raus, um mal einen Blick in die Runde zu werfen, und dann jagt meine Armee sie zurück." Jenny hatte das Gefühl, daß Jason tatsächlich Spaß daran hatte, Katz-und-Maus-Spiele zu spielen. Statt nur auf einen einfachen Sieg hinzuzielen, schien er zu versuchen, ein Machtgleichgewicht zu finden.

Jason legte seine langfristige Beziehung zu den *Ängsten* auf seine eigene Art und Weise fest: „Vielleicht kann ich, wenn ich älter bin und es ganz und gar gewohnt bin, *Ängste* zu beherrschen, mal Drachenfliegen machen."

Jenny war mal wieder erstaunt über seine Visionen: „Meine Güte, du hast aber viele ehrgeizige Ziele!"

Auch Kim war überrascht: „Ich wußte nichts von dem Drachenfliegen. Ich lerne so viel hier!"

Jason zauberte noch eine Überraschung aus dem Hut: „Hast du nicht immer gewußt, daß ich Fallschirmspringen machen wollte? Ich habe gerade Papa von meinen Plänen erzählt. Wenn ich einundzwanzig bin, springe ich mit dem Fallschirm über dem College ab."

Die Vorstellung, wie ihr Sohn mit dem Fallschirm über dem College abspringt, war für Jasons Mutter eher komisch als furchterregend. „Okay, ich habe nichts dagegen, Jason!", sagte sie lachend.

Kapitel 16
Sophia:
„Ich räume dir keinen Platz in meinem Herzen ein, aber ich mache dir Platz in meiner Haut."

Die Familie Bielski sind „Pakeha" (weiße Neuseeländer) polnischer und englischer Abstammung. Sophia war dreizehn zum Zeitpunkt der einzigen Sitzung mit David EPSTON, zu der sie zusammen mit ihrer Mutter, June, ihrem Vater, Walter, und der zehnjährigen Schwester Jennifer erschien.

Im folgenden findet sich ein äußerst detailliertes Interview, das David mit Sophia und ihrer Familie führte. Es verdeutlicht die sorgfältig durchdachte Arbeit, die notwendig sein kann, um eine komplexe Beziehung zwischen einer Person und einem Problem zu erklären. Sophia litt unter schweren Ekzemen. Manchmal können Probleme wie Ekzeme, Asthma oder chronische Schmerzen nicht behoben, aber daran gehindert werden, das Bewußtsein einer Person zu beherrschen. Sie gehören zu der Art von Problemen, die eine starke körperliche Realität haben, David entdeckte jedoch, daß Sophia gewisse Fähigkeiten besaß, die eingesetzt werden können, um ihr zu einer Beziehung zu dem Ekzem zu verhelfen, bei der sie sich selber helfen kann. Der Beziehung zwischen Körper und Geist wird dadurch Rechnung getragen, daß David daran arbeitet, *„das Jucken"*, über das Sophia eine gewisse Kontrolle hat, zu externalisieren und ihre geistigen Kräfte hinsichtlich dieses Problems zu entwickeln. Im Interview fordert er Sophia auf, einen Dialog mit dem *Jucken* zu beginnen und ein neues Arrangement auszuhandeln, bei dem sie sicherstellt, daß ihr eine gewisse Kontrolle gewährt wird und sie Erleichterung von seinen gnadenlosen Auswirkungen erfährt.

Sophias Mutter hatte um einen dringenden Termin gebeten, da die Dinge sich auf einen kritischen Höhepunkt zu bewegt hatten. Sophia hatte immer Ekzeme gehabt, die aber durch konventionelle Medikamente unter Kontrolle gehalten worden waren. Vor vier Monaten war Sophia jedoch von einer Klassenkameradin in der Turnstunde verspottet worden, als unterhalb ihrer Turnhose die Hautreizung sichtbar geworden war. Seitdem war das Ekzem außer Kontrolle geraten.

Es folgte ein einmonatiger Krankenhausaufenthalt, der die medizinische Situation wieder in Ordnung brachte. Fast unmittelbar nach ihrer Rückkehr zur Schule jedoch „riß Sophia sich in Stücke". Sie war nicht in der Lage, länger als ein oder zwei Stunden pro Nacht zu schlafen, und sie war zu erschöpft, um die Schule zu besuchen, selbst wenn sie es gewollt hätte.

Nun mußten Sophias Eltern die ganze Nacht wach bleiben, um Sophias Hände festzuhalten, damit sie sich nicht weiteren Schaden an der eigenen Haut zufügte. Sie bemühten sich um eine erneute Krankenhauseinweisung, aber die Ärzte gaben zu bedenken, die Medikamentengabe nähere sich der toxischen Grenze und früher oder später müsse Sophia wieder die Schule besuchen. „Je eher, desto besser", war ihre Meinung. Sie schlugen eine Überweisung an David vor, der eine langjährige Zusammenarbeit mit dem Kinderkrankenhaus in Auckland aufweisen konnte.

Das Treffen

Im Verlauf seines Gesprächs mit Sophia und ihrer Familie bemerkte David, daß Sophia sich offensichtlich hier vor seinen Augen mit dem Problem auseinandersetzte. Sie berichtete David, sie habe „ein ziemliches Jucken an beiden Armen". David bemerkte sofort, sie müsse – da sie nicht auf ihren Händen säße – ihren Geist benutzen, um sich daran zu hindern, sich zu kratzen. Er fragte, wie sie *ES* in ihrer aller Gegenwart besiegte. „Gehe ich richtig in der Annahme, daß du einen guten Verstand hast?" fragte er. Als Sophia dies bestätigte, erkundigte er sich: „Was ist gut an deinem Verstand?"

„Ich bin entschlossen. Wenn ich erstmal etwas anfange, bringe ich es gern zu Ende, kämpfe es durch."

David fragte Sophia, ob der Rest der Familie ihm das bestätigen könne. Alle waren sich einig über Sophias „Entschlossenheit". David überprüfte bei Sophias jüngerer Schwester, ob Sophias Entschlossenheit aus ihrer Sicht eine gute Entschlossenheit war „... schließlich könne sie sich ja auch in etwas Negatives verwandeln". So sah Sophias Schwester es jedoch nicht. Ihrer Meinung nach war es eine wahre und wertvolle Entschlossenheit.

David hatte sofort den Eindruck, Sophia sei eine geliebte Schwester und Tochter, und er fragte sich laut, welches die Ursache für ihre Entschlossenheit war. Er bemerkte, Sophia würde sehr viel Entschlossenheit benötigen, denn sie müßte ein Problem bekämpfen, das zwar hartnäckig war, aber auch zeitweilig aussetzte – beides Eigenschaften, die, wie er ihr erzählte, „die Hoffnungen eines jungen Menschen schwächen können – du denkst, du hast gewonnen, und dann kommt es doch wieder."

Die Eigenheiten des Problems kennenlernen

Im Wissen um diesen besonders bedrückenden Aspekt des Problems fragte David: „Sag einmal, wenn du eine Weile davon befreit wärst, könntest du dann vorhersagen, wann das *Jucken* wieder besonders schlimm werden würde?" Sophia konnte solche Vorhersage treffen. Sie konnte das Wiederauftreten sogar bis auf eine halbe Stunde genau vorhersagen. Sie machte in dieser Weise genaue Angaben über die Tagesstunden. Dann fragte die Mutter sie nach der Nacht. Sophia antwortete, die nächtliche *Juckzeit* wäre typischerweise zwischen 9 Uhr abends und 1 Uhr nachts.

David bemerkte: „Das ist gemein, daß es nachts so unerbittlich ist." Er vergewisserte sich wieder bei Sophia: „Darf ich dich mal fragen, wenn du entschlossen wärst, einzuschlafen – und das klingt merkwürdig, weil man normalerweise nicht beschließt, einzuschlafen, das ist etwas, was man einfach geschehen läßt – meinst du, wenn du von 9 Uhr abends bis 1 Uhr nachts schläfst, dann würdest du das *Jucken* umgehen und ihm entwischen?"

„Es wäre immer noch da, aber nicht so bösartig," antwortete sie.

David fragte bei der restlichen Familie nach, ob sie auch die „Bösartigkeit" des *Juckens* beobachtet hätten, und alle waren sich einig, daß nächtliches *Jucken* tatsächlich am bösartigsten war. David wiederholte: „Wenn du also von 9 Uhr abends bis 1 Uhr morgens schlafen könntest, würdest du der Bösartigkeit entgehen?" Tatsächlich war Sophia davon überzeugt.

David fuhr fort, wichtiges Wissen über das *Jucken* und über Sophia zu sammeln. Vor allem war er interessiert zu erfahren, wovon das *Jucken* sich „ernährte". Wie er feststellte, war Beunruhigung „pro-*Jucken*". Dann fand er heraus, auch wenn das *Jucken* nach 1 Uhr nachts weniger wurde, war es immer noch schlimmer als am Tag. Er stellte eine Vermutung darüber an: „Liegt es daran, daß du am Tag so damit beschäftigt bist, Spaß zu haben und zu lernen, daß dein Geist im wesentlichen woanders ist? Und wenn du schlafen gehst, denkst du darüber nach – das ist die Zeit, wo man die Geschäftigkeit abstellt, und dann legt es dich herein und es juckt?“ Sophia stimmte dem zu, sagte aber einschränkend, das *Jucken* könne sie auch am Tag übermannen.

David kam zu der Beobachtung zurück, daß sie sich, während sie sprachen, nicht kratze. Er erfuhr mehr von Sophia, auf welche unterschiedlichen Weisen sie in Lage war, „den Geist über die Materie“ zu stellen, um im Augenblick das *Jucken* zu verhindern. Sophia bestätigte, sie könne ein geringfügiges *Jucken* abmildern, auch wenn es nicht vollständig verschwinden würde. „Wie stellst du dir vor, wie du das machst?“ fragte David. Sophia schien seine Frage zu mißverstehen und hörte: „Woher weißt du, daß du das tatsächlich machst?“ statt: „Was machst du, um solche Leistung zu vollbringen?“ Sie wiederholte: „Woher ich weiß, daß ich das mache? Weil, wenn ich das mache bei einem geringfügigen *Jucken*, dann fängt es an, weniger zu werden.“ Und sie fügte hinzu: „Aber wenn ich anfange, wieder über das *Jucken* nachzudenken, kommt es wieder.“ David warf ein: „Oh, dann ist dein Verstand hier sehr mächtig?“ Dies brachte Sophia dazu, darüber nachzudenken, wie sie das Geringerwerden des *Juckens* erreichte: „Also, ich muß immer wieder denken, daß ich kein *Jucken* habe.“

David überlegte: „Also in gewissem Maße legst du deinen Verstand herein, indem du dein Gehirn dazu bringst, auf dich zu hören, statt auf deinen Körper? Du trennst deinen Körper und deinen Geist?“ Sophia stimmte zu. David beschäftigte sich eifrig damit, eine Idee über ihre besondere Fähigkeit, die Macht ihres Geistes einzusetzen, zu entwikkeln. Er versuchte, ihre Fähigkeit zu „typisieren“, indem er sie mit den Fähigkeiten anderer Kinder verglich. Er stellte Sophia die Geschichten zweier anderer Kinder vor, die er getroffen hatte und die ähnliche Fähigkeiten hatten.

David las Sophia den folgenden Brief vor, in dem die Mutter vom elfjährigen Michael seine Beziehung zu einer schweren erblichen Hautkrankheit beschrieb.

Lieber David,

Michael brauchte eine Weile, um zu erkennen, daß er irgendwelche besonderen Fähigkeiten haben könnte, aber ein paar Monate, nachdem er Ihren Brief erhielt, kam er mit dem folgenden an:

Als Michael zwei Jahre alt war, brachte ich ihm das tiefe Durchatmen zur Entspannung bei, und dabei erfuhr er, daß Entspanntsein viel weniger schmerzhaft war als das Anspannen im Schmerz.

Wie ich auch merkte, konnte er die Dinge viel weiter treiben, denn wenn eine Verletzung zu schmerzhaft für ihn war, als daß er ihr mit tiefem Durchatmen begegnen konnte, lief er zu seiner Schaffelldecke und brachte sich zum Einschlafen, während das Blut aus der Wunde rann. Als kleineres Kind besaß er eine weit über sein Alter hinausgehende Reife. Ich führte das darauf zurück, daß er ständig Schmerz ertragen mußte, besonders im Vorschulalter.

Jetzt ist mir bei Michael aufgefallen, wie oft er dann am besten im Sport ist, wenn er verletzt ist, als ob die Konzentration von seinen wunden Füßen weg seine Entschlossenheit woanders vergrößert.

Ich hoffe, dies ist hilfreich für Sie.

Mit freundlichen Grüßen,

Michaels Mutter

Es gab auch einen Brief von Michael:

Lieber David,

vielen Dank, daß du Dich mit einem Brief an mich gewendet hast. Es tut mir leid, daß ich nicht vorher an Dich geschrieben habe. Ich finde es ziemlich schwierig, Deine Fragen zu beantworten, weil ich mir nicht bewußt bin, irgendwelche besonderen Fähigkeiten zu haben, um Schmerz unter Kontrolle zu halten.

Um Deine Fragen zu beantworten:

1. *Vor allem kann ich Schmerzen in den Füßen ausblenden, aber ich kann auch einschlafen, wenn ich Kopfschmerzen habe.*
2. *Wenn ich wirklich schlimme Schmerzen habe, sehe ich mich um und versuche, mich auf etwas anderes zu konzentrieren. Wenn ich Blasen aufsteche und weiß, es wird wehtun, versuche ich tiefes, langsames Atmen und entspanne und lockere meinen Fuß. Ich mache mit dem tiefen Atmen weiter, während ich fernsehe.*
3. *Ja, jetzt, wo ich darüber nachdenke, glaube ich, Mama hat mir gute Dinge über die Beherrschung von Schmerz beigebracht.*
4. *Ich weiß, ich hätte ungeheuer viel mehr Schmerzen in meinem Leben gefühlt, wenn ich meine Taktiken zur Erleichterung von Schmerz nicht gehabt hätte.*
5. *Ich schalte die Gefühle von den Knien abwärts ab, wenn ich mich auf andere Dinge konzentriere, meistens wenn ich Sport mache. In den Pausen, wenn die Mannschaft mich nicht braucht, hinke ich,*

aber wenn ich beteiligt bin, fühle ich nichts. Wenn ich sehr gereizt bin oder mir schlecht ist oder ich Kopfschmerzen habe, kann ich die Gefühle ausschalten, indem ich die Augen schließe, mich entspanne und einschlafe. Wenn ich will, könnte ich Schmerzen in meinem Fuß fühlen, indem ich an den Schmerz denke.

Es war schwierig für mich, über eine Antwort auf Deinen Brief nachzudenken, denn bis jetzt hatte ich keine Ahnung, daß ich den Schmerz beherrsche.

Viele Grüße,

Michael

Sophia war ganz erfüllt von Michaels Erfahrung mit der Schmerzerleichterung. David forderte Sophia auf, ihre Fähigkeiten zu nennen. Sie nannte es „mich selbst ablenken". Er versuchte dann, genau festzustellen, wie das funktionierte: „Wohin geht dein Körper, und wo ist dein Geist? Hast du das Gefühl, das *Jucken* ist fortgegangen, oder bist du vom *Jucken* fortgegangen?" Dies war eine wichtige Unterscheidung, denn sie eröffnete beide Möglichkeiten – eine für die Auslöschung des *Juckens* und die andere für das Managen des *Juckens*. David erfuhr, daß Sophia den Eindruck hatte, sie nähme ihren Geist vom *Jucken* fort, und zwar tat sie das, indem sie ihn auf eine „Gedankenschiene" setzte, die vom *Jucken* fortführte. Manchmal kann ein Schmerz nicht ausgelöscht, aber daran gehindert werden, das Bewußtsein eines Menschen zu beherrschen.

David war von dieser Fähigkeit beeindruckt und entschied sich, weiter dem Phänomen von Sophias Kontrolle über die Situation nachzugehen, indem beide Richtungen gleichzeitig untersucht wurden – das *Jucken* besser und das *Jucken* schlimmer zu machen. „Nehmen wir mal an, du wolltest gemein zu dir sein, könntest du dein *Jucken* herbeirufen und es noch schlimmer machen?" Sophia antwortete, das könne sie. David fragte: „Wie würdest du das machen?" Er vergewisserte sich bei Sophia über die Richtung dieser Fragen: „Macht es dir etwas aus, wenn ich darüber rede? Ich möchte nicht grob sein." Sie fand es okay. Sie zeigte ihm, wie sie durch nur einmal Kratzen das *Jucken* zurückbringen konnte. David bemerkte: „Einmal Kratzen bringt dich wieder mit dem *Jucken* zusammen? Hast du irgendwelche Gedanken, die besonders juckende Gedanken wären?" „Es sieht sehr rot aus," erwiderte Sophia.

David stellte fest, daß die Macht des *Juckens*, durch einen einzigen Gedanken stärker zu werden, Sophia sehr ärgerte und frustrierte. David bat sie, ihm mitzuteilen, was sie vorzog: „Wenn du zufällig böse auf dein *Jucken* würdest und deine Haut verschonen würdest, statt auf deine Haut böse zu werden und das *Jucken* zu unterstützen, was wäre von deinem Standpunkt aus gesehen das bessere?“ Sophia sah ihn fragend an. David brachte seinen Protest gegen den Schmerz zum Ausdruck, den das *Jucken* Sophia und ihrer Familie bereitete: „Das ist nicht fair. Ich finde das total unfair, unfair dir und allen anderen gegenüber, vor allem aber dir gegenüber.“

Sophia verstand das und pflichtete ihm bei, daß es vorzuziehen war, auf das *Jucken* böse zu werden. David fuhr fort: „Nehmen wir mal an, du würdest dein *Jucken* frustrieren, indem du dich weigerst, es zu kratzen, würde dir das Befriedigung und Rache verschaffen?“ Sophia dachte gründlich darüber nach und entschied, das wäre nicht der Fall, denn einfach nicht kratzen, würde das *Jucken* nur noch stärker machen. David differenzierte seine Frage und wollte wissen, ob es ihr denn Befriedigung verschaffen würde, wenn sie in ihrem Geist einen Weg fort von dem *Jucken* finden würde. Sophia bejahte das. Wie David herausfand, würde solch eine Befriedigung ihre Entschlossenheit stärken, wohingegen es ihre Entschlossenheit entkräften würde, wenn das *Jucken* ihr den Schlaf raubte. Sophia schätzte, normalerweise würde sie nur anderthalb Stunden Schlaf pro Nacht haben und der Mangel an Schlaf hinderte sie daran, zur Schule zu gehen. Die ganze Familie war sich einig, daß dies ein wahrheitsgetreuer Bericht über das typische Szenario bezüglich Sophia war und sie alle deswegen ein bißchen „kratzbürstig“ wurden!

David faßte die Lage der Dinge bei Sophia noch einmal zusammen, da er jetzt ein bißchen über sie und ein bißchen über das *Jucken* erfahren hatte, wobei er die ganze Zeit wußte, daß sie, während sie da in den letzen zwanzig Minuten vor ihm gesessen hatte, das *Jucken* besiegt hatte: „Also, paß auf, du bist eine intelligente junge Frau mit einer besonderen Begabung. Diese Begabung hat möglicherweise etwas mit deiner Intelligenz zu tun oder vielleicht auch damit, wie sehr du unter diesem Problem zu leiden hast, und ich weiß, wie unfair das ist und mir tut das unheimlich leid. Auf der anderen Seite ist es schön, eine Begabung zu haben, und es ist schön, sie zu nutzen. Auf welche Weise hast du deiner Meinung nach jetzt in diesem Augenblick diese Begabung genutzt, um dich vom *Jucken* zu lösen? Ich habe dich beobachtet und wußte, du machst irgend etwas, und ich habe einfach bei mir gedacht, 'ich rede einfach ganz entspannt weiter über interessante Dinge, denn ich habe erfahren, daß du gern von dem *Jucken* abgelenkt wirst'. Durchschaust du irgendwie, wie das für dich funktioniert?“

Sophia antwortete: „Ich habe einfach versucht, das *Jucken* ganz in den Hintergrund meines Bewußtseins zu drängen und mich im Gespräch zu engagieren."

Davids Neugier war gereizt: „Wie hast du das *Jucken* aus dem Vordergrund deines Bewußtseins in den Hintergrund gedrängt?"

„Mein Gedankengang beschäftigte sich nicht mit meiner Haut," erwiderte Sophia.

David wollte Sophias Bewertung dieser Begabung noch klarer herausarbeiten und vergewisserte sich bei ihr, ob sie dies tatsächlich für eine „Begabung" hielt. Sophia hatte das Gefühl, es sei „so etwas Ähnliches wie eine Begabung."

Da David ihre Begabung anders einschätzte, wollte er ihre Zustimmung haben, anders darüber zu denken. „Macht es dir etwas aus, wenn ich denke, es ist eine große Begabung?" fragte David. „Macht es dir etwas aus, wenn ich dir hier ein bißchen voraus bin? Du hältst mich dann nicht für unangenehm, oder?"

„Nein," antwortete Sophia.

David war nun bereit, seine Vorstellung darzulegen, wie er Sophia helfen wollte: „Wenn wir jetzt zusammenarbeiten würden und diese deine Begabung entwickelten und stärkten und sie für dich verfügbarer machten, damit du sie jederzeit und für alles, wofür du sie haben möchtest, gebrauchen könntest – und ich wäre dafür, daß du sie auch zum Teil für andere Dinge aufsparst, zum Beispiel fürs Lernen oder um gute Träume zu haben oder zum Entspannen, damit du einschläfst – wenn wir dir bewußter machen, was du eigentlich da machst und welchen Erfolg du hast, meinst du dann, es könnte irgendwie besser werden?" Sophia stimmte bereitwillig zu, dies könnte so sein.

„Und würde es dir in irgendeiner Weise leid tun, wenn du das besser könntest?" fragte David zu seiner Vergewisserung.

„Nein," erwiderte Sophia.

David prüfte sorgfältig, wie Sophia selbst sich jetzt einschätzte: „Zu welchem Prozentsatz, meinst du, bist du jetzt gut darin?"

„Zu etwa dreißig Prozent:"

„Würdest du sagen, das ist ziemlich gut?", fragte David nach.

„Ja, aber nicht bei einem starken *Jucken*, nur wenn es ein kleines ist."

„Ein *Jucken* muß klein anfangen, nicht?“ erinnerte David sie. „Um es anzugreifen, muß man irgendwo anfangen.“

Sophias Mutter, June, fügte hinzu, ihrer Meinung nach wäre Sophia „gut darin, es zu überrumpeln, bevor es zu groß wird.“ Sophia antwortete: „Es geht beides, ich kann kämpfen und stärker als es werden oder es kann stärker als ich werden. Jedesmal, wenn ich nachgebe, verdoppelt es sich!“

David fiel etwas ein, was dem ganzen, wie er meinte, einen neue Wendung geben könnte: „Hast du jemals gedacht, ‘Hör mal, ich habe dich [das *Jucken*] in der letzten Zeit häufig besiegt, und ich habe das Gefühl, du solltest gegen mich auch manchmal einen Punkt gewinnen, ich werde dich also, denke ich, kratzen, aber auf eine nicht verdoppelnde Weise’?“

Sophia kannte Davids „Dreh“ bereits und daher ging sie mit einem eigenen einen Schritt weiter: „Wenn ich so denke, falle ich auf den Trick des *Juckens* rein und denke, wenn ich es kratze, gibt es mir Erleichterung. Wenn ich diese Idee habe, kratze ich es zwar, aber ich denke bei mir, ‘Es gibt mir keine Erleichterung’.“

David war glücklich, sich mit Sophia gegen das *Jucken* verschworen zu haben. Er überlegte, ob Sophias Weigerung zu glauben, sie könne Erleichterung vom *Jucken* gewährt bekommen, eine Art Rache gegen das *Jucken* war. Sophia erklärte, hier käme ihre „Entschlossenheit“ zutage. David faßte zusammen, daß Sophia, wenn sie nicht vom *Jukken* hereingelegt wurde, damit ihre Entschlossenheit bekundete. David fragte, ob es ihr Befriedigung verschaffe und sie noch entschlossener mache, wenn sie, wie sie es gerade getan hatte, den Trick des Ekzems zunichte machte.

„Du bist das *Jucken* und ich bin du!“

An diesem Punkt des Interviews hatte David das Gefühl, ein gutes Ausgangswissen über die Schliche und die Macht des Ekzems zu haben und über Sophias besondere Begabungen und ihre Entschlossenheit. Er fühlte, daß Sophia das *Jucken* ziemlich gut kannte, aber vielleicht davon profitieren könnte, ihre Fähigkeiten mit Davids Augen zu sehen. Er ersann eine Konversation, in der sie die Rolle des *Juckens* übernehmen und er Sophia spielen würde. „Wie wäre es, wenn du das *Jucken* bist und ich bin du,“ schlug er locker vor. Sophia nahm seine Aufforderung an.

David (als Sophia): Also, paß auf, du hast mir das Leben ziemlich häufig schwer gemacht, und ich finde wirklich, ich muß die Zeiten meines Juckens jetzt rationieren. Ich werde dich jetzt nur noch mich jucken lassen, wenn's mir paßt, und nicht, wenn's dir paßt, und wenn dir das nicht paßt, kannst du ja abhauen!

Sophia (als das *Jucken*): Es tut mir leid, aber im Moment bin ich für deine Haut verantwortlich, und du solltest mich lieber kratzen, es sei denn, du hättest es gerne unangenehm.

David (als Sophia): Darauf bin ich schon viele, viele Male reingefallen, *Jucken*. Du versprichst immer, wenn ich dich kratze, bist du zufrieden. Ich weiß, jedes Mal, wenn ich das mache, verdoppelst du den Preis. Ich habe diesen Trick ziemlich satt. Ich bin jetzt eine junge Frau und laß mich nicht mehr von deinen Tricks täuschen. Wie kommst du darauf, daß du mich reinlegen kannst?

Sophia (als das *Jucken*): Warum kratzt du mich nicht ein bißchen stärker. Ich werde dir beweisen, daß ich dann nicht schlimmer werde.

David (als Sophia): Das kenne ich schon. Du glaubst, ich bin die Doofe! Aber ich durchschaue das. Mir ist ein Licht aufgegangen! Ich will dir mal was sagen, ich schließe einen Kompromiß, ich hole einen Eiswürfel aus dem Kühlschrank und beruhige dich oder ich trage ein bißchen lindernde Creme auf dich auf. Aber mehr kriegst du nicht von mir. Mehr verdienst du nicht.

Sophia (als das *Jucken*): Das kannst du jetzt zwar machen, aber es betäubt mich nur zum Teil. In zwanzig Minuten bin ich wieder da, und dann werde ich dich wieder quälen!

David (als Sophia): Okay, du kannst es ja versuchen. Aber das mit den zwanzig Minuten ist in Ordnung, ich weiß, mit dem Teufel kann man keine Verhandlungen führen.

Sophia (als das *Jucken*): Versuch es nur, Eis oder Creme auf mich raufzutun, ich werde immer noch in deinem Hinterkopf sein. Da wird ein *Jucken* sein!

David (als Sophia): Na klar, aber du bist in meinem Hinterkopf, nicht vorn. Wenn du in meinem Hinterkopf bist, kann ich viel vorn in meinen Kopf packen. Ich weiß, wenn ich in ein Gespräch verwickelt bin oder in meine Phantasie vertieft, bist du immer noch in meinem Hinterkopf. Ich weiß, daß ich mit dir leben muß, aber du bist nicht mein Boß. Du bist nur wie ein Mitbewohner. Du mußt dich an die Regeln halten!

Sophia (als das *Jucken*): Das kann ich akzeptieren, aber du mußt verstehen, daß ich dich bis zu dem Punkt unter Kontrolle habe, wo ich dich dazu bringen kann, mich zu kratzen oder dich unangenehm zu fühlen.

David (als Sophia): Also, ich finde, du bist ein bißchen arrogant. Ich weiß nicht, woher du diese Idee hast. Ich glaube, du bist nicht mehr auf dem Laufenden bei mir und der Person, die ich geworden bin. Hast du nicht gemerkt, daß ich mich viel weniger gekratzt habe und es mich viel weniger gejuckt hat? Hast du nicht gemerkt, daß ich reifer geworden bin? Du fängst an, mich zu ärgern, und ich habe angefangen, aktiver zu werden und mein Leben selbst in die Hand zu nehmen, und du wirst dich da anpassen müssen!

Sophia (als das *Jucken*): Ich weiß nicht.

David (als Sophia): Na, *Jucken*, das ist das erste Mal, daß ich dich sprachlos sehe. Ich will dir mal was sagen, ich werde schlauer, als du bist. Ich weiß, als ich ein kleines Mädchen war, hattest du mich ganz im Griff. Was konnte ich denn tun. Du hast eine Vierjährige ausgenutzt. Ich konnte nicht zurückkämpfen. Jetzt habe ich geistige Macht. Du hast vielleicht meinen Körper, aber ich habe meinen Verstand.

Sophia (als das *Jucken*): Ich fühle, daß du stärker geworden bist, und das macht meine Arbeit schwerer.

David (als Sophia): Okay, das ist dein Schicksal, nicht meines. Hättest du es vorgezogen, wenn du mich schwächer gemacht hättest, damit du mich beherrschen kannst und mein Glück zerstören kannst? Ist es das, was du willst?

Sophia (als das *Jucken*): Ja.

David (als Sophia): Also, ich habe einen Namen für Leute wie dich, aber ich wage nicht, ihn auszusprechen! Erzähl mir einfach, welche Pläne du für mich hast.

Sophia (als das *Jucken*): Du wirst dich wahrscheinlich weiterhin so unbehaglich fühlen wie jetzt. Ich werde mich vielleicht ein wenig zurückziehen, weil ich weiß, daß du stärker wirst und mich irgendwann abwehren wirst. Aber ich werde auf jeden Fall mein bestes tun.

David (als Sophia): Du willst also nicht rücksichtsvoll sein, du willst hart sein. Du weißt nicht, mit wem du es zu tun hast, oder? Kennst du mich so gut? Oder kennst du mich nur als die Vierjährige? Du weißt nicht, daß ich in meinem Geist Kräfte gesammelt habe, denn du kennst nur meinen Körper!

Sophia (als das *Jucken*): Manchmal kann ich deinen Geist beherrschen.

David (als Sophia): Wie denkst du über die Male, wo du das nicht kannst?

Sophia (als das *Jucken*): Ich ärgere mich.

David (als Sophia): Weißt du was? Das freut mich. Du wirst dich noch viel mehr ärgern. Meinst du, du solltest mal zur Therapie gehen, wegen der Gefühle, die du haben wirst, wenn ich meinen Geist stärke? Du tust mir jetzt ein bißchen leid. Ich vermute, es gibt noch andere Kindheiten, die du ruinieren kannst. Möchtest du fort?

Sophia (als das *Jucken*): Es macht mir nichts aus, wenn du zur Therapie gehst, aber ich werde nicht weggehen, denn ich werde immer da sein, aber ich werde schwächer werden.

Eine neue Beziehung zum Problem

David (als Sophia): Es macht mir nichts aus, wenn du noch weiter herumlungerst, so lange du an deinem Platz bleibst und mich respektierst. Ich könnte ganz harmonisch mit dir leben. Aber du darfst nicht meinen Stolz zerstören! Das sage ich dir. Das werde ich nicht zulassen.

Sophia (als das *Jucken*): Okay, ich lasse mich auf diesen Handel mit dir ein.

David (als Sophia): Wie sieht dein Handel aus? Du kannst dich in meiner Nähe aufhalten und in meinem Leben sein, aber wie wirst du mit mir umgehen?

Sophia (als das *Jucken*): Also ab und zu mußt du akzeptieren, daß ich manchmal kratzhungrig bin und dann mußt du mich zufriedenstellen, aber die meiste Zeit werde ich versuchen, unauffällig zu bleiben.

David (als Sophia): Wie oft denn, einen Tag in der Woche? Was, glaubst du, würde dich zufriedenstellen? Hier und da mal eine halbe Stunde?

Sophia (als das *Jucken*): Sagen wir mal, wenn du dich aufregst oder dir Sorgen machst, dann ereifere ich mich und ärgere mich. Und dann würde ich etwas Beruhigung brauchen.

David (als Sophia): Also, warte mal, wenn ich mir Sorgen mache oder aufgeregt bin, dann bist du auch beunruhigt?

Sophia (als das *Jucken*): Ein bißchen.

David (als Sophia): Ich verstehe. Wenn ich lernen würde, mich zu beruhigen, zu entspannen und mir auf eine Anti-Sorgen-Art Sorgen machte, dann bestünde für dich nicht solche Notwendigkeit, gekratzt zu werden, oder? Ist das okay, oder würdest du dich dann vernachlässigt fühlen?

Sophia (als das *Jucken*): Das ist okay, solange du weißt, daß ich noch da bin.

David (als Sophia): Okay, ich werde immer einen Platz für dich frei halten ... ich räume dir keinen Platz in meinem Herzen ein, aber ich mache dir Platz in meiner Haut.

Sophia (als das *Jucken*): Ja, das ist okay.

David (als Sophia): Abgemacht? Können wir rücksichtsvoll miteinander sein? Können wir irgendwie kooperieren? Was willst du denn von mir?

Sophia (als das *Jucken*): Ich will, daß du akzeptierst, daß ich da bin.

David (als Sophia): Okay, du bist da.

Sophia (als das *Jucken*): Und daß du mich kratzt, wenn ich es dringend nötig habe.

David (als Sophia): Okay. Aber wie ist es mit dem Verdoppeln, wenn ich nachgebe und dich kratze. Das ist kein sehr guter Vertrag für mich. „Kratz mich mal so richtig stark“ und dann verdoppelst du den Preis.

Sophia (als das *Jucken*): Also, wenn ich mich an meinen Teil des Vertrages halte, dann werde ich mich beruhigen, dann wird meine Kraft sich nicht so sehr verdoppeln.

David (als Sophia): Gut, also du beruhigst dich, und ich beruhige mich. Wie siehst du das mit meinem Einschlafen heute abend? Macht es dir was aus, wenn ich mal richtig gut schlafe, und würde es dich beruhigen, wenn ich mich beruhige? Ist das mit heute abend für dich in Ordnung? Oder sollen wir uns streiten? Meinst du, du könntest mir heute abend mal frei geben? Wir könnten morgen abend streiten.

Sophia (als das *Jucken*): Also, ich denke, ich brauche eine Weile, um zu akzeptieren, daß ich mich beruhigen muß, denn das wäre für mich eine ziemlich große Veränderung.

David (als Sophia): Nehmen wir an, du würdest dich beruhigen, gibt es irgend etwas, um das du mich bitten würdest? Du bist sehr fair bei deinen Verhandlungen gewesen. Du hast Kompromisse geschlossen. Worum würdest du mich bitten?

Sophia (als das *Jucken*): Daß du nichts machst, von dem du weißt, daß es mich ärgert.

David (als Sophia): Was ärgert dich am meisten? Ich habe jetzt viel mehr Mitgefühl mit dir, weißt du. Ich fühle mich dir viel näher. Du bist sehr vernünftig.

Sophia (als das *Jucken*): Zum Beispiel zu viel Süßes essen.

David (als Sophia): Das wird schwer für mich. Ich liebe Süßigkeiten. Zu viel Süßes essen. Was zum Beispiel?

Sophia (als das *Jucken*): Schokolade.

David (als Sophia): Wie ist es mit Marsriegeln? Kann ich die essen?

Sophia (als das *Jucken*): Du kannst sie essen, aber nur so weit, wie du prüfen willst, ob ich noch da bin. Sonst beiße ich zurück und zeige dir, daß ich wirklich noch da bin.

David (als Sophia): Also Schokolade in Maßen. Was noch?

Sophia (als das *Jucken*): Dinge nicht übertreiben, wie Turnen, es nicht übertreiben, weil dir dann heiß wird und das verursacht das Jucken.

David (als Sophia): Ja, nicht übertreiben. Hitze ist nicht so gut, nicht?

Sophia (als das *Jucken*): Nein, das stimmt. Aber der Sommer kann in Ordnung sein, zum Beispiel an die See fahren und ähnliches. Aber Hitze wird ziemlich unbequem.

David (als Sophia): Du würdest wohl wirklich nicht gern in den Tropen leben, oder?

Sophia (als das *Jucken*): Nein, eigentlich nicht.

David (als Sophia): Welche anderen Sachen würdest du noch von mir verlangen? Weißt du, dieses cool bleiben, heißt das emotional cool oder ...?

Sophia (als das *Jucken*): Beides, tu mir nichts an, von dem du weißt, daß es mich schon mal geärgert hat.

David (als Sophia): Was zum Beispiel?

Sophia (als das *Jucken*): Cremes, sonst zeig ich dir noch mal, wie sehr sie mich ärgern. Die werde ich nie mögen.

David (als Sophia): Hast du das Gefühl, daß ich dir etwas mehr Respekt zeige, indem ich dir etwas mehr nachgebe? Hast du das Gefühl, ich bin erwachsen und dir ebenbürtig geworden?

Sophia (als das *Jucken*): Ja.

David (als Sophia): Ganz ehrlich gesagt, bekomme ich eine ganz andere Vorstellung von dir, weil ich dachte, du seist nur darauf aus, mein Leben elend zu machen. Ich sehe jetzt auch, welche eigenen Sorgen du hast. Ich habe nie viel über deine Lage nachgedacht. Ich habe nur an meine gedacht. Man wird älter und fängt an, über die Gefühle der anderen Leute nachzudenken. Du hast deine eigenen Gedanken und deine eigenen Bedürfnisse. Wenn ich also auf dich Rücksicht nehme, nimmst du dann Rücksicht auf mich?

Sophia (als das *Jucken*): Ja.

Auf dem Weg nach draußen fragten Sophias Eltern, ob sie mal kurz mit David sprechen könnten. Er freute sich darauf, denn trotz ihrer offensichtlichen Müdigkeit sahen sie glücklich aus, während sie ihre Tränen trockneten. Mit gedämpfter Stimme sagte Sophias Mutter: „Wir schöpfen solche Kraft aus ihr“, und der Vater nickte zustimmend.

Nachuntersuchung

Spät am nächsten Tag erhielt David einen freudigen Anruf von Sophias Mutter. Offenbar war Sophia am Abend vorher eingeschlafen und war am Morgen zur Schule gegangen. Das Jucken hatte jedoch wieder angefangen, und sie war in das Büro der Krankenschwester gegangen und hatte ihre Mutter angerufen. Sophias Mutter erzählte David, sie sei an dem Tag an ihrem Arbeitsplatz sehr beschäftigt gewesen und habe ihrer Tochter gesagt, sie könne sie nicht abholen.

Zum ersten Mal hatte Sophias Mutter Sophia nach einem solchen Anruf nicht abgeholt. Als sie es dann am Ende des Tages machte, stellte sie fest, daß Sophia in ihre Klasse zurückgekehrt war und „den besten Schultag seit Monaten gehabt hatte“. Sophias Mutter erinnerte sich, welche Quelle der Kraft ihre Tochter für sie war. Sie erzählte David, ihr neues Vertrauen in Sophia habe sie in der Entscheidung bestärkt, sie nicht abzuholen, als sie vom Büro der Krankenschwester aus anrief.

Nach diesem Tag bestätigten mehrere Telephongespräche, wieviel besser Sophia ihre Ekzeme unter Kontrolle hatte, verglichen mit früher, und weitere Treffen waren nicht mehr notwendig. David hatte das Gefühl, daß sowohl er wie auch Sophia das *Jucken* besser kennengelernt hatten – was half und was schadete; noch wichtiger aber war, daß sie ausreichend detailliert Sophias Reife und ihre neue Lebensweise mit den Ekzemen herausgearbeitet hatten.

Kapitel 17

Terry:

„Nach einer langen Zeit des Schreckens lebe ich jetzt wieder in Frieden."

Terrys Familie sind „Pakeha" (weiße Neuseeländer) irischer und walisischer Abstammung. Die an der Therapie beteiligten Familienmitglieder waren Terry, 12 Jahre, und Dorothy, seine Mutter. Sie trafen sich mit David EPSTON achtmal in einem Zeitraum von acht Monaten.

Erstes Treffen

„Er ist überladen von Schuldgefühlen," sagte Dorothy zusammenfassend, nachdem sie über ihre Sorgen mit ihrem Sohn Terry berichtet hatte. Sie hatte David gerade von Terrys Händewaschen erzählt, seiner extremen Besorgnis, dem täglichen Übergeben auf dem Weg zur Schule und seiner hysterischen Reaktion, wenn er sah, wie sich Menschen im Fernsehen küßten, und auf „Schmutz" im allgemeinen.

Dorothy – immer noch unsicher, ob dies vernünftig gewesen war – berichtete von einem Versuch, den sie und Terrys ältere Schwester unternommen hatten, um ihn von seinen herausgeschrienen Forderungen abzubringen, oder davon, sich Kissen vor die Augen zu halten, wenn sich Leute im Fernsehen küßten. Sie hatten sich, mit übertrieben guter Laune und indem sie sich ein wenig über ihn lustig machten, geweigert, seinen Forderungen nachzukommen. Der Gedanke hinter diesem Verhalten war gewesen, es sei „besser, offen mit ihm zu sein, damit er sich dabei okay fühlt". Terry nannte ihre Taktik „necken"; als David ihn fragte, ob er dieses „Necken" als gutartig oder bösartig betrachtete, versicherte Terry ihm, es sei „gutartig".

David fragte, welche Auswirkung „gutartiges Necken" auf das Problem habe. Terry antwortete rasch: „Ich mache Fortschritte mit den Zwängen und es [das gutartige Necken] hilft mir dabei." David spekulierte: „Hätten deine Mama und deine Schwester denken können, daß sie dich eher aufregen, statt dich zu stärken?"

„Eigentlich nicht," erwiderte Terry.

David fragte nach weiterer Information: „Du wußtest, es war zu deinem Guten. Woher wußtest du das?“

„Na ja, sie haben gelacht und nicht geschimpft. Sie haben nicht die Stirn gerunzelt.“

David äußerte Terry gegenüber laut die Frage: „Meinst du, du hast das Spaßige daran gesehen? Meinst du *Schuld* und *Zwanghaftigkeit* mögen es nicht gern, wenn man sich über sie lustig macht?“

Terry antwortete verständig: „Ja, aber ich mag es, wenn man sich über sie lustig macht, denn dann ist es viel leichter, über sie zu reden. Und man denkt einfach, ‘Das sind alberne Gedanken, und ich kann sie abwehren’.“

David war der Meinung, alle seien auf etwas Hervorragendes gestoßen, und stellte eine Frage, um dies zu bestätigen und um etwas zu dieser gerade stattfindenden Revision der Gedanken in Terry beizusteuern: „Wenn deine Mutter und deine ältere Schwester dich gutartig necken – dann kannst du dich gegen die Gedanken wehren und stärker werden?“ Terry bejahte dies.

David griff Dorothys anfängliche Bemerkung auf, Terry sei „von Schuldgefühlen überladen“, und vergewisserte sich bei Terry: „Ist es in Ordnung, wenn ich es *Schuld* nenne?“ Als Terry sich einverstanden erklärte, nahm David sich die Freiheit, das Problem zu personifizieren: „Macht es dir etwas aus, wenn ich sage, *Schuld* hat eine Stimme und spricht sozusagen zu dir?“

„Nein,“ sagte Terry.

„Ich frage dich deswegen, weil Chris, der mit ähnlichen Problemen zu tun hatte – er war damals übrigens sechzehn – mir seine Zustimmung gegeben hat, dir zu erzählen, was er herausgefunden hat – daß nämlich *Schuld* mit ihm gesprochen hat und ihm befohlen hat, gewisse Dinge zu tun. Und nun frage ich dich“, fuhr David fort: „Was sagt *Schuld* zu dir, Terry?“

Terry antwortete, indem er mit der Stimme von *Schuld* redete: „Du mußt makellos sauber sein. Deine Hände müssen völlig sauber sein. Sie sind nicht dafür gedacht, schmutzig zu werden.“

David konnte nicht anders, als böse werden, als er die Forderungen hörte, die *Schuld* an Terrys Hände stellte, und er konnte sich nicht zurückhalten, Terry von seinen Gefühlen zu berichten: „Ich werde ziemlich böse, wenn ich nur daran denke!“

Terry fuhr mit weiteren Einzelheiten über die Forderungen fort, wobei er immer noch die Stimme der *Schuld* nachmachte: „Die Gedanken, die du gerade hast, sind ekelhaft und bösartig. Die darfst sie eigentlich nicht haben. Du bist absonderlich und unmenschlich. Du bist der einzige, der sie hat. Du bist anormal!"

Vorher hatte David Terry versprochen, daß er sich nicht übermäßig über irgend etwas aufregen oder ärgern würde, so mußte er also seinen aufsteigenden Zorn über die lachhaften Lügen, die Terry von der *Schuld* aufgetischt wurden, im Zaume halten.

Schlauer als *Schuld*

David kam zu der Ansicht, Terry sei „ein recht kluger Kopf", und die Mutter lächelte und nickte zustimmend. Er ging davon aus, daß Terry sogar klüger war, als die *Schuld* ihn einschätzte. Daher fragte er ihn: „Warum, meinst du, lügt die *Schuld* in dieser Weise? Welche Ziele verfolgt sie, wenn sie dich dazu bringt, deine ganze Zeit so besessen und zwanghaft zu verbringen?"

Terry antwortete nachdenklich: „Also, sie hilft mir, meine Gedanken von Dingen abzuwenden, an die ich nicht denken möchte – die zu denken mir Angst einflößen. Sie versucht, mir zu helfen, nicht über gewisse Dinge nachzudenken, aber in Wirklichkeit tut sie mir weh."

Diese Antwort bestätigte Davids Meinung von Terrys allgemeiner Klugheit und seiner von ihm klar erfaßten Beziehung zum Problem. Sie erinnerte ihn an ähnlich verständige Gedanken von Chris. David las laut einen Brief vor, den er an Chris geschrieben hatte und den Chris den „Archiven" der „Anti-Gewohnheits-Vereinigung" zu diesem Zweck vermacht hatte.

Lieber Chris,

Chris, du hast mir erzählt, du machtest dir nicht so viel Sorgen um deine Arbeit in der Schule. Ich habe darüber gestaunt. Du hast mir gesagt, „Sorgen machen bringt nichts" und daher hast du damit aufgehört, und trotzdem ist der Grad deiner Bemühungen gleich geblieben. Chris, meinst du, deine Zwänge haben dich reingelegt und haben dich fast dazu gebracht, dich ihnen ganz hinzugeben? Was haben sie dir versprochen, um dich aufzusaugen? Haben sie dir ewiges Glück versprochen, wenn du deinen Po sauberwischst oder deinen Körper tadellos gründlich wäschst? Meinst du, dies sind kindische Gedanken oder meinst du, es sei ein bißchen Wahrheit darin? Früher hast du gedacht: „Das sind nur merkwürdige Dinge, die ich getan habe." Jetzt durchschaust du anscheinend die Tricks, mit denen Schuld dich reingelegt hat.

Die Grenzüberschreitung

David legte den Brief zur Seite und wandte sich wieder Terry zu: „Wie hast du die Tricks durchschaut, mit denen die *Schuld* dich reingelegt hat?" Terry dachte eine Weile über die Frage nach: „Mama hat gesagt, man sollte sich nicht die ganze Zeit die Hände waschen. Vieles lag an der Zwanghaftigkeit meines Vater, sauber zu sein." (Terrys Vater lebte zu der Zeit in einem anderen Land.) „Und an den Katzen, wir haben nämlich drei Katzen zu Hause. Ich kann sie häufig halten und sie streicheln."

Terry übernahm hier den autoritären und mißbilligenden Ton der „Stimme" und schimpfte: „Sie sind schmutzig und verdreckt. Staub und alles ist schmutzig!" Dann nahm er wieder seinen normalen Ton an. „Ich vermute mal, mein Mißtrauen ... also das habe ich von Papa, daher bin ich bei allem furchtbar mißtrauisch."

David fragte: „Ist dir klar geworden, daß dies zu weit ging?"

Terry nickte prompt: „Ja, das überschreitet die Grenze."

David fragte sich, ob die Erkenntnis, daß er hier die Grenze überschreitet, Terry dazu gebracht hat, sich gegen die *Zwänge* durchzusetzen. Wie sich herausstellte, war dies tatsächlich der Fall. David wollte genau hören, was passiert war, als dies das erste Mal geschah.

Terry erinnerte sich: „Es hat die ganze Zeit an mir genagt. Dann habe ich nach einer Weile meine Hände gewaschen. Ich habe es einfach immer länger und länger hinausgezögert, bis ich es nicht mehr mußte."

David ging noch einmal diese Diskussion durch und fragte: „Meinst du, *Schuld* hat deinen Verstand ausgenutzt, statt daß du selbst deinen Verstand benutzt hast?"

Terry antwortete mit einer kleinen Erleichterung: „Ja, sie hat meinen Verstand bis an den Rand des Nervenzusammenbruchs benutzt. Ich hatte das Gefühl ... ich hatte das Gefühl, ich breche in Stücke und zerfalle. Meine Persönlichkeit würde zerfallen und ich würde ein Nervenbündel werden."

„Also,“ antwortete David, „ich bin froh, daß du gemacht hast, was du gemacht hast, und das war gewaltig. Bist du ein kleines bißchen, ein mittleres bißchen oder ein großes bißchen stolz auf dich und auf das, was du getan hast?“

Terrys Bescheidenheit schränkte seine Antwort ein: „So mittelstolz auf mich.“

David stellte dies sanft infrage: „Macht es dir etwas aus, wenn ich stolzer auf dich bin, als du selbst auf dich bist? Ist das in Ordnung?“ Terry akzeptierte Davids abweichende Meinung.

David ging diesen Fragen noch weiter nach: „Hattest du es irgendwie im Gefühl, daß du diese Gedanken aus deinem Kopf vertreiben könntest? Oder daß du sie vertreiben könntest, wenn sie anfangen, dich zu ärgern?“

Terry gab zu: „Bei einigen kann ich es, aber andere sind stark und hartnäckig“.

In der Wahl der nächsten Frage zeigte sich, in welche Richtung David tendierte: „Kannst du mir von denen erzählen, die du aus deinem Kopf verbannt hast, von denjenigen, die du anscheinend in der Lage bist zu unterdrücken, herumzukommandieren und aus deinem Kopf zu verbannen, also von denen, von denen du nicht unterdrückt und herumkommandiert wirst?“

„Die, bei denen es um das Händewaschen geht,“ berichtete Terry ihm. „Einige der Gedanken von Menschen in meinem Alter – die Gedanken von Heranwachsenden. Also so dies und das über mich selber, na du weißt schon.“

„Terry, welcher ist dein Lieblingsgegner? Gegen welchen gewinnst du ziemlich regelmäßig?“

„Das Händewaschen.“

„Welche Eigenschaften hast du schon seit langer Zeit, die mich hätten erraten lassen, daß du dies schaffst, wenn du nur in die richtige Richtung gingest?“

„Ich bin ungeduldig. Ich hatte die Nase voll von ihnen. Wenn mir etwas im Wege steht, trete ich es weg!“

David wandte sich an Dorothy und fragte: „Gibt es irgendwelche anderen Anzeichen, die ihnen gesagt haben, daß er als Person stärker und mutiger wird?“

Dorothy antwortete: „Letztes Jahr in der Schule war er richtig gut. Die Lehrer haben gesagt, was für ein außergewöhnlicher Mensch er ist. Er war in den Fächern gut, und er hat auch ein wunderbares Gerechtigkeitsempfinden."

David griff Terrys Gerechtigkeitsempfinden auf und fragte: „Terry, hältst du es für gerecht oder fair, wenn dein Leben in diesem Alter zerstört wird? Wenn deine Persönlichkeit sich auflöst?"

Terrys Antwort war sehr überlegt: „Wenn sie sich auflösen sollte, wird das meiner Meinung nach geschehen, wenn ich älter bin." Dann wurde er selbstsicherer: „Ja, das Ganze war dabei, mein Leben zu zerstören, so daß ich nicht in der Lage sein würde, es voll zu genießen. Wenn ich alt und schwach wäre, gäbe es zumindest nicht mehr so viel, worauf ich mich freuen könnte, aber ich war noch jung und hatte nichts, worauf ich mich freuen konnte – nur Elend."

Auf der Suche nach Beweisen für eine alternative Lebensgeschichte für Terry wandte David sich an Dorothy: „Dorothy, wenn Sie vor dem Hintergrund all dieser Dinge auf Terrys Leben zurückblicken, welche Eigenschaften besaß er, die hätten voraussagen lassen, daß er dies schaffen könnte? Hat er schon mal andere Unbilden in seinem Leben überwinden müssen?" Dorothy gab einen Bericht darüber, wie Terry, der sich jeden Tag in den Rinnstein übergeben mußte, sich „seinen Weg daraus freigekämpft hatte."

David faßte Terrys neue Beziehung zum Problem zusammen und fragte: „Hast du herausgefunden, daß deine Zwänge nicht wie Freunde waren, sondern eher wie Feinde?"

Terry nickte heftig: „Wahrscheinlich!"

Zweites Treffen

Beim nächsten Treffen kam Terry herein und erzählte unmittelbar von seinen Neuigkeiten: „Die Gedanken, die mich bedrückt haben, sind alle fort!"

„Gehe ich recht in der Annahme, daß du diese Gedanken aus dir herausgenommen hast und ihnen ins Auge geschaut hast?"

„Ja," erwiderte Terry.

David war neugierig: „Wie, meinst du, hast du das gemacht – denn du mußt gedacht haben, sie sind in deinem Kopf, sie sind deine Gedanken?"

Terry dachte eine Weile darüber nach und erwiderte: „Also ich habe mir Programme im Fernsehen angesehen und dann allmählich meinen eigenen Kampf aufgebaut! Ich habe mir harte, bösartige Personen vorgestellt, die da stehen – richtig große. Aber die Gedanken waren eher schwach als hart. Ich kam zu der Überlegung, daß sie schwach waren."

„Das ist ein ganz schöner Unterschied, denn du hast sie ja früher für stark und durchhaltekräftig gehalten," erinnerte sich David. „Es klingt, als hättest du eine andere Vorstellung von diesen Gedanken – sie sind äußerlich hart, aber innerlich schwach." Wie Terry und Dorothy bekräftigten, war dies die perfekte Beschreibung eines Maulhelden.

„Wie hast du diese Gedanken formuliert, die dir erlaubt haben, dich gegen diese Maulhelden durchzusetzen?" fragte David. „Stammten sie aus einem Traum, aus einer Vision oder waren sie eine Erfindung von dir?" Terry identifizierte die Quelle seiner Eingebung als einen Cartoonfilm, den er sich angesehen hatte. „Hast du das ganz für dich in deinem eigenen schöpferischen Geist gemacht?" fragte David. „Glaubst du, du hast irgendwelche besonderen Fähigkeiten?" Terry gab etwas unbehaglich zu: „Ich glaube, ich bin einigermaßen erfindungsreich."

David wollte mehr über Terrys Erfindungen wissen. Er sagte Terry, er wolle mehr darüber erfahren und er wolle seine Neugierde darüber, wie Terrys Geist funktionierte, befriedigen. David sann darüber nach, wie erfrischend es war, Terrys Geist kennenzulernen, aus dem nun die zwanghaften Gedanken herausbefördert worden waren. David war erfreut über die Aussicht, daß Terrys Geist, wenn er die Gedanken an das Händewaschen vertreiben konnte, „seine Muskeln spielen lassen konnte" mit Erfindungen. Wie Terry bereitwillig zugab, übernahmen noch viele weitere erfinderische Gedanken den Raum, den vorher jene anderen zwanghaften Gedanken eingenommen hatten. „Die sind weg und plötzlich strömen andere Dinge hinein, wie Phantasie und Science-Fiction Geschichten!" rief er aus.

„Macht es dich glücklich oder traurig, wenn diese Gedanken nicht in deinem Geist sind und dein eigener Geist diesen Raum ausfüllt?" fragte David.

„SEHR GLÜCKLICH!" rief Terry aus.

David fragte Dorothy, ob ihr Terrys neu gefundenes Glück bewußt gewesen war. Dorothy ließ eine äußerst erstaunliche Katze aus dem Sack: „David, er hat seit etwa drei Wochen keine Kopfschmerzen mehr gehabt und das ist ein WUNDER!" Obwohl er einen Augenblick lang von dieser Offenbarung verblüfft war, erholte David sich genügend, um dann Terrys Hand zu schütteln und ihm ganz herzlich zu gratulieren.

Als sich der Staub der Aufregung gelegt hatte, stellte sich heraus, daß Dorothy es nicht für notwendig erachtet hatte, David beim ersten Treffen von den Kopfschmerzen zu erzählen, denn – wie sie es ausdrückte – Terry hat „seit acht langen Jahren jeden Tag Kopfschmerzen!" Nachdem sie zahlreiche Spezialisten konsultiert hatte, sah sie sich gezwungen, diese Kopfschmerzen als etwas zu akzeptieren, womit Terry würde leben müssen.

„Meinst du, es waren diese Gedanken, die in deinem Kopf geschmerzt haben?" fragte David. Terry nickte sofort.

„Wo du jetzt selbst deinen Geist übernimmst, gibst du dir da eine Menge Freude und Spaß?" fuhr er fort. „Glaubst du, daß deine Gedanken auf deinen Kopf sozusagen eingehämmert haben?"

„Ja, sehr," stimmte Terry ihm zu.

„Wieviel von deinem Geist, meinst du, hast du zurückgewonnen, und wieviel Prozent Boden nehmen diese Gedanken in deinem geistigen Territorium noch ein?"

Terry antwortete, er besäße 99,9 Prozent seines eigenen Geistes.

Endlich frei

Während David der Kopf von diesen statistischen Angaben schwirrte, wandten sich seine Gedanken Brett zu, der, wie David Terry erzählte, hieran sehr interessiert sein würde. Brett war auch zwölf Jahre alt und befand sich in einem Kampf auf Leben und Tod mit „Anorexie und Perfektion", die er als ein „verheiratetes Paar" betrachtete. Mit Davids Hilfe hatten Brett und seine Familie sich mit anderen über ihre auf Video aufgezeichneten Sitzungen ausgetauscht.

„Erzähl mir mal, Terry, dies ist ein ziemlicher Erfolg," fing David an, „aber ich weiß, du fühlst dich nicht besonders wohl, wenn ich allzu enthusiastisch werde, daher werde ich versuchen, Ruhe zu bewahren. Erlaubst du mir, einige deiner Ideen Brett mitzuteilen, damit er hören kann, wie du diese Gedanken daran hinderst, deinen Geist wieder zu übernehmen? Diese Gedanken haben ja sicher versucht, dich zu überzeugen, daß du im Unrecht bist und daß eigentlich sie deinen Geist besetzt halten sollten. Als du anfingst, sie wegzudrängen, was haben sie da gemacht?"

Terry antwortete ohne Mühe: „Sie haben keinen großen Widerstand geleistet. Sie haben sehr schnell das Handtuch geschmissen. Dann haben sie versucht, wiederzukommen, und es gab so eine Kabbelei, aber ein Fingerschnipsen von mir genügte, und sie waren wieder weg."

„Tatsächlich!" rief David aus. „Wie denkst du darüber, daß dein Geist jetzt befreit ist von Schuld, Sorge und auch von Zwängen und Kopfschmerzen?"

„Endlich frei," seufzte Terry. „Ich kann meine eigenen Sachen machen, statt mir von diesen Gedanken in meinem Hinterkopf vorschreiben zu lassen, was ich zu tun habe, zum Beispiel, 'du darfst nur so und so viel Spaß haben'. Ich konnte nur so tun, als hätte ich Spaß, denn tief in meinem Innersten machte ich mir Sorgen."

David fragte sich, wie es die Gedanken im einzelnen versucht hatten, Terry hiervon zu überzeugen. Terry machte das für ihn vor: „Du bist nicht dafür gedacht, Spaß zu haben; du darfst nur eine begrenzte Menge davon haben."

David war schockiert. „Also, das ist gemein! Wenn du mir das erzählst, werde ich ziemlich böse. Findest du, daß es gemein ist, so etwas zu einem jungen Menschen zu sagen? Ich meine, dies sollten eigentlich mit die besten Jahre deines Lebens sein, und dann wird dir gesagt, du sollst keinen Spaß haben! Was hältst du davon? Stellt das in deinen Augen nicht die Moral und die Ethik dieser Stimmen infrage – wenn sie einem jungen Menschen die Freude rauben?"

„Ja, das tun sie wirklich", erklärte Terry. „Ich habe Freunde, die Spaß zusammen haben, sich freuen und lachen, und ich bin irgendwo da hinten auf diesem Schrottplatz von leerem Raum."

„So nennst du das also – Schrottplatz von leerem Raum?" witzelte David. „Womit hast du deinen Geist jetzt aufgefüllt, wo sie weg sind? Mit guten Erfahrungen, Kreativität? Wie ist es mit Freundschaften? Ich würde mal sagen, es gibt jetzt mehr in dir, was man zum Freund haben kann."

„Ich habe jetzt angefangen, Freundschaften zu schließen, und kann einige Leute akzeptieren, bei denen ich im letzten Jahr wirklich intolerant war." Terry erklärte David, in der Vergangenheit habe er Fehler nicht tolerieren können, weder seine eigenen noch die seiner Klassenkameraden. Wenn sie Spaß hatten, hatte er gedacht, sie seien gut und verdienten es, sich zu amüsieren, und da er es nicht konnte, müsse er böse sein.

„Es freut mich zu hören, daß du jetzt von dieser Qual befreit bist," sagte David zu ihm.

Terry erklärte David, hier ginge es nicht um Freiheit. Die Gedanken hätten versucht, ihn zu schützen.

„Meinst du, sie haben dich übermäßig beschützt?" fragte David.

„Nein," fuhr Terry in seiner Erklärung fort, „*Schuld* war durch Macht korrumpiert. Denn nachdem sie mir geholfen hatte, Dinge zu vermeiden, über die ich nicht nachdenken wollte, wurde ihr klar, daß sie meinen Geist beherrschen und manipulieren konnte. Und dann wurde ihr klar, daß sie meinen Geist so vollständig beherrschen konnte, daß sie imstande war, meinen Geist dazu zu bringen, die *Besessenheit* aufrecht zu halten und nicht absterben zu lassen."

Mit der Tonbandaufnahme für Brett von diesen außergewöhnlich scharfsichtigen Bemerkungen darüber, wie *Schuld* und *Besessenheit* das Zepter in die Hand nehmen und sich im Geist eines jungen Menschen einnisten, endete Terrys und Davids zweites Gespräch.

Drittes Treffen

Einen Monat später fand ein drittes Treffen statt. Terry begann die Sitzung, indem er laut eine Geschichte vorlas, die er geschrieben hatte:

> *Früher war mein Geist von Schuld geplagt. Ich wurde durch meinen Geist gezwungen, eine Reihe von Ritualen durchzuführen, wie Händewaschen. Mein Leben war wie eine Dürrezone, über die der Wind bläst. Es gab kaum irgendwelche Aktivitäten oder Vereine, zu denen ich ging. Mein Leben kreiste normalerweise um die Schularbeit. Ich hatte nicht viel Freunde, und wenn ich welche hatte, stritt ich mich meistens mit ihnen oder wurde gemein zu ihnen, wenn sie glücklich waren. Mein Leben ging den Bach hinunter.*
>
> *Dann, eines Tages, an einem Tag, an dem das Freisein endlich die „infizierten" Bereiche meines Geistes einnehmen sollte, beschloß meine Mutter, nachdem sie mir durch eine Zeit des Schmerzes und der Schuld hindurch beigestanden hatte, mich zu David Epston mit-*

zunehmen. Nach nur einem einzigen Besuch zerbrach die Schale der Schuld, die mich bedeckt hatte, und Licht und Freiheit kamen wieder zu mir. Ich fing an, neue Freundschaften zu schließen und die Bande zu meinen alten Freunden neu zu knüpfen, die im Laufe der Zeit langsam zerrissen und zerfallen waren. So lebe ich nun nach einer langen Zeit des Schreckens wieder in Frieden.

Nach einer Pause, die gefüllt war von anerkennendem Schweigen, gratulierte David Terry zu seinem leidenschaftlichen Bericht über Freiheit und Frieden. Terry bat David, diesen Bericht für andere junge Leute, die er in Zukunft treffen würde, aufzubewahren und auch für Sie, lieber Leser und liebe Leserin.

David versuchte dann, sich über Terrys letzte Entwicklungen auf das Laufende zu bringen, und vermutete, es würde viel zu erzählen geben. „Wie ist dein Leben gewesen? Hat *Schuld* dir Hindernisse in den Weg gestellt, als du dein Leben und deinen Geist zurückgewinnen wolltest?"

„In der letzten Zeit habe ich so viel Spaß gehabt, daß ich ganz müde bin," bemerkte Terry. „Ich vermute mal, mein Körper ist nicht daran gewöhnt. Früher habe ich immer herumgesessen und Trübsal geblasen."

Dorothy machte sich Sorgen, da Terry, obwohl es ihm gut gegangen war, mehrere Male mißmutig gewesen war. „Es hat mit seinen Schulaufgaben zu tun," erklärte sie. „Er ist ein richtiger Perfektionist. Wenn er es das erste Mal nicht gleich richtig hinkriegt, wird er darüber wütend. Es lag ein bißchen mit daran."

In der Zwischenzeit hatte Terry sich Videobänder von den Treffen zwischen David und Brett angesehen (mit Bretts Erlaubnis), auf denen Brett „den Fluch der Idee von Perfektion" darlegte. Terry und David betrachteten noch einmal Bretts Abkehr von *Perfektion* und *Anorexie*.

David fragte Terry: „Was, glaubst du, meinte der Rocksänger Sting, als er sang, 'Perfection is all very well, but don't be surprised if your life on earth is hell' ['Perfektion ist ganz schön und gut, aber wundere dich nicht, wenn dein Leben auf Erden die Hölle ist', Übers. B.E.]. Terry interpretierte das Gedicht mit Leichtigkeit: „Man ist immer unvollkommen, man wird nie perfekt werden. Dein Geist schafft immer irgend etwas, was dir sagt, es ist unvollkommen, selbst wenn du denkst, es ist vollkommen. Am Abend vorher ist es perfekt, am nächsten Tag nicht mehr."

David fragte Terry: „Kannst du unterscheiden zwischen 'gut genug' und dem 'Fluch der Idee von Perfektion'?" Terry schüttelte langsam den Kopf.

David wollte ihm helfen: „Meinst du, wir sollten herausarbeiten, nach welcher Idee du dein Leben leben willst?" David versuchte, Terry ein deutliches Beispiel dafür zu geben: „Nehmen wir einmal an, du beschließt, einem Verein beizutreten, der sich den Namen 'Verein für den Fluch der Idee von Perfektion' gegeben hat. Denk an die nächsten zehn Jahre und sage mir, ob das ein Leben in Glück oder ein Leben in Elend wäre." Terry begriff sehr rasch: „Ein Leben in Elend, denn ich hätte nicht viel Selbstachtung. Der Fluch würde immer sagen, 'Du bist unvollkommen. Du mußt dich perfekt machen. Du bist nur ein Stück Abfall auf dem Müllhaufen.' Ich wäre für nichts und niemanden etwas nutze. Ich würde wahrscheinlich an jeder Aufgabe scheitern, weil mein Verstand mir sagt, 'Diese Aufgabe ist zu unvollkommen für dich, oder sie ist zu perfekt für dich, oder du bist zu unvollkommen für sie.'"

„Was würde das für deine Beziehungen zu anderen Leuten ausmachen?" fragte David. „Ich würde versuchen, sie dazu zu bringen, perfekt zu sein." Terry verdeutlichte dies noch: „Ich würde nicht auf andere Leute hören, denn mein Verstand würde mich nicht auf sie hören lassen, denn vor meinem geistigen Auge wären sie perfekt, und ich wäre unvollkommen. Da ich also nicht perfekt wäre, hätte ich versagt."

David wußte, daß Terry, wenn er die Konsequenzen von *Perfektion* so gut in eine hypothetische Zukunft projizieren konnte, wie er es getan hatte, auch ganz sicher das Gegenteil durchdenken könnte. „Wenn du dich also in deinem täglichen Leben gegen *Perfektion* stellen würdest, Terry," fuhr David fort, „wie würdest du das anfangen?"

„Indem ich mir vernünftige Ziele setze und nicht ins Extrem gehe. Statt 100 Prozent anzustreben, würde ich vermutlich 80 Prozent anstreben."

„Also, weißt du, ich bin nicht sicher, ob ich Geld für diese Gespräche verlangen sollte. Du hast all diese guten Ideen. Ich lerne viel von dir."

David hatte das Gefühl, daß Terry aus eigener Erfahrung wußte, wovon er sprach, und daher fragte er: „Fällt dir irgendein Vorfall aus der letzten Zeit ein, wo du von *Perfektion* hättest getrieben sein können, aber entschieden hast, ‘gut genug’ zu sein? Ich vermute mal, das schleicht sich einfach durch das, was du jetzt gerade machst, in dein Leben ein.“

Terry zögerte nicht: „Heute! In Kunst. Ich habe Bilder gemalt und machte immer wieder haufenweise Fehler. Ich beschloß, ich brauchte es nicht richtig hinzukriegen, sondern es nur so gut wie möglich zu machen.“

David kannte die Macht des Fluches. „Du hast sie nicht zerstört?“

„Nein, ich habe sie nicht aus meinem Buch herausgerissen,“ versicherte Terry ihm.

Als Dorothy von diesem Vorfall hörte, fiel ihr etwas ein: „Gestern abend hat er es auch gemacht!“

„Herzlichen Glückwunsch!“ rief David aus. „Was hast du denn statt dessen gemacht, statt es aus dem Buch zu reißen?“

„Ich habe mir gesagt, ‘Hör mal, ich tu mein bestes. Wenn ich es nicht zeichnen kann, kann ich es eben nicht zeichnen. Ich bin nicht Leonardo da Vinci.’“

David war beeindruckt. „Wußtest du, als du das machtest, daß du dich damit dem *Perfektionismus* in deinem Leben entgegenstelltest?“ Terry war sich nicht sicher.

„Als ich dich das erste Mal getroffen habe, hatten *Schuld* und *Perfektionismus* dir erzählt, du seist ein Mensch zweiter Klasse,“ bemerkte David. „Meinst du, du bist schon in die erste Klasse aufgestiegen?“

Terry dachte eine Weile ernsthaft darüber nach. „Ich denke, ja“, sagte er vorsichtig, „aber einige Teile halten sich noch immer an die alte Methode. Aber meine unruhigen Teile fangen an, sich zu bewegen. Es findet ein großer Kampf in meinem Kopf statt. Es geht immer vor und zurück bei dem Kampf mit diesem Schlägertypen.“

David war beeindruckt von Terrys Reife und wußte, daß er sich jetzt wirklich diesem Schlägertyp stellte. „Es passiert viel in deinem Kopf“, sagte David nachdenklich. „Gibt es irgendeine Möglichkeit, wie deine Mama und ich uns auf deine Seite stellen können?“ Dann dachte David an die Anstrengungen, die Terry ganz allein unternommen hatte, und fügte hinzu: „Oder reicht es, einfach deinen Sieg zu feiern und dich wissen zu lassen, daß du unserer Meinung nach etwas ganz Wichtiges machst?“ Terry entschied sich für die letztere Möglichkeit: „Es ist wichtig, mit mir zu feiern.“

„Meinst du, dein Leben ist jetzt besser so, wie es ist?“, fragte David.

„Ja, weil ich mit den Leuten in meinem Alter reden kann. Früher habe ich immer gedacht, ich stehe ganz da oben, und sie sind unreif, aber jetzt spiele ich mit ihnen.“

„Hast du zu viele Freunde? Bist du vom Einsiedler zum Allerweltsfreund geworden?“

„Ja.“

„Was gefällt dir besser, Einsamkeit oder Popularität?“

„Ich nehme an, Popularität, denn in mancher Hinsicht wird mein Leben jetzt gut, aber in anderer Hinsicht zerrinnt es mir ein bißchen unter den Händen.“

„Zu viel Aktivität?“

„Also, ich habe erst kürzlich diese Sache mit der *Perfektion* herausgefunden, und ich bin jetzt viel freier. Die Sache war die, daß ich so viel Zeit mit meiner Arbeit verbracht habe, aber jetzt bin ich freier.“

An diesem Punkt schaltete Dorothy sich mit einer Bemerkung über das anhaltende Wunder von Terrys Befreiung von den Kopfschmerzen ein: „Er hat nur zweimal Kopfschmerzen gehabt, seit wir das erste Mal bei Ihnen waren. Das ist unglaublich! In den letzten acht Jahren hatte er andauernd Kopfschmerzen.“

„Ist es angenehm für dich, wenn dein Kopf nicht durch *Perfektion* zum Schmerzen gebracht wird?“ fragte David. Terry dachte über die Verbindung zwischen *Perfektion* und Kopfschmerzen nach: „Ich kann mehr denken. Ich kann mein Leben mehr genießen, ohne mir Sorgen machen zu müssen, daß ich Kopfschmerzen bekomme und mir schlecht wird, wenn ich dieses oder jenes tue.“

David dachte über Terrys Befreiung von der Tyrannei durch quälende Kopfschmerzen nach: „Nach allem, was du mir erzählst, klingt dein Leben ganz allgemein viel freier. Würdest du dem zustimmen, oder mache ich zuviel aus dem, was du uns heute erzählt hast?“

Terry antwortete schnell: „Ich bin nicht nur freier geworden, sondern habe auch einen freieren Willen, aber einige Aspekte meines Lebens sind in den fünften Gang gegangen und andere in den Rückwärtsgang.“

„Welche sind in den fünften Gang gegangen?“

„Freundschaften schließen, das Leben voll genießen.“

„Möchtest du so weiter machen, oder meinst du, du hast jetzt den ganzen Spaß aufgeholt, den du bisher verpaßt hattest?“

„Bis zum Aufholen habe ich noch einen weiten Weg vor mir.“ In seinen Augenwinkeln glänzten Tränen, als er sich das ganze Elend seines Lebens bis zum jetzigen Zeitpunkt in Erinnerung rief.

„Möchtest du im Bereich der Freundschaften im fünften Gang bleiben, selbst wenn es vielleicht bedeutet, daß du in anderen Bereichen deines Lebens in den Rückwärtsgang gehen mußt?“

„Ja, bei meiner Arbeit für die Schule möchte ich auf ein normales Niveau herunterschalten, damit es nicht die ganze Zeit mit aller Kraft voraus geht. Ich möchte nicht wie ein Schiff sein, das in der Luft treibt.“

„Gibst du dir weniger Mühe mit deinen Schulaufgaben?“

„Ja. Wenn ich so weiter mache, könnte ich deswegen bestraft werden.“

Als David dies hörte, kam ihm die Idee für eine weitere Revolte gegen *Perfektionismus*: „Ich weiß, *Perfektionismus* würde es wirklich hassen, wenn du nachsitzen müßtest, aber glaubst du, du könntest das Nachsitzen mit Absicht herbeiführen? Du würdest das schwer finden, nicht?“

Als Terry nickte, fragte David bei Dorothy nach: „Fänden Sie das okay, Dorothy – nur einmal?“

„In Ordnung,“ sagte Dorothy lachend.

„Was könntest du machen, Terry?“, fuhr David fort.

Terry hatte eine Idee: „Ich könnte vergessen, meine Hausaufgaben zu machen.“

„Ja, das wäre gut,“ stimmte David ihm zu. Dann schlug er eine Abwandlung vor: „Oder, wenn das zu schwer ist, mach sie, aber spül sie die Toilette hinunter und sag dann, du hättest sie nicht gemacht.“ Als David sah, wie Terry zögerte, fügte er hinzu: „Ich schlage dir nicht vor, etwas Ungeheuerliches zu machen, sei nur etwas vergeßlich. Meinst du, das kannst du, oder ist das noch zu schwer?“

„Es würde mich ein bißchen aufregen.“

„Wie wäre es, wenn du einige Fehler mit Absicht machst und siehst, ob du das aushältst?“

„Das könnte ich machen.“

David sah, wie ein schalkhafter Ausdruck auf Terrys Gesicht erschien, und fragte: „Hast du noch irgendwelche Einfälle? Deine Ideen sind immer besser als meine. Irgendwelche Anti-*Perfektion*-Tricks?“

„Ich könnte ein besonderes Buch haben, in dem ich viele Fehler mache und viel Kleckse, und dann tue ich so, als ob mein Lehrer sich das ansieht.“

„Wenn du das machst, laß mich wissen, wie du dich fühlst, wenn du dich über *Perfektion* lustig machst. Ich hoffe, ich höre davon, wenn wir uns das nächste Mal treffen,“ bat David ihn. Dann vergewisserte er sich bei Dorothy: „Ist das ein guter Kurs, den wir hier einschlagen?“

„Oh ja,“ versicherte sie ihm, und ihre Augen glänzten vor Heiterkeit.

Viertes Treffen

David, Terry und Dorothy trafen sich einen Monat danach an einem Tag wieder, der später als der „Freiheitstag“ bekannt wurde. Der folgende Brief faßt ihr Gespräch zusammen:

Lieber Terry, liebe Dorothy,

Terry, heute war Dein „Freiheitstag“, und was für ein Tag war das für uns alle! Du hast uns berichtet, „Ich rege mich nicht auf, wenn ich einen Fehler mache. Ich mache einfach weiter und streiche den Fehler durch.“ Früher „hätte ich versucht, die Seite herauszureißen und noch einmal von vorne anzufangen, selbst wenn ich schon fast fertig war.“ Als ich fragte, wie Du das für Dich geschafft hast, sagtest Du, Du hättest folgende Widerworte gegen Perfektion gefunden:

„Ich werde nicht wieder so, wie ich einmal war. Ich werde aus diesem Schlamassel herauskommen.“

Und als ich Dich fragte, ob Du das geschafft hättest, hast Du mir eine unvollkommene Antwort gegeben: „Zu 99 Prozent.“ Es gab noch einige andere Beispiele, wie Du Perfektion getrotzt hast. Als zum Beispiel all die anderen Kindern auf ihren Computern „Space Invaders“ gespielt haben, statt ihre Hausaufgaben zu machen, hast Du zu Dir selbst ge-

sagt: „Na wenn schon! Ich spiele auch ein Spiel!“ Dann hast Du uns noch berichtet, daß Du immer mehr mit Kindern in Deinem Alter zu tun hast. Du hast es ganz ulkig ausgedrückt: „Ich hüpfe wie ein Frosch von einem Lilienblatt zum anderen.“ Und dann hast Du gemerkt, wie interessant einige Kinder sind, die Du früher für „schrecklich langweilig“ gehalten hast. Du hast sogar angefangen, einige Schlußfolgerungen darüber anzustellen, was Du vielleicht in einem Freund suchst. Hier sind einige der Eigenschaften, die Du aufgezählt hast: „Geduld, Verständnis, Ehrlichkeit, Fröhlichkeit.“

Als ich Euch beide bat, mir bei dem Entwurf für ein Anti-Perfektion-„Programm“ zu helfen, habt Ihr den folgenden „Plan“ aufgestellt:

1. *Erstens, „finde jemanden, mit dem du sprechen kannst, damit du deine Siege zum Ausdruck bringen kannst, sonst behandelt Perfektion dich verächtlich und du ignorierst diese Siege.“ Ihr habt gesagt, man braucht „Beifall von den Rängen“. Und Du hast die Leute davor gewarnt, Terry, was für Tricks Perfektion anwendet, um einen niederzumachen. „Sie wird sagen, der Sieg war nicht gut genug, und du mußt härter arbeiten, und dein Sieg war eigentlich eine Zeitverschwendung.“ Dorothy, Sie sagten, es scheint Terry viel zu bedeuten, wenn man ihn bestätigt. Sie haben versucht, ihn zu umarmen oder seine Hand zu drücken, und das schien gut zu funktionieren, oder ihm einfach zu sagen, „das machst du gut“.*

2. *Necken: Terry, Du meintest, es sei äußerst wichtig, „die Dinge offen darzulegen“. Dorothy, Sie meinten, Sie hätten sich über Perfektion lustig gemacht. Wir waren uns alle einig, daß eher eine schalkhafte als eine todernste Haltung der Weg war, Perfektion zu vertreiben*

3. *Terry, Du hast vorgeschlagen, das folgende zu tun: „Stell dich dir selber in der Zukunft vor, wenn du dem Weg von Perfektion folgst, und dann sieh dir den Weg an, dem du folgen möchtest, und achte darauf, auf welcher Seite das Gras grüner ist.“ Terry, Du hast gesagt, wenn Du das machst, wird Dir klar, daß Dein Gehirn eine „Handwäsche“ hinter sich hat und keine „Gehirnwäsche“.*

4. *Dorothy, Sie meinten auch, die Leute sollten nicht zu lange warten, bevor sie mit dem Widerstand gegen Perfektion beginnen.*

5. *Terry, Du hast den Leuten empfohlen, „eine Liste von all den Dingen anzufertigen, die ihr macht und die andere Menschen nicht machen. Dann widersetzt euch erst den großen Dingen und arbeitet euch*

durch die Liste durch bis zum Ende, einen Punkt nach dem anderen."

6. *Du hast den Therapeuten empfohlen, Terry, eine „positive Haltung einzunehmen, und mich durch Beifall anzuspornen."*

7. *Terry, Du hieltest es für eine sehr gute Idee, sich an der Perfektion zu rächen, wenn man sie erst einmal überwunden hat. Du hast Rache genommen, indem Du „sorgloser" wurdest. Du hast gesagt: „Ich bin ein Mensch der Gegenwart, und ich genieße mein Leben mehr. Ich mache mir nicht mehr so viel Sorgen um die Zukunft."*

8. *Ganz allgemein gesprochen hast Du den folgenden Rat erteilt: „Hört nicht auf Schuld. Strebt die oberste Stufe der Leiter auf eine Weise an, die sich nicht der Perfektion verschrieben hat. Laßt euch nicht von Perfektion vorantreiben. Wenn ihr das macht, könnt ihr nie etwas erreichen."*

Brett und ich arbeiten jetzt an Deinem Diplom für Unvollkommenheit (Abbildung 17. 1). Dorothy, Sie meinten, es sollte „Gut gemacht, Terry!" darauf stehen, und Du, Terry, meintest, es sollte die Aufschrift haben: „Ich bin durch die Hölle der Verzweiflung in den Garten Eden gegangen". Nun, Ihr werdet beide abwarten müssen.

Euer unfollkommener,

David

Diplom für Unvollkommenheit

für:

Am 14ten Tag des 5ten Monats 1992 erklärte Terry im Familientherapeutischen Zentrum von Auckland seine Befreiung von dem Fluch der Idee von Perfektion. Aufgrund der Perfektion, die er einst für seine Freundin hielt, war er in Verzweiflung und Elend getrieben worden. Er hat die Lüge durchschaut, und seit dieser Entdeckung hat Terry einen Sieg nach dem anderen gefeiert; nun ist er sorgenfrei und kann Spaß und Lachen genießen und voller Verwunderung auf sein herrliches Leben blicken. Er weigerte sich, das Ganze perfektionistisch anzufassen. Ganz im Gegenteil, obwohl er seinen Willen zu Hilfe rufen mußte, kämpfte er mit Witz, Schalk und Schläue. Perfektion/Zwänge warfen in ungefähr der zweiten Runde das Handtuch. Dorothy, seine Mutter, wollte den folgenden Kommentar hinzufügen: „Gut gemacht, Terry!" Terry wollte folgendes hinzufügen: „Ich bin durch die Hölle der Verzweiflung in den Garten Eden gegangen" Das Familientherapeutische Zentrum erkennt an, daß dies kein leichter Sieg war, ganz gleich, was Tim sagt. Das Zentrum meint, es sei schließlich leicht geworden, weil Terry sich weigerte, seine Kreativität und Klugheit durch „Hand- (Gehirn-) Wäsche" wegwaschen zu lassen.

Herzlichen Glückwunsch!

Unterschrift: ______________________

David Epston, Ko-Direktor, Familientherapeutisches Zentrum

Abbildung 17.1: Terrys Diplom für Unvollkommenheit

Letztes Treffen

Terry ließ sich sowohl zu Hause wie auch in der Schule auf „Freigeistigkeit“ und „Unartigkeit“ ein. Er fühlte sich in der Lage, in der Klasse zu reden, statt die ganze Zeit still zu sein, und ein paar Mal „alberte er herum, statt die ganze Zeit zu arbeiten“. Er hatte sogar Dorothy einige „ungezogene Streiche“ gespielt, wie zum Beispiel „Sachen absichtlich verschüttet“ und „Sachen gemacht, die er nicht tun sollte.“

Früher hatte er immer Angst gehabt, abends schlafen zu gehen. Er hatte „gebetet, um keine Alpträume zu bekommen". Jetzt waren seine Träume merkwürdiger und abenteuerlicher geworden und beinhalteten Geschichten wie „zur Schule gehen und furchtbar unartig sein". Wie Terry sagte, waren diese Träume sogar „frei von Schuldgefühlen", während er „sich früher Sorgen über die Konsequenzen solchen Denkens gemacht hatte".

Terry beschrieb einige seiner inneren Entwicklungen während dieser Zeit. „Ich fühle mich einfach richtig glücklich. Ich drücke meine Gefühle jetzt offen aus. Wenn ich sauer bin, lasse ich es die Leute wissen, indem ich es ausdrücke. Früher habe ich es unterdrückt und Kopfschmerzen bekommen." Terry kritisierte die Idee, derzufolge ihm nur eine gewisse Menge Glück (maximal 20 – 40 Prozent) zustünde, weil ja andernfalls „Schuld arbeitslos geworden wäre". Dann brachte er seine neu entdeckte Weisheit über die Rolle von *Schuld* im Leben eines Menschen zum Ausdruck. „*Schuld* benötigt eine gewisse Menge an Elend, wenn sie sich im Geist eines Menschen zu einer unkontrollierbaren Macht ausweiten soll." Wie auch Dorothy meinte, war Terrys „Grad an Selbstvertrauen viel höher. Er traut sich an Dinge heran. Er stellt sich Dingen einfach entgegen und ist mutig. Er ist nicht mehr krank durch seine Kopfschmerzen. Er hat mehr das Gefühl, die guten Dinge des Lebens verdient zu haben, und glaubt an sich selbst."

Von dem Zeitpunkt an hatten die „Probleme" zwar „alle Jubeljahr" mal ein Comeback. Aber er fand immer Mittel und Wege sie „abzustoßen". Zum Beispiel sagte er: „Ich habe immer noch Angst, daß die Träume nachts Amok laufen, wenn ich mir nicht kurz vor dem Schlafengehen die Hände wasche." Wie er aber feststellte, geschah dies nur, wenn er „nicht aufpaßte, schläfrig war" und sich „keine Mühe gab, nachzudenken". Um die Schläfrigkeit zu überlisten, schlich er sich „hinter die Furcht und schrie sie an: 'Dies wird nicht wirklich passieren!'" Diese selbstbewußte Methode brachte ihm soviel Erleichterung, daß er „völlig die Angst vergaß". Er wandte auch einige „Techniken" seiner Mutter an, nämlich sich vorzustellen, wie er „in einem schönen großen Garten mit hunderten und hunderten von Blumen, besonders Kosmosblumen, spazierenging. Er stellte fest, daß solche „Anfälle", selbst wenn sie wieder auftraten, „kürzer und kürzer wurden; früher haben sie mich völlig vereinnahmt und hielten mindestens zwei oder drei Wochen an".

Tatsächlich hatte Terry seine Phantasie schätzen gelernt und verwendete sie sehr sinnvoll. „Dieses Umherschweifen meiner Phantasie kommt einfach von selbst, wenn ich von der wirklichen Welt genug habe." Terry berichtete David, daß er „das Umherschweifen" seiner Phantasie dazu benutzt, um „Gedanken umzulenken und Träume zu strukturieren". In der Schule hatte er beschlossen, sich an „merkwürdige Typen und Minoritäten" zu halten und hatte einen guten Freund gefunden, der „immer daran interessiert war, Bücher zu lesen und dem man gut zuhören konnte, der aber „er selbst blieb". Terry beschloß, ebenfalls „unnormal zu sein und einige besondere Fähigkeiten zu haben." „Ich bin nicht dein Durchschnittsbürger", pflegte er über sich und seine Individualität zu sagen.

Terrys letzte Worte an David lauteten: „Ich bin so glücklich, das alles loszuwerden. Ich lasse mich nicht mehr auf dieses Händewaschen ein. Wenn ich damit nicht aufgehört hätte, wäre ich depressiv, elend oder gereizt geworden."

Nachuntersuchung

David und Terry trafen sich im Laufe des darauffolgenden Jahres viermal. Terry übernahm das Amt der Präsidentschaft der Anti-Gewohnheits-Vereinigung von Neuseeland und beriet andere junge Leute. Er und der Vizepräsident entschieden etwa ein Jahr später über den Aufnahmeantrag eines jungen Mannes, Ben, der zwölf Jahre alt war.[55] Ben hatte sein Leben von einem Herrn B. (Besessenheit) zurückerobert. David hatte Terry das Aufnahmeinterview mit Ben und seinen Eltern auf einer Videocassette zugeschickt, um Terrys Meinung dazu zu erfahren. David hielt dies für den überzeugendsten Abschluß seiner Arbeit mit Terry, den er überhaupt hätte haben können:

Lieber David,

ich war sehr von Bens Kampf mit Herrn B. beeindruckt. Als ich in Deinem Brief las, wie er war, bevor er ins Krankenhaus kam, und ihn dann auf dem Videoband sah, fiel mir seine ungeheure Veränderung auf. Er hat sich wirklich verändert! Ich glaube wirklich, er hat hart genug gearbeitet, um das Neuseeländische Diplom in Unfollkommenheit zu erhalten.

[55] Davids Arbeit mit Ben ist detailliert beschrieben in Epston, White und „Ben" (1995).

Zur Zeit ist das Leben schön für mich. Ich bin in der obersten Klasse des dritten Jahrgangs und bin kürzlich vierzehn geworden. Die einzig schlimme Sache war der Tod meines Großvaters vor einiger Zeit, und ich habe das jetzt gerade überwunden. Was Perfektion anlangt – ich habe ihr jeden Zutritt zu mir versagt. Herr B., wie Du ihn genannt hast, hat sich nicht gemeldet.

Herzliche Grüße,

Terry.

Gedanken zum Abschluß

Wenn Sie in unseren Fallgeschichten etwas gelesen haben, was wie eine „Wunderkur" klang, wollten wir damit nicht implizieren, daß die Probleme immer verschwanden und niemals wieder auftauchten. In einigen der schwierigeren Fälle war es schon ein wünschenswertes und besonderes Ergebnis, wenn dem destruktiven Verhalten des Kindes ein Ende gesetzt oder das Kind wieder in der Schule willkommen geheißen wurde, statt ausgeschlossen zu werden. Als wir jedoch zu Familien Kontakt aufnahmen, um ihre Zustimmung für die Aufnahme in dieses Buch zu erbitten, berichteten uns mehrere über neue Probleme, die aufgetaucht waren, oder sie sprachen davon, wie die alten weiter angehalten oder in abgemilderter Form wieder in Erscheinung getreten waren. Bei diesem Feedback von den Familienmitgliedern hörten wir Äußerungen wie: „Also, er hat immer noch mit Ängsten zu tun, aber ich denke, das hindert ihn nicht daran, sein Leben zu leben. Er hat jetzt mehr Möglichkeiten, mit ihnen fertig zu werden." „Wir haben das Gefühl, jetzt mehr Mittel zu haben, um über das, worin wir uns nicht einig sind, zu kommunizieren." „Also, er wird immer noch zornig, aber *Wut* übernimmt nicht das Kommando, und er erinnert uns daran, selbst die Ruhe zu bewahren." „Er wacht nachts manchmal auf, weckt aber nicht die ganze Familie auf und verursacht keinen Aufstand."

So wie wir diese Kommentare verstehen, ist es in den meisten Fällen die Beziehung des Kindes oder der Familie zum Problem oder die Beziehung, die sie untereinander angesichts des Problems haben, auf die eine therapeutische Überarbeitung anwendbar ist. Um die Auswirkungen des Problems zu verringern, haben wir es für positiv befunden, uns weniger in das Problem selbst zu vertiefen, und uns statt dessen mehr auf das zu konzentrieren, was geschieht, wenn diese Beziehungen eine neue Geschichte erhalten.

Bei einer alternativen Geschichte kann es geschehen, daß man das Problem ablegt und in den staubigen Archiven des Gedächtnisses aufbewahrt. Meistens jedoch ist es die lebendige Beziehung zum Problem, die umgewandelt wird. In unseren Gedanken werden Probleme häufiger aufgelöst als gelöst. Als wir das Wort „auflösen" im Wörterbuch nachschlugen, fiel uns die musikalische Definition auf: „das Fortschreiten eines dissonanten Tones oder Akkordes zu einem harmonischen Ton oder Akkord". Analog ausgedrückt, kann die Dissonanz von Problemen mit Hilfe von Narrativen zu einer unerwarteten Harmonie führen.

Nähert man sich dieser Auflösung mit einer gewissen Leichtigkeit des Herzens, mit Humor oder spielerischer Haltung so ist sie dynamisch.

Die narrative Struktur eines Buches oder einer Therapie kann in jeder Fallgeschichte einen klaren Anfang oder ein abgeschlossenes Ende implizieren. Wir selbst sind versucht, die Komplexität der Dissonanzen unseres Lebens in Klischees aufzulösen wie „und sie lebten glücklich und in Freuden“. Aber natürlich sind Lebensgeschichten ständiger Veränderung unterworfen. Einige Probleme sind unordentlich und komplex (ihre Dauer ist unbestimmt und die Gründe sind vielfältig). Das bedeutet nicht, daß die Beziehungen zu ihnen nicht auflösbar sind – und einige Auflösungen sind spektakulär.

Als narrative Therapeuten hoffen wir, ein Forum einzurichten, wo die Auswirkungen der Probleme und ihre einschränkenden soziokulturellen Auflagen kritisch abgehandelt werden können, und wir hoffen ferner, eine größere Palette neuer Möglichkeiten bereitzustellen und durch die Rehabilitierung alter Möglichkeiten mehr Auswahl für den Entscheidungsprozeß (in der Gegenwart und Zukunft) zu schaffen, und wir wollen als Ko-Autoren an bevorzugten Geschichten mitwirken. Um diese Aufgaben zu erfüllen, wollen wir (a) externalisierende Konversationen führen, die zu aktiver Teilnahme und Verantwortung aller betroffenen Parteien auffordern – selbst jener, die nicht innerhalb der unmittelbaren Therapie angesprochen werden; (b) die bereits bestehenden Begabungen aller Betroffenen unabhängig von Alter und Status achten, besonders jene Begabungen, die bis dahin für unangemessen oder unwichtig gehalten wurden; (c) die Definition darüber erweitern, wer „qualifiziert“ ist, um neue Fähigkeiten anzubieten oder alte zu respektieren, die über das hinausgehen, was als professionell abgesichert gilt; und (d) den Kreis derjenigen erweitern, die für kompetent und hilfreich gehalten werden, damit wir auf diese Weise erweiterte Netzwerke und wichtige Gemeinschaften gemeinsamer Fürsorge mit einbeziehen.

Was sich nach unserer Erfahrung geändert hat, wenn die Familie so weit ist, ihren Erfolg zu feiern und zu untermauern, ist, daß die Suche nach demjenigen, der Schuld hatte, abgebrochen wurde, das Bestandsverzeichnis von Wissen und Fähigkeiten erweitert wurde und nun das „Selbstverständliche“ und das Phantastische umfaßt, wodurch die Ressourcen für neues Verständnis und für Hilfe reichlicher vorhanden sind.

Wir verabschieden uns nun mit einem Gedicht, das Jenna im Alter von dreizehn Jahren geschrieben hat. (Ihre Geschichte haben wir in Kapitel 8 erzählt.)

Jennas Gebet

Ich hoffe, daß in der Zukunft, daß nach mir die Menschen
Eine Welt voll grüner Schönheit und endlos blauen Himmeln sehen.
Daß Umweltverschmutzung die böse Fee aus dem Märchen ist.
Ich hoffe, die einzige Krankheit wird sein die Erkältung,
Und Krankheiten ohne Heilung nur Mythen
Oder Grusel- und Hexengeschichten.
Ich hoffe, Verbrechen und Armut werden zum Alptraum
Von vielen hunderten Jahren zuvor.
Daß „obdachlos" ein Wort, das keiner mehr kennt.

Ich hoffe, daß „Krieg" zum Fremdwort wird,
Oder eine der vielen Möglichkeiten,
Vom „Frieden der Welt" zu sprechen.
Daß „-ismen" zu Fossilien vergangenen Hasses geworden.

Ich hoffe, die Welt der Zukunft ist grün und gesund,
Doch nicht das Paradies -
Voll Langeweile.
Vielmehr soll die Zukunft sein wie mein Leben.
Nicht perfekt,
aber ganz wunderbar.

Literatur

Adams-Westcott, Janet & Isenbart, D. (1990). Using rituals to empower family members who have experienced child sexual abuse. In Michael Durrant & Cheryl White (Eds.), Ideas for therapy with sexual abuse (S. 37-64). Adelaide, Australia: Dulwich Centre Publications.

Adams-Westcott, Janet & Isenbart, D. (1996). Creating preferred relationships The politics of recovery from child abuse. Journal of Systemic Therapies, 15(1), 13-30.

Axline, Virginia (1987). Play therapy. New York: Ballantine, dtsch. Spieltherapie.

Barragar Dunne, Pamela (1992). The narrative therapist and the arts. Los Angeles: Possibilities Press.

Bowyer, L. R. (1976). The Lowenfeld World technique. Studies in personality. Oxford, England: Pergamon Press.

Boyd-Franklin, Nancy (1989). Black families in therapy. A multisystems approach. New York: Guilford.

Brems, C. (1993). A comprehensive guide to child psychotherapy. Boston, MA: Allyn & Bacon.

Brooks, P. (1984). Reading for plot. Design and intention in narrative. New York: Knopf.

Bruner, E. (1986). Experience and its expressions. In V. Turner & E. Bruner (Eds.), The anthropology of experience. Chicago: University of Illinois Press.

Bruner, Jerome (1986). Actual minds/possible worlds. Cambridge, MA: Harvard University Press.

Bruner, Jerome (1990). Acts of meanings. Cambridge: Harvard University Press.

Buzan, Tony (1976). Use both sides of your brain. New York: Dutton.

Carroll, Lewis (1989). The complete works of Lewis Carroll. London: Nonesuch Press.

Carter, Betty, & McGoldrick, Monica (1988). The changing family life cycle. A framework for family therapy (2nd Ed.). Boston, MA: Allyn & Bacon.

Case, C., & Dalley, T. (Eds.) (1992). Working with children in art therapy. New York: Routledge.

Chasin, Richard & Roth, Sallyann (1990). Future perfect, past perfect. A positive approach to opening couple therapy. In Richard Chasin, H. Grunebaum, & M. Herzig (Eds.). One couple, four realities. Multiple perspectives on couple therapy. New York: Guilford.

CHASIN, Richard & ROTH, Sallyann (1994). Externalization linguistic key to a new approach in family therapy. Psychiatric Times.

CHASIN, Richard & WHITE, T. B. (1989). The child in family therapy. Guidelines for active engagement across the age span. In Lee COMBRINCK-GRAHAM (Ed.), Children in family contexts. Perspectives on treatment (S. 5-25). New York: Guilford.

COMBRINCK-GRAHAM, Lee (Ed.) (1989). Children in family contexts. Perspectives on treatment. New York: Guilford.

COWLEY, G. & SPRINGEN, Karen (1995, April 17). Rewriting life stories. Newsweek, 70-74.

DAMASIO, Antonio (1994). Descartes' error: Emotion, reason, and the human brain. New York: G. P. Putnam & Sons.

DE SHAZER, Steve (1991). Putting difference to work. New York: Norton, dtsch. Das Spiel mit Unterschieden. Heidelberg: Cl. Auer, 1992.

DE MILLE, R. (1976). Put your mother on the ceiling. Children's imagination games. New York: Penguin.

DICKERSON, Victoria C. & ZIMMERMAN, Jeffrey L. (1993). A narrative approach to families with adolescents. In Steven FRIEDMAN (Ed.). The new language of change. Constructive collaboration on psychotherapy (S. 226-250). New York: Guilford.

DICKERSON, Victoria C. & ZIMMERMAN, Jeffrey L. (1996). Myth, misconceptions, and a word or two about politics. Journal of Systemic Therapies, 15(1), 79-88.

DURRANT, Michael (Autumn, 1989). Temper taming. An approach to children's temper problems revisited. Dulwich Centre Newsletter, 1-11.

DURRANT, Michael (1995). Creative strategies for school problems. New York: Norton.

EPSTON, David (1986/1997). Nightwatching. An approach to night fears. Dulwich Centre Review, 28-30. Reprinted in Michael WHITE & David EPSTON, Retracing the past: Selected papers and collected papers revisited. Adelaide, Australia: Dulwich Centre Publications.

EPSTON, David (1989a). Collected papers. Adelaide, Australia: Dulwich Centre Publications.

EPSTON, David (1989/1997). Guest address, Fourth Australian Family Therapy Conference. In David EPSTON, Collected papers. Reprinted in: Retracing the past: Selected papers and collected papers revisited. Adelaide, Australia: Dulwich Centre Publications.

EPSTON, David (1991/1997) Benny the peanut man. Dulwich Centre Newsletter, 1, 12-14. Reprinted in: David EPSTON, Catching up with David Epston: Published papers (1991-1996). Adelaide, Australia: Dulwich Centre Publications.

EPSTON, David (1992) Temper tantrum parties: Saving face, losing face, or going off your face. In David EPSTON & Michael WHITE, Experience, contradiction, narrative, and imagination: Selected papers of David Epston & Michael White, 1989-199 l. Adelaide, Australia: Dulwich Centre Publications.

EPSTON, David (1993). Internalizing discourses versus externalizing discourses. In Stephen GILLIGAN & Reese PRICE (Eds.), Therapeutic Conversations (S. 161-177). New York: Norton.

EPSTON, David (1994). Extending the conversation. Family Therapy Networker, 18(6), 31-37, 62-63.

EPSTON, David & BETTERTON, Emily (1993/1997). Imaginary friends: Who are they? Who needs them. In David EPSTON, Catching up with David Epston: Published papers (1991-1996). Originally published in Dulwich Centre Newsletter, 2, 38-39.

EPSTON, David & BROCK, P. (1989/1997). A strategic approach to an extreme feeding problem. In: David EPSTON, Collected Papers. Reprinted in Michael WHITE & David EPSTON, Retracing the past: Selected papers and collected papers revisited. Adelaide, Australia: Dulwich Centre Publications.

EPSTON, David, MORRIS, F., & MAISEL, Richard (1995). A narrative approach to so-called anorexia/bulimia. In Kathy WEINGARTEN (Ed.), Cultural resistance: Challenging beliefs about men, women, and therapy (S. 69-96). New York: Haworth.

EPSTON, David & WHITE, Michael (1992). Experience, contradiction, narrative, and imagination: Selected papers of David Epston & Michael White, 1989-1991. Adelaide, Australia: Dulwich Centre Publications.

EPSTON, David, WHITE, Michael, & „Ben“ (1995). Consulting your consultants: A means to the co-construction of alternative knowledges. In Steven FRIEDMAN (Ed.), The reflecting team in action: Collaborative practice in family therapy (S. 277-313). New York: Guilford.

FREEDMAN, Jill, & COMBS, Gene (1996). Narrative therapy. The social construction of preferred realities. New York: Norton.

FREEMAN, Derek (1979). The anthropology of choice. The Presidential Address of the Anthropology, Archaeology and Linguistics Sections of the 49th. Congress of the Australian and New Zealand Association for the Advancement of Science in Auckland New Zealand. Author's reprint.

FREEMAN, Jennifer C., & LOBOVITS, Dean H. (1993). The turtle with wings. In Steven FRIEDMAN (Ed.), The new language of change: Constructive collaboration in psychotherapy (S. 188-225). New York: Guilford.

FREEMAN, Jennifer C., LOPTSON, Cathy & STACEY, Kathleen (1995). Collaboration and possibility. Appreciating the privilege of entering children's narrative worlds. Handout from workshop presented at the „Narrative Ideas and Therapeutic Practice“. Third International Conference, Vancouver, BC.

FRIEDMAN, Steven. (Ed.) (1995). The reflecting team in action: Collaborative practice in family therapy. New York: Guilford.

GARBARINO, J., STOTT, F. M. & Faculty of the Erickson Institute (1992). What children can tell us: Eliciting, interpreting, and evaluating critical information from children. San Francisco, CA: Jossey-Bass.

GERGEN, Kenneth (1994). Realities and representations: Soundings in social construction. Cambridge, MA: Harvard University Press.

GIL, Eliana (1994). Play in family therapy. New York: Guilford.

GILLIGAN, Carol (1982). In a different voice. Cambridge, MA: Harvard University Press, dtsch. Die andere Stimme: München: Pfeiffer, 1991

GOFFMAN, Ervin (1961). Asylums. Garden City, NY: Anchor Books. dtsch: Asylum. Frankfurt/M.: Suhrkamp, 1974.

GRIFFITH, James L., & GRIFFITH, Melissa E. (1994). The body speaks: Therapeutic dialogues for mind-body problems. New York: Basic.

HANCOCK, E. (1989). The girl within. New York: Fawcet.

HILLMAN, J. (1994, May 13). A desperate need for beauty. Titus Workshop, Lesley College Graduate School.

IMBER-BLACK, Evan (1988). Families and larger systems. A family therapist's guide through the labyrinth. New York: Guilford, dtsch. Familien und größere Systeme. Heidelberg: Cl: Auer, 1997[4]

JENKINS, Alan (1990). Invitations to responsibility: The therapeutic engagement of men who are violent and abusive. Adelaide, Australia: Dulwich Centre Publications.

KALFF, Dora M. (1971). Sandplay: Mirror of a child's psyche. San Francisco, CA: Browser Press.

KERR, J. (1968). The tiger who came to tea. Glasgow: Collins.

KNILL, Paulo, BARBA, H. N. & FUCHS, Margot N. (1995) . Minstrels of soul: Intermodal expressive therapy. Toronto: Palmerston.

LAING, Leslie & KAMSLER, Amanda (1990). Putting an end to secrecy: Therapy with mothers and children following disclosure of child sexual assault. In Michael DURRANT & Cheryl WHITE (Eds.), Ideas for therapy with sexual abuse (S.159-181). Adelaide, Australia: Dulwich Centre Publications.

LOBOVITS, Dean H., MAISEL, Richard L. & FREEMAN, Jennifer C. (1995). Public practices: An ethic of circulation. In Steven FRIEDMAN (Ed.), The reflecting team in action. Collaborative practice in family therapy (S.223-256). New York: Guilford.

Lobovits, Dean & Prowell, John (1995). Unexpected journey: Invitations to diversity. Paper from workshop presented at „Narrative Ideas and Therapeutic Practice". Fourth International Conference, Vancouver, BC.

Loptson, Cathy & Stacey, Kathleen (1995). Children should be seen and not heard? Questioning the unquestioned. Journal of Systemic Therapies, 44(4), 16-32.

Madigan, Stephen (1991). An interview with Chris Beels. Dulwich Centre Newsletter, 4, 13-21.

Madigan, Stephen & Epston, David (1995). From „spy-chiatric gaze" to communities of concern. From professional monologue to dialogue. In Steven Friedman (Ed.), The reflecting team in action (S. 257-276). New York: Guilford.

Mayer, Mercer (1968). There's a Nightmare in my closet. New York: Dial.

Maisel, Richard (1994). Engaging men in a re-evaluation of practices and definitions of masculinity. Paper presented at „Narrative Ideas and Therapeutic Practice" Third International Conference, Vancouver, BC.

McLean, C. (1994). A conversation about accountability with Michael White. Dulwich Centre Newsletter, 2 & 3.

McLean, C. (Guest Ed.) (1995). Schooling and Education: Exploring new possibilities. Dulwich Centre Newsletter, 2 & 3.

McLean, C., White, Cheryl & Hall, R. (Guest Eds.). (1994). Accountability: New directions for working in partnership. Dulwich Centre Newsletter, 2 & 3.

McLeod, W. (1985). „Stuffed" team members. Dulwich Centre Review, 57-59.

McMurray, M. (1988). Illuminations. The healing image. Berkeley, CA: Wingbow.

Mills, Joyce C., & Crowley, Richard J. (1986). Therapeutic metaphors for children and the child within. New York: Brunner/Mazel, dtsch. Therapeutische Metaphern für Kinder und das Kind in uns. Heidelberg: Cl: Auer, 1998[2]

Milne, A. A. (1957) The world of Pooh. New York: Dutton.

Moustakas, C. (1973). Children in play therapy. New York: Ballantine.

Nylund, David & Corsiglia, Victor (1996). From deficits to special abilities. Working narratively with children labeled ADHD. In Michael F. Hoyt (Ed.), Constructive therapies (Vol. 2, S.163-183). New York: Guilford.

Nylund, David & Thomas, J. (1994). The economics of narrative. Family Therapy Networker, 18(6), 38-39.

Oaklander, Violet (1978). Windows to our children. Moab, UT: Real People Press.

O'Hanlon, William. (1994). The third wave. Family Therapy Networker, 18(6), 18-26, 28 -29.

Paley, V. G. (1990). The boy who would be a helicopter. The uses of storytelling in the classroom. Cambridge: Harvard University Press.

Parker, I. (1995). Deconstructing psychopathology. Thousand Oaks, CA: Sage.

Pinderhughes, E. (1989). Understanding race, ethnicity, and power. The key to efficacy in clinical practice. New York: Free Press.

Pipher, Mary (1994). Reviving Ophelia: Saving the selves of adolescent girls. New York: Ballantine.

Popper, Karl R. (1986). Objective knowledge: An evolutionary approach. Oxford: Clarendon.

Ranger, Laura (1995). Laura's poems. Auckland, New Zealand: Godwit.

Roberts, Margaret (1993). Don't leave mother in the waiting room. Dulwich Center Newsletter, 2, 21-28.

Robbins, A. (1994). A multi-modal approach to creative art therapy. London: Kingsley.

Rogers, Natalie (1993). The creative connection: Expressive arts as healing. Palo Alto: Science and Behavior Books.

Rosenwald, G. C. & Ochberg, R. L. (Eds.) (1992). Storied lives: The cultural politics of self-understanding , New Haven: Yale University Press.

Roth, Sallyann & Chasin, Richard (1994). Entering one another's worlds of meaning and imagination. Dramatic enactment and narrative couple therapy. In Michael F. Hoyt (Ed.), Constructive therapies (S. 189-216). New York: Guilford.

Roth, Sallyann & Epston, David (1996a). Consulting the problem about the problematic relationship. An exercise for experiencing a relationship with an externalized problem. In Michael F. Hoyt (Ed.) Constructive therapies (Vol. 2, S. 148- 162). New York: Guilford.

Roth, Sallyann & Epston, D. (1996b). Developing externalizing conversations: An exercise. Journal of Systemic Therapies, 15 (1), 5-12.

Seymour, F. W. & Epston, David (1992). An approach to childhood stealing with evaluation of 45 cases. In Michael White & David Epston (Eds.), Experience, contradiction, narrative, and imagination. Selected papers of David Epston & Michael White, 1989-1991. (S. 189-206). Adelaide, Australia: Dulwich Centre Publications.

Smith, C. & Barragar Dunne, Pamela (1992, November 8). Therapeutic loving and empowering choices. Narrative psychology, constructivism, and drama therapy. Workshop presented at National Association of Drama Therapy Thirteenth Annual Conference, San Francisco, CA.

STACEY, Kathleen (1995). Language as an exclusive or inclusive concept: Reaching beyond the verbal. Australian & New Zealand Journal of Family Therapy, 16(3), 123-132.

TAMASESE, Kiwi & WALDEGRAVE, Charles (1993). Cultural and gender accountability in the „Just Therapy“ approach. Journal of Feminist Family Therapy, 5(2), 29-45.

TAPPING, C. (1993). Other wisdoms, other worlds: Colonisation and family therapy. Dulwich Centre Newsletter, 1, 1-40.

TAYLOR, M., CARTWRIGHT, B. & CARISON, S. (1993). A developmental investigation of children's imaginary companions. Developmental Psychology 29(2),276-285.

TOLKIEN, J. R. R. (1965) Lord of the rings. Boston: Houghton Mifflin, dtsch. Der Herr der Ringe.

TOMM, Karl (1987). Interventive interviewing. Part II. Reflexive questioning as a means to enable self-healing. Family Process, 26, 167-183, dtsch. in: ders.: Die Fragen des Beobachters: Heidelberg: Cl. Auer, 1994.

TOMM, Karl (1988). Interventive interviewing. Part III. Intending to ask lineal, circular, strategic, or reflexive questions? Family Process, 2 7, 1-15, dtsch. in: ders.: Die Fragen des Beobachters: Heidelberg: Cl. Auer, 1994.

TOMM, Karl (1989). Externalizing the problem and internalizing personal agency. Journal of Strategic and Systemic Therapy, 8(1), 54-59, dtsch. Das Problem externalisieren und die persönlichen Mittel und Möglichkeiten internalisieren. Z.system.Ther. 7(3): 200-206, 1989

TOMM, K., SUZUKI, Koji & SUZUKI, Kazuko (1990). The Ka-No-Mushi. An inner externalization that enables compromise? Australian & New Zealand Journal of Family Therapy, 11 (2), 104-107.

VAN GENNEP, Arnold (1960). The rites of passage (Trans. M. B. Vizedom & G. Caffee). Chicago: University of Chicago Press, dtsch. Übergangsriten. Frankfurt/M.: Campus, 1981.

WALDEGRAVE, Charles (1990). Just therapy. Dulwich Centre Newsletter, 1, 5-46.

WALDEGRAVE, Charles. (1991). Wearing threads of meaning and distinguishing preferable patterns. Lower Hutt, New Zealand Author's reprint.

WALDEGRAVE, Charles (October, 1992). Psychology, politics and the loss of the welfare state. New Zealand Psychological Society Bulletin, 74, 14-21.

WALTERS, Marianne, CARTER, Betty, PAPP, Peggy & SILVERSTEIN, Olga (1988). The invisible net: Gender patterns in family relationships. New York: Guilford, dtsch: dies.: Unsichtbare Schlingen. Stuttgart: Klett-Cotta, 1991.

WELLER, Jack S. (1993). Planting your feet firmly in Emptiness: Expressive arts therapy and meditation. Journal of the Creative and Expressive Arts Therapies Exchange, 3, 104-105.

WHITE, Michael (1984/1997). Pseudo-encopresis From avalanche to victory, from vicious to virtuous cyclies. Family Systems Medicine, 2(2). Reprinted in Michael WHITE & David EPSTON, Retracing the past: Selected papers and collected papers revisited. Adelaide, Australia: Dulwich Centre Publications.

WHITE, Michael (1985/1997). Fear busting and monster taming: An approach to fears of young children. Dulwich Centre Review. Reprinted in Michael WHITE & David EPSTON, Retracing the past: Selected papers and collected papers revisited. Adelaide, Australia: Dulwich Centre Publications.

WHITE, Michael (1986/1997). Negative explanation, restraint, and double description: A template for family therapy. Family Process, 25(2),169-184. Reprinted in Michael WHITE & David EPSTON, Retracing the past: Selected papers and collected papers revisited. Adelaide, Australia: Dulwich Centre Publications.

WHITE, Michael (Winter, 1988a/1997). The process of questioning: A therapy of literary merit? Dulwich Centre Newsletter, 814. Reprinted in Michael WHITE & David EPSTON, Retracing the past: Selected papers and collected papers revisited. Adelaide, Australia: Dulwich Centre Publications..

WHITE, Michael (Spring, 1988/1997) Saying hullo again thc incorporation of thc lost relationship. Dulwich Centre Newsletter, 7-11. Reprinted in Michael WHITE & David EPSTON, Retracing the past: Selected papers and collected papers revisited. Adelaide, Australia: Dulwich Centre Publications.

WHITE, Michael (Summer, 1989/1997). The externalizing of the problem and reauthoring of lives and relationships. Dulwich Centre Newletter, 3-20. Reprinted in Michael WHITE & David EPSTON, Retracing the past: Selected papers and collected papers revisited. Adelaide, Australia: Dulwich Centre Publications.

WHITE, Michael (1991/1992). Deconstruction and therapy. Dulwich Centre Newsletter, 3, 21-40. Reprinted in David EPSTON & Michael WHITE, Experience, contradiction, narrative, and imagination Selected papers of David Epston & Michael White, 1989-1991 Adelaide, Australia: Dulwich Center Publications.

WHITE, Michael (1993). Commentary: The histories of the present. In Stephen GILLIGAN & Reese PRICE (Eds.), Therapeutic conversations (S. 121-135). New York: Norton.

WHITE, Michael (1995). Re-authoring lives: Interviews and essays. Adelaide, Australia: Dulwich Centre Publications.

WHITE, Michael & EPSTON, David (1990a/1997). Consulting your consultants. The documentation of alternative knowledges. Dulwich Centre Newsletter, 4, 25-35.

Reprinted in David Epston & Michael White, Experience, contradiction, narrative, and imagination: Selected papers of David Epston & Michael White, 1989-1991, Adelaide, Australia: Dulwich Centre Publications.

White, Michael, & Epston, David (1990b). Narrative means to therapeutic ends. New York: Norton, dtsch. dies.: Die Zähmung der Monster. Heidelberg: Cl:Auer, 1990.

Wilson, J. Q. (1993). The moral sense New York: Free Press.

Wood, A. (1985). King Tiger and the roaring tummies. A novel way of helping young children and their families change. Dulwich Centre Review, 41-49.

Zimmerman, Jeffrey L. & Dickerson, Victoria C. (1994). Tales of the body thief. Externalizing and deconstructing eating problems. In Michael F. Hoyt (Ed.), Constructive therapies (Vol. 1, S. 295-318). New York: Guilford.

Personenverzeichnis

Raum für Notizen

Raum für Notizen

Raum für Notizen